膏方
临床应用大全

主 编

张 炜 史苗颜

上海科学技术出版社

内 容 提 要

我国有冬令进补膏方的传统。膏方具有调理滋补、补气补血、延年益寿、改善体质的作用,随着大众养生保健需求的不断提升,膏方越来越受到欢迎。要开具一料好的膏方,对医生的要求非常高,需要反复推敲,综合考虑体质、时机、病情等多种因素。上海中医药大学附属曙光医院是上海市非物质文化遗产"海派膏方"民俗项目的保护单位,每年冬令季节均会有200余名各科高级职称专家开设膏方门诊,涵盖了内外妇儿各个科室,专家队伍阵容强大、科室范围广。为此,本书编委会集结医院各科室带头人,共同编写这部以临床实用为主的膏方应用专著,旨在帮助临床医生开拓思路,掌握开膏方的技巧,满足大众对膏方保健的需求。本书上篇主要介绍膏方的适用人群、用料辨析、制作和服用时出现状况的应对措施等膏方基础知识;下篇介绍了数十种膏方成药的特点及应用等,并按照脏腑特点,以呼吸疾病、心血管疾病、妇科疾病等15类56种疾病为纲,围绕疾病临床特点、膏方临证经验、辨证分型施膏、病案举隅等阐述临证膏方的应用。

本书内容全面实用,是一部膏方应用的全书,可供临床医生及膏方爱好者参考。

图书在版编目(CIP)数据

膏方临床应用大全 / 张炜,史苗颜主编. -- 上海 :
上海科学技术出版社,2022.10
    ISBN 978-7-5478-5893-6

    Ⅰ. ①膏… Ⅱ. ①张… ②史… Ⅲ. ①膏剂-方书-
中国 Ⅳ. ①R289.6

中国版本图书馆CIP数据核字(2022)第175795号

膏方临床应用大全
主编　张　炜　史苗颜

上海世纪出版(集团)有限公司
上海 科 学 技 术 出 版 社　　出版、发行
(上海市闵行区号景路159弄A座9F-10F)
邮政编码 201101　　www.sstp.cn
上海锦佳印刷有限公司印刷
开本 787×1092　1/16　印张 26.25
字数:400 千字
2022 年 10 月第 1 版　2022 年 10 月第 1 次印刷
ISBN 978-7-5478-5893-6/R·2621
定价:98.00 元

编委会名单

序 言

膏,《正韵》解"润也",《博雅》解"滑泽也"。膏剂是中国传统医学的一种古老剂型,早期外用曰膏,内服曰煎,而与现代膏方相类似、兼具"疗疾"与"补虚"作用的内服调补膏方滥觞于唐代,兴盛于明清。中医学家秦伯未先生总结道:"膏方者,盖煎熬药汁成脂液,而所以营养五脏六腑之枯燥虚弱者也,故俗称膏滋药。"

细料药、胶类、糖类及一些辅料是膏滋制作的特殊成分。这些组成不仅仅是赋形剂,其选择也要考虑"阴阳平衡、气血平衡、津精平衡、脏腑平衡"的中医学精髓。因此,膏滋虽有补益之意,但亦需遵从"平和"之道。详察疾病之寒热虚实、脏腑之阴阳虚盛,结合素体禀赋、宿疾用药等情况进行辨析,在辨证的基础上确定治则治法,损其有余,补其不足,调和气血,平衡阴阳。在拟方过程中,既要有精要的理论分析阐述,又要有具体方药配伍应用,由此形成一份精彩的"膏方脉案"。

只要辨证得当,无论男女老幼、无论生长壮老、无论病术产后、无论慢病或亚健康状态,都能通过进服膏方,达到防病治病、强身健体、益寿延年的目的。加之膏滋制剂"物存久",食膏滋"长天寿",晚辈以此"尽孝仁",百姓安居乐业"兴国邦",冬令进食膏方遂成为百姓喜闻乐见且接纳度颇高的一种养生方式。然追溯历史可知,历史上膏滋多深藏高阁深院,仅小众人群受益。新中国成立以后,才让这朵奇葩绽放,从此服务于大众,并且由江浙沪走向大江南北。这归功于社会主义制度好,党的中医政策好,人民生活有保障,健康需求有提高,这是我们这一辈中医人的幸运,也是今后中医人的福祉。

上海中医药大学附属曙光医院张炜教授领衔,组织该院志同道合的各科中青年中医精英携手合作编撰的《膏方临床应用大全》即将付梓问世。该书从膏方基本知识和临床常见疾病的膏方调理入手,由长期从事临床一线工作的优秀中医专家凝炼临床膏方经验,通过对各疾病的临床特点分析、辨证分型施膏及膏方验案举隅等,详细介绍了常见疾病的膏方临床应用,对于临床医师、医学生学习和应用膏方,以及中医爱好者了解膏方,均具有较高的参考价值。

每念及中医药学术思想能够不断得到补充再应用、应用再发展、发展再传承,余便由衷欣慰。应张君之命为书作序,愧甚愧甚。

何立人

2022 年 7 月 25 日于沪上

目 录

下 篇

膏方的应用

第六章
膏方成药 / 086

第七章
膏方临床应用 / 116

上　篇

膏方基础

第一章

膏方的历史沿革

膏方又称"煎膏""膏滋",属于中医丸、散、膏、丹、酒、露、汤、锭八大传统药剂之一,是最古老的方剂剂型之一,是根据整体观念、辨证论治思想研究滋补强身、益气延年、救偏祛病的中药方剂。中医膏方作为中医学的重要组成部分,自秦汉时期兴起,唐宋时期成形,明清时期逐渐成熟,直至近现代各地膏方盛行,各种膏方学术流派兴起,现代先进的技术设备和信息技术将膏方的发展推向了新高度。膏方在我国有着悠久的历史,长期以来在临床实践中不断发展并发挥着独特的功用。中医膏方分为外敷和内服两种,外用膏剂即如今骨伤科、外科常用的软膏及硬膏药,古代称为"薄贴",常用于外科疮疡疾患或风寒痹痛等证,其效甚佳。内服膏剂是将饮片再三煎熬、去渣浓缩、加冰糖或蜂蜜收膏后制成,可长期服用。膏方内服主要用于滋补祛病。现代内服膏方多可分为两种:一是成方膏滋,选用一些疗效确切的膏方方剂由药厂成批加工、生产成膏滋;二是临方膏滋,针对个体,通过"望闻问切"开具药方,加工成膏滋。滋补药多采用膏剂,故又称膏滋药。秦伯未尝谓,"膏方者,盖煎熬药汁成脂溢,而所以营养五脏六腑之枯燥虚弱者,故俗称膏滋药","膏方非单纯补剂,乃包含救偏却病之义",诠释了膏方之本。

今之膏方,在中医理论里是指一种具有高级营养滋补和治疗预防综合作用的成药。它是在大型复方汤剂的基础上,根据人的不同体质、不同临床表现而确立不同处方,经浓煎后掺入某些辅料(如糖或炼蜜、阿胶、鹿角胶类物质)而制成,其成品形态凝而不固,为稠厚半流质或冻状剂型。其中,处方中药物尽可能选用地道药材,全部制作过程操作严格,只有经过精细加工的膏方最终才能成为上品。

与汤剂相比,膏方具有浓度高、体积小、药性滋润,作用相对稳定、持久、缓和,服用方便等特点。但因其又具有处方药量大、味数多、服用时间长、熬制时间长(至少4日)的特点,故其制作工艺的规范性、服用及贮藏方法的正确性是最大限度发挥出膏方疗效的关键。

一、膏方的兴起

膏方的运用历史悠久,最早可追溯至先秦时期。先秦古籍《山海经·山经·西山经》云:"有兽焉,其状如羊而马尾,名曰藏羊,其脂可以已腊。"意思是有一种叫藏羊的动物,其羊脂可以用来涂擦皮肤防治皲裂。这可以说是早期膏药的雏形,而当时膏药的构成是单用动物的脂肪以外敷或者涂擦。现代研究证明,羊脂具有滋润、温煦作用,涂于皮肤能形成封闭性油膜,促进皮肤水合作用,对皮肤有保护和软化作用。

膏方外用最早可追溯至我国现存最早的古医方书、长沙西汉马王堆出土的《五十二病方》,书中记载的中医学理论和治病方药要早于《黄帝内经》,其中就已经有膏方的应用记载。"治伤痉……予(抒)其汁,傅",记载了最早使用膏方治病的方法。书中记载用"膏"命名的方药就有肪膏、脂膏、久膏、彘膏等,所治疾病多为外伤。《五十二病方·诸伤》"令伤毋般(瘢),取彘膏、口衍并冶,傅之",《五十二病方·加》"冶乌喙(喙),炙段脂弁,热傅之",这是单纯用动物脂肪或以动物脂肪加热提取药物外敷的记载。"治病毋时,二三月十五日到十七日取鸟卵……而乾,不可以涂身,少取药,足以涂施者,以美醯之于瓦鬵中,渍之可和,稍如恒。煮胶,即置其于火上,令药已成而发之",该段论述中所载的这种胶状剂和传统的胶剂阿胶、鹿角胶不同,类似于现代煎膏剂的一种,即将药材加水煎煮,去渣浓缩后加入糖、蜂蜜等制成的稠厚状半流体剂型,均是用动物的油脂直接或经加热后涂在瘢痕处,可以避免瘢痕结痂。所用的调膏油脂类已有羊油、猪油、牛油等多种动物的脂肪,并已有"以清煮胶",这种熬煮主要是让水分蒸发而使药汁变稠的炮制方法,可以说是如今膏滋药制作的雏形。这说明在春秋时期就有了膏的相关制作和使用。《五十二病方》中有"以水一斗,煮胶一参、米一升,熟而啜之,夕毋食"方,虽未以"膏"名,却可视为文献中记载的最早的内服膏方。而到了战国时期成书的《养生方》和《杂疗方》,书中记载了用煮烂大枣捣烂成泥状制成的枣膏。

西汉末年的《黄帝内经》,提出 313 首方剂,其中包括 2 个膏方[1]。《灵枢·痈疽》云"发于腋下赤坚者,名曰米疽。治之以砭石,欲细而长,疏砭之,涂以豕膏,六日已,勿裹之",即用豕膏治疗米疽,这为猪脂入膏的应用扩大了思路。又如,《灵枢·经筋》云"颊筋有寒则急,引颊移口,有热则筋弛纵,缓不胜收,故僻。治之以马膏,膏其急者,以白酒和桂,以涂其缓者,以桑钩钩之,即以生桑灰置之坎中,高下以坐等,以膏熨急颊,且饮美酒,啖美炙肉,不饮酒者,自强也,为之三而已",用马膏治疗筋脉弛纵。这些也是以动物脂肪为基质,用于治疗外科、伤科疾病。由此看出,豕膏、马膏也都是外用涂膏,未见到内服膏方的记载。最早以"膏药"命名,并有完整组方及服用方法的膏方,见于 1972 年 11 月在甘肃武威旱滩坡出土的《武威汉代医简》,书中有 3 个相对完整的膏方,即百病膏药方、千金膏药方、妇人膏药方。其中,百病膏药方用猪脂煎蜀椒、附子,去渣为丸内服。记载较为详细的是千金膏药方,包括药物的组成、炮制的方法,以及服用方法和注意事项,可见我国在两千年前医家已用动物油脂、白酒、桂等涂在皮肤上,用以医治疾病,较《五十二病方》和《黄帝内经》中的膏方有明显的进步。那时期的膏剂以治疗外伤科疾病为主,《后汉书·方术传下·华佗》中有著名外科医学家华佗进行肠胃切除手术、缝合及用神膏外敷以加快创口愈合的记载,其中指出:"若在肠胃,则断截湔洗,除去疾秽。既而缝合,敷以神膏,四五日创愈,一月之间皆平复。"可以说,膏方最早起源于外用制剂。

东汉张仲景所著《伤寒杂病论》中,剂型丰富,膏丹丸散,无一不备,大乌头煎和猪膏发煎就是仲景运用膏方治疗内科疾病的例子。《金匮要略·腹满寒疝宿食病脉证治》云:"腹痛,脉弦而紧,弦则卫气不行,即恶寒,紧则不欲食,邪正相搏,即为寒疝。绕脐痛,若发则白汗出,手足厥冷,其脉沉弦者,大乌头煎主之。"方用"乌头(大者五枚,热,去皮,不咬咀),以水三升,煮取一升,去滓,内蜜二升,煎令水气尽,取二升。强人服七合,弱人服五合。不差,明日更服,不可一日再服"。这是最早运用内服膏剂治疗寒疝、腹痛的记载。这种水煎药物去药渣,继续浓缩药液,最后入蜜再煎煮蒸发水分的方法，就是与现代一般膏滋制作工艺比较相似的方法。又如《金匮要略·黄疸病脉证并治》云："诸黄，猪膏发煎主之。"方用"猪膏（半斤），乱发（如鸡子大三枚），上二味，和膏中煎之，发消药成。分再服，病从小便出"。方中的猪膏可润燥解热，乱发可消瘀利水。这是历史上最早运用膏剂来治疗黄疸的记载。我国第一部药学专著《神农本草经》中亦有关于膏方的记载。书中强调中药加工要根据药物性质和治疗作用来选择适合的剂型，药性有"宜丸者、宜散者、宜水煎者、宜酒渍者、宜煎膏者，亦有一物兼宜者，亦有不可入汤酒者，并随药性，不可违越"，其中就有煎膏的论述。由此可见，早在秦汉时期膏方就成为中医治疗疾病的一种重要方式。

二、膏方的发展

魏、晋、南北朝至隋唐时期，膏方逐渐从外用制剂发展为外用、内服并用制剂，并将外用膏方称为"膏"，内服膏方称为"煎"。晋代葛洪《肘后备急方》[2]卷八专列"治百病备急丸散膏诸要方"一节，收载的裴氏五毒神膏、苍梧道士陈元膏、华佗虎骨膏等八方皆可外用内服。诸多中药膏方制剂有用苦酒（即醋）与猪油作为溶剂的特点，膏方制成之后，既可外用按摩病处，又可内服缓解症状。《肘后百一方》载"莽草膏"，耳鼻病可以绵裹塞之。此时的膏方运用，已由皮肤外敷，逐步发展到五官科外塞和内服并用。

陶弘景《本草经集注》中对膏药的制作做了详尽的说明，提出以治病的需要来确定剂型和给药途径的理论。《本草经集注·序录》指出："又疾有宜服丸者，宜服散者，宜服汤者，宜服酒者，宜服膏煎者，亦兼参用，察病之源，以为其制耳。"又曰："凡合膏，初以苦酒渍取，令淹，漫淡后，不用多汁，密覆勿泄。云时者，周时也，从今旦至明旦。亦有止一宿者。煮膏，当三上三下，以泄其焦势，令药味得出。上之使迎迎沸仍下之，下之取沸静乃上，宁欲小生。其中有蕴白者，以两头微焦黄为候。有白芷、附子者，亦令小黄色也。绞膏亦以新布绞之。若是可服之膏，膏滓亦堪酒煮稍饮之。可摩之膏，膏滓即宜以薄病上，此盖贫野人欲兼尽其力。凡膏中有雄黄、朱砂辈，皆别捣细研如面，须绞膏竟乃投中，以物疾搅，至于凝强，勿使冗聚在下不调也。有水银者,于凝膏中,研令消散。有胡粉亦尔。"《本草经集注》这段内容指出了膏剂的制作方法,膏方中的药物要先用酒或醋浸泡密闭,浸泡时间为一日左右,这一制作方法沿用至今。又指出,煮药时慢煮,以便药物的有效成分能充分析出,煮药的火候以药物深黄为合适,宁可生一些,不可将药物烧干而焦黄。药物有效成分析出后,用动物脂肪类作为赋形剂,有些药物需要研成细粉,最后加入。这说明魏、晋、南北朝时期,已开始将一些不适合煎煮的药物,研成粉末加入到膏滋药中。可以说,陶弘景时期的膏药制作方法,有不少仍沿用至今。此外,还指出了膏剂在内服的同时可以用来外敷,将膏剂煎煮下来的药渣敷于患处,以尽药力而不浪费,这些记述都为现代膏方的制作工艺奠定了基础。

唐宋时期的医家对秦汉时期的膏方的制作和使用方法又有所发展,并扩大了膏方的适用范围和使用人群,膏方使用逐渐增多。膏方在这一时期基本成形。据《外台秘要》卷三十一记载南北朝陈延之的《小品方》所载地黄煎,是最早的滋补膏方。唐初孙思邈的《备急千金要方》卷一"合和第七"在论膏方时说:"凡合膏先以苦酒渍令淹浃不用多汁密覆勿泄……煮膏当三上三下以泄其热势令药味得出……其中有薤白者以现头微焦黄为候有白芷、附子者亦令小黄色为度。猪肪皆勿令经水腊月者弥佳。绞膏亦以新布为绞之。若是可服之膏,膏滓亦堪酒煮饮之;可摩之膏,膏滓则宜敷病上。盖令兼尽其药力故也。"说明《备急千金要方》关于膏方的制剂与给药途径跟《肘后备急方》大体相同,但剂型上有了初步的区分。此时的医家把外用药膏称为"膏",而将内服膏称为"煎"。如《备急千金要方》苏子煎"将药味捣碎,去滓,熬如脂状,纳蜜,煎如饴状,治阴虚咳喘已久,功能养阴润肺,降气化痰",以及王焘的《外台秘要》载"古今诸家煎方六首"。《备急千金要方》书中还对"卫候青膏""神明青膏"等膏剂的服法作了详细规定,使膏方制作工艺和使用方法得到进一步发展。

在唐代,由于膏方制作工艺讲究,内多含滋补的名贵药材,故膏方多是富贵人家用来滋补强身的"专利品",在民间用膏方的较少。而且此时的膏方不仅用于治病,还逐渐用于补虚、康复、养生、延缓衰老。如此时期出现的"杏仁煎""鹿角胶煎""地黄煎""枸杞煎"等均为当时的补虚康复、养生延寿的膏方。

在方剂剂型上,唐时期较魏晋时期更为丰富。如《备急千金要方·卷第十六胃腑·痛冷积热第八》中记载的地黄煎,方用地黄汁、茯神、知母、玉竹、天花粉、竹沥、生姜汁、白蜜、地骨皮、石膏、麦门冬汁等,主治脾胃虚热,"上十一味,㕮咀,以水一斗二升,先煮诸药,取汁二升,去津,下竹沥地黄、麦门冬汁,微火煎四五沸,下蜜、姜汁,微火煎,取六升,初服四合,日三夜一,加至六七合。四月、五月作散服之"。明确说明了膏剂的药物组成、煎煮制作方法。

又如《备急千金要方·卷第十八大肠腑·咳嗽第五》中的苏子煎,治疗上气咳嗽,方用苏子、杏仁、生姜汁、地黄汁、白蜜各二升,"上五味,捣苏子,以地黄汁、姜汁浇之,以绢绞取汁,更捣,以汁浇,又绞令味尽,去滓,熬杏仁令黄黑,治如脂,又以向汁浇之,绢绞往来六七度,令味尽,去滓,纳蜜合和,置铜器中,于汤上煎之,令如。一服方寸匕,日三夜一"。可见其已与现代膏方制备方法大体一致。

《备急千金要方》中有 40 多个膏方,从病证治疗的分布范围分析,膏方主要治疗外科疾病和风湿痹痛,以及由外感引起的疼痛、僵硬等病证。在这些膏方中,外治膏方多对药物进行提取,有近一半是用苦酒,即米醋来浸泡来析出药物的有效成分,也有用猪脂或羊脂浸泡析出药物的,或将药物直接打碎入药。对膏方的制备,《备急千金要方》中个别"煎"已与现代膏方制备方法大体一致。《备急千金要方》对于膏方的外用和内服使用方法区分得较为明确,以膏剂火灸按摩在体表的伤病,用温酒内服膏剂治疗在内的病痛。而且膏方已由治病疗疾逐渐向滋补调养延伸。《千金翼方·卷第十二·养性》中通过将生地黄煮制去渣后加入白蜜、大枣浓煎的膏方内服,可以使人肌肤嫩白,具有很好的美容效果。

《外台秘要》中详细介绍了黑膏药的制作方法:"又疗发背及一切毒肿方。生麻油(六合)、黄丹(二两半)、地胆(两钱,捣碎筛)、生栗子(四十九枚,取大小中者熬焦去皮,碎,绢筛)。上四味,和于铜器中盛,用炭火重汤煎候沫溢出,与器口欲平,取小麦一合,分二人嚼取筋,急纳药中搅,使与相和,膏擎下,安铜器冷水中,成膏讫,以故绵涂膏贴所苦处,晨夕换膏。"该方不仅用黄丹收膏,而且将熬制好的膏放入水中去火毒,然后将膏药涂在布帛上贴于患处,多用动物类脂肪或加入蜡、松脂等作为赋形剂。说明唐代对膏方的制备流程和使用方法有了较大的发展。

唐代朝廷开始重视并组织编写医方药书,使中医膏方的加工和应用得到了发展。简而言之,此时期膏方多以"煎"命名,同时其治疗功效也由外治向滋补强身、延年益寿的方向延伸,如《新修本草》《备急千金要方》中的"杏仁煎""地黄煎""枸杞煎"即为当时一些补虚养生的膏方。王焘《外台秘要》载"古今诸家煎方六首"如鹿角胶煎、蒜煎方,均为滋补强壮剂。此时期的膏方既有外用,亦有内服,但一般将外敷药膏称为"膏",将内服膏剂称为"煎","膏"和"煎"是有一定区别的。

到了宋代,膏方的使用人群与适用范围日益扩大,此时膏方在民间的运用也相当广泛。宋代承袭了唐代膏方的制备流程,内服膏方在命名上"煎""膏"并用。例如,南宋时期洪文安的《洪氏集验方》收载的琼玉膏,以及《圣济总录》的瓜蒌根膏、酸枣仁煎等。金元时期在命名上"膏"代替了"煎",如李东垣的清空膏,以及朱震亨的参术膏、润肺膏等。与此同时,中药膏方内服兼具补益和治疗的作用,这是其新的特点。金元时期中药膏方的制备工艺逐渐完善,应用人群和适用范围不断扩大,且偏重治疗慢性疾病,具有补虚、养生、益寿延年的作用。例如《东垣试效方》所载的"清空膏"主要用来治疗偏头痛;《世医得效方》所载的"地黄膏"用来治疗红眼病;《丹溪心法》中所载的"消渴方"用来治疗消渴病肺热津伤之证;《御药院方》的"太和膏""酸枣仁煎"可以治病补虚,效果也很好。

唐宋时期不仅民间重视膏方的作用与发展,官方政府也对医药事业极为重视。官方通过对流传于世的方药典籍进行系统条理地整合,从而有力地促进了膏方的进一步发展,如唐代的《新修本草》和宋代的《太平惠民和剂局方》等。

三、膏方的成熟

膏方发展至明清,已进入成熟阶段。其标志为:正规命名,规范制作,数量繁多,运用广泛。如膏方的名称采用"某某膏"的方式命名,以及用水多次煎煮浓缩药液,最后加蜂蜜的制剂方法已基本固定下来。膏方已经专指膏滋补类方剂,种类大大增加,临床运用更加广泛。明代膏方,大多组成较简单,如三五味,或十余味,药量较轻。明代膏方有了长足的进步主要表现在广为各类方书记载的膏方数量大增,反映了运用的普及。不论是小型方书还是大中型的医学书籍,均备载膏方。《摄生秘剖》是一本养生方书,由于膏方可补益延年,故是书于膏方每多采集。书中膏方组成率多、简单是其最大特色,如二冬膏、玄极膏、山蓟膏三方。孙一套《赤水玄珠》所载膏方则组成复杂,如该书卷十之补真膏,由黄精、山药、怀地黄、熟地黄、天冬、麦冬、莲肉、巨胜子、柏子仁、松子仁、何首乌、人参、茯苓、菟丝子、杜仲、肉苁蓉、五味子、黄柏、白术、当归、甘草、陈皮、砂仁、知母、白芍、川芎、鹿茸、小茴香、苍术共二十九味组成,主治虚损劳怯,此方药味众多,功效全面,与现代膏方的组方相类似。

明代膏方对后世影响深远,许多膏方至今仍为临床广泛使用。如《景岳全书》所载两仪膏,取人参、熟地,煎取浓汁,加白蜜收膏,以气血双补,形气兼顾,治疗气血两亏、嗜欲劳伤、胃败脾弱、下元不固诸证。两仪膏是一首温补气血的良方,可治一切气血两虚之证,现代已将此方加工制作为成药广泛生产。秘传噎膈膏是缪仲淳所制,该方对气阴两虚之噎膈有一定的治疗作用,现代施用于食管癌患者放射治疗或手术后。王肯堂《证治准绳》所载通声膏,将药物共研细末,熬透去渣,加入杏仁液、酥、蜜、姜汁、枣肉,再煎热收膏,具有补气润肺、化痰利窍的作用,专治气阴耗伤之咳嗽气促、胸中满闷、语不出声之症。《摄生总要》从壮阳填精法立论,辑录了龟鹿二仙膏等名膏,取阴阳双补之法。

明代膏方的临床应用继承了唐宋时期在养生益寿延年方面的影响,甚至认为膏方具有返老还童的功效,膏方补养之风盛行。明代《御制饮膳调养指南》中对一些如琼玉膏、金髓煎、天门冬膏等膏剂的制备进行规定,主张用慢火熬制成膏,认为其有益寿延年、返老还童之功效。这些都对膏方的发展产生了较大的影响。再者如《本草纲目》的益母草膏、《寿世保元》的茯苓膏等。明代医家多注重用血肉有情之品调补身体,认为能"延年益寿,填精补髓,发白变黑,返老还童"。该时期膏方的制作方法和现今类似,煎汁、浓缩、加糖蜜或胶类收膏。而且这时期的膏方得到了迅速的发展,已从药用延伸到膳食调养,如《御制饮膳调养指南》,用人参、生地、茯苓、蜂蜜制成的琼玉膏,用枸杞子、白酒熬成的金髓煎,用天门冬熬成的天门冬膏等,均以慢火熬成膏,并有延年益寿、调养身体的作用。

清代膏方的发展亦甚繁荣,可谓良方迭现。如天池膏,是一首养阴益气清热的缓治效方,用于治疗"三消"症(相当于糖尿病等);卫生膏,具气血阴阳兼补之效,药效平和,故用于慢性消耗性疾病,可从根本上改善体质,达到治疗的目的;琥珀茯苓膏则是治精神疾患的良方。《验方新编》主要采集民间的验方,其中收集了不少膏方,如代参膏可代参而用,符合民间用药便廉之要求。清代名医张聿青撰有《张聿青医案》,其中包含"膏方"一卷,较全面地反映了当时医家运用膏方的经验。所载膏方用药往往二三十味,甚至更多,收膏时常选加阿胶、鹿角胶、龟甲胶、鳖甲胶等,以加强补益作用。张聿青的膏方更强调辨证施治而配制膏方,因时、因人处方,用药讲究,配伍周细,注重炮制,其膏方重视"调治",不仅仅拘泥于补益作用,更多的在于运用膏方治病,张氏的这种观点对后世医家影响甚大。

清代上至宫廷御用,下至民间滋补养生,用膏方补养之风盛行。膏方在清廷中的运用情况,可从《清太医院配方》和《慈禧光绪医方选议》[3]考察,共收各种内服膏方30首。清宫使用膏方的特点,大致有以下几方面:第一是使用的面广、数量多。有用于保健延缓衰老的菊花延龄膏,用于补益的扶元和中膏与扶元益阴膏,用于治眼病的明目延龄膏,其他如润肺和肝膏、理脾调中化湿膏、加减健脾阳和膏、清热养肝和络膏等。第二是不局限于冬季才可使用,只要于病有利,一年四季皆可。第三是组成较简单、药量不重。如菊花延龄膏只菊花一味,明目延龄膏仅桑叶与菊花两药。一般的膏方也只有十二三味药,总药量在30 g左右。内服膏方不但用于单纯滋补,更是救治疾病、痛病缓图的有效治疗方法,运用广泛。如《种福堂公选良方》的秘传噎膈膏,用人乳、牛乳、蔗浆、梨汁、芦根汁、龙眼肉浓汁、人参浓汁各等份,姜汁少许,隔汤熬成膏,下炼蜜,每日徐徐频服之,可治疗气阴两虚之噎膈。现代也常用该方治疗肿瘤术后或放化疗后的气阴两虚证患者,具有益气补血、养阴润燥、补充疾病的消耗、提高机体免疫功能的作用。

四、近现代膏方国内外享誉盛名

进入近现代,膏方的运用、研制得到了飞速发展。首先,结合现代科学技术研究膏方,为膏方的科学应用提供了依据。其次,现代加工工具的运用,使膏方的制作更加便捷,节约时间,降低成本,为其推广成为可能。再次,是现代中西医结合的趋势,对膏方的发展产生重大的影响。主要体现为结合西医的诊断与有关对中药药理的认识以制订膏方,如有治疗高血压的降压膏,治疗支气管扩张的支扩膏,治疗慢性肝炎的益肝膏,治疗胃肠道术后胃肠活动减弱的胃肠复元膏等。现代膏方之发展速度更是惊人,全国名店同仁堂、胡庆余堂、雷允上、童涵春堂等均有自制膏方,如首乌延寿膏、葆春膏、洞天长春膏、十全大补膏等,在国内外都享有一定的声誉,更有当代名医在继承传统膏方的基础上有所创新,并在调制慢性病中应用膏剂取得良好的效果。

近现代,在上海、江浙及广东等东南沿海地区,膏方的使用尤为广泛。自 1843 年上海开埠以来,经济发展迅速,繁荣开放的文化氛围造就了优秀的海派文化。上海的"海派膏方"是海派文化的重要表现之一,其特征鲜明,上海中医承袭前人经验,结合自身努力,将膏方的发展推向一个新高度。上海历史最悠久的膏方门诊是上海中医药大学附属龙华医院于 1984 年开设的。自此以后,众多专门的膏方门诊也陆陆续续于江浙沪的医院开设。海派膏方从功效上来说,既对身体有很好的滋补强健作用,又能够祛除病邪,治疗疾病。

随着当代医者的努力,衍生出了许多膏方学术流派和中医大家。近代海派中医大家在临床治病方面各有特色,医案颇丰,如收载了丁甘仁 1 000 余例医案的《丁甘仁医学全集》[4]。丁氏临床治病善用膏方,非常注重整体观,强调精气神,善抓主证、标本并治、综合治疗、灵活化裁,以扶正为主,其处方和缓,少用峻猛,讲究炮制,不求急功,治病时引经据典,分析病机丝丝入扣,标本兼顾,遣方用药精简得当。上海名医秦伯未师承丁甘仁,以诊治内科杂病见长,对膏方调治尤有心得。程门雪师承汪莲石、丁甘仁等大家,精通伤寒和温病理论,善用复方治疗热病和疑难杂症,其膏方医案体现了其治病独具匠心、临证明辨病机、善用经方、多方相融、法理相当、配伍得当的特点。当代医家以精湛绝伦的医术、渊博的理论知识及丰富的临床经验推动了海派膏方的发展。

最后,也是最重要的就是,在秉承先辈经验基础上,膏方数量有所增加,膏方专著得到相继面世。1929 年出版的秦伯未的《膏方大全》与《谦斋膏方案》为中药膏方的发展奠定了坚实的理论基础,规范了膏方的临床使用,是最早的膏方专著[5];1962 年中国中医研究院中药研究所与沈阳药学院合编的《全国中药成药处方集》载膏方 58 首,其数量多于此前任何一部方书所载的膏方。1989 年由中国药材公司与国家医药管理局中成药情报中心合编的《全国中成药产品集》,所收膏方增至 152 首。这些膏方中既有传统膏方,如两仪膏、龟鹿二仙膏等,亦有从其他剂型的成方剂改而来,如十全大补汤改为十全大补膏、水陆二仙丹改为金樱芡实膏等。此外,还有一些研制新方,如《上海市药品标准》收录的双龙补膏,《全国医药产品大全》记载的肝肾膏等。近年来,膏方专著的出版亦较多,如有颜乾麟、邢斌等《实用膏方》,沈庆法、沈峥嵘《中医膏方》,华浩明《冬令滋补进膏方》等。

综观古今,膏方可追溯到秦汉时期,并经过唐宋时期、金元时期、明清时期、近代的不断创新、实践和完善,到了现代膏方的制作与使用,已有了完备的理论体系和丰富的临床实践。膏方能防病治病,又可养生保健,实为我国传统中医药学之一大瑰宝,我们应当很好地继承、整理、研究与发展,使其对人类的健康和长寿发挥更大的作用。

(徐贵华)

第二章

膏方的特点及功效

膏方是根据中医整体观念、辨证论治思想,因人而制定的具有滋补强身、益寿延年、纠偏祛病功效的中药方剂。"阴平阳秘,精神乃治"是膏方治疗的准则。膏方不同于中成药,膏方经过辨证论治而进行个体化组方用药,具有药力缓和、攻邪纠偏、平衡阴阳气血特点;膏方另一特点是具有"治未病"的功效。

一、膏方的特点

(一) 药力和缓,稳定持久

费伯雄曾提出:"夫疾病虽多,不越内伤外感,其不足者补之以复其正,有余者去之,以归于平,即是和法,缓治也。"在膏方的运用历史中虽然有以攻邪为主的膏方,但是随着发展,膏方多以补益为主,着重于补虚纠偏。膏方的组方用药注重动静结合、疏补相宜、升降有序,使得药性、药味得以平和,以达辨证进补、补虚扶弱之效,这亦是冬令进补的重要原则。凡气血不足、五脏亏损、体质虚弱或因外科手术、产后,以及大病、重病、慢性消耗性疾病恢复期出现各种虚弱症状者,不宜峻补,而膏方恰在于药力缓和,可连续服用一段时间维持疗效,这能有效促使虚弱者恢复健康,增强体质,改善生活质量。传统的中药饮片若煎煮的温度和时间不恰当,往往会导致有效成分的破坏,使得中药饮片疗效受到一定程度影响,而膏方在制作过程中选用道地药材,保证药材质量的同时,运用标准化的制备过程以减少对药物疗效的破坏,确保膏方性能稳定。

(二) 扶正补虚,寓攻于补

中医组方用药讲究"虚则补之,实则泻之",膏方的运用不仅仅在于补虚,还在于攻邪救病。对于虚证的治疗,应以补益为基本原则,"形不足者,温之以气;精不足者,补之以味"(《素问·阴阳应象大论》)。根据虚损性质的不同,分别采用益气、养血、滋阴、温阳的治法,同时应密切结合五脏亏虚的病机特点以选方用药。临证运用膏方调治,总宜病势相对稳定、表现为本虚为主者。如慢性疾病者,体虚易于外感者,先天不足后天失养者,以及虚劳乏力、失眠健忘、腰膝酸软者,均可运用补益之品为主以强身健体,延年益寿。妇女多以气血亏虚为主,表现为面色不荣者,可服用膏方,以驻容养颜,调节气血,延缓衰老。对于实邪较轻或不显的患者,治疗时可在调治脏腑亏虚的基础之上,酌加活血化瘀、清热燥湿等祛邪泻实之品,期以膏剂缓图其功。

(三) 服用方便,口感较佳

传统的中药汤剂煎煮程序复杂,口感不佳,不易于携带,而膏方通过煎煮浓缩调制,并运用蜂蜜、饴糖、胶类等收制而成膏状,便于携带,即取即服,服用量少,服用方便,满足了人们追求方便快捷的用药方式。由于现代冷藏技术的发展,其服用不再受到季节的限制,从冬令进补发展为四时皆可服用。并且方剂的选用也逐渐丰富,从固定方药过渡到方药皆可为膏,比如薯蓣丸、补中益气汤、十全大补汤、八珍汤、人参养荣汤等均为现代常用膏方,这些膏方均具有便携、易储藏、口感佳、方便服用、胃肠道反应小等特点。

二、膏方的功效

(一) 治未病

《内经》云,"圣人不治已病治未病,不治已乱治未乱","肝热病者,左颊先赤……病虽未发,见赤色者刺之,名曰治未病",体现了中医"治未病"思想。随着现代医学发展,主要以治病为主导模式,兼以防治结合的中医药"治未病"的调理模式,得到了人们认可。临床上有许多慢性疾病会因为很多诱因而急性发作,或是一些疾病如感冒、慢性咳嗽，常因患者自身免疫力低下而反复得病，这无疑会严重影响患者的生活和工作。所谓"正气存内，邪不可干""冬不藏精，春必病温"，疾病反复发作与平素消耗太过或体质因素导致正气不足有关，稍有外邪侵袭即可引发宿疾。膏方的施用是根据患者体质、病症而针对性组方用药，以扶正祛邪，可预防疾病急发或者反复发作，此即为"治未病"理论的应用。膏方发展沿用至今，在用药方面主张"以平为期"，强调"阴平阳秘"，针对患者不同病症开列的膏方具有平衡机体气血阴阳，扶正补虚，攻邪却病，以达防病治病之效。

(二) 治已病

《膏方大全》中提出的"膏方并非单纯之补剂，乃包含救偏却病之义"。膏方不仅有调理防病的功效，其与传统的中药饮片汤剂一样具有治疗疾病的作用，根据不同的疾病，拟不同的处方，可发挥其救偏却病之效。以妇科疾病为例，女子脾失健运则气血生化乏源，或肝失疏泄，则气血失调，日久则肾精不足，终致月经过少，膏方调治时常以疏肝理气解郁、健脾补肾为主；若肝肾阴虚，虚火亢盛，则迫血妄行，致月经量多，终使气血两虚，膏方调治时常以滋阴清热、补气养血为主；若因流产等严重创伤疾病所致肾精亏损，无精化血，或肾阳虚衰，寒从中生，或脾虚气弱，生化无源，使经延后，甚则闭经，此时用膏方调治时常以补肾填精、健脾温阳、气血双补为主，妇科疾病常可迁延不愈，而膏方治病的同时，还可维持疗效。另外，对于高血压病患者，其病机为以虚为主的肝肾阴虚，致阴阳两虚，以及以实为主的肝阳上亢，痰浊中阻。故用膏方调治时从"调虚"及"祛实"两方面入手。调虚方面，益气常用白术、黄精、党参、太子参等，滋阴多用麦冬、天冬、生地黄、龟甲、鳖甲、玉竹等，养血用当归、白芍、熟地黄、何首乌等，温阳可取杜仲、巴戟天、续断、桑寄生、淫羊藿等。

(三) 纠正亚健康状态

亚健康状态是一种慢性的不良状态，虽无明确的疾病诊断，但人们在生理和心理上往往出现不适的感觉和症状，如怕冷、怕热、倦怠、心悸、失眠、胸闷、健忘、纳差等。中医认为，亚健康可分为气血两虚、肝肾阴虚、心脾两虚、气阴双虚、冲任不调等类型。且以气虚气郁为病机之本，在此基础上变化他证。膏方对调节阴阳平衡，纠正亚健康状态,使人体恢复到最佳状态的作用较为显著,在节奏快、压力大的环境中工作,不少年轻人因精力透支,出现头晕腰酸、疲倦乏力、头发早白等亚健康状态,针对性地辨证拟方,制成膏方,服用一段时间可有助于身体恢复常态。

膏方整体上具有扶正祛邪、安脏腑、补气血、平阴阳的作用。膏方并不仅仅是多味补益药的简单叠加,而是在中医辨证论治的基础上,针对不同体质、不同症状,因人而异,"量体裁方"。另外,膏方一般由 30～40 味中药组成,每味中药的剂量在 50～200 g。膏方药味多,能对机体进行综合调理,虽总剂量大,但服用时间长,且加入的各种动物胶类药材尚能起到缓释作用,使药物作用强度适中,作用时间长,药效稳定,因此,临床上可针对亚健康人群的不同体质分型进行调治。如气虚者,用膏方调治时可用八珍汤或十全大补汤等化裁;血虚者,可用四物汤、归脾汤、当归补血汤等化裁;阴虚者,可用六味地黄丸、左归丸、大补阴丸等化裁;阳虚者,可用右归丸、《金匮》肾气丸等化裁;精虚者,以《金匮》肾气丸、六味地黄丸等为基本方进行化裁;痰湿体质者,以香砂六君子汤、二陈汤等为基本方进行化裁;气滞血瘀体质者,以逍遥散、越鞠丸、柴胡疏肝散等为基本方进行化裁,以达祛病纠偏之效。

膏方以平衡阴阳、调和气血、补先天之肾为主,兼顾脾胃,使脏腑相合,纠正机体偏性见长。在组方用药过程中,除了应注意用药上动静相合,疏补相宜,升降有序,使得药性、药味得以平和,还应重视"先天之本"和"后天之本",其中脾胃之气的盛衰情况,对于疾病的转归、人体体质的恢复有着极其重要的意义,脾胃为后天之本,气血生化之源,尽量不用或少用伤胃、败胃之品,在使用伤胃之剂时均应参以和胃、护胃之品。

(陈麒)

第三章
膏方应用辨析

〜✿〜

第一节 · 常见膏方适用体质类型的辨析

一、中医体质学说概述

中医体质是指人体生命过程中,在先天禀赋和后天获得的基础上所形成的形态结构、生理功能和心理状态方面综合的、相对稳定的固有特质,是人类在生长、发育过程中所形成的与自然、社会环境相适应的人体个性特征。体质是一种客观存在的生命现象,是不同人之间固有的差异。与发生疾病不同,体质作为一种人体性质的存在,正常情况下虽然对人体有影响,但这种影响是中性的,不同体质之间只有差异,不分优劣。这种特质决定着人体对某种致病因子的易感性及其病变类型的倾向性。体质的差异现象是先天因素与多种后天因素共同作用的结果。

人们对这种差异的认知自古就有,最早的相关记载可上溯到秦汉时期,《周礼·地官·大司徒》中有言,"一曰山林,其动物宜毛物,其植物宜皂物,其民毛而方。二曰川泽……其民黑而津。三曰丘陵……其民专而长。四曰坟衍……其民晰而瘠。五曰原隰……其民肉丰而庳",体现了不同生活环境下,人体的不同特征。从实际内容上看,此段内容明显受到了阴阳五行说的影响,对于不同类别人、物和环境的划分过于刻板而机械,但不难窥见,早在2000多年前,古人就已经认识到了人与人之间固有的体质差异。

《灵枢·阴阳二十五人》是中医学历史上第一次较为全面地总结体质的分类与差别的论著,也是后世中医体质理论的重要基石。在该书中,采用五行分类法,根据人群中皮肤颜色、形态特征、生理功能、行为习惯、心理特征、对环境的适应调节能力、对某些疾病的易罹性和倾向性等特征为具体内容,对应五行理论,将人群体质划分为木形、火形、土形、金形、水形五种基本体质类型。又根据五音太少、阴阳属性,以及手足阴阳经脉的循行、气血差异,将每种基本体质类型推演成 5 种亚型,共计 25 种体质类型。

现代中医的体质理论的研究主要自 20 世纪 70 年代末开始,以中国工程院院士王琦为主要研究者,对近现代中国人体质分类进行了较为全面系统的总结。通过对 9 省市超过 2 万人的大型临床调查,总结出现代中医体质的九大分类,包括平和质、气虚质、阳虚质、阴虚质、痰湿质、湿热质、瘀血质、气郁质、特禀质等 9 种基本类型,得到广泛认同与应用[6-8]。许多医家还从不同的角度先后提出了各自的分类方法与研究思路,不断拓展人们对体质学说相关问题的认识。自此,中医体质学说进入空前的蓬勃发展时期。关于各种疾病发病、发展及预后与患者体质分类关系的相关研究的广泛开展,并取得了相当丰富的成果,进而形成了较为系统的中医体质理论。

现代中医体质学说认为,从出生至死亡,人的体质并非一成不变。机体与外部环境之间,机体各组织结构之间,机体内部各种功能活动之间,都处于和谐、协调、"阴阳匀平"的平衡状态。人的体质受到先天因素影响最大,同时还受到年龄、地理环境、生活习惯、疾病、体育锻炼、社会环境等多种因素的综合影响。当上述因素发生变化,变化后在一段时间内又变得相对稳定时,人的体质就会产生相应的变化。体质学说的实质是研究不同人群在机体平素阴阳盛衰、阴阳动静等情况上的变化特点和规律,进而在疾病易感性、疾病发展规律及预后等方面更好地进行预判,实现"治未病"的理想化目标。在实际应用上,除了根据患者本身的特点进行体质的判断,同时也会兼顾其与阴阳学说、脏腑经络的实质相结合,与探讨八纲和机体反应关系相结合。

二、体质与疾病的发生

前面谈到，疾病的发病和病理过程，与患者的体质关系密切。中医学认为，正气虚是形成疾病的内在根据，而邪气只是疾病形成的外在条件。邪之所客必因正气之虚。正气虚，则邪乘虚而入；正气实，则邪无自入之理。正气决定于体质，体质的强弱决定着正气的虚实。因此，发生疾病的内在因素在很大程度上是指人的体质因素。同时，疾病的演变同样取决于机体内部阴阳矛盾运动的倾向性，其中包括机体平素阴阳盛衰、阴阳动静等情况和趋势。就如同植物的生长，疾病的病因就像种子，而体质就像土壤的特点，不同特点的土壤会让种子的发芽、生长产生不同的结果，类似地，不同体质的患者即使罹患相同的疾病，也会有不同的发展和转归。

体质状态反映正气强弱，决定发病与否。由于受先天因素或后天因素的影响，个体体质的差异性对某些致病因素有着易感性，或对某些疾病有着易罹性、倾向性，形成某些（类）疾病发生的背景或基础。《灵枢·五变》说："肉不坚，腠理疏，则善病风……五脏皆柔软者，善病消瘅"，"小骨弱肉者，善病寒热"。清代吴德汉在《医理辑要锦囊觉后编》中写道："要知易风为病者，表气素虚；易寒为病者，阳气素弱；易热为病者，阴气素衰；易伤食者，脾胃必亏；易劳伤者，中气必损。"明确指出体质因素决定个体对某种病邪的易感性。体质状态也是预测疾病发展、转归、预后的重要依据，不同地域人群的体质特点与一定的疾病谱相关，因而产生发病差异。如临床上常可见到肥人多痰湿，善病胸痹、中风；瘦人多火热，易患痨嗽、便秘；年迈肾衰之人，易患腰痛、耳鸣、咳嗽；阳气素虚者，易患寒病；阴气素衰者，易患热病等，这些都是体质的特殊性导致对某种致病因素或疾病的易感性。

邪气总是作用于人体后才能发病，由于体质的差异性，邪正之间的相互作用也就有差异，决定了其发病及疾病的发展变化有不同的趋势。清代医家章虚谷指出："六气之邪……随人身之阴阳强弱变化而为病。"《医宗金鉴》亦说："人感邪气虽一，因其形脏不同，或从寒化，或从热化，或从虚化，或从实化，故多端不齐也。"临床常见同一种致病因素作用于不同的体质，其发病也不同。如正气较强之人感受寒邪，可出现发热、头痛、恶寒等御邪于肌表的太阳证；而阳气素虚之人感受寒邪，则出现不发热但恶寒、四肢逆冷、下利清谷的邪陷三阴证。疾病的发生形式、轻重缓急、病证属性、演变转归等往往都会受到体质的影响。

不仅是发病,体质与疾病的证候同样有着紧密的关系。体质是生命、健康、疾病的载体,体质可综合反映机体整体状态特征,证候是疾病状态下的临床类型,反映疾病演进过程中的病理特征。同一致病因素或同一种疾病,由于患者体质各异,其临床证候类型则有阴阳、表里、寒热、虚实之不同。如同样感受寒邪,有的人出现发热恶寒,头身疼痛,苔薄白,脉浮等风寒表证;有的人一发病就出现畏寒肢冷,纳呆食减,腹痛泄泻,脉象缓弱等脾阳不足之证。前者平素体质尚强,正气御邪于肌表;后者阳气素虚,正不胜邪,以致寒邪直中太阴,故出现上述情况。又如仲景所论之伤寒,其传变途径一般是由太阳而阳明而少阳,然后传入三阴。为什么有的人从厥阴而热化,有的人却从少阴而寒化? 其原因就在于,一方面,从热化者素体阴虚,从寒化者素体阳虚。由此可见,病因相同或疾病相同,而体质不同,则出现不同的证候。另一方面,异病同证亦与体质有关。即使是不同的病因或不同的疾病,由于患者的体质在某些方面具有共同点,常常会出现相同或类似的临床证型。如泄泻和水肿都可以表现出脾肾阳虚之证。这可能是由于虽然病因不同或疾病不同,而体质相同,所以才出现了相同的证候。可见,体质是形成"证"的生理基础之一,辨体质是辨证的重要根据。体质与证候主要联系表现在:其一,影响证候类型。同一致病因素作用于人体,由于体质的不同能够出现不同的证候。如邪气作用于阳虚体质,可以出现寒证;而作用于阴虚体质,可以出现热证。而不同类型的体质对某些性质的致病因素有易感性。如阳虚体质、痰湿体质易感受寒湿之邪,阴虚体质、湿热体质易感受温热之邪,气郁体质易伤于七情等,故其证候各不同。其二,影响证候的性质。证候实际上是致病因子作用于人体后形成的临床类型,证之寒热与体质阴阳有关,证之虚实与体质正气强弱有关。疾病过程是邪正斗争的过程,必然会出现邪正盛衰的消长变化,产生相应的证候,因而体质是证候属性的重要因素。临床当辨因人、因证之别,人者为本,证者为标,证随人见。

三、使用膏方时体质类型的辨析

体质是治疗的重要依据。在疾病的防治过程中,按体质论治既是因人制宜的重要内容，又是中医治疗学的特色。临床所见同一种病，同一治法对此人有效，对他人则不但无效，反而有害，其原因就在于病同而人不同，体质不同，故疗效不一。体质与治疗有着密切的关系，体质决定着治疗效果。因此，在用药施治过程中，对体质的辨析就显得格外重要。

对于体质的辨析，与中医辨病辨证存在一定的差异。由于体质只是健康人一种生理状态，并非病理状态，所以很少有典型的症状出现，更多的不同体现在人的体态、仪表等。同时，体质代表的是患者一段时间内相对稳定的生理状态，并非发病后气血、脏腑等的病理状态，因此需要在问诊时着重区分。例如气虚质的患者，平素主要表现为平素语音低弱，气短懒言，容易疲乏，精神不振，易出汗，但就医前期因劳倦过度，使精血亏损，导致水不涵木，肝阴不足，络脉失养，发为胁痛，则不能将平素的气短懒言、容易疲乏与肝阴不足之口干咽燥、两目干涩、心中烦热等症状混为一谈。

从临证中可以看到，虽是同一种疾病，由于病者体质不同，病程经过亦不同。不同的体质产生了不同性质的代谢过程，因而又产生了不同的机体反应性，这就决定了临床上疾病的症状表现、病机病理诸方面千变万化的差别。《灵枢·五变》篇中以树木为喻，就此作了生动的比拟："夫一木之中，坚脆不同，坚者则刚，刚脆易伤，况其林木之不同，皮之厚薄，汁之多少，而各异耶。""夫木之早花先生叶者，遇春霜烈风，则花落而叶萎；久曝大旱，则脆木薄皮者，枝条汁少而叶萎，久阴淫雨则薄皮多汁者，皮溃而消；卒风暴起则刚脆之木，枝折机伤，秋霜疾风则刚脆之木根摇而叶落。凡此五者，各有所伤，况于人乎！"应用到具体疾病方面，《素问·风论》指出："风者，善行而数变，腠理开则洒然寒；闭则热而闷。""其人肥则风气不得外泄，则为热中而目黄，人瘦则外泄而寒，则为寒中而泣出。"说明不同体质受邪后，可出现不同的病机及疾病属性。

膏方作为一类和缓的滋补药剂，作用舒缓而深入，与普通汤剂追求"数剂见效"不同，其所追求的在于更加全面彻底地对患者的阴阳、气血及脏腑等进行调理，除了治病驱邪外，也应对过于偏颇的体质进行一定的纠正。因此，膏方的辨证过程中，也可以理解为辨别不同体质在病理状态中的应变规律。只有掌握了这一规律，才能抓住疾病的致病因子，同时亦抓住了不同体质对激源的反应性和适应性。如此双管齐下,便能较为精确地了解和修补被损坏的人体机制,使疾病能够及时向愈。

(一) 平和质

总体特征:阴阳气血调和,以体态适中、面色红润、精力充沛等为主要特征。

形体特征:体形匀称健壮。

常见表现:面色、肤色润泽,头发稠密有光泽,目光有神,鼻色明润,嗅觉通利,唇色红润,不易疲劳,精力充沛,耐受寒热,睡眠良好,胃纳佳,二便正常,舌色淡红,苔薄白,脉和缓有力。

心理特征:性格随和开朗。

发病倾向:平素患病较少。

对外界环境适应能力:对自然环境和社会环境适应能力强。

此类人群素体阴阳平衡,气血顺畅,脏腑和谐,是最为理想的体质类型,因此往往较少发病,尤其是处于青壮年期,不提倡用药物调理,避免打破身体平衡状态。

对于中年过后,脏腑气血开始衰弱的时期,可适当健脾补肾,益气养血。

(二) 气虚质

总体特征:元气不足,以疲乏、气短、自汗等气虚表现为主要特征。

形体特征:肌肉松软不实。

常见表现:平素语音低弱,气短懒言,容易疲乏,精神不振,易出汗,舌淡红,舌边有齿痕,脉弱。

心理特征:性格内向,不喜冒险。

发病倾向:易患感冒、内脏下垂等病;病后康复缓慢。

对外界环境适应能力:不耐受风、寒、暑、湿邪。

气虚质往往是由于元气不足而产生的,或因先天不足,或因后天失养,久病初愈等。此类体质人群易出现各脏腑气虚相关的病证,如心气亏虚之心悸怔忡、脾气亏虚之纳差便溏、肺气虚之咳嗽气喘等,更甚者可由此出现更多变证,如脾气亏虚,脾不统血则可见崩漏、便血等。

在膏方用药上以培补元气为主。人一身之气由肾中先天精气、脾胃受纳化生之气和肺部吸入之清气组成,其中后天因素作用最大的来自脾胃受纳化生之气,因此在选药上要着重于益气健脾为主,脾胃健运则滋补之药均可受纳,反之则会进一步滋腻脾胃,适得其反。常用性味甘温或甘平的药物,同时加入行气之陈皮、木香等。

(三)阳虚质

总体特征:阳气不足,以畏寒怕冷、手足不温等虚寒表现为主要特征。

形体特征:肌肉松软不实。

常见表现:平素畏冷,手足不温,喜热饮食,精神不振,舌淡胖嫩,脉沉迟。

心理特征:性格多沉静、内向。

发病倾向:易患痰饮、肿胀、泄泻等病;感邪易从寒化。

对外界环境适应能力:耐夏不耐冬;易感风、寒、湿邪。

阳虚体质发病多因先天禀赋不足、长期寒湿之邪外侵、过食寒凉之品、忧思过极、久病不愈、房事不节等引起脏腑功能损伤,"阳消阴长",阴寒之气偏盛而生里寒,体内阳气不足,机体失去温煦、推动、蒸腾与气化等作用减退而形成。此类体质人群易出现各脏腑阳气不足的病证,如心阳不足之心悸、寒凝胸痹;肾阳不足之腰膝酸软发冷、腰痛等。在用药上,要注意添加甘温、辛热之品,而即使短期内有实热之证也应避免或减少苦寒清热药物的使用。

(四)阴虚质

总体特征:阴液亏少,以口燥咽干、手足心热等虚热表现为主要特征。

形体特征:体形偏瘦。

常见表现:手足心热、口燥咽干,鼻微干,喜冷饮,大便干燥,舌红少津,脉细数。

心理特征:性情急躁,外向好动,活泼。

发病倾向:易患虚劳、失精、不寐等病;感邪易从热化。

对外界环境适应能力:耐冬不耐夏;不耐受暑、热、燥邪。

阴虚体质主要因阴液暗耗或生成不足而成阴液亏少的体质。此类人群易因燥热之邪外侵、过食温燥之品、忧思过度、房事不节等进一步耗损阴液,导致阴虚无以制阳而生内热,表现为机体失去濡润滋养、虚热干燥、虚火躁扰等,影响不同脏腑会出现不同的病证,如胃阴亏耗之胃气不和、胃痛呃逆等;肺阴不足之干咳;肾阴不足之腰酸耳鸣、五心烦热、女性月经量少等。在用药上,以甘寒养阴为主,可选用沙参、麦冬、地黄等。同时,养阴药物多为滋腻之品,加上膏方本身多用血肉有形的滋补药物,故容易出现湿滞脾胃,因此应同时在方中适当加入陈皮、木香、鸡内金等行气助运化的药物。

(五) 痰湿质

总体特征:痰湿凝聚,以形体肥胖、腹部肥满、口黏苔腻等痰湿表现为主要特征。

形体特征:体形肥胖,腹部肥满松软。

常见表现:面部皮肤油脂较多,多汗且黏,胸闷,痰多,口黏腻或甜,喜食肥甘甜黏,苔腻,脉滑。

心理特征:性格偏温和、稳重,多善于忍耐。

发病倾向:易患消渴、中风、胸痹等病。

对外界环境适应能力:对梅雨季节及湿重环境适应能力差。

痰湿质的人群,往往由于水液内停、聚集成痰而形成,如遇后天饮食不节伤及脾胃、久病伤气等情况易发多种疾病,如痰浊上扰之眩晕中风、痹阻心脉之胸痹、痰湿停肺之咳嗽等,涉及脏腑较多。在用药上,一方面,要根据发病的不同脏腑对症加入燥湿化痰之薏苡仁、白扁豆等;另一方面,还要注重益气健脾。脾主运化,脾虚则运化不利,水湿内停,是痰湿质形成的主要原因之一,同时脾喜燥,易被水湿所困,因此,在方中还应充分使用益气健脾之党参、白术、茯苓等。此外,还可适当应用陈皮、木香、厚朴等理气药物。

(六) 湿热质

总体特征:湿热内蕴,以面垢油光、口苦、苔黄腻等湿热表现为主要特征。

形体特征:形体中等或偏瘦。

常见表现:面垢油光,易生痤疮,口苦口干,身重困倦,大便黏滞不畅或燥结,小便短黄,男性易阴囊潮湿,女性易带下增多,舌质偏红,苔黄腻,脉滑数。

心理特征:容易心烦气躁。

发病倾向:易患疮疖、黄疸、热淋等病。

对外界环境适应能力:对夏末秋初湿热气候,湿重或气温偏高环境较难适应。

湿热质是在痰湿质基础上更多地出现热象,该类人群呈现一种湿热夹杂的生理状态,如此时过食肥甘厚味,或大量饮酒则易因湿热互结而发病。因湿热互结之部位不同,产生不同病证:如湿热蕴结于肝胆而生胁痛、黄疸;湿热结于下焦,膀胱气化不利,而生热淋;湿热内蕴,外泄不畅,困于肌肤,而生疮痈等。湿热质较痰湿滞而言,更难根治。湿性重着,本就难以化解,而又夹内热,进一步炼液成痰,不断胶着,同时热与痰湿互结,痰湿不去,热亦难清,如此形成恶性循环。因此在用药上应注意分消湿浊,清泄伏火,以化解为主,不可过于重用燥湿之剂,易伤因而热不去,同时辅以理气通利的药物。

(七)血瘀质

总体特征:血行不畅,以肤色晦暗、舌质紫黯等血瘀表现为主要特征。

形体特征:胖瘦均见。

常见表现:肤色晦暗,色素沉着,容易出现瘀斑,口唇黯淡,舌黯或有瘀点,舌下络脉紫黯或增粗,脉涩。

心理特征:易烦,健忘。

发病倾向:易患癥瘕及痛证、血证等。

对外界环境适应能力:不耐受寒邪。

血瘀体质是指当人体脏腑功能失调时,易出现体内血液运行不畅或内出血不能消散而成瘀血内阻的体质。如遇外部损伤、忧郁气滞、久病入络等常随瘀血阻滞脏腑经络部位不同而出现不同的症状,如瘀阻心脉之心悸、胸痹,瘀阻胞宫之痛经、月经不调等。血瘀体质症状表现多端,治疗大法当活血化瘀,选方用药以活血祛瘀为主,多选桃仁、红花、当归、川芎等。除此之外,还应根据瘀血产生的虚实原因配合适当的药物,如血虚血瘀,则要多配合当归、地黄等养血药物;气滞血瘀之实证则需要配合枳壳、陈皮、柴胡等。气属于阳,血属于阴,"气主煦之,血主濡之",而气和血之间,又存在着"气为血之帅""血为气之母"的密切关系。具体地说,即是存在着气能生血、行血、摄血和血为气之母四个方面的关系。因此,在调理血瘀相关的病证时,不能仅仅局限于血,同样要注重气。

(八) 气郁质

总体特征: 气机郁滞,以神情抑郁、忧虑脆弱等气郁表现为主要特征。

形体特征: 形体瘦者为多。

常见表现: 神情抑郁,情感脆弱,烦闷不乐,舌淡红,苔薄白,脉弦。

心理特征: 性格内向不稳定、敏感多虑。

发病倾向: 易患脏躁、梅核气、百合病及郁证。

对外界环境适应能力: 对精神刺激适应能力较差;不适应阴雨天气。

气郁体质是由于长期情志不畅、气机郁滞而形成的以性格内向不稳定、忧郁脆弱、敏感多疑为主要表现的体质状态。处于这种体质状态者,多见于中青年,以女性多见,性格多孤僻内向,易多愁善感,气量较狭小。气郁体质者的发病以肝为主,兼及心、胃、大肠、小肠。易伤情志及饮食,易产生气机不畅,如郁病、失眠、梅核气、惊恐等。用药上以理气开郁、条畅气机为主,常用药物包括柴胡、郁金、陈皮、香附、枳壳等。需要注意的是,理气药多性燥,又易耗气伤津,因此用量不宜过大。

(九) 特禀质

总体特征: 先天失常,以生理缺陷、过敏反应等为主要特征。

形体特征: 过敏体质者一般无特殊;先天禀赋异常者或有畸形,或有生理缺陷。

常见表现: 过敏体质者常见哮喘、风团、咽痒、鼻塞、喷嚏等;患遗传性疾病者有垂直遗传、先天性、家族性特征;患胎传性疾病者具有母体影响胎儿个体生长发育及相关疾病特征。

心理特征: 随禀质不同情况各异。

发病倾向: 过敏体质者易患哮喘、荨麻疹、花粉症及药物过敏等;遗传性疾病如血友病、先天愚型等;胎传性疾病如五迟(立迟、行迟、发迟、齿迟和语迟)、五软(头软、项软、手足软、肌肉软、口软)、解颅、胎惊、胎痫等。

对外界环境适应能力：适应能力差，如过敏体质者对易致过敏季节适应能力差，易引发宿疾。

特禀体质又称特禀型生理缺陷、过敏，是一类特殊的体质类型，是由于先天禀赋不同所致，而并非由于明确的气血、脏腑异常或外邪内虚所致。但在发病后，仍能通过病因病机的分析，发现致病的外界因素。临床上主要以肺卫不固所致外感发病为多。在用药上，可以玉屏风散、消风散等为底方，尤其要注重外邪和正气的关系。此外，还应注意的是，膏方中多使用鹿角胶、龟甲胶等血肉有形之品，因产生过敏反应，使用前应充分询问病史，以免误用。

（苏子舰、刘鲁炯）

第二节 · 常见膏方适用人群的辨析

膏方具有"却病纠偏"的双重含义，能促进人体功能的调整，而我们人体素质有阴阳、气血、寒热、虚实的不同，这就要求我们必须从整体出发，全面辨证分析，确立治则，选定主方主药。如单以怕冷症状表现来看，临床上就有气虚、肾阳不足、血脉不利等几个方面，而气虚可见面色㿠白，头晕目眩，少气懒言，神疲乏力，或有头晕目眩，自汗，活动后诸症加重，舌淡，脉虚，当以补气为主；对年龄偏大患者，若同时兼有腰膝酸痛或腰背冷痛，畏寒肢冷，尤以下肢为甚，精神萎靡，面色白或黧黑，阳痿早泄，宫寒不孕，舌淡胖苔白，脉沉弱者，此为肾阳不足，应当温补肾阳；若仅仅以肢体手脚冰凉，无上述气虚、肾阳不足症状者，此为血脉不利，当调和血脉。此外，不同的人群适宜不同的膏方，这是由于他们在体质上的差异非常显著决定的。例如妇女以肝为先天，易于肝气郁滞，故在用药上宜辅以疏肝解郁之品；小儿纯阳之体，不能过早服用补品，如果确实需要，也多以甘淡之品调养，如四君子、六味地黄等；中年人往往工作压力大，又多食肥厚之品，所以治疗时需加疏肝健脾化痰之剂。即便是同样的人群因年龄、性别、生活境遇、先天禀赋、后天调养等不同，在体质上仍存在或多或少的差异，所以处方又要求我们量体用药。正因为上述原因，我们就更应该慎重选择适合自己的膏方，以下我们选取几种较有代表性的人群论述开立膏方时选方用药的特点。

一、亚健康

　　世界卫生组织（WHO）认为，亚健康状态是健康与疾病之间的临界状态，虽经各种诊疗仪器及临床化验检查结果均为阴性，但这类人群仍有各种各样的不适感觉。"亚健康"在中医学大致属于"未病学"范畴，而治疗"亚健康"就是中医的"治未病"。中医"治未病"的思想起源于中医理论的奠基之作《黄帝内经》，该书开创了中医对"治未病"的独特认识和精辟见解。"治未病"内容包含了三种境界，即"未病先防""既病防变"和"瘥后防复"。"未病先防"，着眼于未雨绸缪，强调了预防疾病的重要性；"既病防变"，着力于料在机先，阻截传变，突出了根据疾病的现状及其发展规律和发展趋势，早期有预见性地合理治疗，防止疾病的发展和传变；"瘥后防复"，立足于扶助正气，强身健体，防止疾病复发。

　　中医未病学理论中的未病包括诸多初现的轻微症状、未显的潜在疾病、乏力等没有阳性指标的症状，诸如失眠、纳呆、易怒、头昏、易疲劳、皮肤干燥等，主要与虚证关系较为密切。中医学虚证的主要表现有气虚、血虚、阴虚、阳虚和津液不足，而在五脏六腑中脾主四肢肌肉，为人体后天生化之本，肾阴肾阳为一身阴阳之根本，肾为先天之本，因此虚证中尤与脾肾气虚证关系最为密切。

　　中医学认为亚健康状态多由情志失调、紧张、疲劳等多种不良因素长期、共同作用于人体，导致脏腑功能紊乱，气血失调，并在此基础上产生气滞、痰湿、瘀血等病理产物。诸多症状的产生还与先天禀赋不足，后天失养，积劳内伤而致气血衰少有关，因气虚阳弱，鼓动无力，脑失滋养，故见倦怠、眩晕等；因思虑过度，心脾两虚，故见心悸耳鸣、失眠多梦、神思恍惚、注意力不集中等；因情志不舒，肝失条达，血行不畅，故见情绪低落、易哭或急躁易怒等；因脾虚湿停，故见纳呆、脘痞、咯痰、梅核气等。病理性质属本虚标实，其本质是气血亏虚，阴阳失调。通过辨证论治投以膏方调理，补其不足，泻其有余，恢复机体的阴阳平衡，从而避免和减少了疾病的发生和发展。而社会工作的压力和竞争，沉重的心理负担，情志郁结也是导致亚健康的重要原因之一。肝和情志密切相关，若肝气不畅，则机体自我调节能力下降，对社会的适应能力减退,通过疏肝理气可防止亚健康状态向疾病转化。因此,对于亚健康人群的治疗,我们可以从肝论治着手,疏肝健脾理气,调畅气血阴阳。中医学还认为,"思伤脾","怒伤肝",脾主运化全身水液及水谷精微,脾虚则气血生化乏源,心失所养,水谷精微不能濡养四肢筋脉,出现疲劳倦怠、四肢酸软、头晕、胸闷、心悸、失眠等症状。而肝气郁结,日久化火,灼伤津液,阴虚火旺,可导致心理性的症状,常表现为情绪低落、兴趣减退、心烦易怒等,故调治亚健康的重点又当在肝脾。首先疏肝理气,以逍遥散、柴胡疏肝散等为基础方。其次,脾胃为后天之本,气血生化之源。李东垣《脾胃论》指出:"内伤脾胃,百病由生。""治脾胃即所以治五脏。""脾胃者,五脏之宗也,四脏之气皆禀于脾,故四时皆以胃气为本。"脾胃的强弱,决定着人体正气的盛衰,调养脾胃之气,固护后天之本,是防病延缓衰老,延年益寿的一条重要原则。因此,在拟定膏方时皆可配伍调胃、健脾、醒胃之品。另外,膏方内多含补益气血阴阳的药物,其性黏腻,易妨碍气血,故配方用药时又必须动静结合。例如运用人参、石斛等大量补气养阴药物时,就需要加陈皮、青皮、砂仁等理气药物。补品为"静药",则必须配以辛香走窜之"动药",动静结合,才能补而不滞。如应用生地、当归、赤芍等养血药物,就应加入葛根、白芷、川芎解痉通络,水蛭、蜈蚣等活血开窍。因此,在补益脾胃上主张以"清补"为主,临床常以香砂六君子汤或参苓白术散为加减方。

在补益药物的选择上亦须辨证选用:如阴虚热盛者,可选凉性补品,如西洋参、沙参、天冬、麦冬、生地、石斛、龟甲胶、鳖甲胶等;阳虚寒盛者,可选温热之品,如红参、仙茅、淫羊藿、肉苁蓉、锁阳、杜仲、鹿角胶等;气血两虚时,可用甘平之太子参、生晒参、阿胶、黄芪、当归、熟地等。

在对病症的治疗上要强调辨病与辨证结合,若合并高血压者,常用天麻、钩藤、白蒺藜、青葙子、龙胆草、怀牛膝等平肝潜阳、滋阴降火、有降压作用的药物;合并高脂血症者,可辨证选用决明子、荷叶、泽泻、山楂等清浊化痰、有降血脂作用的药物;合并糖尿病者,可选用天花粉、玉竹、蚕茧、怀山药等健脾养阴的降血糖药物;合并高尿酸血症可选用生薏苡仁、粉萆薢利湿去浊,祛风除痹等降血尿酸的药物;合并有黄褐斑者,常选用红花、丹参、白鲜皮、浮萍、芦荟等活血化瘀、祛斑美白的药物;合并青春痘者,常选用金银花、紫花地丁、三叶青、连翘等清热解毒药物;失眠者,常选用夜交藤、酸枣仁、远志、合欢花等养心安神药物。此外,在应用膏方调治亚健康时,要对病机进行分析,尽量做到预防用药,如患者出现以情绪抑郁、失眠多梦、胸闷心悸等以气郁为主的症状时,根据病机演变会发展为气滞血瘀,气郁化火证,治疗时应配合应用活血通络,清肝泻火的药物;亚健康人群往往在气虚、气郁基础上出现也会产生瘀血、痰湿、肾虚的变证,所以,如果兼有肾阳虚者应合用《金匮》肾气丸、右归丸,兼有肾阴虚者合用知柏地黄丸、左归丸,兼痰浊者合用二陈汤、温胆汤,兼血瘀者合用血府逐瘀汤、桃红四物汤。

此外,当遇到有血脂高、胆固醇高、甘油三酯高、血糖高、血压高、尿酸高等患者服用膏方时,要注意虚实兼顾,尤其是痛风尿酸高的患者,往往嘌呤代谢发生了障碍,关照其不能吃动物内脏、海鲜、啤酒的同时,膏方中不宜加入驴皮胶、鳖甲胶等,因这些本身就很容易引起尿酸升高,那么膏方中可以加素膏来收膏。

二、术后

经西医手术治疗后的患者,体内虽已祛除大部分邪毒,但余毒未尽,气血大伤,若正不抗邪,易使余毒复燃,肿瘤复发转移,尤其是此类患者体质虚弱,全身器官的功能减退,胃肠道的消化能力降低,故需要服用调补药。而膏方不仅营养丰富,而且容易吸收,又能补充能量,使机体尽快恢复,况且术后患者往往处于气血俱虚之时,加之恐惧焦虑心理,更影响到气机运行,日久产生气滞血瘀,故在给术后患者用膏方调治时还应以扶正祛邪、行气活血为主,我们可以在诸多补药中,根据适度祛邪的原则,加入软坚化痰、清热解毒、理气散结的中药,达到补虚疗疾,提高人体抗癌防癌的能力。常用黄芪、党参、白术、茯苓、扁豆、怀山药等益气健脾;北沙参、天冬、麦冬、川石斛、生地、玄参等养阴生津;淫羊藿、仙茅、锁阳、补骨脂、菟丝子、肉苁蓉等补益肾阳;黄精、女贞子、山萸肉、灵芝、续断、杜仲等补肾益精。这些中药经大量临床和实验研究证明,具有明显调节癌症患者机体的免疫功能,诱导肿瘤细胞凋亡,抑制肿瘤细胞生长等作用。并选择性加入龟甲胶、鳖甲胶、阿胶、鹿角胶、人参、冬虫夏草、灵芝孢子粉、龙眼肉、胡桃肉等,这样扶正补虚、调节免疫功能作用就更强了。祛邪药常用石见穿、石上柏、蛇六谷、半枝莲、岩柏、野葡萄藤、藤梨根等;调畅气机药常用八月札、绿萼梅等；行气活血多用制香附、佛手、郁金、赤芍、桃仁、红花、丹参、川芎等。

在用药同时应注意以下几点：

（1）动静结合，药性平和。膏方多含补益气血阴阳的药物，药性黏腻难化，故需配伍理气解郁之品，使处方动静协调平衡。如在膏方中可加入青皮疏肝，陈皮健脾，配合香附疏十二经气血；在补益药的选用上我们可以用续断有续伤之功，偏于动，用杜仲善固胎之长，偏于守，用菟丝子富生精之力，著于养，三药合用，动静相恰。

（2）主次兼顾，随证加减。膏方药味偏多，开具时必须在辨证论治的基础上随证加减。

（3）调理脾胃，补有所收。一些外科手术后患者多虚实夹杂，全身属虚，局部属实，须审证调治，虚实兼顾，药物性味亦常有相生相佐之处，均易损伤脾胃。所以应用膏方予以术后体虚的患者时，应注意顾护脾胃，必要时可先予以调理脾胃、祛湿除热的"开路药"服用。

当然，在膏滋药中认为一些"发"的补品应慎用或不用，如胎盘、蜂胶、蜂王浆等。在肿瘤患者化疗期间，同时伴有恶心、泛吐、大便干结、舌苔白腻或黄腻等，暂时不适宜用膏方调治，可来年再服用膏方。

三、过劳

我国杰出的古代养生家孙思邈说过，人应该常欲"小劳"，劳动是谋生的手段，在劳动中锻炼能强壮筋骨、强壮体魄，使人体内的气血流通，所以适当的劳动对于身体是有益的，不会影响健康。但凡事都有个度，若过于辛劳，长期处于体力透支状态而得不到及时的休整以恢复体力，或者机体尚处于疾病的恢复阶段，或者到了一定年龄，元气自然衰退，或者素体较弱，不能胜任过重的体力劳动而勉强为之，使机体一直处于应激状态，持续到一定程度，就会加速人体器官的磨损、退变，导致人体的生理、生化发生改变，将会积劳成疾、过劳而病。体力劳动者的特点大多是消耗能量多，需氧量高，体内物质代谢旺盛，代谢率高。

中医对过劳致病有精辟的论述，认为劳则气耗，过度的体力劳动会消耗人体的元气，从而出现肢体倦怠、腰酸背痛、少气懒言、不耐劳累、容易感冒或胸闷气短、头晕心悸等症状，进一步发展，还会引起血虚、阴亏、阳虚、水停、血瘀等证，所以，体力劳动者为了保持健康的体魄，可以在医生的指导下在冬季用膏方进行调补。而从事体力劳动的人，其机体体质产生虚实病变情况，又常受工作环境的影响，因此进行免疫力调节时需根据情况选用中药，如井下工人多在潮湿寒冷的工作环境中劳作，需要时可服用增加抗寒抗湿能力的中药，如鹿茸、杜仲、党参、白术、茯苓、附子等；高温车间的工人，长期处在高温干燥的环境，可适当服用玉竹、沙参、石斛、麦冬、百合、木耳等。

四、更年期

妇女在更年期阶段由于卵巢功能衰退，雌激素和孕激素分泌减少，会引起一系列生理和心理上的改变，从而出现以自主神经功能紊乱为主的一系列表现，此即临床所说的"更年期综合征"。更年期综合征归属于中医学"绝经前后诸证"范畴，亦称"经断前后诸证"，中医认为妇女在绝经前后，肾气渐衰，天癸渐竭，月经将断，生殖能力消失，此本是妇女正常生理变化，但有些妇女由于素体差异及生活环境的影响，不能适应这个阶段的生理过渡，使阴阳平衡失调，脏腑气血不相协调，因而出现了一系列证候，如出现潮热汗出、心烦不安、夜寐梦多、畏寒肢冷、便秘或溏泄、月经不调等，而烦躁易怒、夜寐梦多、潮热汗出等诸多症状看似实象，实属本虚标实之证。产生症状的机制多为肾阴不足而致心阴不足，心火内炽，心肾不交，则心神不宁；肝阴亏少，水不涵木，肝阳偏亢，则烦躁不安、潮热汗出；胃阴不足，则肠燥便秘。因此，本病在治疗上宜重视滋水涵木、泻火宁心、润肠通便，唯有肾水得滋，才能阴阳调和，疾病自除。由此可见，在冬令季节适当应用膏方进行调补是十分适宜的，通过辨证调补，从而改善机体的阴阳平衡，调整脏腑功能。常用药物如生地黄、熟地黄、何首乌、女贞子、淫羊藿、菟丝子、枸杞子、杜仲、牛膝、白芍药、紫贝齿、石决明、黄柏、知母等。此外，脾胃主全身元气，脾胃虚弱则元气不足，易致女性衰老。妇女更年期时，冲任失调，导致五脏失衡，因此要重视和精心调理更年期的诸多症候,才能使全身的营养不断得到补充,人的延缓衰老能力、生命力随之增强,脸部就会红润,皮肤就会充满光泽和弹性,永葆青春,所以在治疗上也宜多采用健脾益气、补血养心的方法,方药可用归脾汤加减。

五、孕产妇

妇女有"经、带、胎、产"的生理特点,中医学认为女子以血为本,而妇女在经孕产乳的特殊阶段更是以血为用,此时易出现气血不足的"血虚"症候。加上产妇在生产时因失血耗气,正气亏损或因产后操劳过早,劳倦伤脾,气虚则无力推动血液运行,营阴耗损,而致阴虚内热;或因产后过服辛热温燥之品或感受热邪或肝郁化热致热邪内蕴,煎熬血液,血脉凝结而致瘀;或产后体虚,感受寒邪,寒阻胞中,以致冲任壅阻,血运不畅而致瘀;或因产妇情志抑制,肝失条达,气机郁结,气滞血瘀。故产后多虚多瘀,以气虚血瘀型最为多见。气虚血瘀型的产妇因气虚与血瘀相互夹杂为患,气虚无力推动血液运行而导致血瘀,同时,出血日久,气又随血耗而导致气更虚。故补虚为妇科膏方之大法。然虚有气血、阴阳之分,脏腑冲任之辨,临床妇人纯虚者有之,然兼瘀、兼痰湿、兼气滞者偏多,正因为妇女产后易多虚多瘀,抵抗力下降,若调护不当,不及时干预,容易导致产后诸病,如产后恶露不绝、产后身痛、产后发热、产后缺乳等,均严重影响妇女身心健康。而以膏方补之,能起到平调、缓图、长效补益人体气血,活血化瘀,调节女性内分泌功能。在具体治疗上可采用补气、理气、养血、活血、生新于一体,使补而不滞,通而不过。用药上可用党参、黄芪、白术、茯苓、山药以健脾益气;熟地、白芍、黄精、鸡血藤、首乌养血滋阴;阿胶养血止血、滋阴润肺;鹿角胶可温肾助阳、益精血、止血;续断、杜仲、狗脊、桑寄生、核桃仁以补益肝肾,强健筋骨;枳壳、陈皮以理气,使气行而血畅;三七、丹参、路路通以化瘀活血、止血而不伤血,通络下乳;辅料中红糖养血活血,饴糖有健脾和中的作用,黄酒推动药力达到全身各处,同时有改善口感、补中缓急的作用。

对于剖腹产术后身体虚弱,失血过多的产妇,出现神疲乏力,心悸怔忡,夜寐梦多,一时难以恢复,又伴产后乳汁少、胃纳一般者,应着眼于以气血虚弱为主要特征,其治疗目的就是补益气血,遣方用药时就要补气与补血药同用,以党参、黄芪为主且重用,又要选用白术、白芍药、黄精、枸杞等健脾补血药,但切忌将所有的能补气补血的一大堆的补益药共同应用。为了防止发生滋腻壅滞之弊,则应加用理气消导之剂,如用熟地黄、何首乌、阿胶等过于滋腻药,就应配用木香、陈皮、砂仁等。补气补血是主要目的,用药时要注意气血互补,这是因为"气为血之帅","血为气之母","气血互生"。阴阳搭配也很重要,中医认为"孤阴不生,独阳不长","阴生阳长",在滋补药中多是以阴药为主,所以滋益补血药中常用肉桂。再者补益药碍胃,往往在服补益药后就容易腹胀、胃纳欠佳,此时应注意加用理气消导药物,如谷芽、麦芽、鸡内金之类的消导药。此外,遣方用药时还须重视脏腑的相生相克关系,如肾生肝、肝克脾等,注重脏腑功能特点这有利于药效的提高。

在药物的选用上还应掌握以下几点:

(1)动静结合。如补血药中,当归与白芍常配用,当归活血补血为动,白芍养血柔肝属静,二者常配用可养血柔肝,调经止痛;再如川芎与熟地黄常配用,川芎行气活血、调经止痛为动,熟地黄滋养阴血为静,二者配用,一动一静,增强补血之力。

(2)升降结合。中医有"升清降浊"的理论,清阳宜升,浊阴宜降,因此,处方要升降结合,如补益气血中适当加入升麻,具有升提之功,清阳升更易发挥补益之功能;补益药中适当加入润肠通便之味,如火麻仁、郁李仁,必要时加入少量大黄,可通便降浊、消除腹胀,起到"腑以通为用"的作用。

(3)在补益药中应照顾胃气,要保护好脾胃这个"后天之本",使其运化功能正常发挥,达到生化气血的目的。保护脾胃功能的药物,如白术、怀山药、陈皮、木香、砂仁等为常选之药,同时对于有损于脾胃功能的大苦、大寒、大温、大热等克伐之药,应慎重,用量宜轻,切忌不能大剂量应用这类药物,以防败胃、损脾,必要时应加用煅瓦楞、煅螺蛳壳、姜半夏等药物,以缓解药物对脾胃的损伤。

六、儿童

冬令进补并非只是中老年人的专利。在小儿,一则因其形气未充,脏腑未坚,表卫不固,易感外邪而耗伤精液;二则是脾常不足,易为饮食所伤,脾失健运使气血生化乏源,故小儿较成人更易得虚证。小儿膏方用药平和、补虚纠偏、治中寓补,所以对于一些体质偏弱或患有慢性疾病的孩子来说，通过"量身定制"的膏方治疗，也能帮助控制病情，并对其体质起到根本性的调理作用，具有不错的疗效。

小儿属纯阳之体，生机蓬勃，一般来讲不是所有的孩子都需要进补，更因膏方滋腻，不宜小儿服用，故往往被儿科医生所忽视。那么，什么样的孩子适合服用膏方呢？一般来讲有以下4种人群。

（1）先天不足形瘦面黄、体质较弱、身体发育缓慢的孩子。在运用膏方时应以调补为主，用以调整脏腑功能、填精益气，使正气复原，机体恢复健康。

（2）反复呼吸道感染。这类孩子免疫力较差，经常感冒、咳嗽或有哮喘、支气管炎、肺炎等呼吸道疾病。对于这样的孩子，应该食用健脾益肺的膏方，从调节孩子机体的免疫功能开始，此时应以平补为主。

（3）食欲不佳。这类孩子通常脾胃虚弱、消化道功能差、食欲不振、容易腹泻且体重较同龄的孩子轻，看上去比较瘦。此类患儿脾常不足，饮食不当致脾胃运化失调，在健脾补虚的同时，须加用消导和胃、运脾理气之品，以补中带消。对于年长患儿（10岁以上），还须加入养血活血之品，以疏其气血、助其生长。

（4）肾弱。有些遗尿和处于肾病恢复期的孩子，主要是肾和膀胱的气化功能失常，亦与肺脾的宣散转输和肝的疏泄有关。此膏方则以调整脏腑功能、填精益气为主，使正气复原，有利于机体恢复健康。

诸多医家认为，小儿具有"形气未充，脏腑未坚，腠理疏松，表卫不固"，"脏腑柔弱，易虚易实，易寒易热"，"脏腑清灵，随拨随应"等特点。即小儿存在先天禀赋不足、脏腑娇嫩、稚阳未充、稚阴未长等薄弱环节，因此小儿膏方用药应在辨证论治的基础上，注重调整患儿脏腑、气血、阴阳的平衡，尚需时时顾护脾胃之气。

从小儿膏方适用的人群来看，往往涉及的脏腑主要为肺、脾、肾三脏，而以脾胃尤其重要。盖脾属太阴，后天之根本，生化之源泉，四季脾旺则不受邪。胃属阳明，主腐熟，为水谷之海，有胃气则生，无胃气则死，胃气的强弱与小儿生理休戚相关。一旦脾胃受损，则胃不纳谷，脾失运化，致使气、血、津液不足，出现气血虚或气阴虚等证。脾虚精液不足则肺气亦虚，且脾虚生湿生痰，痰阻气道，使肺气更虚，而肺虚又可加重脾虚，二者互为因果，久之可导致肾虚，影响小儿生长发育。因此在临床用药上我们可用四君子汤、参苓白术散、玉屏风散等做小儿膏方的基本方，这些方剂药性平和,配伍精当,既可食用,又可药用,且重在调理脾胃。然后根据其脏腑、气血、阴阳及痰湿、食积、郁热、瘀阻等情况进行组方,用药应温而不燥,凉而不偏,补而不滞,滋而不腻,理气而不破气,活血而不动血,扶正而不恋邪,祛邪而不伤正。气虚者配伍黄芪、党参、太子参、白术、沙参、西洋参等;血虚者配伍四物汤或加首乌、龙眼、桑椹子;阴虚者配伍玄参、玉竹、石斛、麦冬、枸杞子、女贞子、墨旱莲、五味子等,慎用熟地、黄精等以免过于滋腻;阳虚者配伍附子、桂枝、干姜、肉桂等,但剂量不宜过大。宗张景岳"善补阳者,必于阴中求阳"和"善补阴者,必于阳中求阴"之旨,再加入少量的养阴药,以求阴阳平衡。肾藏精,主骨生髓,主生长发育,补肾常用菟丝子、山萸肉、金樱子、芡实、山药、益智仁等平补之品。健脾运脾首推苍术,其气味芳香,既能消除膏方中补药的黏腻之性,又能助脾运化吸收之功,其他如川朴花、砂仁、藿梗与苍术有异曲同工之妙。

除了上述膏方用药以外,还应掌握在膏方中配以轻灵流通之药,不仅可以避免因补药多而致中焦壅塞、脾胃迟钝之弊,且能协同诸药起到补益的疗效,如鸡内金、陈皮、炒谷芽、炒麦芽等,可和胃通降,"消滞而不伤正气",对促进脾胃的受纳和运化是大有裨益的;在补益气血的同时,常加用理气药,如柴胡、佛手花、瓜蒌皮等,以疏肝顺气,宽胸调气,使营血和养,气自顺降。

儿童膏方应用时还应注意以下两点:

一是膏方中不要使用药性过于苦寒、有异味或毒副作用明显的药物,如大黄、黄连、苦参等,以免影响膏方的口感及损伤脾胃。小儿膏方收膏药有荤膏(阿胶、龟甲胶、鹿角胶、鳖甲胶等)、素膏(二冬膏、桑椹膏、金樱子膏等)、蜜膏(蜂蜜、饴糖、冰糖、白糖等)之分,一般以素膏或蜜膏收膏为佳。如用荤膏,剂量不宜过大,250 g左右即可。

二是儿童为纯阳之体,服用滋补膏方只能以清补为宜,要注意避免进补过度,防止性早熟,尤其是对动物性药材,如鹿茸、紫河车能加强性腺功能,而蛤蚧具雄激素和雌激素样作用尤为忌用;人参也因为具有激素样作用和促性腺功能,也不可施用于儿童,在大多数情况下,可以党参代替人参。正如《本草正义》所说:"党参力能补脾养胃,润肺生津,健运中气,本与人参相差不远,其尤可贵者则健脾运而不燥,滋胃阴而不湿,润肺而不犯寒凉,养血而不偏滋腻,鼓舞清阳,振动中气而无刚燥之弊。"一旦出现性早熟(包括女孩乳房过早发育、乳房出现肿块、男孩乳房肿大、胡须早出、外生殖器过早发育等)现象,必须立即停药,尽快与儿科医生联系诊治。中药则以知柏地黄丸加减应用。

　　小儿膏方作为调理进补,提高脏腑功能,促进代谢,药量不宜过大,一般即可,因它与治疗疾病不能同等对待。虽说膏方可供冬季服用 1 个月左右,剂量可为常用量的 10～15 倍,但小儿膏方用量通常偏小。我们对学龄前儿童的用量为常用量的 5～7 倍,如党参的常用量为 9～12 g,用于膏方时,5 岁以上 50～60 g,5～7 岁 60～70 g,7 岁以上 80～100 g。当然在具体应用时,用量还需根据各人情况和"虚"的程度加以调整。此外,滋阴药、温阳药的用量也常小于常用量 10 倍,以尽量减少药物的毒副作用。

七、老年人

　　人到老年,肾元亏虚,精气已衰,髓海渐空,脏腑功能衰弱,即常见"形不足者"和"精不足者",再有久病耗损,气血阴阳更衰,非一针一药能短期调理的,此时选用膏方缓图"补之以味"或"温之以气"甚为适宜。同时老人也多有气血不和,虚实夹杂的情况出现,如果一味投补,补其有余,实其所实,往往会适得其反。清代名医徐灵胎的《慎疾刍言》有"盖老年气血不甚流利,岂堪补住其邪,以与气血为难"之说,老年人随着年龄的增长,受内外各种因素的影响,或气虚血涩成瘀,或情志异常气滞致瘀,或阳气衰弱寒凝血瘀,或阴虚火旺炼血成瘀,从而导致疾病虚实错杂,缠绵难愈,而且临床实际中也很难见到单纯的实证与虚证,遵"实则泻之,虚则补之"的治疗原则,必须补中寓泻,泻中寓补,补中寓治,治中寓补,使补、泻、治三者平衡才能得到好的效果。对于膏方而言,其多含补益药物及动物胶类药,药性黏腻难化,若纯补峻补,不符合"动静结合,通补相兼"的组方原则,每每会妨气碍血,留邪内闭,造成腹胀便溏等不良反应,影响膏方的吸收,故配方用药必须动静结合。补品为"静药",必须配以具辛香、理气、活血走窜之性的"动药",动静结合,才能补而不滞。因此,在膏方中常可加用祛瘀的桃仁、红花,破血的三棱、莪术,调气的降香、檀香,泄浊的决明子、大黄,甚则更可用血府逐瘀汤作为主药,针对老年人气血不和之病理机制,用膏方可起到调理气血,消补并用,通补兼施的作用。

对老年人常见的心脑血管疾病,在开具膏方时,要根据患者的具体情况辨证选用"动药",如附子、石菖蒲、葛根、川芎、生蒲黄、红花、丹参、水蛭、大黄、决明子,温寒解凝、芳香开窍、活血化瘀、解痉通络、通腑排毒、降低血脂等各具其功,与补药相配,相辅相成而起到固本清源之效。

在具体病证表现方面,如冠心病为老年人常见之慢性病,多属本虚标实,常见之阳虚血瘀证,常用温阳解凝、化瘀泄浊法。温阳解凝倚仗附子,配合桂枝通阳,人参、黄芪益气,以及活血化瘀之药,标本兼顾,使阳回血活。高血压病属虚实夹杂之慢性疾患,具有众多并发症,因其形成与肝的病变最为密切,临证可选用调肝气、理肝血等方法。因此在膏方调理中必须重视理气活血药物的运用,如柴胡、郁金、当归、白芍、川芎、蒲黄、丹参、山楂等药物。老年性痴呆通常从髓海不足立论,从补肾着手。脑由精髓汇聚而成,其性纯正无邪,容不得半点污秽之物,只有保持其纯净才能发挥"元神之府"的功能。如果气血乖违,痰瘀互结,清窍受蒙,灵机呆钝,可致痴呆发作。因此在治疗上应强调邪去而正安,在膏方治疗中可用调气活血法以复方图治,气虚血瘀者施以益气化瘀法,髓空血瘀者治取益髓化瘀法,前者常用益气聪明汤合桃红四物汤加减,重在益气升清,如黄芪、升麻;后者常用六味地黄丸合血府逐瘀汤加减,而龟甲、鹿角等血肉有情之品可适当应用。

八、妇女

人体以脏腑经络为本,以气血为用,而脏腑、经络、气血的运作,男女并无不同。女性的特殊之处,根源于胞宫,因而有其特有的经、带、胎、产、乳生理特点,特别是每月有经血排出,产后失血等使妇女在气血方面易不足,故中医称"女子,以血为主"。《灵枢·五味五音》说"妇人之生,有余于气,不足于血",而中医认为"血为气之母,气为血之帅",气血相依,一损俱损,临床往往出现"未必有余于气、往往不足于血"的情况,故补虚是妇科中常用的治法。在气血虚损的基础上感受寒湿热等邪气,往往形成疾患,同样表现在月经、带下、胎孕、产育、哺乳方面,膏方药味多、服用时间久,药效虽缓慢但持久,在调理以虚证、慢性病为主的妇科疾病方面,具有其特殊优势。凡女性因气血虚弱、阴阳不足、脏腑亏损、冲任失调所引起的妇产科疾病均可服用膏方。医生可以依据患者的体质偏胜、脏腑盛衰、气血阴阳状况,全面考虑,制订出最适宜患者病情的膏方。

一些妇科的慢性病患者,如患月经不调、闭经者,多因机体气血不足,气机紊乱而致病,使用膏方可以调补气血而使病向愈。患带下病者,多因脾肾亏虚,带脉失约,湿邪下注所致,用膏方可以补益脾肾,固带止带。不孕滑胎者多为肾虚肝郁挟痰湿瘀血,膏方可起补肾填精,疏肝活血化痰的作用。而一些急性病或大失血之后,如崩漏、产后大出血等,使气血耗损,气血不足,身体虚弱,且生产后妇女气血大亏,又要负担哺乳的重任,产后调理方面更是膏方擅长的领域。所以凡女性因气血虚弱,阴阳不足,肝、脾、肾、心、肺的亏损所引起的妇产科疾病均可服用膏方,具体适用范围有以下几个方面。

(1)月经不调:月经不调多是由于脏腑功能失常,气血失调,导致冲任二脉损伤而产生,使用膏方调补气血,常可收到良好疗效。

(2)带下病:带下常由脾肾亏虚,带脉失约,湿邪下注导致,膏方补脾益肾,疏导气机,可约束带脉,化湿祛邪。

(3)不孕:不孕症的病因十分复杂,大体不出肾气不足、气血失调,可通过膏方调补创造良好的身体内环境,使其易于受孕。

(4)产后:具体可参见前文"孕产妇"内容。

(5)消炎消瘤:临床上盆腔炎、子宫肌瘤等均为慢性疾病,迁延难愈,极易复发。膏方服用时间长,药效持久,是治疗这一类疾病的有效方法。

妇科膏方的使用,应特别注意女性的生理特点,月经过多者,膏方中有活血化瘀药时,在经期应停服。育龄期妇女,月经过期,则应排除妊娠后,方可服用有活血化瘀药的膏方。哺乳期妇女一般不宜服用膏方,以免膏方的服用影响乳汁的口味及哺乳的效果。精神抑郁或产后抑郁症者也不适合膏方调理。

膏方中的中药饮片配伍最能体现中医治病"因人而异"的中医特色,且药物的量要能满足一料膏滋药服用时间(30~60日)的剂量。通常情况下,一剂膏方的中药部分其总量在5~10 kg。太少了,不能满足服用的需要,难以达到满意的疗效;太多了,盲目追求大处方,既浪费药材,又可能品种驳杂,主治不明,且容易导致药味之间配伍不当而出现不良的反应。所以在处方时一定要辨证论治、全面考虑,应当充分遵循中药组方原则。

(江淳娟)

第三节 · 服用膏方的注意事项

膏方在中医理论里,是一种以中医辨证论治为基础,滋补与疗疾有机结合、具有高级营养滋补和治疗预防综合作用的成药。它是在大型复方汤剂的基础上,根据人的不同体质、不同临床表现而确立不同处方,经浓煎后掺入某些辅料而制成的一种稠厚状半流质或冻状剂型。因为疗效好,服用相对方便,近年来广受大众欢迎。

膏方的制剂相对比较安全,加工过程也十分精细,一般而言,只要是辨证组方、对症下药、按医嘱服用,一般不会产生不良反应。但是,一些患者在服用过程中,也会出现腹胀、腹泻、便秘、心烦等症状。因此,正确处理好服用膏方时的饮食宜忌,以及出现的不适症状,才能事半功倍,取得满意的疗效。

一、服用膏方的饮食宜忌及注意事项

膏方的正确服用,是其充分发挥作用的关键,同样也可以减少膏方的不良反应。服膏方一般每日 2 次,每次一调匙,约 30 g,用温开水冲服。初次服用膏方者,可先减去一半左右的量,在饭后 15 分钟内服完。1 周后,等身体基本适应了,再调整到正常的用量。脾胃功能良好的人,可在早餐和晚餐前服用;脾胃功能欠佳者,最好在餐后 15 分钟内服用。

服用膏方期间的注意事项及禁忌:

(1) 忌食萝卜、绿豆:一般而言,膏方中多含人参、何首乌等补益药,因此应忌食萝卜、绿豆(包括绿豆制品,如粉丝等)。传统中医理论认为人参大补元气,何首乌滋阴养血,但萝卜有消食下气及通便作用,会降低药效,绿豆寒凉会使人参补气

功能大打折扣。

（2）忌用茶水冲服：茶水会与药物起化学反应。在服用膏方期间，也不宜喝茶、咖啡、可乐等。这是因为膏方中的一些补益元气的中药大多具有兴奋大脑皮层的作用，此时再饮用茶、咖啡、可乐等具提神醒脑作用的饮品，往往使人过于兴奋，影响大脑休息，会产生头晕胀痛、不能入睡的副作用。

（3）忌食生冷：脾肾阳虚患者尤其要注意。

（4）忌辛辣：忌食辛辣刺激性食物，尤其是阴虚火旺者。

（5）忌食海鲜：避免引起过敏反应。

（6）忌难消化的食品：因膏方本身多滋腻，服用膏方期间忌食难消化的食品，以免造成消化不良。

（7）出现不良反应时应停用：患者服用膏方期间如出现恶心、呕吐、心慌、气短等因服用膏方所致的不良反应，应立即停止服用，并与开方医生联系，明确原因。

（8）遇到感冒发热、腹泻、月经来潮等情况，则应稍事停服。慢性支气管炎、心脏病等慢性疾病患者，如果出现发热、痰多色黄、气喘、胸闷、心悸、心前区疼痛等急性发作症状时，不宜服用膏方，要等症状缓解后再继续服用。

二、常见不良反应及应对措施

（1）感冒发热加重：服膏方期间出现感冒发热加重，须停服膏方，先治感冒，引邪外出，防其深入。因为感冒时人体正常阴阳平衡被打破，脾胃功能受影响，如果仍急于在此期间进补，会使病情迁延复杂。膏方为补药，过于滋腻之品，不但不能帮助疾病外出，反而助其深入。

（2）咳嗽痰多：中医认为，脾为生痰之源，肺为贮痰之器。服膏方期间出现咳嗽痰多，说明膏方不能很好地吸收，反而助湿生痰，此时应停服膏方，并适当服用一些健脾理气化痰的药。待咳嗽痰多好转后再服膏方，同时最好加服陈皮茶以健脾化痰。

（3）食欲减退：服膏方后出现食欲不振，说明药物比较滋腻碍胃，影响了服用者的消化功能。因此要减少服用剂量，或加服一些助消化的食物或药物，如山楂、陈皮茶、麦芽茶等。

（4）胃脘隐痛：通常是因为患者服用的膏方过于温热，造成胃阴亏虚，胃喜润而恶燥，以降为顺。胃阴不足，虚热内生，热郁于胃，气失和降，则胃脘隐痛而有灼热感，嘈杂不舒，痞胀不适；胃中虚热扰动，消食较快，则有饥饿感，而胃阴失滋，纳化迟滞，则饥不欲食；胃失和降，胃气上逆，可见干呕、呃逆；胃阴亏虚，阴津不能上滋，则口燥咽干，不能下润肠道，则大便干结；小便短少，舌红少苔乏津，脉细数，为阴液亏少之征。此时可以暂时停服膏方，或者在膏方中加入滋补胃阴的药物，如玉竹、麦冬等。

（5）脘腹胀满：这是服用膏方后最常出现的不良反应，通常是服用者脾胃运化功能差，药不对症所致；或服膏方期间遇到感冒、感染、外伤、月经等变故，体质发生改变所致。解决方法：脾胃功能不健全者，可停服膏方，改用清理肠胃的汤剂，去除影响膏方吸收的障碍；开具的处方中，补药必须和行气、导滞、助消化的药物合理配伍；胸闷腹胀明显者，可用槟榔、陈皮、炒麦芽沸水泡茶饮用，也可配合萝卜煮汤服用。补气不当而致壅堵腹胀，萝卜是解救的最佳措施。

（6）腹泻便溏：腹泻时脾胃功能处于紊乱状态，继续服用膏方会加重腹泻症状，使病情变得缠绵。若是因膏方服用量太多引起的腹泻，停服后腹泻会停止，再服时则应减量。如腹泻与膏方无关，则应寻找原因，治愈后再继续服用。

（7）心烦失眠：多因阴虚火旺、心肾失交，心脾两虚、气血不足，心胆气虚、神不守舍所致。多数为膏方用药太过温热，因调整以滋肾养阴着手，并适当加入安神定志之品。

（8）潮热汗出：阴虚内热，为膏方中燥热性药物太多的缘故，可暂停服用膏方，服用一些滋阴类的药物。

（9）畏寒肢冷：滋补药物中滋阴药物过多，量过大，可减少膏方服用量，在膏方中适当加入温阳类药物，或者服用一些温热类的食物。

（10）血糖不稳：有些中药本身含有大量的糖类成分，如甘草；还有些中药采用蜜制的炮制过程，此两类中药不可加入太多。针对糖尿病患者，处方时可选择一些糖尿病用糖，或者甜菊糖、木糖醇、阿斯巴甜等天然物提取制剂或人工合成的甜味剂。这些甜味剂的加入，可以增加膏滋的甜味，但不会提高血糖水平。

（11）血压升高：膏方中升举及温热类药物过多，造成了患者肝阳上亢的情况。可先暂停膏方，服用一些引火下行、理气滋阴类的药物，再次服用膏方时可以酌情减量。

（12）口干咽燥：服用补膏后出现口渴、咽干、鼻燥等症，这是因为熬制补膏所用的胶剂要用黄酒烊化，而黄酒其性燥热，暖胃、辟寒、通血脉，故少数阴虚阳元体质的人会出现口渴、咽干现象。对此，可选用柚子、甘蔗、柠檬等水果生津止渴，也可选用白木耳、麦冬、枫斗等润肺生津。

（13）鼻衄：膏方中过于温燥，导致血热离经而出，迫血妄行，可暂停膏方，服用一些清热凉血类的药物。

（14）心悸：多数情况为补益太过。部分补益药有强心的作用，可能出现胸闷、心悸等症状，遇到这种情况，可以减少膏方服用量。

（15）眩晕头痛：膏方中温阳升补药物过多或药力过大所致，须立即停服膏方，咨询医师后再行服用或加减膏方用药。

（16）目胀面赤：滋补太过，暂时停服膏方，咨询医师后可以酌情减量服用。

（17）舌苔厚腻：滋补太过，暂时停服膏方，可以先服用一些理气健脾化痰类的中药，类似"开路药"。

（18）口苦反酸：膏方中温热药物比较多，同时对于胃部刺激比较大，可加用一些滋阴和胃的药物，事先需服用"开路药"调整体质。

作为医生，开膏方时应注意以下几点。

（1）注重个体差异，辨证用药：人体体质每因年龄、性别、生活境遇、先天禀赋、后天调养等不同而各有差异，故选方用药也因人而异。如老年人脏气衰退，气血运行迟缓，膏方中多佐补气活血之品；妇女以肝为先天，易于肝气郁滞，故宜用以疏肝解郁之药；小儿为纯阳之体，服用大补之药并不适宜，如果确实需要，多以甘淡之品调养，如四君子汤、六味地黄丸等平缓之剂；中年人平时各方面压力大，身体素质由盛转衰，又多七情劳逸所伤，虚实夹杂，治疗时应考虑补泻兼施。

（2）注重四季节气，变化用药：中医强调天人相应，四时之气的升降沉浮对疾病会有不同程度的影响，古代医家据此提出随时为病，随病制方的治疗思想。如金元医家李杲在《脾胃论·脾胃将理法》中提出："春时有疾，于所用药内加清凉风药，夏月有疾加大寒之药,秋月有疾加温气之药,冬月有疾加大热药,是不绝生化之源也。"注意用药与四时相应,以适应温、热、寒、凉、升、降、沉、浮的规律,不绝生化之源。如夏令膏方就不同于冬令膏方。

(3) 膏宜甘饴,慎用腥臊:制膏时除加入蜂蜜、饴糖、冰糖等调味以外,开膏方时应尽量避免开一些味较苦或有腥臭味的药物,以免影响服用者的食欲及导致消化不良。

(4) 膏方长服,慎用毒药:因为膏方需长时间服用,一般有毒的药物或含重金属药物应尽量不用,因为重金属药物长时间服用会累积在人体体内,对人体健康造成危害。当然,这也是相对的,有些带有轻微毒性的药物在经过君臣佐使的配伍,经过浸泡、过滤、浓缩、收膏等制作过程,药性已大为平缓,完全可以做到不损害人体。

(5) 投药与剂量间讲究适度:如补气量重,理气量少,唯此才能彰显其效。

(6) 调补皆宜开路方:一般来说,正式服用膏方前可根据个人情况先服用两个周左右的开路药,以起到健脾、化湿、通利的作用,去除一些影响膏方吸收的体内异常情况。对于一些病情较为复杂的患者,这段提前调整身体体质的时间则需要更长,如此可使医生基本摸准其病情及体质特征,为开具正确有效的膏方打下基础。服用膏方要取得好的效果,能充分消化吸收是关键。有些人脾胃运化功能较差,临床常见舌苔厚腻、没有食欲,同时感觉胸胁痞闷等,此时服用膏方,不但影响膏方的消化吸收,反而加重脾胃负担,出现各种不适症状。因此,在这些人服用膏方前,医生一般会因人而异开出一些能运脾健胃、理气化湿的中药,以改善其脾胃功能,为膏方的消化吸收创造有利的条件。这就是前面所说的"开路方"。"开路方"的另一作用是通过试探性的体质调补,为医生开好最后调补对路的膏方作好准备。"开路方"通常在服膏方前1~2周服用。所以说,如果患者想以最平和的身体状态去服用膏方,增强疗效,减少不良反应,事先的开路药是必不可少的。

(胡赟皓)

第四章
膏方的制作与贮藏

一、膏方的制作工艺规范

膏方的制作比较复杂,有特定的程序,严格的操作过程,其制作经过配伍、审方、调剂、浸泡、煎煮、浓缩、收膏、存放等几道工序。膏方的质量直接关系到膏方疗效的好坏,而影响膏方质量的关键就在于膏方的制备工艺,要出一料好的膏方就要有严格而规范化的制备工艺。然膏方的制作尚无明确的药品管理法规,市面上药店所售膏质量良莠不齐,极大扰乱膏方市场。现参考了上海市中药行业规范定制膏方加工管理办法及江苏省江阴市百年老字号致和堂的传统工艺,对膏方制作工艺作以下介绍。

(一) 备料

膏方配料一般由中药饮片、细料药、胶类、糖类及辅料五部分内容组成。根据医生处方,将配料分为三类:不需处理类、另外处理类、辅料类。

1. **不需处理类** · 指可直接加水浸泡和煎煮的药料,如普通药材黄芪、党参、白术等。具体操作见制作工艺。

2. **另外处理类** · 指在膏滋制作过程中不宜直接混入浸泡煎煮的药料,需要另行处理。该类药料根据在收膏时的加入方式不同又分为三类。

(1)另煎兑入类:如藏红花、鹿茸、海马、人参等贵细药材,需要进行另泡、另煎

3次,压榨取汁,合并煎液,过滤,适当浓缩,备用。待收膏时直接兑入浓缩的药液中。

(2) 打粉掺入类:如人参、三七、冬虫夏草、琥珀等,不宜浸泡煎煮,要打成细粉,在收膏接近完成前,徐徐撒入膏中(或用筛网筛入)。边搅边加,与膏充分混匀。或以开水冲和成稀糊兑入膏中。

(3) 研碎直入类:如黑芝麻、胡桃仁、龙眼肉、红枣(去核)等药食两用的滋补品,需要除去杂质,研碎或研成粗粒,在收膏时直接加入膏中,搅拌均匀,直至成膏。

3. 辅料类·用于矫味和成型。有糖、蜜、胶类及黄酒等。

(1) 糖:根据不同病情,有以下几种糖可供选择。

冰糖:适用于一般体质,无特殊要求的。

红糖:如体虚妇女等。

饴糖(麦芽糖):多用于消化道不良。

蜜糖:多用于便秘等。

元真糖、木糖醇:血糖高者可用。

糖需要炼制使用,称为炼糖。目的是去除杂质,去除水分和灭菌。根据糖种类的不同,炼制工艺有所不同。现以饴糖及砂糖、冰糖为例,介绍具体炼制过程。

饴糖:①过滤:用 4 号筛对饴糖过滤,除去杂质。②炼制:将饴糖倾入铜锅内,给锅加热,不断搅拌,泛泡发亮、糖液微有青烟冒出时,即可。

砂糖和冰糖:①炒熔:将糖置于铜锅内,用文火加热、炒熔。②过滤:用 4 号筛对完全炒熔后的糖过滤,除去杂质。③炼制:给锅加热,不断搅拌,炼至糖液呈金黄色、泛泡发亮、糖液微有青烟冒出时即可。

(2) 蜜:根据生蜜和熟蜜的不同,有着不同的工艺过程,目的是去除杂质、水分和灭菌,称为炼蜜。现分述如下。

生蜜:①煮沸:将适量的生蜜置于铜锅内,加热煮沸。②过滤:用 4 号筛对煮沸后的蜂蜜过滤,除去杂质。③去沫:用不锈钢勺不断捞去浮沫,搅匀。④炼制:继续加热,不断搅动,注意火候,以防溢出,炼至中蜜("泛鱼眼泡",或用手捻蜜时有黏性,两手指分开时无白丝出现)即可。

熟蜜:生蜜的①～③步省略,直接按第 4 步操作。将熟蜜倾入铜锅内加热,不断搅动,注意火候,以防溢出,炼至中蜜即可。

（3）胶类：膏滋药中一般常用胶类为阿胶、龟甲胶、鹿角胶等。胶虽不同，但熔胶工艺基本一致。多用黄酒烊化胶类，同时祛除腥味。

熔胶步骤：①打碎：将胶块用冲筒打碎（或用粉碎机打成粗粉），便于熔胶。②浸软：将打碎的胶丁（或胶粉）置于瓷碗内，用适量黄酒浸泡至软。③炖烊：将浸软后的胶丁（或胶粉）连瓷碗置于蒸锅内，隔水加热，直至完全炖烊。

（4）黄酒：黄酒是膏滋加工中必备的铺料，用于浸泡阿胶等动物类药胶。酒是中药炮制加工中常用的一种辅料，酒本身就具有一定的性味功效，其性味甘、辛、大热，具有活血通络、行药势、散寒、矫味矫臭的功效，而且酒又是良好的有机溶剂。因此，用酒浸泡药胶不仅可以解除各种药胶的腥膻气味，而且可以加强药物在体内的运化吸收作用。在收膏之前，可以预先将加工所需的药胶用酒浸泡一定时间使胶软化，再隔水加热将胶炖烊，然后趁热和入药汁中共同收膏。制作膏滋所用的黄酒应是质量上乘的绍兴酒，俗称老酒。黄酒的一般用量为 500 g，药胶用 250～500 g 黄酒浸泡。

重点一：在加工时、大部分细料药可以在收膏时直接加入。一些需要煎煮的细料药不能与一般饮片入汤共煎，否则用量较少的细料药所煎出的有效成分极易被数量众多的群药吸去，有损补益之效。应该采用另炖、另煎、烊冲、兑入等方式单独处理，以达到物尽其用、充分表达功效的目的。膏方中细料药的配伍并非多多益善，而是随需而择，切勿多用滥用。

重点二：一剂膏方中胶的配伍量一般为 200～400 g，可以一胶单用，也可以视需要按一定比例数胶合用。一些低糖或不加糖的膏方，可适当增加胶的配伍量，总量增至 400～600 g，以保证中药收膏成形的效果。当然，有些患者因身体原因不适合服用滋补的胶类中药者，在膏方配伍中可去除胶类这部分内容。

重点三：膏方中配伍糖不仅能掩盖药物的苦味，使膏滋便于服用，而且糖与药胶同样能够有助于膏滋制剂的固定成形。对于一些糖低摄入的特殊人群，主要是糖尿病患者，处方时可选择一些低热量的甜味剂，如元贞糖等糖尿病用糖，以及甜菊糖、木糖醇、阿斯巴甜等天然物提取制剂或人工合成的甜味剂。甜味剂的加入，可以增加膏滋的甜味，达到矫味的效果，但不会提高血糖水平。当然，此类甜味剂的添加，必须严格按照产品使用说明，按量取用，不得随意超量，以免产生副作用。

(二) 制作器具

(1) 常压煎煮锅:传统铜锅、砂锅、不锈钢锅、搪瓷锅。

(2) 机械加压煎煮:煎药机。

(3) 蒸汽:夹层锅。

(4) 筛网:常用的有 24～40 目不锈钢筛网;80～100 目不锈钢筛网。

还有一些常用的膏方制作器具如传统榨床、搅拌铲等。

(三) 膏方制作方法

1. 熬膏法

(1) 浸泡:将调配好的药物根据其性质的不同分别置于有盖的容器内浸泡煎煮,如先煎、后入、分冲等,特别是对于贵细中药及胶类药更要另锅浸泡。然后把其他药物统统放入容量相当的洁净容器内,加适量的水浸润药料,令其充分吸收、膨胀,然后再加水以高出药面 10 cm 左右,浸泡 12 小时。

上海行业规范

加水量:每料药应用 8～10 倍药物重量的清水使其完全浸没、浸泡(供煎头汁药使用)。

浸泡时间:常压煎汁(用传统铜锅等)浸泡时间≥8 小时;使用加压煎汁(用煎药机等)浸泡时间≥12 小时。

致和堂

加水量:加入药料重量 9 倍左右的水(供煎头汁药使用),将药料浸泡在容器里,加盖。如有些药料浮起,要用工具按下,或在药料上面加不锈钢网压住,防止药料浮起而浸泡不透。

浸泡时间:一般浸泡 8～10 小时为宜。以透心为度。

---

(2) 煎煮:煎药容器一般以砂锅最佳。也可用铜锅、不锈钢锅或搪瓷锅(不可用铁锅、铝锅,以免引起化学反应)。但由于砂锅体积小,易破裂,所以常采用不锈钢锅,不锈钢锅性质稳定,不易破损,易清洁。

把浸泡后的药料上火煎煮。先用大火煮沸,再用小火煮 1 小时左右,转为微火以沸为度,即可用纱布过滤出头道药汁,再加清水浸润原来的药渣后即可上火煎煮,煎法同前,此为二煎,待至三煎时,气味已淡薄,滤净药汁后即将药渣倒弃(如药汁尚浓时,还可再煎 1 次)。将前 3 煎所得药汁混合一处,静置后再沉淀过滤,以药渣愈少愈佳。

重点:毒性中药和矿物类、贝壳类,以及个别动物类中药,为降低毒性或提高有效成分的溶出,均应先煎半小时后再与其他中药共煎;贵重中药(未注研细粉)和经长时间煎煮易降低药效的中药,应单煎取适量药液备用,药渣再与其他药物共煎,以保证药效,以免浪费;细小种子类、含有毛茸或黏液类或丸、散等中药,均应装入纱布袋内与其他药材共煎,以防止煎煮结底或漂浮或毛茸对人体的刺激;胶类中药应加适量水或黄酒隔水炖(烊)化备用,也可打成细粉,收膏时均匀加入;无机盐类中药应在浓缩时加入溶化;贵重中药或医嘱要求研粉加入的中药,应研细粉,过 100 目筛,备用。

上海行业规范

药料应煎煮二汁。

使用常压煎汁:煎煮时间头汁煎煮≥1.5 小时,二汁加入药料重量 6 倍的水煎煮≥1 小时(以上时间是指煎煮水沸后开始计时)。

使用加压煎汁:煎煮时间为头汁煎煮≥1 小时,二汁加入药料重量 6 倍的水煎煮≥0.5 小时,煎煮时应必须保证水量到位,并依据煎药机的容量对药量大的处方分次煎煮。

致和堂

常压煎汁:铜锅。

煎煮次数:3 次,分头煎、二煎、三煎。

煎煮时间:共 7 小时。头煎 3 小时,二煎 2 小时,三煎 2 小时。先武火,沸腾后文火,加盖煎。

---

(3)取汁:每煎药液均过滤(过 24～40 目不锈钢筛)取汁。每煎药渣需压榨取汁,过滤,溶液最后合并于一个容器内。

压榨方式:①机器压榨:将药渣投入布袋内包裹,扎紧袋口,置于机器内,旋转操作盘,启动压榨功能。如煎药机。②人工压榨:将药渣投入布袋内包裹,并置于榨床上,扎紧袋口,逐渐按同一方向拧转布袋上口,药汁自出。最后在药渣上方加压木板,向下压动榨床操作杆,直至药汁榨尽为度。

(4)静置过滤

静置:将合并的药汁的容器静置沉淀约10小时。

过滤:在另一洁净容器上放置80～100目不锈钢筛网,将沉淀后的药汁轻轻倾出上清液从筛网过滤,弃去沉渣。

(5)浓缩:将过滤后的药汁放入清洁的锅内,加热浓缩至稠厚状,即得"清膏"。在浓缩过程中,不断撇去浮沫,并注意火候,防止药汁溢出。如有需要另加的贵细药汁、药粉等,在药汁浓缩至清膏时加入。加入时要不断搅动,使之混匀。

(6)收膏:把蒸烊化开的胶类药与糖(以冰糖和蜂蜜为佳),倒入清膏中,放在小火上慢慢熬炼,不断用铲搅拌,直至能扯拉成旗或在滴水成珠(将膏汁滴入清水中凝结成珠而不散)即可。另外,要注意在收膏的同时,放入准备好的极细药末(如鹿茸粉、人参粉、珍珠粉、琥珀粉、胎盘粉),在膏中充分搅匀。另可根据需要放入胡桃肉、桂圆肉、红枣肉等一起煎煮时取汁,在收膏时一起放入可充分发挥其作用。

收膏标准:用竹片从锅内提起,见膏滋向下滴成三角形,即"挂旗"。

注:挂旗:胶类多时易得。挂丝:胶少或无胶,不易成旗,是成丝。旗下有滴珠,提示水分尚多,仍须再熬炼。挂旗大,说明膏滋熬得偏老,适于在暖冬服用;挂旗小,说明膏滋熬得偏嫩,适于寒冬服用。

加入胶类方法:①黄酒炖烊的胶类液加入清膏中。②不用黄酒炖烊的胶粉,可直接加入(用筛网筛入)即将收膏的浓缩的药液中,但不宜过早加入,易粘锅,需不停搅拌。

(7)盛装:①容器选择:大口带盖的陶瓷罐、搪瓷锅等,便于日后取用方便。检查有无裂缝。②容器消毒:盛装容器在盛装膏滋前要进行清洗、烘干消毒、预热等处理,以免日后膏滋生霉、变质。也可放一些酒精燃烧消毒。同时也预热容器。③贴标署名:在标签纸上填写顾客姓名、制作日期等信息,并有制作人在标签上亲笔署名。④盛装:将锅内膏滋趁热倾出至预热的盛装容器内。

(8)凉膏:盛装后的膏滋不要马上加盖,要放入凉膏间(架)待凉,使热膏内水汽散发,防止加盖后盖上的冷凝水返流入膏滋中而致日后生霉。

为防虫和防污染,晾膏时可用带孔纸覆盖。待膏剂完全凉后才可加盖,一般需凉一夜。

上海行业规范

(1) 凉膏间的货架等应保持清洁卫生,盛膏容器清洗后应经消毒烘干后才能放入凉膏间备用。凉膏间的室内温度应保持在 20 ℃以下。湿度应保持在 55%～75%。

(2) 凉膏间应不少于每日两次,每次不少于半小时进行紫外线消毒,并做好记录。

---

(9) 包装:待膏滋充分凉透后,加盖盖严,并用塑料袋装好、扎紧。

总之,质量上乘的正宗膏方,要求:医生辨证诊治;精选药材,加工道地;膏体细腻,稠厚适中,黑泽光润,药有清香,色黑如漆,光亮如镜。

膏的质地:①太硬,主要是因为胶类用量过多,另收膏时间太迟也会过硬。②太软,主要是因为胶类用量过少和收膏时间不足。如果是未用胶类的素膏,则主

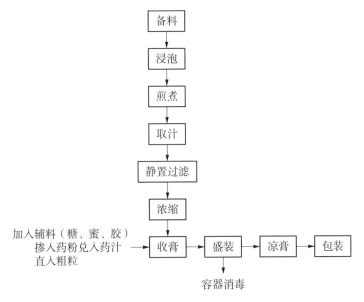

图 1 膏方制作工艺流程

要是收膏的时间不足,另外与饮片的品种也有一定关系。

2. 蒸膏法 · 蒸膏法也是常用的一种方法,以固元膏为例介绍此种方法的制作工艺。

(1) 备料:阿胶400～500g(冬季用量),黑芝麻500g,核桃仁500g,红枣750g,冰糖250g,黄酒1000g。

(2) 制作工艺:①磨粉搅拌:将各种物料粉碎成细粉,再倒入黄酒搅拌。②隔水蒸:将搅拌均匀的溶液放入盆中,加盖后置于盛水的大锅内,先武火蒸15分钟,后再用文火蒸90分钟,至完全蒸透即可。③凉膏盛装:待蒸膏放凉后,盛入洁净,干燥的大瓶子。

注意:制作的量多时,可以分瓶装,正在吃的那一瓶就放在外面,其余的就保存在冰箱里。因为蒸膏是用酒搅拌均匀蒸熟的,所以冷藏起来,可保存一年不会变质。舀的时候勺子上不能有水,成品遇水后容易发霉。如果遇到发霉的,就将上面的霉去掉,再倒入盆里,加上盖,小火蒸半小时就可以继续食用了。

3. 中药颗粒剂制膏法 · 膏方的传统做法十分繁琐,先要将药材浸泡,然后3次煎煮取汁,沉淀后反复滤过,最后才煎煮浓缩成为稠膏状,整个制膏过程约需十几个小时。现代科学技术的发展使传统中药饮片发展为单味中药配方颗粒,又叫免煎中药饮片,是以传统中药饮片为原料,经现代制药技术提取、浓缩、分离、干燥、制粒、包装精制而成的纯中药产品,因此它既保持了原中药饮片的全部特征,又具有不需要煎煮、直接冲服、成分完全、携带保存方便等许多优点。因其避免了煎煮中药所带来的种种麻烦,故越来越受到人们的欢迎。运用中药颗粒剂制作膏方也逐渐走到人们的面前,其常用制备方法如下。

(1) 备料:按处方准备相应品种、剂量的中药配方颗粒,细料,辅料。

(2) 溶解:将所有的中药配方颗粒(一般净重500g左右,相当生药2500～4000g)倒入不锈钢容器中,先倒少量温开水润透,再加入2000～2500mL开水,边倒水边搅至溶解均匀。注:用糖收膏加2500mL开水,用蜂蜜收膏加2000mL开水即可。

(3) 加热:将中药配方颗粒浓液置文火上加热至沸。如用阿胶、龟甲之类可此时加入烊化。

（4）加细料：加入所需细料，如西洋参（粉）等。

（5）加糖（或蜂蜜）：一般加糖（或蜂蜜）300～500 g。

（6）收膏：加糖（或蜂蜜）后必须边熬边搅，防止粘锅，至膏体黏稠、均匀清亮，收膏完成，一般得膏 2 000 mL 左右。装入适量的瓷罐中，置阴凉干燥处或冰箱内贮藏。

（四）制作膏方的注意事项

（1）过滤环节很重要，无论是辅料制备过程中的过滤，还是膏滋制作过程中的过滤，过滤的好坏将直接影响服用膏滋时是否有泥沙感或异物感。

（2）炼糖一定要到位，否则膏滋在贮存过程中易于反砂。

（3）在浓缩过程中，药汁越是稠厚越要加速搅拌、铲锅，否则易于焦糊。

（4）要经常检查搅拌竹板是否完好，防止残片脱落在膏滋中。

（5）膏滋浓缩程度，以及炼糖、炼蜜的老嫩程度要根据季节变化而定，不可一概而论。一般冬用嫩蜜，夏用老蜜。

（6）在同时制作多付膏滋药时，一定要做好标记，以免弄错。

（7）膏方本身富含营养成分，制膏过程中如果水分控制不当，极易引起细菌滋生。因此，制备的器具、盛器，如搅拌的竹板、筛网等一定要洗净、消毒、干燥；凉膏间要控制湿度，过于潮湿，会使膏体表面凝结水汽；若炼膏时膏质过嫩，含水量较多，或药汁和辅料（如冰糖、芝麻、核桃等）带入泥沙、药渣、果壳等杂物，易使膏滋发霉；各个区域如备料间、制膏间、凉膏间要区分开来，避免交叉污染。

（8）一料膏方一般服用 4～6 周，因此必须妥善保管，放入冰箱，膏滋取用后要及时放回冰箱，每次要用洗净干燥的勺子取用，不能带水，否则会发霉。

（9）一个好的膏方，除了辨证用药，还要考虑影响膏方质量的因素，比如根茎果实类（易出膏）与草叶花矿石类药物（不易出膏）的比例，胶类药的数量，糖类和蜂蜜的用量。

易出膏的药材：三七、大枣、山豆根、山茱萸、山药、山楂、川贝母、川芎、天花粉、丹参、甘草、龙眼肉、北沙参、白及、白术、玄参、生地黄、熟地黄、百合、当归、肉苁蓉、红参、麦芽、何首乌、制附子、板蓝根、知母、泽泻、枸杞子、独活、莲子、党参、粉葛、黄芪、黄精、菟丝子、葛根、锁阳、浙贝、茯苓、续断。

（10）配制一料膏方，传统工艺至少需要 4 日。

第 1 日：备料，浸泡一夜，约 10 小时。

第 2 日：煎煮 2～3 次，共 3～7 小时，滤液静置一夜，约 10 小时。

第 3 日：静置液过滤浓缩收膏，凉膏，凉一夜。

第 4 日：包装。

（五）膏方的质量控制[9]

1. **膏方质量标准** · 参考《中华人民共和国药典》（2010 年版一部）的有关规定。

（1）药材按各品种项下规定的方法煎煮，过滤，滤液浓缩至规定的相对密度，即得清膏。

（2）如需加入药粉，除另有规定外，一般应加入细粉。

（3）清膏按规定量加入炼蜜或糖（或转化糖）收膏；若需加药材细粉，待冷却后加入，搅拌混匀。除另有规定外，加炼蜜或糖（或转化糖）的量，一般不超过清膏量的 3 倍。

（4）煎膏剂应无焦臭、异味、无糖的结晶析出。

（5）除另有规定外，煎膏剂应密封，置阴凉处贮存。

2. **膏方的相应检查** ·

（1）除另有规定外，取供试品适量，精密称定，加水约 2 倍，精密称定，混匀，作为供试品溶液。参照相对密度测定法测定，按下式计算，应符合各品种项下的有关规定。

$$供试品相对密度 = \frac{W1 - W1 \times f}{W2 - W1 \times f}$$

式中，W1 为比重瓶内供试品中的溶液的重量（g），W2 为比重瓶内水的重量（g），f 为加入供试品的水重量 /（供试品重量＋加入供试品中的水重量）。凡加入药材细粉的煎膏剂，不检查相对密度。

（2）不溶物：取供试品 5 g，加热水 200 mL，搅拌使溶化，放置 3 分钟后观察，不得有焦屑等异物（微量细小纤维，颗粒不在此限）。加药材细粉的煎膏剂，应在未加入药粉前检查,符合规定后方可加入药粉;加入药粉后不再检查不溶物。

（3）装量:参照最低装量检查法检查,应符合规定。

（4）微生物检查:参照微生物限度检查法检查,应符合规定。

二、膏方的贮藏

1. **膏方盛器的选择** · 膏方盛器须选用大口容器,以利于灌装、服时取用方便。一般认为以大口玻璃瓶、搪瓷或不锈钢、陶瓷罐等带盖容器为宜,不宜用铝质、铁质等容器。最好选用药准字的包装材料,如 PET(聚对苯二甲酸己二醇酯)材质的大口塑料瓶,上盖内衬有封口铝箔。盛器容量以 1 000 mL 为宜,约装 1 kg 膏方,约服用 20 日。若选用大容量盛器,患者服用时间长,存在污染隐患;若盛器过小则成本太高。包装容器须经预先清洗、消毒灭菌并烘干,在无菌条件下放凉备用。

2. **膏方的凉膏处理** · 膏方在完成收膏后,应在洁净区(控制温度 18～26 ℃,相对湿度 45%～65%,并有紫外线消毒装置)内凉膏。趁热(温度 70～80 ℃)将膏方盛入适宜的大口容器中盛装,先用预经灭菌并干燥处理的吸水纸(快速滤纸或宣纸、桑皮纸)或 75% 乙醇纱布盖在容器口面上,待膏方冷却至室温后加盖。密封(电磁感应铝箔封口),贮存于阴凉干燥处。[10]

不得在膏方装入容器后,未经冷却即刻趁热加盖,以免水蒸气在盖子内面冷凝、结露而回落入膏方表面,使其在贮存时可能在膏方表面滋生杂菌菌落而污染。

3. **膏方的存放** · 为了使膏方能在服用期间,保质而充分发挥药力以达到调补的目的,其存放方法至关重要。由于膏方服药时间较长,尽管时值冬季为多,但遇暖冬或阳光直射时就要小心发生霉变。一般情况下,多放在阴凉处,放在冰箱冷藏更佳。若放在阴凉处而遇暖冬气温连日回升,应让其隔水高温蒸烊,但是忌直接将膏锅放在火上烧烊,这样会造成锅裂和底焦。在膏方蒸烊时,一定要把盖打开,直至完全冷却,方可盖好。切不可让锅盖的水落在膏面上,否则过几日就会出现霉点。每日服用膏方时,应放一个固定的汤匙,以免把水分带进锅罐里而造成发霉变质。一旦气候潮湿或者天气变暖,在膏方上出现一些霉点,此时宜用清洁水果刀刮去表面有霉点的一层,再用隔水高温蒸烊。当然,如果霉点很多且在膏方的深处也见有霉点,这样就不能服用。服用膏方时,量取所用的工具如调匙等亦必须在每次使用前经洁净、干燥处理,谨防污染。[11]

（史苗颜）

第五章

膏方细料、胶类、糖类及辅料

膏方的原材料除中药饮片外,还包括细料、胶类、糖类和其他辅料等4部分。

第一节 · 细 料

细料即贵细中药,是处方中体现膏方调补功效的重要组成部分,临床常用的细料包括4类。贵重植物药,如人参类、藏红花、川贝粉、石斛等;贵重动物药,如鹿茸、海马、紫河车、蛤蚧、珍珠粉等;贵重矿物药,如飞琥珀等;贵重菌藻类药,如冬虫夏草、灵芝孢子粉等。

植物类贵细药

人参

【别名】吉林参、棒槌、地精、金井玉阑。

【药用来源】为五加科植物人参 *Panax ginseng* C. A. Mey. 的根。

【性味归经】性温,味甘、微苦。归心经、肺经、脾经、肾经。

【功效与作用】大补元气,复脉固脱,补脾益肺,生津安神。

【临床应用】用于治疗体虚欲脱、气短喘促、自汗肢冷、精神倦怠、食少吐泻、气虚作喘或久咳、津亏口渴、消渴、失眠多梦、惊悸健忘、阳痿、尿频、一切气血津液不足之症。

【药理研究】人参对中枢神经系统有双向调节作用,可促智、镇痛、解热、抗惊和肌力减弱等;对心血管系统有强心、抗缺血、扩张血管、降压等作用;对血液系统有保护和刺激骨髓造血功能,并抗凝血和抗血栓;对内分泌系统有促皮质激素样、促性激素样作用。此外,人参还具有抗肿瘤,延缓衰老,加强机体的适应性作用,其提取物能明显促进大鼠器官核酸和蛋白质的合成。

【使用禁忌】实热证、湿热证及正气不虚者禁服。不宜与茶同服。不宜与藜芦、五灵脂同用。

注:人参,栽培者为"园参",野生者为"山参"。园参经晒干或烘干,称生晒参;山参经晒干,称生晒山参。

红参

【别名】熟人参。

【药用来源】为五加科植物人参 *Panax ginseng* C. A. Mey. 的栽培品经过蒸制后的干燥根和根茎。

【性味归经】性温,味甘、微苦。归脾经、肺经、心经、肾经。

【功效与作用】大补元气,复脉固脱,益气摄血。

【临床应用】用于治疗体虚欲脱、肢冷脉微、气不摄血、崩漏下血。

【药理研究】红参能调节神经、心血管及内分泌系统,促进机体物质代谢及蛋白质和 RNA、DNA 的合成;对中枢神经系统具有兴奋作用,而大量使用时反而有抑制作用;能加强动物高级神经活动的兴奋和抑制过程;并能增强机体对一切非特异性刺激的适应能力,能减少疲劳感。

【使用禁忌】不宜与藜芦、五灵脂同用。心脏病和高血压患者在服用前,要在医师的指导下服用。此外,红参也不适宜生长发育期的青少年,会导致早熟。

西洋参

【别名】花旗参、洋参、西洋人参、西参。

【药用来源】为五加科植物西洋参 *Panax quinquefolium* L. 的根。

【性味归经】性凉,味甘、微苦。归心经、肺经、肾经。

【功效与作用】补气养阴,清热生津。

【临床应用】用于治疗气虚阴亏、内热、咳喘、痰血、虚热烦倦、消渴、口燥咽干。此外,西洋参还具抗疲劳、抗缺氧、抗休克、抗肿瘤和抗病毒作用。

【药理研究】西洋参及人参皂苷 R_{b1} 对大脑皮层有镇静安定和中枢抑制作用,可抗兔心律失常,抗兔心肌缺血,抑制血小板聚集和降低血液凝固性,改善记忆,对心血管系统有保护作用,可增强机体抗应激能力,增强免疫功能,保护红细胞膜,对单纯疱疹病毒 I 型感染细胞有保护作用,抗利尿等作用。

【使用禁忌】不宜与藜芦同用。中阳衰微、胃有寒湿者忌服。

表1　人参类药材用药辨析

药物	相同功效	功效区别	忌用慎用
红参		药性偏温热,温补的作用较强,只适用于体质偏寒、属阳虚者	(1) 热病患者,不宜使用红参。
生晒参	健脾,补肺,益气	药性较温和,一般气血虚弱者都可以适当使用	(2) 体质壮实者、少年儿童、高血压患者,中医辨证不属于虚证者不宜服用参类
西洋参		性偏寒凉,可用于清热解暑,适用于体质偏热、属阴虚者	

铁皮石斛

【别名】耳环石斛、风斗、枫斗、黑节。

【药用来源】为兰科植物铁皮石斛 *Dendrobium officinale* Kimura et Migo 的干燥茎。

【性味归经】性微寒,味甘。归胃经、肾经。

【功效与作用】益胃生津,滋阴清热。

【临床应用】用于治疗热病津伤、口干烦渴、胃阴不足、食少干呕、病后虚热不退、阴虚火旺、骨蒸劳热、目暗不明、筋骨痿软。

【药理研究】铁皮石斛水煎液对半乳糖所致的白内障晶状体中醛糖还原酶、多元醇脱氢酶的活性异常变化有抑制或纠正作用。石斛多糖具有增强 T 细胞及巨噬细胞免疫活性的作用;能显著提高超氧化物歧化酶(SOD)水平,从而起到降低脂质过氧化物(LPO)的作用。

金钗石斛

【别名】金钗石、扁金钗、扁黄草、扁草。

【药用来源】为兰科植物金钗石斛 *Dendrobium nobile* Lindl. 的茎。

【性味归经】性寒,味甘、淡、微咸。归胃经、肾经。

【功效与作用】滋阴清热,生津止渴。

【临床应用】用于治疗热病伤津、口渴舌燥、病后虚热、胃病、干呕、舌光少苔。

【药理研究】金钗石斛能明显促进实验性胃阴虚证大鼠的胃液分泌,增加胃液排出量与胃蛋白酶排出量;对多种肿瘤细胞均具有不同程度的抑制作用;可提高小鼠巨噬细胞吞噬作用;其水解液具有抗骨质疏松功效;有一定解热镇痛作用。

表 2 石斛类药材用药辨析

药物	外观特征	有效成分	性味功效
金钗石斛	茎下部圆柱形,中上部扁圆柱形,稍曲折呈"之"字形	石斛碱	气微,味苦。可以滋阴降火,润肺止咳,益胃补肾,健脑明目,并具有生津止渴,补五脏虚劳,防感冒,抗疲劳的功效
铁皮石斛	茎长圆柱形,经加工称"铁皮枫斗",茎扭曲成螺旋状或弹簧状	多糖类物质	气微,味甘淡。胶多,有黏性。有助于治疗胃炎、十二指肠溃疡、肝炎、胆囊炎、胆石症等。铁皮石斛能够滋养阴液、润滑关节,有强筋健骨、流利关节、抗风湿的效果

三七

【别名】田七、参三七、盘龙七、金不换、血参、山漆。

【药用来源】为五加科植物三七 *Panax notoginseng*（Burk.）F. H. Chen. 的根及根茎。

【性味归经】性温,味甘、微苦。归肝经、胃经。

【功效与作用】散瘀止血,消肿定痛。

【临床应用】用于治疗咯血、吐血、衄血、便血、崩漏、外伤出血、胸腹刺痛、跌仆肿痛。

【药理研究】三七对血液及造血系统具有止血、抗血小板聚集及溶栓、溶血、造血等双向调节作用;对心血管系统具有抗心律失常、抗动脉粥样硬化、耐缺氧及抗休克、改善脑缺血等作用;对神经系统具有中枢神经抑制、镇痛等作用;可增强免疫功能,保护肝功能,抗肿瘤,延缓衰老,降血糖,抗炎,调节物质代谢,促进生长。三七毒性较低,长期用药基本无副作用。

【使用禁忌】孕妇慎用。

藏红花

【别名】西红花、番红花。

【药用来源】为鸢尾科植物番红花 *Crocus sativus* L. 的柱头。

【性味归经】性平,味甘。归心经、肝经。

【功效与作用】活血化瘀,凉血解毒,解郁安神。

【临床应用】用于治疗经闭、产后瘀阻、温毒发斑、抑郁痞闷、惊悸发狂等。

【药理研究】药理试验证明,本品有兴奋子宫、活血与止血、抗肾炎、抗动脉粥样硬化、抗肿瘤、抗自由基氧化、改善记忆性障碍、兴奋肠道平滑肌、促进视网膜动脉血流量等作用。

【使用禁忌】月经过多者及孕妇忌服。

川贝母

【别名】卷叶贝母、松贝、青贝、炉贝。

【药用来源】为百合科植物川贝母 *Fritillaria cirrhosa* D. Don、暗紫贝母

FritiLlaria unibracteata Hsiao et K. C. Hsia、甘肃贝母 *Fritillaria przewalkii* Maxim.、梭砂贝母 *FritiLlaria delavayi* Franch.、太白贝母 *Fritillaria taipaiensis* P. Y. Li 或瓦布贝母 *Fritillaria unibracteata* Hsiao et K. C. Hsia var. *wabuensis*（S Y. Tang et S C. Yue）Z. D. Liu，S. Wanget S. C. Chen 的鳞茎。

【性味归经】性微寒,味苦、甘。归肺经、心经。

【功效与作用】清热润肺,化痰止咳。

【临床应用】用于治疗虚劳咳嗽、吐痰咯血、心胸郁结、肺痈、瘿瘤、瘰疬、喉痹、乳痈。

【药理研究】动物实验表明,本品提取物有止咳化痰、降压、消炎作用。体外实验表明,川贝碱可引起豚鼠子宫收缩、抑制兔小肠收缩。兔静脉注射川贝碱可使血糖增高。本品的醇提液灌服,可明显提高小鼠耐受常压缺氧能力。体外抗菌试验表明,本品醇提取物对金黄色葡萄球菌和大肠埃希菌有明显抑制作用。

【使用禁忌】不宜与川乌、制川乌、草乌、制草乌、附子同用。

表3 川贝用药辨析

药物	主产与集散地	典型特征	品质优劣
松贝	主产于四川阿坝藏族自治州,集散于四川松潘县附近,故称松贝	外层两鳞片大小悬殊,紧密抱合,未抱部分呈新月形,习称"怀中抱月"	为川贝中之优品
青贝	主产于青海、四川和云南交界处,集散于四川青川县附近,故称青贝	外层鳞叶2瓣,大小相近,相对抱合,顶部开裂,内有心芽和小鳞叶,习称"观音合掌"	品质亦优
炉贝	主产于四川昌都、云南德钦、大理,因其集散于打箭炉(四川康定市),故名之	外表白色或黄白色而有深黄色斑点,形成虎纹,习称"虎皮贝"	品质次于松贝、青贝

沉香

【别名】白木香、土沉香、蜜香、栈香、沉水香、奇南香、伽南香。

【药用来源】为瑞香科植物白木香 *Aquilaria sinensis*（Lour.）Gilg. 含有树脂

的木材。

【性味归经】味辛、苦,性微温。归肾经、脾经、胃经。

【功效与作用】行气止痛,温中止呕,纳气平喘。

【临床应用】用于治疗胸腹胀闷疼痛、胃寒呕吐呃逆、肾虚气逆喘急。

【药理研究】沉香水煎液对离体豚鼠回肠的自主收缩有抑制的功效与作用,并能对抗组胺、乙酰胆碱引起的痉挛性收缩。本品醇提物能促进离体豚鼠气管抗组胺作用,从而发挥止喘效果。此外,本品还具有镇静、镇痛、降压、抗菌的作用。

【使用禁忌】阴虚火旺或气虚下陷者慎用。

动物类贵细药

紫河车

【别名】胞衣、胎衣、混沌衣、仙人衣。

【药用来源】为人科健康人 *Homo sapiens* Linnaeus 的干燥胎盘。

【性味归经】性温,味甘、咸。归心经、肺经、肾经。

【功效与作用】温肾补精,养血益气。

【临床应用】用于治疗虚劳羸瘦、骨蒸盗汗、咳嗽气喘、食少气短、阳痿遗精、不孕少乳。

【药理研究】紫河车有雌激素和孕激素样作用,抗炎作用,还可增强抵抗力,促进凝血。其煎液灌胃,可提高小鼠 T 淋巴细胞比率、淋巴细胞数量及胸腺指数,使胸腺髓质区域扩大,导致胸腺退化,还能对抗泼尼松引起的免疫抑制作用。

【使用禁忌】脾虚湿困食少者慎服,表邪未解及内有实邪者禁服。

坎炁

【别名】脐带。

【药用来源】为健康人 *Homo sapiens* Linnaeus 的婴儿脐带。

【性味归经】性温,味甘、咸。归心经、肺经、肾经。

【功效与作用】益肾,纳气。

【临床应用】用于治疗肾虚喘咳、虚劳羸弱、气血不足、盗汗久疟。

【药理研究】脐带激素对雌性幼小鼠有促进发情期的作用,使子宫、卵巢肥大,子宫黏膜肥大增殖;对去势小鼠也有此作用。对幼小、去势或摘除脑下垂体前叶的家兔静脉注射脐带激素,可使内生殖器组织肥大和增殖,故认为其有性激素样作用。本品对蛙、小鼠及家兔有麻痹作用,特别对家兔,用大剂量时能迅速降低其血压,令其产生痉挛,最后呼吸麻痹而死亡。对蛙后肢、兔耳血管有扩张作用,对离体蛙心及蛙骨骼肌有麻痹作用,对兔肠管及子宫则为兴奋作用。

【使用禁忌】凡风寒痰喘或胃弱者忌服。

鹿茸

【别名】花鹿茸、黄毛茸、马鹿茸、斑龙珠。

【药用来源】为鹿科动物梅花鹿 *Cervus nippon* Temminck 或马鹿 *Cervus elaphus* Linnaeus 的雄鹿未骨化密生茸毛的幼角。

【性味归经】性温,味甘、咸。归肾经、肝经。

【功效与作用】壮肾阳,益精血,强筋骨,调冲任,托疮毒。

【临床应用】用于治疗阳痿滑精、宫冷不孕、羸瘦、神疲、畏寒、眩晕、耳鸣耳聋、腰脊冷痛、筋骨痿软、崩漏带下、阴疽不敛。

【药理研究】鹿茸提取物具有强壮作用、保肝、延缓衰老、抗氧化、增加免疫功能、抗炎、增强性腺功能等作用。

【使用禁忌】凡阴虚阳亢,血分有热,胃中火盛,肺有痰热及外感热病未愈者均禁服。

鹿鞭

【别名】鹿肾、鹿茎筋、鹿阴茎、鹿冲、鹿冲肾。

【药用来源】为鹿科动物梅花鹿 *Cervus nippon* Temminck 或马鹿 *C. elaphus* L. 的阴茎和睾丸。

【性味归经】性温,味甘、咸。归肝经、肾经、膀胱经。

【功效与作用】补肾精,壮肾阳,益精,强腰膝。

【临床应用】用于治疗肾虚劳损、腰膝酸痛、耳聋耳鸣、阳痿、遗精、早泄、宫冷不孕、带下清稀。

【药理研究】鹿鞭中含有多种氨基酸,还含有睾酮、二氢睾酮等甾体成分,有性激素样作用,可用于增强性功能。

【使用禁忌】素体阳盛者慎服。

牛鞭

【别名】牛冲。

【药用来源】为牛科动物黄牛 *Bos taurus* dometicus Gmelin 或水牛 *Bubalas bubalis*(L)的干燥阴茎。

【性味归经】性温,味甘、咸。入肝经、肾经。

【功效与作用】补肾壮阳,强筋健骨。

【临床应用】用于治疗肾虚阳痿、遗精、宫寒不孕、遗尿、耳鸣、腰膝酸软、疝气。

【药理研究】牛鞭中含有天冬氨酸、苏氨酸、甘氨酸、缬氨酸、甲硫氨酸等多种氨基酸和辛酸、己酸、硬脂酸、亚油酸等脂肪,还含有胆固醇、睾酮、雌二醇、二氢睾酮等甾体成分,有性激素样作用,可用于增强性功能。

【使用禁忌】性功能亢进及阴虚内热者忌服。

狗鞭

【别名】狗肾、黄狗肾、广狗肾。

【药用来源】为犬科动物犬 *Canis familiaris* L. 的阴茎和睾丸。

【性味归经】味咸,性温。归肾经。

【功效与作用】温肾壮阳,补益精髓。

【临床应用】用于治疗阳痿、遗精、不育、阴囊湿冷、腰膝酸软、形体羸弱、产后体虚。

【药理研究】实验表明,本品具有壮阳作用,对阳痿、不育症具有较好疗效。

【使用禁忌】阴虚阳盛及阳事易举者忌服。

腽肭脐

【别名】海狗肾。

【药用来源】为海狗科动物海狗 *Callorhimus ursinus* Linnaers 或海豹科动物斑海豹 *Phoca largha* Pallas、港海豹 *Phoca vitulina* Linnaeus 的阴茎和睾丸。

【性味归经】性热,味咸。归肝经、肾经。

【功效与作用】暖肾壮阳,益精补髓。

【临床应用】用于治疗虚损劳伤、阳痿精衰、腰膝痿弱。

【药理研究】主要含有雄性激素甾酮类成分。本品具有抗疲劳、强身延年、延缓衰老作用,具有增强常压耐缺氧能力,有一定镇静、解毒作用,有免疫调节作用,有平喘祛痰作用,对心血管、血液系统具有调节作用。

【使用禁忌】阴虚火旺及骨蒸劳嗽者忌服。

羚羊角

【别名】泠角、九尾羊角、瓠羊角。

【药用来源】为牛科动物赛加羚羊 *Saiga tatarica* Linnaeus 的角。

【性味归经】性寒,味咸。归肝经、心经。

【功效与作用】平肝息风,清肝明目,散血解毒。

【临床应用】用于治疗高热惊痫、神昏痉厥、子痫抽搐、癫痫发狂、头痛眩晕、目赤翳障、湿毒发斑、痈肿疮毒。

【药理研究】研究表明,本品具有解热镇痛、镇静、抗惊厥作用,具有兴奋胃肠及子宫平滑肌作用,可降低血压,具有增加耐缺氧能力。

【使用禁忌】脾虚、慢惊风者禁服。

麝香

【别名】遗香、脐香、当门子、生香、麝脐香。

【药用来源】 为鹿科动物林麝 *Moschus berezovskii* Flerov、马麝 *Moschus sifanicus* Przewalski 或原麝 *Moschus mlschiferus* Linnaeus 成熟雄体香囊中的干燥分泌物。

【性味归经】 性温,味辛。归心经、脾经。

【功效与作用】 开窍醒神,活血通经,消肿止痛。

【临床应用】 用于治疗热病神昏、中风痰厥、气郁暴厥、中恶昏迷、经闭、癥瘕、难产死胎、心腹暴痛、痈肿瘰疬、咽喉肿痛、跌仆损伤、痹痛麻木。

【药理研究】 麝香有兴奋中枢神经和苏醒作用,可兴奋呼吸、加速心搏、升高血压;能增加肾上腺素对受体的作用,并有对儿茶酚胺的增加作用;对大鼠、家兔、豚鼠的妊娠离体子宫均呈明显兴奋作用,而对非妊娠离体子宫多呈抑制作用;此外,还有强心、抗炎及抑制血管通透性等作用。

【使用禁忌】 虚脱证及孕妇禁用。

牛黄

【别名】 丑宝、犀黄。

【药用来源】 为牛科动物牛 *Bos taurus* domesticus Gmelin 的胆囊、胆管或肝管中的结石。

【性味归经】 性凉,味甘。归心经、肝经。

【功效与作用】 清心豁痰,开窍凉肝,息风解毒。

【临床应用】 用于治疗热病神昏、中风痰迷、惊痫抽搐、癫痫发狂、咽喉肿痛、口舌生疮、痈肿疔疮。

【药理研究】 研究表明,本品可抑制中枢神经系统,具有镇静、镇痛、解热、抗惊厥的作用;具有强心,改善心功能,扩张外周血管,收缩冠状动脉,显著持久地降低血压,抑制血小板聚集作用;可促进胆汁分泌及保护实验性肝损伤,对平滑肌主要表现为解痉作用,其能收缩子宫平滑肌;具有祛痰镇咳,兴奋呼吸作用;增加末梢血内的红细胞;具有抗炎、抗病原微生物、抗氧化及抑制肿瘤生长的作用。此外,本品能助脂肪消化,使胰酶素活化,并可与多种有机物结合成稳定的化合物,而起到解毒作用。

【使用禁忌】脾虚便溏及孕妇慎服。

马宝

【别名】马结石。

【药用来源】为马科动物马 *Equus caballus* orientalis Noack 胃肠道中的结石。

【性味归经】性凉,味甘、咸,有小毒。归心经、肝经。

【功效与作用】镇惊化痰,清热解毒。

【临床应用】用于治疗惊风癫痫、吐血衄血、痰热咳嗽、痘疮。

【药理研究】含磷酸镁、碳酸钙、碳酸镁、磷酸铵镁及镁鳞石。动物实验表明,用本品混悬液给小鼠灌胃给药,具有解热镇静和祛痰作用。

【使用禁忌】中寒痰湿者禁服。

猴枣

【别名】羊肠枣、猴丹、申枣。

【药用来源】为猴科动物猕猴 *Macaca mulatta* Zimmermann 的肠胃结石。

【性味归经】性寒,味苦、微咸。归心经、肺经、肝经。

【功效与作用】清热镇惊,豁痰定喘,解毒消肿。

【临床应用】用于治疗痰热喘咳、咽痛喉痹、小儿惊痫、瘰疬痰核。

【药理研究】动物实验表明,本品具有镇静、镇痛、解热、抗惊厥的作用,抗炎、抗病原微生物、抗氧化作用,祛痰镇咳及兴奋呼吸作用。

【使用禁忌】中寒痰湿者禁服。

蛤蚧

【别名】大壁虎、蚧蛇、蛤解、蛤蟹、仙蟾。

【药用来源】为壁虎科动物蛤蚧 *Gekko gecko* (Linnaeus)除去内脏的全体。

【性味归经】性平,味咸。归肺经、肾经。

【功效与作用】补肺益肾,纳气定喘,助阻益精。

【临床应用】用于治疗虚喘气促、劳嗽咳血、阳痿遗精。

【药理研究】蛤蚧具有免疫增强作用,还具有抗炎、延缓衰老、抗过敏、抗应激、降血糖及解痉平喘等作用。

【使用禁忌】风寒及实热咳喘者忌服。

海马

【别名】龙落子、水马、马头鱼、龙落子鱼、鰕姑、对海马。

【药用来源】 为海龙科动物线纹海马 *Hippocampus kelloggi* Jordan et Sanyder、刺海马 *H. histrix* Kaup、大海马 *H. kuda* Bleeker、三斑海马 *H. trimacutatus* Leach 和小海马 H. japonicus Kaup 的全体。

【性味归经】性温,味甘、咸。归肝经、肾经。

【功效与作用】温肾壮阳,散结消肿。

【临床应用】用于治疗阳痿、遗尿、肾虚作喘、癥瘕积聚、跌仆损伤。外治痈肿疔疮。

【药理研究】海马的乙醇提取物具有性激素样作用,可诱生及延长雌鼠和小鼠动情期,对去势小鼠亦有作用。此外,海马水、醇提取物还具有延缓衰老、促进免疫功能和抗血栓、抗疲劳、抗肿瘤的功效与作用。

【使用禁忌】孕妇及阴虚阳亢者禁服。

海龙

【别名】水雁、杨枝鱼。

【药用来源】为海龙科动物刁海龙 *Solenognathus hardwickii*(Gray)、拟海龙 *Syngnathoides biaculeatus*(Bloch)或尖海龙 *Syngnathus acus* Linnaeus 的全体。

【性味归经】性温,味甘、咸。归肝经、肾经。

【功效与作用】温肾壮阳,散结消肿。

【临床应用】用于治疗阳痿遗精、癥瘕积聚、瘰疬痰核、跌仆损伤、痈肿疔疮。

【药理研究】本品具有性激素样作用,以及调节免疫系统功能,抗肿瘤,抑制单胺氧化酶活性,使过氧化脂质减少作用。

【使用禁忌】孕妇及阴虚火旺、有外感者慎用。

玳瑁

【别名】文甲、瑇帽、瑇瑁甲、明玳瑁。

【药用来源】为海龟科动物玳瑁 *Eretmochelys imbricata* (Linnaeus)的背甲。

【性味归经】性寒,味甘、咸。归心经、肝经。

【功效与作用】平肝定惊,清热解毒。

【临床应用】用于治疗热病高热、神昏谵语、小儿惊痫、眩晕、心烦失眠、痈肿疮毒。

【药理研究】本品含角蛋白,其中含有赖氨酸、组氨酸等多种氨基酸。乙醇提取液在体外对鼻咽癌患者 T 调节细胞亚群的 T4 和 T8 阳性细胞,仅有微弱诱导作用。

【使用禁忌】虚寒证无火毒者禁服。

珍珠

【别名】真珠、蚌珠、真朱、珠子。

【药用来源】为珍珠贝科动物马氏珍珠贝 *Pteria martensii* (Dunker)、蚌科动物三角帆蚌 *Hyriopsis cumingii*(Lea)等双壳类动物受刺激形成的珍珠。

【性味归经】性寒,味甘、咸。归心经、肝经。

【功效与作用】安神定惊,明目消翳,解毒生肌。

【临床应用】用于治疗惊悸失眠、惊风癫痫、目生云翳、疮疡不敛。

【药理研究】实验表明,珍珠水解液具有延缓衰老作用,可明显减少老龄大鼠 SOD 活性,减少 LPO 生成,降低脂褐质的含量;其提取物 PFC 具有抗氧化作用,可抑制自由基反应,清除体内超氧阴离子。

【使用禁忌】孕妇慎服。

穿山甲

【**别名**】川山甲、山甲、山甲片、麒麟片、钱鲤甲、鲮鲤角。

【**药用来源**】为鲮鲤科动物穿山甲 *Manis pentadactyla* Linnaeus 的鳞甲。

【**性味归经**】性微寒,味咸。归肝经、胃经。

【**功效与作用**】通经下乳,消肿排脓,搜风通络。

【**临床应用**】用于治疗经闭癥瘕、乳汁不通、痈肿疮毒、关节痹痛、麻木拘挛。

【**药理研究**】本品可增加外周血流量,扩张血管,降低外周阻力,有抗凝血、抗炎作用,可提高耐缺氧能力。

【**使用禁忌**】气血虚弱、痈疽已溃及孕妇慎用。

其他

琥珀

【**别名**】血珀、云珀、红琥珀、虎珀、虎魄、江珠、琥魄、兽魄、育沛、江珠、光珀。

【**药用来源**】为古代松科植物 *Pinaceae Spreng. ex F. Rudolphi* 的树脂,埋藏地下经年久转化而成的化石样物质。

【**性味归经**】性平、味甘。归心经、肝经、膀胱经。

【**功效与作用**】镇惊安神,散瘀止血,利水通淋,去翳明目。

【**临床应用**】用于治疗失眠、惊悸、惊风、癫痫、瘀血经闭、产后腹痛、癥瘕积聚、血淋血尿、目生翳障。

【**药理研究**】本品可使小鼠自发性活动明显减少,体温下降,还能延长戊巴妥钠的睡眠时间;对小鼠听源性惊厥与电休克反应有保护作用;对士的宁、氨基脲引起的惊厥,可延长其出现时间。

【**使用禁忌**】阴虚内热及无瘀滞者慎服。

灵芝

【**别名**】三秀、灵芝草、菌灵芝、木灵芝、芝。

【药用来源】 为多孔菌科植物真菌紫芝 *Ganoderma sinense* Zhao，Xu et Zhang 或多孔菌科真菌赤芝 *Ganoderma lucidum*（Leyss. ex Fr.）Karst 的子实体。

【性味归经】 性平，味甘。归心经、肺经、肝经、肾经。

【功效与作用】 补气安神，止咳平喘。

【临床应用】 用于治疗眩晕不眠、心悸气短、虚劳咳喘。现代也有用来治疗神经衰弱、高血压病、血胆固醇过高症、慢性气管炎和过敏性哮喘等。

【药理研究】 本品可改善心血管功能，表现为强心、降压的作用；具有明显的抗血小板凝聚及抗血栓作用；对呼吸系统，具有祛痰止咳平喘的作用；影响机体代谢和内分泌功能，还有保肝作用；具有抗氧化、延缓衰老的作用，具有明显的抗炎、抗肿瘤作用，对放射损伤有一定防护效应，具免疫加强等作用；对神经系统有镇静作用；还能提高代谢，增强免疫功能；对肺炎球菌、甲型链球菌、白色葡萄球菌及流感杆菌有抑制作用。

【使用禁忌】 实证慎服。

附：灵芝孢子粉

灵芝孢子是灵芝在生长成熟期，从灵芝菌褶中弹射出来的极其微小的卵形生殖细胞即灵芝的种子。每个灵芝孢子只有 $4 \sim 6 \mu m$，是活体生物体。灵芝孢子有二层由几丁质和葡聚糖构成的孢壁（多醣壁），且具有同心圆的层网结构，质地坚韧，耐酸碱，极难氧化分解，因此限制了人们对孢内有效物质的消化吸收。为了充分利用灵芝孢子内的有效物质，必须对孢子进行破壁，以便于人们对其有效物质的利用。

灵芝孢子粉所含主要有效成分及其药理作用：

（1）灵芝多糖：可增强免疫系统的功能，降低血压，预防心血管疾病的产生，加速血液微循环，提高血液供氧能力，降低机体静止状态下的无效耗氧量等。

（2）灵芝三萜：三萜类化合物是灵芝孢子发挥抗炎、镇痛、镇静、延缓衰老、抑制肿瘤细胞、抗缺氧等作用的主要功效成分。实验证明，灵芝三萜类具有迅速提高免疫力的作用，表现在促进淋巴细胞增殖，提高巨噬细胞、NK 细胞、T 细胞的吞噬能力和杀伤力，改善微循环，降低胆固醇，避免血管硬化，强化肝脏、脾脏及肠胃功能,健全消化器官的运作。

（3）天然有机锗：灵芝孢子富含有机锗,能增强人体血液供氧量,促进血液新陈代谢,消除体内自由基,防止细胞老化;可以从癌细胞中夺取电子,使其电位下降,从而抑制癌细胞恶化和扩散。

冬虫夏草

【别名】虫草、冬虫草、夏草冬虫。

【药用来源】为麦角菌科真菌冬虫夏草 *Cordyceps sinensis*（Berk）Sacc. 寄生在蝙蝠蛾科昆虫幼虫上的子座及幼虫尸体的复合体。

【性味归经】性平,味甘。归肺经、肾经。

【功效与作用】补肺益肾,止血化痰。

【临床应用】用于治疗久咳虚喘、劳嗽咯血、阳痿遗精、腰膝酸痛。

【药理研究】本品具有调节免疫功能,有使免疫功能增强或减弱的双相调节作用;具有较强的抗癌作用;使心率减慢,但心排血量却显著增加;对支气管平滑肌有明显的扩张作用,有平喘和祛痰作用;可使空腹血糖升高;影响内分泌系统,还有抗炎、镇静及抗惊厥作用;具有一定的抗菌作用,能保护肾功能,还具有防辐射、抗突变的作用;能提高细胞吞噬功能,增强心血管和机体免疫机能,还具有抗心律失常等功能。

【使用禁忌】有表邪者慎用。

第二节·**胶 类**

胶类即药胶,包括阿胶、龟甲胶、鳖甲胶、鹿角胶、黄明胶等,可单选一味,也可多胶合用,一般每料膏方的胶类参考用量为 $200 \sim 400\,\mathrm{g}$。在膏方制作前,应先将选用的药胶用黄酒浸泡软化,隔水炖烊备用。一般药胶与黄酒的用量比例为 $1:1$ 配合使用。如对酒精过敏,或有肝脏疾病等忌酒者,应慎用。

阿胶

【别名】 盆覆胶、驴皮胶、傅致胶。

【药用来源】 为马科动物驴 *Equus asinus* L. 的皮，经煎煮、浓缩制成的固体胶。

【性味归经】 性平，味甘。归肺经、肝经、肾经。

【功效与作用】 补血滋阴，润燥止血。

【临床应用】 用于治疗血虚萎黄、眩晕心悸、肌痿无力、心烦不眠、虚风内动、肺燥咳嗽、劳嗽咯血、吐血尿血、便血崩漏、妊娠胎漏。

【药理研究】 实验表明，阿胶具有促进造血、增强免疫、抗辐射损伤和抗休克功能；能提高耐缺氧、耐寒冷、抗疲劳能力；促进凝血，增加钙的摄入量，对肌肉萎缩有预防和改善作用；有增加智力、加速生长发育、延缓衰老等作用。

【使用禁忌】 脾胃虚弱、消化不良者慎服。

鹿角胶

【别名】 白胶、鹿胶。

【药用来源】 为鹿科动物梅花鹿 *Cervus nippon* Temminck 或马鹿 *C. elaphus* Linnaeus 的角煎熬而成的胶块。

【性味归经】 性温，味甘、咸。归肾经、肝经。

【功效与作用】 温补肝肾，益精养血。

【临床应用】 用于治疗血虚头晕、阳痿滑精、腰膝酸冷、虚劳羸瘦、崩漏下血、便血尿血、阴疽肿痛。

【药理研究】 本品对淋巴母细胞转化有促进作用；能促进周围血液中的红细胞、白细胞、血小板数量增加；对特别饲料的豚鼠进行性肌营养障碍症，有显著的防治和治疗作用，促进钙的吸收和体内钙的潴留，使血中钙略有增高，使钙渗出减少；有消炎、消肿和抗过敏作用。

【使用禁忌】 阴虚阳亢、实热、痰火内盛、血热出血、外感热病者及孕妇忌服。

龟甲胶

【别名】龟版膏、龟版胶、龟胶。

【药用来源】为龟科动物乌龟 *Chinemys reevesii* Gray 的甲壳熬煮成的固体胶块。

【性味归经】性微寒，味甘、咸。归肺经、肝经、肾经。

【功效与作用】滋阴，养血，止血。

【临床应用】用于治疗阴虚血亏、劳热骨蒸、吐血衄血、烦热惊悸、肾虚腰痛、脚膝痿弱、崩漏带下。

【药理研究】龟甲胶能有效降低实验动物体内甲状腺激素水平；能增强免疫功能；具有双向调节 DNA 合成率的效应；对去势造成的骨质疏松有一定治疗作用；对离体和在体子宫均有兴奋作用；有解热、补血、镇静作用；有一定提升白细胞数量的作用。

【使用禁忌】阳虚、脾虚湿盛所致的呕吐泄泻、腹胀便溏、痰湿内盛、寒证及孕妇忌服。

表4 "三胶"用药辨析

药物	相同功效	药性及功效区别	忌用慎用
阿胶		味甘，性平。具有滋阴、润燥、止血的功效。用于血虚者	（1）脾胃虚弱、消化不良者。
龟甲胶	补血养血。三者相合，可补血养血、通筋活络、阴阳平补	味咸、甘，性凉。具有滋阴、止血的功效。用于阴虚者	（2）高黏血症、高脂血症患者。
鹿角胶		味甘、咸，性温。具有补肝肾、益精血的功效。用于阳虚者	（3）外感表证，表邪未清者

鳖甲胶

【别名】别甲胶。

【药用来源】为鳖科动物中华鳖 *Amyda sinensis*（Wiegmann）的背甲熬制成的胶块。

【性味归经】性微寒，味咸。归肺经、肝经、肾经。

【功效与作用】滋阴,补血,退热,消瘀。

【临床应用】用于治疗骨蒸潮热、虚痨咳血、疟疾痞块、气血血亏、闭经难产、湿痰流注。

【药理研究】鳖甲胶能降低实验性甲亢动物血浆 cAMP 含量;提高淋巴母细胞转化率,延长抗体存在时间,增强免疫功能;促进造血功能,提高血红蛋白含量;对大鼠肝纤维化具有保护作用,抑制结缔组织增生;有防止细胞突变作用。

【使用禁忌】脾胃虚寒、食减便溏者及孕妇慎服。

黄明胶

【别名】牛皮胶。

【药用来源】为牛科动物黄牛 *Bos taurus* Gmelin 的皮所熬的胶。

【性味归经】性平,味甘。归肺经、大肠经。

【功效与作用】滋阴润燥,止血消肿。

【临床应用】用于治疗虚劳肺痿、咳嗽咯血、吐衄、崩漏、跌仆损伤、痈肿、烫伤。

【药理研究】实验表明,用黄明胶液给小鼠灌胃,可使血红蛋白量明显增加,表明其有补血作用;小鼠白细胞数虽有增加,但不显著;能延长小鼠游泳时间,有一定抗疲劳作用;对小鼠胸腺有一定增重作用。此外,牛皮尚可用于制取胶原,其胶原对乙醇所致大鼠胃黏膜损害有促进修复和保护作用。

【使用禁忌】脾胃虚弱者慎服。

霞天胶

【别名】霞天膏。

【药用来源】为牛科动物黄牛 *Bos taurus* Gmelin 的肉经熬炼而成之膏。

【性味归经】性温,味甘。归脾经。

【功效与作用】补益气血,健脾安中。

【临床应用】用于治疗虚劳羸瘦、中风偏废、脾虚痞积、消渴。

【药理研究】实验表明,霞天胶具有一定的抗疲劳作用;对小鼠胸腺有增重作用,增强免疫力;所富含的胶原对胃黏膜损害有促进修复和保护作用。

【使用禁忌】虚寒者忌服。

鱼鳔胶

【别名】鱼胶、花胶、黄鱼胶。

【药用来源】为鲟形目鲟科施氏鲟 *Acipenser schrencki* Brandt、中华鲟 *A. sinensis* Gray 等的鱼鳔通过加工处理后制得的胶体。

【性味归经】性平,味甘、咸。归肾经。

【功效与作用】补肾益精,滋养筋脉,止血,散瘀消肿。

【临床应用】用于治疗肾虚滑精、产后风痉、破伤风、吐血、血崩、创伤出血、痔疮。

【药理研究】鱼鳔胶富含胶原蛋白,可使皮肤保持润泽细腻、富有弹性,还是关节的润滑剂和减震剂;除此之外,一些蛋白聚糖对细胞合成蛋白聚糖的能力有调节作用,可调控生物胺的贮藏和释放。

【使用禁忌】内有寒湿或湿热者慎服。

第三节 · 糖 类

膏方中常用的糖类有冰糖、红糖、饴糖、蜂蜜等,可改善膏方的口感,还具有一定的补益缓中作用,也有助于膏方的固定成形和保存。一般用量为 300～500 g,也可根据患者的喜恶斟酌用量。

冰糖

冰糖是白砂糖煎炼而成的块状结晶,是由蔗糖经再融、洁净处理后重结晶而制得的大颗粒结晶糖,有单晶体和多晶体两种,呈透明或半透明状。由于其结晶如冰状,故名冰糖。自然生成的冰糖有白色、微黄、淡灰等色。性平,味甘,归肺、脾经,具有补中益气、养阴生津、润肺止咳之效,适用于阴虚者,可用于治疗中气不足、肺热咳嗽、咯痰带血、阴虚久咳、口燥咽干等病症。

红糖

红糖指带蜜的甘蔗成品糖,或甘蔗经榨汁、浓缩形成的带蜜糖。红糖按结晶颗粒不同,分为片糖、红糖粉、碗糖等。红糖是一种未经提纯处理的糖,又称红砂糖。红糖中钙、铁等元素的含量是白糖的 3 倍,还含维生素 A、维生素 C、维生素 B 等多种维生素和锰、锌等微量元素。性温,味甘,归脾经,具有益气养血、健脾暖胃、祛风散寒、活血化瘀之效,适用于阳气虚弱者,特别适宜产妇、儿童及贫血者食用。

饴糖

饴糖是一种呈稠厚液体状态的糖,又称"麦芽糖浆"或"麦芽糖饴",是由米、大麦、小麦、粟米等粮食经麦芽作为催化剂,使淀粉产生水解、转化、浓缩后而制得的糖。饴糖是生产历史最为悠久的淀粉糖品。性温,味甘,归脾、胃、肺经,具有补中缓急、润肺止咳、解毒之效,适用于脾胃功能虚弱者,可用于治疗脾胃气虚、中焦虚寒、肺虚久咳、气短气喘等病症。

蜂蜜

蜂蜜是蜜蜂采集花粉酿制而成的,其质量会因为蜜蜂的品种、花源、地理环境等不同而有差异。蜂蜜中 70% 的成分是果糖和葡萄糖,另含有少量的蔗糖、麦芽糖、有机酸、多种维生素、酶类、多种矿物质等丰富的营养成分。蜂蜜生则性凉,熟则性温,生蜜一般需要经过加热炼制成熟蜜方可使用。熟蜜又称"炼蜜",是将生蜜经水沸、滤过、去沫及杂质,经适当加热浓缩而成。性平,味甘,归脾、肺、大肠经,具有补中润燥、止痛、解毒之效,常用于治疗体虚、肺燥咳嗽、便秘、胃脘疼痛、神经衰弱、胃及十二指肠溃疡、口疮等。

木糖醇

木糖醇是从白桦树、橡树、玉米芯、甘蔗渣等植物原料中提取出来的一种天然甜味剂。在自然界中,木糖醇的分布范围很广,广泛存在于各种水果、蔬菜、谷类之中,但含量很低。对于人们的身体来说,木糖醇是人体正常糖类代谢的中间体,不会引起血糖升高,因此常被用于糖尿病等不适宜用糖者,其选剂、用量、比例等应严格按其产品使用说明进行换算,不可滥用,通常一料膏方用量为 80 g 左右。

第四节 · 其他辅料

某些食品常被用作膏方辅料,临床处具膏方时可选择使用。如高血压、高脂血症等用黑芝麻、银耳等;肾虚、腰膝酸软、便秘者使用核桃仁;气虚血少者使用桂圆肉、大枣;脾肾两虚、泄泻、梦遗者使用莲子肉、芡实等。

特别需要注意收膏时特殊辅料的处理,如黑芝麻、核桃仁等药食两用的滋补品,需要除去杂质,研碎,在收膏时直接加入膏中,搅拌均匀,直至成膏。

黑芝麻

【别名】芝麻、油麻、巨胜、胡麻、脂麻。

【药用来源】为芝麻科植物芝麻 *Sesamum indicum* L. 的成熟种子。

【性味归经】性平,味甘。归肝经、肾经、大肠经。

【功效与作用】补肝肾,益精血,润肠燥。

【临床应用】用于治疗头晕眼花、耳鸣耳聋、须发早白、病后脱发、肠燥便秘、肝肾不足、风痹、瘫痪、妇人乳少。

【药理研究】本品具有降低血糖,增加肝脏及肌肉中糖原的含量,增加肾上腺中抗坏血栓及胆固醇含量,延缓衰老,兴奋子宫,通便,抑制肾上腺皮质功能等作用。

【使用禁忌】便溏者禁服。

核桃肉

【别名】核桃仁、胡桃仁、胡桃肉。

【药用来源】为胡桃科植物胡桃 *Juglans regia* L. 的成熟种子。

【性味归经】性温，味甘。归肾经、肺经、大肠经。

【功效与作用】温补肺肾，定喘化痰，润肠涩精。

【临床应用】用于治疗腰膝酸软、虚寒喘咳、遗精阳痿、大便秘结。

【药理研究】给犬喂食含胡桃油的混合脂肪饮食，可增加犬的体重，使血清蛋白增加，但血胆固醇水平升高较慢。其作用可能是本品影响胆固醇的合成、氧化和排泄。

【使用禁忌】阴虚火旺及大便溏泻者慎服，肺有痰火及内有积热者禁服，不可与浓茶同服。

红枣

【别名】枣、干枣、美枣、良枣、大枣。

【药用来源】为鼠李科植物枣 *Ziziphus jujuba* Mill. 的成熟果实。

【性味归经】性温，味甘。归脾经、胃经、心经。

【功效与作用】补中益气，养血安神。

【临床应用】用于治疗脾虚食少、气血津液不足、乏力便溏、妇人脏躁。

【药理研究】本品有中枢抑制作用，以及护肝、增强肌力、抗变态反应、抗疲劳、抗肿瘤、镇静安神、增加白细胞 cAMP、增强免疫等功能。

【使用禁忌】凡湿盛、痰凝、食滞、虫积及龋齿作痛、痰热咳嗽者慎用。

黑枣

【药用来源】为鼠李科植物枣 *Ziziphus jujuba* Mill. 经蒸制后的干燥成熟果实。

【性味归经】性温，味甘。归脾、胃经。

【功效与作用】补脾胃，调和诸药。

【临床应用】用于治疗脾虚食少、体倦乏力、紫癜。

龙眼肉

【别名】龙眼、元眼肉、桂圆、龙眼干。

【药用来源】为无患子科植物龙眼 *Dimocarpus longan* Lour. 的假种皮。

【性味归经】性温，味甘。归心经、脾经。

【功效与作用】补益心脾，养血安神。

【临床应用】用于治疗心脾虚损之心悸、健忘、泄泻、水肿等；气血不足而致失眠、崩漏、经行眩晕；肺阴亏虚、肺失润降而致干咳、痰少黏白、声音嘶哑、口干咽燥等。

【药理研究】本品具有抑菌、镇静和健胃、抗疲劳作用。本品提取液能抑制小鼠脑、肝的 MAO-B 活性，有延缓衰老作用；其水提液在试管内对奥杜益氏小芽孢癣菌有抑制作用；水煎液对痢疾杆菌有抑制作用。

【使用禁忌】脾胃有痰火及湿滞停饮、消化不良、恶心呕吐者忌服。孕妇，尤其妊娠早期，不宜服用龙眼肉，以防胎动及早产等。此外，因其葡萄糖含量较高，故糖尿病患者不宜多服。

银耳

【别名】白木耳、白耳子、白耳。

【药用来源】为银耳科真菌银耳 *Tremella fuciformis* Berk. 的子实体。

【性味归经】性平，味甘。归肺经、胃经、肾经。

【功效与作用】润肺生津，滋阴养胃。

【临床应用】用于治疗肺热咳嗽、肺燥干咳、久咳喉痒、咳痰带血、久咳络伤胁痛及肺痈、肺痿、月经不调、胃炎、大便秘结和下血等症。

【药理研究】研究证明，本品可从各方面提高机体免疫功能；具有抗肿瘤作用，有抗放射及升高白细胞作用；对造血功能有一定的促进作用；影响机体肝功能；有抗凝和抗栓作用，有抗炎、降血脂的作用，有降血糖、抗溃疡、抗突变、延缓衰老的作用，还有促进蛋白质和核酸生物合成作用。药理实验表明，抗肿瘤多糖 A、抗肿瘤多糖 B 及抗肿瘤多糖 C 对小鼠 S-180 实体瘤有抑制作用。孢子制剂动物实验,有祛痰作用。银耳糖浆有显著地增强巨噬细胞的吞噬功能,对钴、γ 射线所致放射损伤有保护作用。

【使用禁忌】风寒咳嗽及湿热酿痰致咳者禁用。

莲子

【别名】莲肉、莲实、莲蓬子、水芝丹。

【药用来源】为睡莲科植物莲 *Nelumbo nucifera* Gaertn. 的成熟种子。

【性味归经】性平,味甘、涩。归脾经、肾经、心经。

【功效与作用】补脾止泻,益肾固精,养心安神。

【临床应用】用于治疗脾虚久泻、遗精带下、心悸失眠。

【药理研究】本品具有抗癌作用,其所含的氧化黄心树宁碱有抑制鼻咽癌的作用。从莲子心提取的莲子碱有强而持久的降压作用,对治疗高血压有一定效果。

【使用禁忌】中满痞胀、大便秘结者禁服。

芡实

【别名】鸡头米、水流黄、鸡头果、黄实、鸡嘴莲。

【药用来源】为睡莲科植物芡 *EuryaLe feror* Salisb. 的成熟种仁。

【性味归经】性平,味甘、涩。归脾经、肾经。

【功效与作用】益肾固精,补脾止泻,除湿止带。

【临床应用】用于治疗遗精滑精、遗尿尿频、脾虚久泻、白浊、带下。

【药理研究】芡实可使慢性肾炎患者尿蛋白量降低,对缺血后心脏功能有改善作用;芡实多糖对自由基和超氧阴离子有清除作用,能显著提高小鼠负重游泳时间,具有抗疲劳作用,对金黄色葡萄球菌、枯草杆菌和大肠埃希菌有抑制作用;芡实壳提取物具有减弱胰岛素抵抗,调节血糖作用;芡实提取物能起到延缓衰老、改善学习记忆能力的作用。

【使用禁忌】大小便不利者禁服,食滞不化者慎服。

生姜

【别名】母姜、鲜生姜。

【药用来源】为姜科植物姜 *Zingiber offcinale* Rosc. 的新鲜根茎。

【性味归经】性微温,味辛。归肺经、脾经、胃经。

【功效与作用】散寒解表,降逆止呕,化痰止咳,解鱼蟹毒。

【临床应用】用于治疗风寒感冒、胃寒呕吐、寒痰咳嗽、鱼蟹中毒。

【药理研究】生姜有镇静及抗惊厥作用;有解热、镇痛和抗炎作用;松弛胃肠道平滑肌;止吐和抗运动病;兴奋心脏,增强心房收缩力,保护胃黏膜;保肝利胆;抗血小板聚集;抗 5-羟色胺,抗氧化,抗微生物,中枢兴奋作用,促进体内活性物质释放,止咳,降血脂,抗过敏,诱变和抗诱变,抑制亚硝胺合成。生姜无明显毒性。

【使用禁忌】阴虚内热及实热证禁服。

燕窝

【别名】燕窝菜、燕蔬菜、燕根、燕菜。

【药用来源】为雨燕科动物金丝燕 *Collocalia esculenta* L. 及同属多种燕类用唾液或唾液与绒羽等混合黏结所筑成的巢窝。

【性味归经】性平,味甘。归肺经、胃经、肾经。

【功效与作用】养阴润燥,益气补中。

【临床应用】用于治疗虚损、肺痨咳嗽、痰喘、咯血、吐血、久痢、久疟、噎膈反胃。

【药理研究】实验表明,燕窝提取物具有抗病毒、降压和滋补强壮作用。但目前尚未发现燕窝蛋白有特殊营养价值。

蛤蟆油

【别名】田鸡油、哈士蟆油、吧拉蛙油。

【药用来源】为蛙科动物中国林蛙 *Rana temporaria* chensinensis David 雌蛙的输卵管,经采制干燥而得。

【性味归经】性平,味甘、咸。归肺经、肾经。

【功效与作用】补肾益精,养阴润肺。

【临床应用】用于治疗病后、产后阴虚体弱,神疲乏力,心悸失眠,盗汗不止,痨嗽咳血。

【药理研究】本品对小鼠发育有良好影响,并能延长动情期雌性小鼠的兴奋期。

【使用禁忌】外感初起及纳少便溏者慎服。

海参

【别名】辽参、刺参。

【药用来源】为刺参科刺参属动物刺参 *Stichopus japonicus* Selenka、绿刺参 *S. chloronotus* Brandt、花刺参 *S. variegatus* Sermper 去内脏的全体。

【性味归经】性平,味甘、咸。归肾经、肺经。

【功效与作用】补肾益精,养血润燥,止血。

【临床应用】用于治疗精血亏损、虚弱劳怯、阳痿、梦遗、小便频数、肠燥便秘、肺虚咳嗽咯血、肠风便血、外伤出血。

【药理研究】刺参提取液对体外培养人胃癌 MGC - B01、人肝癌 BEL - 7402、肺腺癌 SPC - A 均有抑制作用,但对正常细胞无明显影响;刺参提取液和刺参多糖均可明显延长凝血酶原时间,具有抗凝血作用;刺参提取液 1 mL 的镇痛作用约相当于吗啡 1 mg 的镇痛效果;海参素对兔大动脉呈现依赖于浓度的持续性收缩作用;花刺参醇提取物体外对鼻咽癌(NPC)患者 T 调节细胞亚群的 T4 和 T8 细胞均有明显的诱导和激活作用;海参毒素对星状发癣菌、白念珠菌等真菌均有明显的抑制作用;刺参酸性黏多糖有防治急性放射性损伤作用,并可明显促进实验动物造血功能的恢复。

【使用禁忌】脾虚不运、外邪未尽者禁服。

（孙萌）

下　篇

膏方的应用

第六章

膏方成药

第一节 · 复方中药膏方

气血阴阳双补类膏方

雷氏十全大补膏

【药物组成】人参、白术、茯苓、甘草、当归、川芎、白芍药、熟地黄、黄芪、肉桂。

【功效说明】温补气血。方中人参、白术、茯苓、甘草益气;当归、川芎、白芍药、熟地黄补血;黄芪、肉桂温煦气血,配合同用使本方具有温补气血的特点。

【应用指南】主要用于气虚血少、面色苍白、疲乏无力并伴有明显的手足发冷的患者。临床上凡虚痨、亚健康、贫血、妇女月经不调、外科手术后、胃下垂、各科肿瘤手术及放、化疗以后,包括肿瘤放、化疗期间具备上述症状者都可选用。

【现代研究】十全大补膏能增强免疫功能。不仅具有抗癌活性,并能增强化疗药物的抗癌作用,同时能明显降低放化疗引起的不良反应。

【用法用量】每次 15~30 g,每日 2 次,早晚空腹时服,开水调服。

【使用注意】凡阴虚火旺体质,如平时常有口干、便秘、潮热、盗汗等症的患者应忌服本膏方。

雷氏十八味人参补气膏 ···

【药物组成】人参、党参、太子参、黄芪、茯苓、生地黄、熟地黄、阿胶、当归、枸杞子、黄精、玉竹、何首乌、女贞子、麦芽、谷芽、陈皮、五味子。

【功效说明】补气养血,益肝滋肾。方中人参、党参、太子参、黄芪、茯苓、生地黄、阿胶、当归健脾以补气血;熟地黄、枸杞子、黄精、首乌、女贞子、五味子补肝肾以益精血,配合同用使本方具有气血双补,肝肾同滋,心脾共健的特点。

【应用指南】主要用于气血虚弱,肝肾阴亏所致的面色萎黄、头晕眼花、气短乏力、失眠健忘、食欲不振、腰酸腿软等症的患者。临床上凡体质虚弱,早老症,贫血,大病、久病后等具备上述症状者都可选用。

【现代研究】十八味人参补气膏能提高人体的免疫功能,增强特异性免疫和非特异性免疫;保护和改善骨髓造血功能,减轻对药物,如环磷酰胺或放射线照射引起的血液系统毒性,使血细胞数量增加,血小板、血红蛋白增高;清除自由基,延缓衰老;调节中枢神经功能,提高机体的适应性及抗骨质疏松等作用。

【用法用量】每次 15～30 g,每日 2 次,早晚空腹用开水化服。

【使用注意】感冒发热时暂停服用;脾虚湿重,大便溏薄者不宜服用。

八珍膏 ···

【药物组成】当归、川芎、白芍药、熟地黄、人参、白术、茯苓、炙甘草、生姜、大枣。

【功效说明】补益气血。方中人参、白术、茯苓、炙甘草益气健脾;当归、川芎、白芍药、熟地补血调血,配伍同用使本方具有气血双补的特点。

【应用指南】主要用于气血两亏所致面色苍白或萎黄、头晕眼花、四肢倦怠、气短懒言、心悸怔忡、食欲不振等症的患者。临床上凡白细胞减少症、慢性胃炎、习惯性流产、希恩综合征、功能性子宫出血、月经失调、脱发等具备上述症状者都可选用。

【现代研究】八珍膏可提高机体免疫力;显著促进网织红细胞成熟,增加血红蛋白;调节子宫功能;改善肝脏解毒功能;改善机体的功能状况。

【用法用量】每次 15～30 g,每日 2 次,早晚空腹用开水化服。

【使用注意】实热病证,如见小便短赤、大便干结者忌服。

雷氏参龙养血膏

【药物组成】生晒人参、枸杞子、黄芪、麦冬、党参、石斛、白术、菟丝子、黄精、锁阳、仙鹤草、淫羊藿、龙眼肉、桑枝、熟地黄、地耳草、首乌、山楂、丹参、茯苓、白芍药、陈皮油。

【功效说明】益气温阳,滋阴养血。方中生晒人参、黄芪、麦冬、党参、白芍药、茯苓、仙鹤草、龙眼肉健脾益气补血;黄精、熟地黄、何首乌、枸杞子、菟丝子补肾滋阴填精;淫羊藿、锁阳助阳壮肾,温而不热,配合同用使本方具有气血双补、阴阳平调、补而不腻的特点。

【应用指南】主要用于气血不足,阴阳两亏所致的神疲乏力、头晕眼花、腰膝酸软等症的患者。临床上凡体弱早衰、妇女月经不调、贫血、再生障碍性贫血、脑动脉硬化、产后、手术后、肿瘤放化疗后、早老症,以及多种慢性病具备上述症状者都可选用。

【现代研究】参龙养血膏能提高心、肝、肾血流量,改善肝、心、肾的功能,消除蛋白尿;降压、降血脂;提高免疫功能,增强机体抗病能力;增加血红蛋白和血小板数,改善贫血症状,消除疲劳;促进钙的吸收。

【用法用量】每次 15 g,每日 2 次,早晚空腹用开水冲服。

【使用注意】感冒发热时暂停服用。

两仪膏

【药物组成】人参、熟地黄、冰糖(或白蜜)。

【功效说明】补中益气,滋阴补血。方中人参补心脾、益元气;熟地黄补肝肾、生精血,配合同用使本方具有补益中气与养阴填精同用的特点。

【应用指南】主要用于精气亏损、身体羸瘦、神疲乏力、面色萎黄、健忘、耳鸣、短气的患者。临床上凡贫血或病后、产后具备上述症状者常可选用。此外,本方还常用作冬令进补。

【现代研究】两仪膏可增加红细胞及血红蛋白量;升高血糖而具有降低血糖作用。此外,人参含有的皂苷、生物碱、蛋白质、维生素 B、菊糖等,熟地黄含有的地黄素、甘露醇、维生素 A 类物质,对于维持人体正常活动和调节机体生理功能方面来讲是十分重要的,这可能就是本方"补气补血"的物质基础。

【用法用量】每次 15～30 g,每日 1～2 次,空腹用开水化服。

【使用注意】若消化功能减退,伴有纳少、腹胀、便溏、舌苔厚腻者,忌服本方;感冒时暂停服用。

葆春膏

【药物组成】生晒人参、生黄芪、生地黄、熟地黄、鸡血藤、全当归、桑椹子、女贞子、淫羊藿、续断、南沙参、北沙参、灵芝、丹参、五味子、远志、石菖蒲、珍珠粉、生牡蛎、淡菜、虎杖、枇杷叶、陈皮、麦芽、谷芽。

【功效说明】补气养血,协调阴阳,健脑宁神。方中生晒人参、生黄芪、生地黄、熟地黄、鸡血藤、全当归、桑椹子补气养血;灵芝、丹参、五味子、远志、石菖蒲、珍珠粉、生牡蛎益脑宁神;女贞子、淫羊藿、续断、南沙参、北沙参、淡菜助阳益阴,配合同用使本方既能养气血,宁心神,又能补肝肾,益脑髓,且具有寒温并用、阴阳协调的特点。

【应用指南】主要用于气血两亏,肝肾阴阳失调所致的头昏目眩、失眠心悸、盗汗、腰膝酸软等症的患者。临床上凡亚健康、神经衰弱、神经症、用脑过度、更年期综合征、早老症等具备上述症状者都可选用。

【现代研究】葆春膏能增强机体免疫功能;促进消化吸收、物质代谢及蛋白质合成,具有延缓衰老的作用;能改善脂质代谢和糖代谢;显著促进机体造血动能,增加外周血液中红细胞、白细胞、血红蛋白的含量,改善贫血状态;改善血液流变学,使红细胞解聚,抗血小板聚集和血栓形成,降低血黏度;保护心肌,增强心肌收缩力,改善心肌缺血;抗心律失常。此外,还有镇静和抗惊厥的作用。

【用法用量】每次 15 g,每日 2 次,早晚空腹用开水冲服。

【使用注意】感冒发热时暂停服用。

健身长春膏 ···

【药物组成】 红参、黄芪、茯苓、白术、白芍药、甘草、熟地黄、当归、川芎、枸杞子、何首乌、女贞子、桑椹子、陈皮、半夏。

【功效说明】 补气血,益肝肾。方中红参、黄芪、茯苓、白术、白芍药、当归、甘草益气补血;熟地黄、枸杞子、何首乌、女贞子、桑椹子补肝肾,益精血,配合同用使本方具有既益肝肾,又补气血的特点。

【应用指南】 主要用于气血不足,肝肾阴虚所致的神疲乏力、头晕眼花、耳鸣心悸、失眠、记忆力减退等症的患者。临床上凡体力及脑力疲劳过度、性功能低下、病后体衰、先天不足、后天失养、更年期综合征、早老症等具备上述症状者都可选用。

【现代研究】 健身长春膏具有抗疲劳,抗缺氧,延缓衰老,提高机体免疫功能,调动和促进性功能等作用。

【用法用量】 每次 15 g,每日 2 次,早晚空腹用开水冲服。

【使用注意】 感冒发热时暂停服用。

人参滋补膏 ···

【药物组成】 人参、白术、熟地黄、生地黄、鸡血藤、仙鹤草、续断、桑寄生、狗脊、菟丝子、女贞子、墨旱莲、首乌藤、合欢皮。

【功效说明】 补气血,益肝肾,强筋骨。方中人参、白术、熟地黄、生地黄、鸡血藤、仙鹤草补益气血;续断、桑寄生、狗脊补益肝肾,强健筋骨;熟地黄、女贞子、墨旱莲、菟丝子、女贞子养阴血、补肝肾;首乌藤、合欢皮养心安神,配合同用使本方具有养阴精、益气血、补肝肾、强筋骨的特点。

【应用指南】 主要用于气血两亏,肝肾阴虚所致的精神疲倦、腰膝酸软、失眠健忘、头目眩晕、四肢无力、气短懒言等症的患者。临床上凡中老年人体质虚衰、更年期综合征、贫血等具备上述症状者都可选用。

【现代研究】 人参滋补膏中人参、白术均能增强免疫功能;调节神经系统,使已紊乱的胃肠功能恢复正常;促进骨髓造血功能,加速红细胞生成。熟地黄能补血,改善肾脏功能。枸杞子能抗脂并促进肝细胞新生。首乌能降低血脂和降血黏度，并有类似沙皮质激素的作用。

【用法用量】每次 15 g，每日 2 次，早晚空腹用开水冲服。

【使用注意】感冒发热时暂停服用；消化不良、大便溏薄者不宜服用。

参鹿补膏

【药物组成】红参、鹿肉、淫羊藿、狗脊、白术、鸡血藤、女贞子、玉竹、党参、熟地黄、续断、锁阳、墨旱莲、仙鹤草。

【功效说明】益气养血，补肾壮阳。方中红参、党参、熟地黄等益气养血；鹿肉、淫羊藿、狗脊等补肾壮阳；墨旱莲、女贞子等滋肾益精，配合同用具有气血、阴阳兼顾的特点。

【应用指南】主要用于肾阳亏虚，气血不足所致的畏寒肢冷、精神疲乏、头目眩晕、腰膝酸软等症。临床上凡贫血症、心功能衰弱、血压偏低、性功能障碍、肥大性脊椎炎、中老年体弱早衰或妇女月经不调等具备上述症状者都可选用。

【现代研究】参鹿补膏中的人参、党参均具有强心、利尿、降压、增强机体免疫功能及增强机体抗病能力的作用。鹿肉具有性激素样作用及强壮作用；有显著的强心作用；有升压作用；并能提高机体的工作能力，改善睡眠、食欲，以及降低肌肉的疲劳。

【用法用量】每次 15～30 g，每日 2 次，开水调服。

【使用注意】阴虚火旺者不宜服用；凡感冒发热或伤食停滞，腹胀满者需暂停服用。

补益气血类膏方

代参膏

【药物组成】党参、白术、黄芪、桂圆肉、砂糖。

【功效说明】补中益气，健脾养胃。方中党参、白术、桂圆肉补中益气养血；黄芪益气升阳固表,配合同用使本方具有气血双补的特点。

【应用指南】主要用于气血两亏,脾胃虚弱所致的食欲不振、汗多气短、心悸健忘等症的患者。临床上凡病后体虚、慢性肠胃道疾病、自汗盗汗等具备上述症状者都可选用。

【现代研究】代参膏能增强机体免疫系统的功能,提高机体抗应激反应的能力;促进机体造血功能,增加红细胞和血红蛋白含量;调整胃肠道运动,抗消化性溃疡、保肝作用。此外,还能促进学习记忆,保护缺血心肌和改善其能量代谢。

【用法用量】每次 15～30 g,每日 2 次,早晚空腹用开水冲服。

【使用注意】感冒时暂停服用。

归脾膏

【药物组成】人参、白术、黄芪、茯神、龙眼肉、酸枣仁、木香、甘草。

【功效说明】益气补血,健脾养心。方中人参、白术、黄芪、甘草补中益气健脾;茯神、龙眼肉、酸枣仁养血补心安神,配合同用使本方具有补心脾、益气血、养心神的特点。

【应用指南】主要用于心脾两虚,气血不足所致心悸怔忡、健忘失眠、多梦易惊、食少体倦、面色萎黄,以及妇女月经超前、量多色淡或淋漓不止等症的患者。临床上凡神经衰弱、失眠、头晕、血小板减少性紫癜、再生障碍性贫血、白细胞减少症、胃、十二指肠溃疡、脑震荡后遗症、头痛、脱发、特发性水肿、心脏病、月经不调、功能性子宫出血、崩漏等具备上述症状者都可选用。

【现代研究】归脾膏有提高红细胞和血红蛋白的作用;改善中枢神经,促进智力和镇静催眠;提高免疫功能。此外,对家兔烫伤休克期的血压、呼吸、血糖,均有一定的改善作用。

【用法用量】每次 15～30 g,每日 2 次,早晚空腹用开水化服。

【使用注意】消化不良、食积腹胀、痰湿壅盛、瘀血积带者不宜服用;感冒期间暂停服用。

补气养阴类膏方

阿胶补血膏

【药物组成】阿胶、熟地黄、党参、黄芪、枸杞子、白术。

【功效说明】滋阴补血，补中益气，健脾润肺。方中党参、黄芪、白术补中益气，补肺固表；阿胶、熟地黄、枸杞子滋阴补血，配合同用使本方具有气血双补的特点。

【应用指南】主要用于气血不足，肺脾虚弱，久病体弱所致的心悸健忘、面色萎黄、头昏目眩，或虚劳咳嗽、短气乏力、多汗自汗，或食欲不振、脘腹虚胀等症的患者。临床上凡贫血、低血压、肺结核、慢性肝炎、月经失调、闭经、功能性子宫出血、产后虚损等具备上述症状者都可选用。

【现代研究】阿胶补血膏中阿胶能增加血液的红细胞数和血红蛋白量，并通过改善钙的平衡，使血清钙略增而起止血作用；熟地黄能补血，并改善肾脏功能；党参有补血作用，能增加家兔的红细胞和血复蛋白，并能促进新陈代谢，帮助消化，促进乳糜吸收；黄芪有类性激素和兴奋中枢神经系统作用，能增强机体免疫力、强心、利尿，对实验性肾炎有一定对抗作用；枸杞子具有轻微地抑制脂肪在肝细胞内沉积和促进肝细胞新生的作用；白术能健胃、利尿、镇静、保护肝脏和防止肝糖原减少。全方具有抗贫血、增强免疫等作用。

【用法用量】每次 15 g，每日 2 次，早晚空腹用开水冲服。

【使用注意】伤风感冒、消化不良、大便溏薄者都不宜服用。

龟鹿二仙膏

【药物组成】鹿角、龟甲、人参、枸杞子。

【功效说明】滋阴补血，养精助阳。方中龟甲、鹿角滋阴补阳；人参、枸杞子益气养血，配合同用使本方具有阴阳、气血并补的特点。

【应用指南】主要用于虚劳肾亏，阴阳两虚所致遗精阳痿、腰脊酸痛、神疲无力、目视昏花等症的患者。临床上凡贫血、性功能障碍症、女子不孕症、男子不育症、糖尿病、神经衰弱、自发性气胸、老年性痴呆等具备上述症状者都可选用。

【现代研究】龟鹿二仙膏中龟甲有升血小板和白细胞的作用；鹿角有促进生长发育的作用，并能促进血液循环；人参具有抗缺氧、抗疲劳和扰神经衰弱作用，具有增强机体特异性和非特异性免疫的功能，促进蛋白质合成和脂质的代谢；枸杞子含有多种氨基酸及钙、磷、铁等微量元素，能补充人体生长发育所必需的营养物质，并具有降血糖、降血脂等作用。全方具有促进人体生长发育、抗缺氧、抗疲劳及增强机体的免疫功能。

【用法用量】每次 15～30 g，每日 2 次，早晚空腹用开水化服。

【使用注意】感冒期间暂停服用；凡有口干咽燥、骨蒸潮热、舌红脉数等症属阴虚阳亢者，不宜服用本方。

滋润琼玉膏

【药物组成】生地黄、茯苓、党参、蜂蜜。

【功效说明】养阴润肺，补气益脾。方中生地黄养阴生津；党参、茯苓补脾益肺，配合同用使本方具有补脾培肺、益气养阴同功的特点。

【应用指南】主要用于气阴两亏所致肺虚干咳、咽燥咯血、乏力气短等症的患者。临床上凡肺结核、肺气肿、慢性咳嗽、肺癌等具备上述症状者都可选用。

【现代研究】滋润琼玉膏能增强机体免疫功能，有抗菌、消炎的作用。此外，还能补充机体所需营养物质。

【用法用量】每次 15～30 g，每日 2 次，空腹用开水化服。

【使用注意】感冒时暂停服用。

复脉膏

【药物组成】炙甘草、人参、生地黄、桂枝、阿胶、麦冬、麻仁、生姜、大枣。

【功效说明】益气养血，滋阴复脉。方用炙甘草、人参、大枣益气以补心脾；生地黄、阿胶补血以养心；桂枝通阳以复脉，配合同用使本方具有益气血、调阴阳、复心脉的特点。

【应用指南】主要用于气虚血弱、心悸气短、虚烦失眠、大便干结等症的患者。临床上凡病毒性心肌炎、风湿性心脏病、肺源性心脏病、冠心病、心律失常、神经衰弱、消化性溃疡、萎缩性胃炎、口疮、贫血、脑震荡后遗症、关节痹痛等具备上述症状者都可选用。

【现代研究】复脉膏能抗心律失常,明显降低药物诱导的室颤和心动过速的发生率;抗心肌缺血,缩小心肌梗死的范围;抗缺氧,提高小白鼠减压耐缺氧试验的存活率。

【用法用量】每次 15 g,每日 2～3 次,开水化服。

补益脏腑类膏方

六味地黄膏

【药物组成】熟地黄、山茱萸、牡丹皮、怀山药、茯苓、泽泻。

【功效说明】滋阴补肾。方用熟地黄、山萸肉、怀山药补肝、脾、肾阴精之不足,着重滋补肾阴,以治其本;泽泻、牡丹皮、茯苓泻虚火、泄湿浊之有余,配合同用使本方具有补中有泻,以补为主的特点。

【应用指南】主要用于肾阴亏损所致的头晕目眩、耳鸣耳聋、遗精梦泄、牙齿动摇、腰膝酸软、足跟作痛、小儿囟门不合、骨蒸潮热、手足心热、颧红生火、盗汗、口燥咽干等症的患者。临床上凡高血压、糖尿病、慢性肾炎、肾结核血尿、慢性咽喉炎、喉痹、中心性视网膜脉络膜炎、视神经炎、白内障、黄斑变性、视神经病变、血小板减少性紫癜、再生障碍性贫血、复发性口疮、甲状腺功能亢进、干燥综合征、妇女更年期综合征、无排卵性功能性子宫出血、慢性尿路感染、神经衰弱、慢性前列腺炎、小儿发育不良、食道上皮细胞重度增生、鹅掌风、遗尿、颈椎病、突发性耳聋、艾迪生病等具备上述症状者都可选用。

【现代研究】六味地黄膏具有增强人体功能,调整和提高人体代谢的功能;增强细胞免疫和单核细胞吞噬活性的能力;促进肾上腺皮质激素分泌和肾脏对尿素的排泄;对实验性肾性高血压有明显的降压作用,并有改善肾功能、降低死亡率的作用;能降低化学致癌物所致肿瘤发生率,增强淋巴细胞对癌细胞的杀伤力。此外,还具有降血脂、降血糖和延缓衰老等作用。

【用法用量】每次 15～30 g,每日 2 次,早晚空腹用开水化服。

【使用注意】脾虚食少,或大便溏薄者,或胃脘胀满者都不宜服用。此外,服药期间忌食辛辣食物;感冒期间暂停服用。

右归膏

【药物组成】熟地黄、怀山药、山茱萸、枸杞子、杜仲、菟丝子、鹿角胶、当归、肉桂、附子。

【功效说明】温肾阳,补精血。方中熟地黄、怀山药、山茱萸、附子等温阳益火培肾;菟丝子、鹿角胶、枸杞子等养肝补肾益精,配合同用使本方具有阴中求阳的特点。

【应用指南】主要用于命门火衰,精血不足所致畏寒肢冷、神疲气怯、便溏腹痛、肢节痹痛、水肿尿频、阳痿遗精等症的患者。临床上凡男子性功能障碍症、不育症、前列腺肥大症、更年期综合征、月经过多症、慢性支气管炎、肺气肿、肺源性心脏病、高血压、贫血症、艾迪生病、遗传性小脑共济失调、重症肌无力、进行性肌营养不良症、骨质疏松症、肾下垂、坐骨神经痛、希恩综合征等具备上述症状者都可选用。

【现代研究】右归膏能增强机体免疫,提高细胞免疫和促进体液免疫;能调节性激素,使男子肾阳虚雄激素(睾酮)含量低者升高,使女子肾阳虚雌激素(雌二醇)低者升高。此外,还有延缓衰老和调节脏腑功能的作用。

【用法用量】每次 15～30 g,每日 2 次,早晚空腹用开水化服。

【使用注意】阴虚火旺,潮热烦躁者忌服;感冒期间暂停服用;服药期间忌食辛辣食物。

雷氏洞天长春膏

【药物组成】党参、黄芪、白术、茯苓、熟地黄、当归、白芍药、川芎、何首乌、狗脊、覆盆子、女贞子、怀牛膝、陈皮、杜仲、南沙参、百合、泽泻、甘草。

【功效说明】填精养血,健脾补气,补益肝肾,养肺生津。本疗由十全大补膏加味而成,方中党参、黄芪、白术、茯苓、熟地黄、当归、白芍药、川芎、甘草补益气血;熟地黄、何首乌益精生髓;杜仲、狗脊、牛膝补益肝肾;沙参、百合润肺养阴,配合同用使本方具有既益肺脾、补气血,又滋肝肾、填精髓的特点。

【应用指南】主要用于气血不足,精髓空虚,肝肾两亏所致的头昏眼花、疲乏无力、腰膝萎软、四肢倦怠、纳谷不香等症的患者。临床上凡大病、久病后,产后体虚,肿瘤放、化疗后,以及中老年虚劳等具备上述症状者都可选用。

【现代研究】洞天长春膏有明显改善和促进红细胞再生的作用;明显促进机体的免疫功能;促进放疗对机体损伤的恢复;有一定的延缓衰老的作用。此外,方中黄芪还能强心、扩张血管;何首乌能降低血脂和降血黏度,有类似肾上腺皮质激素的作用;狗脊、杜仲有增强肾上腺皮质功能的作用及免疫促进作用;女贞子能升高白细胞,增强体液免疫功能;沙参有强心、祛痰、抗真菌的作用。

【用法用量】每次 15～30 g,每日 1～2 次,开水冲服。

【使用注意】感冒发热、食积胀满、脾虚泄泻时暂停服用。

虫草参芪膏

【药物组成】冬虫夏草、黄芪、党参。

【功效说明】补肺益肾。方中冬虫夏草温肾补肺,助阳益精;黄芪、党参补肺益气,培土生金,配合同用使本方具有补益肺肾,温阳益气的特点。

【应用指南】主要用于肺肾不足所致咳喘气短、久嗽咳血、畏寒自汗,或阳痿遗精等症的患者。临床上凡慢性支气管炎、支气管哮喘、肺气肿、肺心病、阳痿、病后体虚等具备上述症状者都可选用。

【现代研究】虫草参芪膏能增强机体特异性免疫和非特异性免疫功能,对体液免疫和细胞免疫都有显著的作用;具有明显的抗脂质过氧化、抗氧自由基作用,能延缓衰老;对肾脏具有保护作用,特别对受损伤的肾脏作用尤其显著。

【用法用量】口服,每次 10～15 g,每日 2 次,温开水冲服。

【使用注意】感冒期间暂停服用;咳喘痰黄脓者忌服。

参苓白术散

【药物组成】莲子肉、薏苡仁、砂仁、桔梗、扁豆、茯苓、人参、甘草、白术、怀山药。

【功效说明】益气健脾,和胃渗湿。方中人参、白术、甘草、茯苓、扁豆、山药健脾益气;薏苡仁、砂仁渗湿化湿,配合同用使本方具有平补和缓、不腻不燥、不寒不热的特点。

【应用指南】主要用于脾胃虚弱,湿邪阻滞所致的面色萎黄、四肢无力、饮食不化、或吐或泻、胸脘痞塞等症的患者。临床上凡慢性肾炎、慢性肠炎、浅表性胃炎、胃肠功能紊乱、消化不良、糖尿病、肝硬化、肺源性心脏病、慢性支气管炎、妇女带下、水肿、乳糜尿、恶性肿瘤放、化疗产生的毒副反应等具备上述症状者都可选用。

【现代研究】参苓白术膏小剂量对肠管蠕动有兴奋作用,大剂量有抑制作用,可解除肠管痉挛,并能增加肠管对水和氯离子的吸收;改善代谢,降低尿素、肌酐和尿酸;提高机体的免疫功能。此外,方中白术、山药还有保护肝脏,防止肝糖原减少的作用。

【用法用量】每次 15～30 g,每日 2 次,开水化服。

【使用注意】感冒发热者不宜服用,阴虚火旺者也不宜服用。

补中益气膏

【药物组成】黄芪、炙甘草、人参、当归、陈皮、升麻、柴胡、白术。

【功效说明】益气升阳,调补脾胃。方中黄芪、人参、白术、炙甘草补中益气健脾;黄芪、柴胡、升麻益气升阳举陷,配伍同用使本方具有补益升提的特点。

【应用指南】主要用于脾胃气虚、中气下陷、内脏下垂、阴挺脱肛、少气懒言、体倦肢软、饮食无味、大便溏薄,或发热自汗等症的患者。临床上凡胃下垂、胃黏膜脱垂、肾下垂、子宫下垂、重症肌无力、久泻、功能性发热、崩漏、带下、慢性肝炎、腹股沟疝、肠套叠、肠炎、乳糜尿、小儿神经性尿频、尿失禁、癃闭、肾绞痛、白细胞减少症、失眠、耳鸣、低血压、结肠功能紊乱、慢性肾盂肾炎、视神经萎缩、梅尼埃病等具备上述症状者都可选用。

【现代研究】补中益气膏具有增强机体网状内皮系统吞噬,促进机体非特异免疫和提高机体细胞免疫的功能;调节胃肠运动,当小肠蠕动亢进时起抑制作用,张力下降时则有兴奋作用;抗胃溃疡,抗胃黏膜损伤;促进蛋白合成,防止贫血发展;增强体力;强心;升血压等。

【用法用量】每次 15～30 g,每日 2 次,早晚空腹用开水化服。

【使用注意】阴虚发热,潮热出汗者不宜服用;内热壅盛,小便短赤,大便干结者忌服。

黄芪建中膏

【药物组成】黄芪、桂枝、芍药、甘草、生姜、大枣、饴糖。

【功效说明】温中补气,缓急止痛。方中桂枝、芍药、甘草、生姜、大枣、饴糖温中补虚,和里缓急;黄芪益气补中,固表止汗,配合同用使本方具有益气补虚与温中缓急并用的特点。

【应用指南】主要用于中气虚寒所致的虚劳腹痛、喜温喜按、自汗或盗汗、短气体倦的患者。临床上凡慢性胃炎,胃、十二指肠球部溃疡,慢性肝炎,慢性肠炎等症见虚劳腹痛、喜温喜按者;或慢性支气管炎,血小板减少性紫癜,再生障碍性贫血,产后发热,贝赫切特综合征(白塞综合征),更年期综合征等症见自汗或盗汗、短气体倦者都可选用。

【现代研究】黄芪建中膏能抑制胃酸分泌和抑制胃蛋白酶的活性,具有抗溃疡、解痉止痛等作用。故临床对胃与十二指肠球部溃疡、慢性胃炎等疾病有明显治疗效果。此外,本方具有提高细胞免疫功能作用;能调节中枢神经系统而具有镇静等作用。

【用法用量】每次 15～30 g,每日 2 次,开水调服。

【使用注意】胃痛拒按者不宜服用。

安 神 膏 方

雷氏益肾安神膏

【药物组成】人参、珍珠粉、南沙参、北沙参、丹参、黄芪、五味子(制)、桑椹、女贞子(制)、当归、淫羊藿、香附(制)、灵芝、甘松、鸡血藤、淡菜、九节菖蒲、远志(制)、牡蛎、续断、虎杖、枇杷叶、陈皮、地黄、麦芽、稻芽。

【功效说明】补益气血,益肾安神。方中人参、黄芪、当归、鸡血藤、地黄、丹参、五味子、九节菖蒲、远志(制)、牡蛎、珍珠粉等益气血,宁心神;女贞子、淫羊藿、灵芝、淡菜、续断等补肾健脑,配合同用使本方具有气血双补,心脑同治的特点。

【应用指南】主要用于气血亏虚,心脑失养所致的头昏目眩、失眠心悸、腰膝酸软等症的患者。临床上凡神经衰弱、神经症、冠心病、心律失常、贫血、产后等具备上述症状者都可选用。

【现代研究】益肾安神膏能提高机体的工作能力,降低肌肉的疲劳;能镇静、催眠、抗惊厥,改善睡眠和食欲;明显增加冠脉血流量,改善心肌缺血和心功能。此外还具有降血压、降胆固醇、降血糖和保肝等作用。

【用法用量】每次 15～30 g,每日 2 次,空腹用开水化服。

【使用注意】感冒发热、腹泻腹痛时不宜服用。

人参养荣膏

【药物组成】白芍药、当归、陈皮、黄芪、桂心、人参、白术、甘草、熟地黄、五味子、茯苓、远志、生姜、大枣。

【功效说明】益气补血,养血安神。方由八珍膏加减而成,方中人参、黄芪、茯苓、白术、甘草、当归、白芍药、熟地黄、陈皮补益气血,健脾益肺;五味子、远志养心安神,配合同用使全方于脾、肺、心三脏并补,气、血、神三者均养;既有益气生血之功,又有宁心安神之效的特点。

【应用指南】主要用于脾肺气虚,营血不足,心神不安所致的倦怠无力、食少气短、心悸怔忡、失眠健忘、毛发脱落,或疮疡溃后久不收敛。临床上凡贫血、再生障碍性贫血、慢性骨髓炎、外科疮疡、低血压病、脱发、慢性肝炎、小儿多动症、厌食症、智力偏低等具备上述症状者都可选用。

【现代研究】人参养荣膏可增强机体特异性和非特异性免疫功能;能明显增加冠心病患者的左室收缩力,增加心排血量,有一定强心作用;降血压;提高机体应激能力;促进造血功能作用和抗贫血作用;有抗溃疡和抗胃黏膜损伤作用;具有增强学习的记忆作用。

【用法用量】每次 15～30 g,每日 1～2 次,开水冲服。

【使用注意】感冒发热和食积腹痛时暂停服用。

杞圆膏

【药物组成】枸杞子、龙眼肉。

【功效说明】滋阴补肾,养血安神。方中枸杞子补肾益精,养肝明目;龙眼肉益脾补气,滋阴养血,两者配合同用可补脾肾,并养阴血,具有平补不腻的特点。

【应用指南】主要用于脾肾虚衰,阴血不足所致的失眠健忘、心悸怔忡、头晕眼花、面色萎黄、气短乏力等症的患者。临床上凡贫血、神经衰弱、肺结核、心脏病、亚健康状态者、久病后等具备上述症状者都可选用。

【现代研究】杞圆膏具有强壮作用,方中枸杞子还有保肝、兴奋大脑神经、降血糖、促进造血、增强免疫等作用。

【用法用量】每次 15～30 g,每日 2 次,早晚空腹用开水化服。

【使用注意】消化不良、食欲不振者不宜服用。

乌 发 膏 方

乌发膏

【药物组成】制何首乌、茯苓、当归、枸杞子、菟丝子、牛膝、补骨脂、黑芝麻、蜂蜜。

【功效说明】补血养阴,乌发壮骨。方中何首乌为主药,养血益肝,固精益肾,健筋骨,乌须美发;枸杞子、菟丝子补肾益精、养肝补血;补骨脂补肾壮阳;当归补血养肝;牛膝滋补肝肾、强壮筋骨;茯苓健脾化湿,配合同用,以滋阴、养血、益精为主,兼顾补阳,使本方具有阴阳并补、精血互生的特点。本方虽名曰乌发,实则为补益延衰之妙剂。

【应用指南】主要用于肝肾不足所致须发早白、脱发、齿牙松动、腰膝酸软,以及肾虚精少不育等症的患者。临床上凡体虚衰弱、未老先衰、中青年须发早白、脱发、男子不育、遗精、再生障碍性贫血等具备上述症状者都可选用。

【现代研究】乌发膏能提高应激抗病能力,促进血红蛋白合成以抗贫血。方中何首乌能阻止胆固醇在肝内沉积,减轻动脉粥样硬化。此外,还有抗凝、耐缺氧、抗氧化、强壮等作用。

【用法用量】每次 15～30 g,每日 2 次,早晚空腹用开水化服。

【使用注意】大便溏薄及有痰湿者不宜服用;服药期间忌食猪血、羊血等食品。

清热膏方

夏枯草膏

【药物组成】夏枯草、蜂蜜。

【功效说明】清火,明目,散结,消肿。方用夏枯草泄肝火,散郁结,善消肝火痰凝之结块。

【应用指南】主要用于肝火目赤肿痛,头痛眩晕;以及肝郁痰凝的瘰疬、瘿瘤、痰核等症的患者。临床上凡高血压、单纯性甲状腺肿大、甲状腺腺瘤、淋巴结结核、淋巴腺炎、乳腺增生症、乳腺癌等具备上述症状者都可选用。

【现代研究】夏枯草膏有降压、抗菌、抗炎、抗肿瘤等作用。

【用法用量】每次 15～30 g,每日 2 次,开水化服。

【使用注意】脾胃虚寒、大便溏薄、食欲不振者不宜服用。久服对胃有刺激性,宜饭后服用。

小败毒膏

【药物组成】大黄、金银花、蒲公英。

【功效说明】清热解毒,消肿止痛。方中大黄、金银花、蒲公英均为苦寒清热,解毒消肿之品,配合同用使本方具有较强的解毒消痈之功。

【应用指南】主要用于疮疖痈肿、妇女乳痈、丹毒流注、热毒红肿等症的患者。临床上凡外科皮肤感染引起的急性脓肿、急性乳腺炎、急性淋巴结炎、急性蜂窝织炎等具备上述症状者都可选用。

【现代研究】小败毒膏具有较强的抗菌作用,其中金银花对金黄色葡萄球菌、溶血性链球菌球、大肠埃希菌、铜绿假单胞菌、肺炎球菌等有抗菌作用,对真菌、病毒亦有抑制作用,还能抑制炎性渗出及炎性增生,并能促进白细胞的吞噬作用,此外,还有退热作用;蒲公英对金黄色葡萄球菌及皮肤多种真菌等有抑制作用;大黄对金黄色葡萄球菌、溶血性链球菌、铜绿假单胞菌有抑制作用,也能抑制真菌、病毒,还能降低毛细血管的脆性,有止血作用。

【用法用量】每次 10～20 g,每日 2 次,开水调服。

【使用注意】体质虚弱、脾胃虚寒,大便溏薄者不宜服用。

止咳化痰平喘膏方

宁嗽膏

【药物组成】麻黄、紫菀、百部、甘草、杏仁。

【功效说明】祛痰止咳。方中紫菀、百部、甘草化痰止咳;麻黄、杏仁止咳平喘,配合同用使本方具有化痰止咳平喘的特点。

【应用指南】主要用于痰多咳嗽、胸闷气急症的患者。临床上凡感冒咳嗽、急慢性气管炎、支气管扩张、肺炎等具备上述症状者都可选用。

【现代研究】宁嗽膏有镇咳祛痰、抗菌抑菌、解热等作用。

【用法用量】每次 15 g,每日 3 次,开水化服。

蛇胆川贝枇杷膏

【药物组成】蛇胆汁、川贝母、枇杷叶、半夏、桔梗等。

【功效说明】清肺止咳,祛痰定喘。方中蛇胆汁、川贝母、枇杷叶、半夏、桔梗化痰止咳;蛇胆汁、枇杷叶清肺降气,配合同用使本方具有清肺化痰、止咳平喘的特点。

【应用指南】主要用于肺热痰阻,肺气不降的咳嗽痰多而黏、咯痰不爽及气喘胸闷等症。临床上凡感冒、上呼吸道感染、支气管炎、肺炎、肺气肿等具备上述症状者都可选用。

【现代研究】蛇胆川贝枇杷膏具有镇咳祛痰、解痉平喘作用,其中川贝母对气管平滑肌有明显的松弛作用,与阿托品比较无显著差异;蛇胆能扩张支气管、解除支气管痉挛,而具有平喘作用;枇杷叶有轻度祛痰作用,镇咳作用较强。

【用法用量】每次 15～30 g,每日 1～2 次,开水化服。

【使用注意】孕妇慎用,痰液清稀者慎用。

蜜炼川贝枇杷膏 ···

【药物组成】川贝母、枇杷叶、沙参、桔梗、陈皮、半夏、北五味、款冬花、杏仁、薄荷脑。

【功效说明】清热理气化痰,润肺止咳平喘。方中川贝母、款冬花、沙参清热润肺,化痰止咳;桔梗、陈皮、半夏、北五味宣肺化痰止咳;枇杷叶、杏仁降肺止咳平喘;薄荷脑疏散风热,配合同用使本方具有清润宣降的特点。

【应用指南】主要用于风热或者肺热引起的咳嗽痰多、痰黄黏稠、胸闷气急等症,或肺燥咳嗽,干咳痰少,不易咳出的患者。临床上凡伤风感冒、急慢性支气管炎、咳喘、肺炎等具备上述症状者都可选用。

【现代研究】蜜炼川贝枇杷膏有镇咳、祛痰、平喘、抗菌、消炎等作用。

【用法用量】每次 15～30 g,每日 3 次,开水化服。

【使用注意】肺寒咳嗽、痰白清稀者不宜应用。

养阴清肺膏 ···

【药物组成】生地黄、麦冬、玄参、川贝母、白芍药、牡丹皮、薄荷、甘草。

【功效说明】养阴润燥,清肺利咽。方中生地黄、麦冬、玄参养阴润肺;川贝母润肺化痰;白芍药敛阴和血;牡丹皮、薄荷清热利咽,气香清凉,配合同用使本方具有清润肺燥、利咽止咳的特点。

【应用指南】主要用于阴虚肺燥、咽喉干痛、干咳少痰或痰中带血等症的患者。临床上凡慢性咳嗽、支气管扩张咯血、慢性咽喉炎、扁桃腺炎、声带小结、口腔溃疡等具备上述症状者都可选用。

【现代研究】养阴清肺膏有抗菌,解毒,抗炎,镇静,祛痰,止咳,解热等作用。

【用法用量】每次 15～30 g,每日 2 次,开水化服。

【使用注意】咳嗽痰黄、浓稠者不宜服用。

止嗽定喘膏

【药物组成】白萝卜、梨、生姜、麻黄、饴糖、白糖、蜂蜜。

【功效说明】润肺化痰、止嗽定喘。方中萝卜润肺化痰、祛风涤热;梨润肺止咳,利咽生津;生姜发汗解表、温肺止咳;麻黄宣肺解表、止咳平喘,配合同用使本方具有宣降并用的特点。

【应用指南】主要用于外感风寒,痰热内蕴所致的咳嗽哮喘、痰多气急、咽喉干燥等症的患者。临床上凡急慢性支气管炎、支气管哮喘、支气管肺炎、大叶性肺炎、感冒等具备上述症状者都可选用。

【现代研究】止嗽定喘膏中麻黄能解除气管、支气管的痉挛,使支气管舒张,而达到平喘的作用。

【用法用量】每次 15～30 g,每日 3 次,开水化服。

【使用注意】高血压患者慎用。

固本咳喘膏

【药物组成】土垄大白蚁巢、黄芪、五味子、淫羊藿、矮地茶、苦杏仁。

【功效说明】补肺温肾,止咳祛痰。方中土垄大白蚁巢、淫羊藿、五味子、黄芪益肺肾,定咳喘;矮地茶、苦杏仁化痰湿,止咳喘,配合同用使本方具有肺肾同补,痰喘共治的特点。

【应用指南】主要用于肺肾两亏所致咳嗽咯痰、气短喘促等症的患者。临床上凡慢性支气管炎、支气管哮喘、肺气肿、肺心病等具备上述症状者都可选用。

【现代研究】固本咳喘膏有增强免疫、抗炎、镇咳、平喘的作用；有增强体力、促进生长等作用。

【用法用量】每次 15～30 g，每日 2 次，开水化服。

虫草川贝止咳膏

【药物组成】冬虫夏草、蛤蚧、川贝、人参、款冬花、桔梗、苦杏仁、砂仁、陈皮、紫菀、甘草、木香、百合、百部、茯苓、前胡、半夏。

【功效说明】温肾益肺，止咳化痰，定喘。方中冬虫夏草、蛤蚧、人参温补肺肾；川贝、款冬花、紫菀、百合、百部润肺止咳；桔梗、杏仁、前胡、半夏、陈皮、甘草化痰止咳定喘，配合同用使本方具有扶正益肺肾，祛邪平痰喘的特点。

【应用指南】主要用于肺肾两亏所致咳嗽痰多、气短气急，或久咳气喘，动则益甚等症的患者。临床上凡慢性气管炎、支气管哮喘、肺气肿、肺心病等具备上述症状者都可选用。

【现代研究】虫草川贝止咳膏有镇咳、祛痰、平喘、抗炎、耐疲劳、耐寒、耐缺氧等作用。

【用法用量】每次 15 g，每日 2 次，开水化服。

【使用注意】咳喘痰黄黏稠者不宜服用。

参贝北瓜膏

【药物组成】党参、浙贝母、鲜北瓜、南沙参、鲜生姜等。

【功效说明】养阴清肺，补中益气，生津止咳，平喘化痰。方中党参补脾益肺，补气生津；浙贝母、鲜北瓜、南沙参养阴清肺，化痰止咳，配合同用使本方具有平补气阴、清润肺燥、止咳化痰的特点。

【应用指南】主要用于肺虚，气阴两亏所致的哮喘气短、干咳少痰、津少口渴，或咳痰不爽等症的患者。临床上凡哮喘、慢性支气管炎等具备上述症状者都可选用。

【现代研究】参贝北瓜膏能调节免疫平衡,以增强免疫系统作用为主;镇咳,祛痰;能明显舒张支气管平滑肌,又有促进唾液分泌的作用。

【用法用量】每次 15 g,每日 3 次,开水冲服。

【使用注意】感冒初起者、痰黄黏稠者都不宜服用。

贝母梨膏

【药物组成】川贝母、梨膏。

【功效说明】润肺止咳,化痰。方中川贝母清肺润燥,止咳化痰;梨膏润肺生津,配合同用使本方具有清润的特点。

【应用指南】主要用于肺燥津亏所致的咳嗽、咯痰不爽、口干咽燥、咽喉干痛等症的患者。临床上凡慢性支气管炎、肺结核、慢性咽喉炎等具备上述症状者都可选用。

【现代研究】贝母梨膏具有镇咳祛痰、抗菌抑菌的作用。其中川贝母有较强的镇咳祛痰作用;对多种细菌,如炭疽杆菌、甲型及乙型溶血性链球菌、白喉杆菌、类白喉杆菌、肺炎双球菌、金黄色葡萄球菌、柠檬色葡萄球菌、白色葡萄球菌及枯草杆菌等均有不同程度的抑菌作用。

【用法用量】每次 15~30 g,每日 2~3 次,开水冲服。

【使用注意】脾胃虚寒、大便溏薄者不宜服用;感冒咳嗽、痰白清稀者也不宜服用;服药期间忌辛辣食物。

二冬膏

【药物组成】天冬、麦冬、天花粉、黄芩、知母、荷叶、人参、甘草。

【功效说明】养阴清热,生津止渴,润肺止咳。方中天冬、麦冬、天花粉、人参润肺养阴,益气生津;黄芩、知母、甘草清肺除热,配合同用使本方具有扶正与祛邪兼顾的特点。

【应用指南】主要用于肺胃阴虚燥热、干咳无痰或咯痰不爽、咽喉干燥、口渴多饮的患者。临床上凡糖尿病、百日咳、肺结核、慢性咽喉炎等具备上述症状者都可选用。

【现代研究】二冬膏具有镇咳祛痰作用,对炭疽杆菌、甲型及乙型溶血性链球菌、白喉杆菌、类白喉杆菌、肺炎双球菌、金黄色葡萄球菌、白色葡萄球菌及枯草杆菌均有不同程度的抑菌作用。此外,方中的麦冬还具有能显著提高动物耐缺氧能力;促进心肌损伤的愈合;扩张冠状动脉,增加心肌营养性血流量,以及降血糖作用。

【用法用量】每次 15～30 g,每日 2 次,开水调服。

【使用注意】大便溏薄或感冒时忌服。

固涩类膏方

金锁固精膏

【药物组成】沙苑子、蒺藜、芡实、莲须、龙骨、牡蛎。

【功效说明】固肾涩精。方中芡实、沙苑子补肾涩精;龙骨、牡蛎、莲须固涩止遗,配合同用使本方既能补肾精不足,又能涩精液之外泄。补涩同用,标本兼顾,为其配伍特点。

【应用指南】主要用于遗精、滑泄、腰酸耳鸣、神疲乏力、四肢酸软等。临床上凡男子不育症、遗精、滑精、妇女带下、慢性前列腺炎、乳溢症、乳糜尿、重症肌无力等具备上述症状者都可选用。

【现代研究】金锁固精膏中龙骨、牡蛎含有大量钙盐,吸收后具有促进血液凝固,降低血管壁通透性的作用;沙苑子、蒺藜补肾固精,有收缩子宫和抗利尿作用;莲须有软化血管,防止动脉粥样硬化的作用。

【用法用量】每次 15～30 g,每日 2 次,开水调服。

【使用注意】下焦湿热,或相火偏旺引起的遗精,症见口苦,口腻,小便短赤,或潮热盗汗,五心烦热者不宜服用本膏方。

四神膏

【药物组成】肉豆蔻、补骨脂、五味子、吴茱萸。

【功效说明】温补脾肾,涩肠止泻。方中肉豆蔻、补骨脂温补脾肾,涩肠止泻;

五味子、吴茱黄温中止泻;配合同用使本方具有温补收敛的特点。

【应用指南】主要用于脾肾虚寒所致的五更泄泻或久泻、食不消化、腹部冷痛、腰酸肢冷、神疲乏力等症的患者。临床上凡五更泄泻、慢性肠炎、慢性结肠炎、过敏性结肠炎、溃疡性结肠炎、肠结核等具备上述症状者都可选用。

【现代研究】四神膏能调节肠道平滑肌活动,明显抑制肠道的自发活动,并能解除肠痉挛;增强消化功能,促进食欲。

【用法用量】每次 15～30 g,每日 3 次,开水化服。

【使用注意】实热泄泻、大便臭秽、肛门灼热者不宜服用。

调 经 类 膏 方

复方鸡血藤膏

【药物组成】鸡血藤、续断、川牛膝、黑大豆、红花。

【功效说明】养血补肾,活血调经。方中鸡血藤补血活血调经;续断、牛膝补肾固腰强筋;红花活血化瘀止痛;黑大豆滋肝益脾养血,配伍同用使本方在补血、活血、调经之中具有补而不滞、活而不破的特点。

【应用指南】主要用于肝血不足、血行不畅所致的月经不调,量少色淡无块,或有瘀块;面色萎黄,头晕耳鸣,心悸心慌,睡眠不宁;关节痹痛日久,腰酸腿痛,筋骨不得屈伸,动之则痛剧,面色苍白等症的患者。临床上凡月经不调、贫血、风湿性关节炎、类风湿关节炎等具备上述症状者都可选用。

【现代研究】复方鸡血藤膏对甲醛性关节炎有显著的抗炎、镇痛作用;增强造血功能,升高白细胞、红细胞和血红蛋白;增强子宫收缩,对已孕子宫更为明显。

【用法用量】每次 15～30 g,每日 2 次,开水化服。

【使用注意】脾虚腹泻者不宜服用。

肝郁调经膏

【药物组成】白芍药、郁金、当归、葛根、香附、丹参。

【功效说明】疏肝解郁,调和气血。方中当归、丹参、白芍药和血调经;郁金、香附疏肝解郁,配合同用使本方具有气血同调,疏养兼治的特点。

【应用指南】主要用于肝郁气滞,经脉不畅所致月经失调,痛经,乳房胀痛,不孕等症的患者。临床上凡月经不调、闭经、痛经、子宫内膜异位、妇女乳房小叶增生等具备上述症扶者都可选用。

【现代研究】肝郁调经膏中当归具有镇痛,扩张血管,降血脂,抗贫血,抑制子宫收缩,松弛子宫平滑肌,抗炎抗菌,提高机体免疫力,显著促进网织红细胞成熟。香附也可抑制子宫平滑肌,还具有雌激素样作用和解热镇痛作用。郁金和丹参都具有改善循环、镇痛和抑制炎症的作用。全方能抑制子宫收缩而具有镇痛作用,还有抗贫血及改善血液循环作用。

【用法用量】每次 15～30 g,每日 2 次,开水调服。

【使用注意】孕妇慎服。

第二节 · 单味中药膏方

党参膏

【药物组成】党参、砂糖。

【功效说明】补中益气。方中独用党参补脾益肺,气血双补,不腻不燥为本方的特点。

【应用指南】主要用于气血两亏、气短乏力、面色萎黄、食欲不振、大便溏薄等症的患者。临床上凡病后体弱、滥用减肥药后,引起胃肠功能紊乱、消化道溃疡、贫血等具备上述症状者都可选用。

【现代研究】党参膏能调节胃肠道活动,抑制胃液分泌、胃酸排出和胃蛋白酶活性,抗消化性溃疡;能增强免疫;可促进造血系统功能,增加红细胞数量和血红蛋白含量。此外,还有抗心肌缺血的作用。

【用法用量】每次 15～30 g,每日 2 次,空腹用开水化服。

【使用注意】感冒时暂停服用;消化不良、脘腹胀满者不宜服用。

桑椹子膏

【药物组成】桑椹子、砂糖。

【功效说明】养血润燥。方中独用桑椹子滋养阴血,补益肝肾,润燥通便。使本方具有凉补不腻、补泻兼备的特点。

【应用指南】主要用于阴血不足,肝肾两亏所致的头昏眼花、须发早白、腰膝酸软、肠枯便秘等症的患者。临床上凡中青年头发花白、老年人习惯性便秘等具备上述症状者都可选用。

【现代研究】桑椹子膏有强壮、利尿、镇咳,以及增强机体特异性免疫和非特异性免疫的功能。

【用法用量】每次 15～30 g,每日 2 次,空腹用开水化服。

【使用注意】感冒时暂停服用。

黄芪膏

【药物组成】黄芪、炼蜜。

【功效说明】补中益气,调荣养卫。方中用黄芪补益肺脾,固表止汗,托疮生肌,利水消肿。具有扶正祛邪的特点。

【应用指南】主要用于气虚无力、体倦肢怠,或痈疽难溃,或久溃不敛,或易感冒、易汗出等症的患者。临床上体质虚弱、反复感冒、体虚多汗、外科疮疡溃久不愈、手术后创口久不收口等具备上述症状者都可选用。

【现代研究】黄芪膏具有强心、扩张冠状血管,明显增强耐缺氧作用,对心肌缺血与心律失常有一定的保护作用,对心功能不全有预防作用;能扩张外周血管,改善微循环,降低血压;保肝;增强机体免疫功能。

【用法用量】每次 15～30 g,每日 2 次,开水调服。

【使用注意】疮疡红肿成脓者忌服;感冒时暂停服用。

枇杷叶膏 ....

【药物组成】枇杷叶、砂糖。

【功效说明】清肺降气，止咳化痰。方中独用枇杷叶清降肺气而止咳是为本方的特点。

【应用指南】主要用于肺热所致的咳嗽痰少，或痰中带血、久咳音哑等症的患者。临床上凡急慢性气管炎，哮喘等具备上述症状者都可选用。

【现代研究】枇杷叶膏有平喘镇咳祛痰作用。此外，还能抗菌和抑制血糖的升高。

【用法用量】每次 15 g，每日 3 次，开水冲服。

【使用注意】感冒初起痰多者不宜服用。

雪梨膏 ....

【药物组成】生梨、砂糖。

【功效说明】清热润肺，止咳化痰。方中独用生梨，药性甘凉、清润止咳为本方的特点。

【应用指南】主要用于肺燥咳嗽、干咳痰少，或咽喉干痛、口渴津少等症的患者。临床上凡燥咳、百日咳、咽炎，以及热病等具备上述症状者都可选用。

【现代研究】雪梨膏能增加呼吸道分泌量，有祛痰作用，并有一定的抑菌作用。

【用法用量】每次 15～30 g，日 3 次，开水化服。

【使用注意】大便溏薄或咳嗽痰白清稀者不宜服用。

橄榄膏 ....

【药物组成】鲜橄榄、砂糖。

【功效说明】清咽止渴。方中橄榄清利咽喉，生津止渴，使本方具有清润利咽的特点。

【应用指南】主要用于喉火上炎所致的咽喉肿痛、口燥舌干等症的患者。临床上凡急慢性咽炎、扁桃腺炎等具备上述症状者都可选用。此外，饮酒过度也可用此醒酒。

【现代研究】橄榄膏能提高唾液腺功能,增加唾液分泌和增加唾液内免疫球蛋白的含量。此外,能保护口腔黏膜,防止病原体的入侵,并有抗炎作用。

【用法用量】每次 15 g,每日 3 次,开水化服。

【使用注意】痰壅咽喉不利者不宜服用。

山楂糕

【药物组成】山楂、白糖。

【功效说明】健胃消食、活血理气。方中山楂有很好的助脾健胃、促进消化的功效,尤能消油腻肉积;并且还有较好的活血散瘀的作用。

【应用指南】主要用于消化不良,尤其是吃油腻肉食后脘腹胀满、嗳气频作,或腹痛腹泻者,以及产后瘀血腹痛、恶露不尽等症的患者。临床上凡消化不良、痢疾、肥胖、妇女痛经、产后腹痛等具备上述症状者都可选用。此外,高血压病、高脂血症、冠心病等也可选用。

【现代研究】山楂膏能扩张冠状动脉,增加冠脉血流量,抗心肌缺血,抗心律失常;有持久的降压作用;能降低胆固醇;收缩子宫;增加胃中消化酶,促进消化。

【用法用量】每次 15～30 g,每日 3 次,开水化服。

【使用注意】胃酸过多,或患有消化道溃疡者不宜服用;孕妇不宜服用。

桑枝膏

【药物组成】桑枝、砂糖。

【功效说明】祛风湿,舒筋络。方中桑枝祛风湿,利关节,通筋络。药性平和、寒热均治为本方的特点。

【应用指南】主要用于风湿入络,骨节疼痛,筋骨牵强,四肢麻木。临床上凡关节痛,无论证属风寒湿痹,还是风湿热痹,具备上述症状者都可选用。

【现代研究】桑枝膏有镇静、利尿、降压作用。

【用法用量】每次 15 g,每日 3 次,开水化服。

金樱子膏

【药物组成】金樱子。

【功效说明】固肾涩精,缩尿止遗。方中独用金樱子酸涩收敛,固精缩尿,止泻止带为本方之特点。

【应用指南】主要用于肾关不固的梦遗滑精、遗尿尿频,脾肾两虚的带下清稀,以及脾虚泄泻便溏等症。临床上凡神经衰弱、遗精、小儿遗尿、慢性肾炎、轻度子宫脱垂、慢性肠炎等具备上述症状者都可选用。

【现代研究】金樱子膏含鞣质,具有收敛作用,能使肠液分泌减少而达止泻目的;能促进胃液分泌,有助于消化;降血脂,尤其降胆固醇;有较强地抗菌、抗病毒作用,对金黄色葡萄球菌、大肠埃希菌有很强的抑菌作用,对铜绿假单胞菌、变形杆菌、伤寒沙门菌、福氏志贺菌有一定程度的抑菌作用;对流感病毒有很强的抑制作用。

【用法用量】每次15g,每日2次,开水冲服。

【使用注意】湿热引起的上述遗泄者,症见口苦,小便黄赤,舌苔黄腻者不宜服用本方;感冒期间暂停服用。

益母草膏

【药物组成】益母草。

【功效说明】活血调经,祛瘀生新。方用单味益母草以奏祛瘀生新,调经止痛之效。具有药单而功强的特点。

【应用指南】主要用于瘀血阻滞引起的月经不调、经行不畅,痛经、血块紫黯,闭经,产后恶露不净,小腹疼痛,以及水瘀互阻引起水肿等症的患者。临床上凡经闭、经前或经行小腹胀痛、难产、产后腹痛、产后恶露不净等、急性肾炎、慢性肾炎、泌尿系结石、慢性前列腺炎、中心性视网膜脉络膜炎、原发性高血压、冠心病、缺血性中风、肝硬化腹水、急性血栓性深静脉炎等具备上述症状者都可选用。

【现代研究】益母草膏能兴奋子宫;扩张外周血管,改善微循环;显著增加冠脉血流量,减慢心率,抗心肌梗死,保护心肌超微结构;能抑制血小板聚集,抗血凝,抗体外血栓形成。此外，对皮肤真菌有抑制作用。

【用法用量】每次 15～30 g，每日 2 次，开水化服。

【使用注意】孕妇忌服。

（张艺宝、张一乐）

第七章
膏方临床应用

第一节·呼吸疾病

间质性肺疾病

■ 概述

　　间质性肺疾病是指肺间质损伤而产生的一类疾病,为一组异源性疾病,是多种疾病的统称。间质性肺疾病的发病率逐年升高,其中最具代表的特发性肺纤维化在东亚地区发病率为1.2～4.16/10万,不同地区特发性肺纤维化发病率均呈增长趋势[12]。我国古代文献没有与间质性肺疾病完全相对应的病名,根据中医传统理论,间质性肺疾病可归属于"肺痿""肺痹""络病"等范畴,目前间质性肺疾病最为常见的中医病名是"肺痿"。

■ 临床特点

(一) 西医认识

　　间质性肺疾病有一些共同的特点,包括:①进行性加重的运动性呼吸困难;②肺部影像学呈双侧弥漫性间质性浸润改变;③限制性肺功能异常,包括弥散功能下降,休息或运动时动脉氧分压下降。间质性肺疾病患者应定期复查胸部CT和肺功能,以评估病情进展情况。

间质性肺疾病的临床表现主要包括干咳、气促、气喘、胸闷等。引起间质性肺疾病的原因有很多,可达180种以上。间质性肺疾病的病变涉及肺泡壁和肺泡周围组织,其发病机制尚不十分明确,完全有效的治疗手段亦十分有限,目前药物治疗仅吡非尼酮、尼达尼布被证实可延缓疾病进展。

(二) 中医认识

关于"肺痿"和"肺痹"的描述,《金匮要略·肺痿肺痈咳嗽上气病脉证治》有云:"寸口脉数,其人咳,口中反有浊唾涎沫者何? 师曰:为肺痿之病。"《素问·痹论》曰:"凡痹之客五脏者,肺痹者烦哮喘而呕……淫气喘息,痹聚在肺。"

事实上,间质性肺疾病患者常常以"痹痿并存"的病机状态存在,肺痿病的病机发展过程是虚实交替、虚实错杂的病理进程。肺痿病的发生最初多源于肺失宣降,症状可见咳喘,伴随气机不畅的病理状态;肺失通调水道之功效,且累及于脾,脾主运化之功亦受限,造成津液失于疏布,生成痰湿,症状可见咯痰。待肺痿病的病情进展,脏器虚衰情况进一步加重,肺脾肾三脏俱虚,且痰湿内蕴进一步恶化,表现为咳痰喘等症状均有所加重;同时肺的膜理结构也随之被破坏,并由气及血,肺脉痹阻,使得气络与血络双双不通,最终造成痰瘀互结。

总之,肺痿病的病机根本乃虚和瘀,本虚标实,即以肺脾肾虚损为病本,痰瘀互结为标实。有学者归纳其病机为络虚络瘀、虚瘀毒互结,认为初病在肺脾,久病及心肾。

张炜基于长期临床经验,分析总结出肺痿病的核心病机为"气络伤",并创立"扶正通络方"。"气络伤"即气络的损伤,从肺之气络探讨肺纤维化病机有两个方面:其一为气络本身及功能失调;其二为邪犯气络,包括邪伤卫气、痰瘀伏络、阴伤肺热、他脏失调而内邪干肺络。据此,肺痿病的治疗原则乃气络虚者宜通补、气络瘀者宜通、通络宜味辛、调补他脏通络[13]。

■ 膏方临证经验

针对肺痿病虚和瘀的根本病机,中医临床治疗上以补益肺脾肾虚损为基础,同时施以化痰行瘀、疏通肺络之法。疾病初期顾护肺脾,病程后期注重补肾,即肺肾同治。临证应标本兼顾,注意分期治疗及病症结合。总之,肺痿病的基本治法为益气养阴、通络行瘀。

张炜创立的治疗间质性肺疾病的"扶正通络方",其药物组成包括生地黄、制山茱萸、制女贞子、牛膝、菟丝子、制南五味子、蛤蚧、橘络、丝瓜络、三七。方以生地为君药,滋阴补肾、蠲通血痹、兼清虚热;辅以橘络、三七通畅气络血络,山茱萸补肾收涩,以助生地补肾通痹、收敛肺气;佐以女贞子、怀牛膝、菟丝子补肾固精,丝瓜络通胸胁风湿痹阻;使以蛤蚧、五味子补肾敛肺、纳气定喘。扶正通络方补肾纳气、通络除痹之功效,恰好体现了"扶正"与"通络"——肺痿病的两大特色治法,是"气络伤"理论的实际应用。

辨证分型施膏

肾虚血瘀

证候:咳喘无力,气短,动则益甚,声音低怯,口唇爪甲紫暗,舌淡苔白或舌质暗或有瘀点、瘀斑,脉沉细或涩。

治法:补肾纳气,通络活血。

主方:扶正通络方膏。

生地黄150 g,制山茱萸60 g,制女贞子60 g,牛膝60 g,菟丝子60 g,制南五味子30 g,橘络30 g,丝瓜络30 g,三七10 g,蛤蚧2对,阿胶100 g(烊),冰糖250 g,饴糖250 g,鳖甲胶200 g(烊)。以上药味合并煎液,文火浓缩,加入蜂蜜、饴糖煮沸收膏。每次20 mL,每日3次,温开水送服。

病案举隅

张炜验案 苏某,女性,54岁。

初诊(2021年11月25日)

病史:半年前发现间质性肺疾病,近半年来干咳逐渐加重,无咽痒咽痛,偶有胸闷,偶有气短而喘,二便可,纳平,寐差。舌暗苔薄白,脉细数。辅助检查:2021年5月24日肺部CT示两肺下叶胸膜下呈间质性肺炎、纤维化改变。拟补肾纳气,通络安神之法。

生地 150 g,化橘红 60 g,橘络 30 g,丝瓜络 60 g,桔梗 60 g,丹皮 90 g,丹参 100 g,三七 10 g,制山茱萸 60 g,牛膝 300 g,秫米 300 g,合欢皮 300 g,酸枣仁 150 g,珍珠母 300 g,火麻仁 300 g,枳壳 90 g,蛤蚧 2 对,阿胶 100 g(烊),冰糖 250 g,饴糖 250 g,鳖甲胶 200 g(烊)。如法收膏。

二诊(2021 年 12 月 9 日)

患者干咳较前缓解,无咽痒咽痛,仍有气短而喘,二便可,纳平,夜寐较前改善。舌暗苔薄白,脉细数。拟前方加减。

生地 150 g,化橘红 60 g,橘络 60 g,丝瓜络 60 g,桔梗 60 g,丹皮 90 g,丹参 100 g,三七 10 g,制山茱萸 60 g,牛膝 300 g,秫米 300 g,合欢皮 300 g,酸枣仁 150 g,珍珠母 300 g,火麻仁 300 g,枳壳 90 g,黄荆子 90 g,胡颓子叶 90 g,蛤蚧 2 对,阿胶 100 g(烊),冰糖 250 g,饴糖 250 g,鳖甲胶 200 g(烊)。如法收膏。

随访至今,患者咳嗽明显改善,已无胸闷,偶有气短而喘。

按:患者为中老年女性,自发病来情绪焦虑,夜晚难以入睡,久之则心气亏虚。心肺同居上焦。心肺在上,心主血,肺主气,人体宗气积于肺部,须贯通心脉,得到血的运载,才能运转全身。患者肺络损伤,经络不通,内存瘀血,瘀血阻络而化热,进一步灼伤肺中津液,故见干咳,加之心气虚损,则见气短胸闷。首诊以生地为主药,滋阴补肾、蠲通血痹,兼清虚热;辅以橘络、桔梗、三七、丹皮、丹参通畅气络血络,丝瓜络通胸胁风湿痹阻;制山茱萸补肾收涩,以助生地黄补肾通痹、收敛肺气之功;佐以牛膝补肾固精;又用火麻仁、枳壳调畅肺肠,贯通全身气机。秫米通利中焦枢机,交通阴阳,合欢皮、酸枣仁、珍珠母合用镇静安神以助眠。全方共奏通补气络、畅通气血,扶正固本之效。复诊时患者诉干咳、睡眠已有一定改善,仍有动则气短而喘,故又加入黄荆子、胡颓子叶下气平喘。

(张炜、张兴)

肺结节

概述

　　肺结节是指影像学表现为直径≤3 cm 的局灶性、类圆形、密度增高的实性或亚实性肺部阴影。在普通人群中孤立性肺结节患病率为 2%～24%，随着高分辨率薄层 CT 的普及和人们健康意识的提高，近年来肺结节的检出率存在升高趋势。中医文献没有"肺结节"的记载，根据其临床表现和影像学特征等，现在多将其归属于"咳嗽""肺积"等范畴。

临床特点

(一) 西医认识

　　肺癌已成为我国目前发病率及死亡率最高的恶性肿瘤，我国约 75% 的肺癌患者诊断时已到了晚期，而肺结节作为肺癌的独立高危因素，予早期诊断及明确良恶性鉴别，对肺癌的治疗及预后非常重要。

　　肺结节患者早期常无典型的临床表现，部分患者可出现咳嗽、咳痰等症状，多依靠肺部影像学检查发现。肺结节按照结节的性质可分为良性与恶性；按照结节的密度可分为实性结节、混合性结节和磨玻璃结节；按照结节的数量可分为单发肺结节和多发性肺结节；按照结节的直径，不超过 3 cm 且周围被含气肺组织包绕的软组织影称为肺部结节，0.5～1 cm 的称为小结节，0.5 cm 以下的称为微小结节。肺部小结节并不等于早期肺癌，肺内很多疾病都会形成结节，良性的包括炎性假瘤、错构瘤、结核球、真菌感染、硬化性肺细胞瘤等，恶性的则可能是原发性肺癌或肺内转移癌。极少部分良性病变日久也可能转化为恶性。有研究表明，直径 1 cm 以下的肺小结节癌变率为 6%～28%，而直径介于 1～2 cm 之间的肺结节癌变率可高达 33%～60%。

《肺结节诊治中国专家共识 2018 年版》指出，直径＞8 mm 的实性或混杂性结节，以及直径＞10 mm 的纯磨玻璃节，主要干预措施是评估手术风险及患癌概率；对于直径≤8 mm 的结节（纯磨玻璃结节直径≤10 mm），主要是定期随访监测。

（二）中医认识

肺结节为有形积块，属于中医学"肺积"范畴。张炜通过长期的临床，认为肺结节的病因不外乎内外两端，外因主要与外感六淫、烟雾粉尘等有关，内因主要与正气不足、七情气郁等有关。病机属本虚标实，虚者责之肺脾气虚，实者责之气滞、痰凝、血瘀。

本虚是肺结节形成的重要内在因素，《诸病源候论·积聚诸病》言："积聚者，由阴阳不和，腑脏虚弱，受于风邪，搏于腑脏之气所为也。"《灵枢·百病始生》言："壮人无积，虚则有之。"均强调了体质虚弱之人容易出现积病。肺虚不能布散津液，脾虚不能运化水谷，则津液停聚化为痰浊；肺主气，朝百脉，主治节，肺气不足，气行不畅，日久气滞、痰凝、血瘀于局部，伤及肺络，进一步凝结形成结节；正气虚弱，复感外邪，痰瘀搏结，久而成积，阻于肺络。标实是肺结节形成的直接原因，气郁为肺结节发病的先导。肺主气，以肃降为顺；肝主疏，以升发为调；脾胃居中焦，是气机调节的枢纽，任一环节功能失调，均会致痰、瘀结聚形成积块。如朱丹溪言："自气成积，自积成痰，痰夹瘀血，遂成窠囊。"《临证指南医案》指出："初为气结在经，久则血伤入络……日渐瘀痹，而延癥瘕。"《杂病源流犀烛》载："邪积胸中，阻塞气道，气不得通，为痰……为血，皆邪正相搏，邪既胜，正不得制之，遂结成形而有块。"《丹溪心法》中提到人上中下有结块者，多属痰。可见气滞、痰凝、血瘀是肺结节形成的直接原因。

▌ 膏方临证经验

早期肺小结节目前没有有效的西医治疗方法。对于没有症状的肺结节患者，从中医辨证着手治疗，可以根据患者体质、一般情况、舌脉等情况，临床常分为肺脾气虚证、肺气阴两虚证、痰瘀互结证等,从补肺健脾入手,同时兼顾气滞、痰凝、血瘀等标实,施以理气、化痰、祛瘀、散结等治法。

病初,肺结节以肺气虚为主,故治疗的重点在于补益肺气,脾为肺之母,也可通过培土以达生金之目的,故临床补肺与补脾常同时进行,方可选六君子汤、补中益气汤、补肺汤等,临床常用补气的中药有黄芪、党参、白术、山药、灵芝等,气充则津血通畅。气郁为肺结节发病的先导,治疗上当调气为先,气行则瘀滞自除,予柴胡、郁金、合欢花、桔梗、玫瑰花、野蔷薇花等疏肝解郁、理气化滞之品。

气虚、气郁日久导致痰、瘀等病理产物积聚,故在补气、行气时,注意化痰,祛瘀。化痰多以二陈汤为基础,根据患者病情合以润肺化痰、燥湿化痰、清热化痰等药物,且化痰多与理气药合用,以加强燥湿化痰之功,常用的理气药有陈皮、木香、厚朴等。根据患者的病程及舌脉,对于体内有瘀的患者应酌情施以活血化瘀的药物,如桃仁、红花、丹皮、丹参等,若瘀阻日久,更可加入三棱、莪术等活血力强的药物,或地龙等虫类药。肺为娇脏,喜润恶燥,理气、化痰或是祛瘀药物,常易辛燥伤津、损伤阴液,临证可加入南北沙参、芦根、麦冬、石斛、女贞子、墨旱莲等滋阴之品,兼有热象者,可加入黄芩、地骨皮、知母、黄柏等。

受叶天士"大凡络虚,通补最宜"学术的影响,张炜自拟散结通络方,以通补入络,补其虚,通其利,一方面祛除实邪,一方面利用滋补药物的运化,达到络和则病安的效果。药物组成有黄芪、灵芝、南沙参、橘红、橘络、丝瓜络、半夏、浙贝母、丹皮、丹参、景天三七等,方中合理配伍补气、滋阴、活血、化痰、通络药物,使其补而不滞,散实邪而不伤正。

■ 辨证分型施膏

(一) 气虚瘀结

证候:胸闷气短,轻咳,疲倦无力,少气懒言,面色晦暗,舌质暗,苔薄,脉细涩。

治法:补肺益气,祛瘀散结。

主方:补肺祛瘀散结方。

生黄芪 150 g,炙黄芪 150 g,南沙参 150 g,丹皮 90 g,丹参 90 g,景天三七 150 g,莪术 90 g,石见穿 150 g,半枝莲 150 g,石上柏 150 g,薏苡仁 150 g,灵芝 150 g,化橘红 60 g,橘络 30 g,板蓝根 150 g,象贝母 90 g,开金锁 300 g,炙百部 90 g,薄荷 120 g,煅瓦楞子 300 g,龙葵 90 g,白螺蛳壳 300 g,橘叶 90 g,紫贝齿 300 g,龟板胶 150 g(烊),冰糖 100 g,西洋参 150 g,黄酒 200 g,陈阿胶 150 g(烊),饴糖 300 g。

(二) 气郁痰阻

证候:咳嗽咳痰,痰质黏稠,胸闷恶心,腹胀,情志不舒,胸闷喜叹气,胁肋疼痛,头目晕眩,舌淡,苔白腻,脉弦滑。

治法:调气解郁,化痰散结。

主方:理气化痰散结方。

生黄芪 150 g,炙黄芪 150 g,南沙参 150 g,苦杏仁 90 g,炙枇杷叶 90 g,开金锁 300 g,生白果 90 g,鹅管石 100 g,皂角刺 60 g,橘红 60 g,陈皮 60 g,海浮石 100 g,炙紫菀 90 g,冬瓜子 300 g,象贝母 90 g,黄荆子 90 g,炒苍术 150 g,石上柏 150 g,前胡 90 g,苦杏仁 90 g,代赭石 300 g,旋覆花 90 g,路路通 90 g,白僵蚕 90 g,生白果 90 g,茯苓 150 g,薏苡仁 200 g,橘红 60 g,姜半夏 150 g,冬瓜子 300 g,柴胡 90 g,黄芩 90 g,石见穿 150 g,蛇舌草 150 g,半枝莲 150 g,墨旱莲 90 g,女贞子 90 g,黄酒 200 g,陈阿胶 150 g(烊),蜂蜜 50 g,龟板胶 100 g(烊),明胶 50 g(烊),鳖甲胶 100 g(烊)。

▨ 病案举隅

张炜验案 张某,女性,42 岁。

初诊(2019 年 12 月 11 日)

病史:患者 2 年前体检发现肺结节,大小约 6 mm,一直门诊中药治疗,结节大小稳定。现气管不利,气逆夜咳,早醒,心烦,畏寒足冷明显,燥热,口干有口气。舌苔腻,心肾脉弱。低血压贫血史,甲状腺 MT 术后,肾结石病史。拟补肺益气,散结通络。

生黄芪 150 g,炙黄芪 150 g,南沙参 150 g,五味子 30 g,北沙参 150 g,炒白术 150 g,炒防风 90 g,射干 150 g,开金锁 150 g,炙紫菀 90 g,白僵蚕 90 g,广地龙 60 g,橘红 60 g,川贝粉 30 g,夏枯草 90 g,石上柏 150 g,石见穿 150 g,半枝莲 150 g,蛇舌草 150 g,莲子心 30 g,灵芝草 150 g,合欢皮 150 g,北秫米 300 g,黄连 60 g,炒枣仁 150 g,珍珠母 300 g,紫贝齿 300 g,灵磁石 300 g,炙冬花 90 g,麦冬 150 g,川石斛 150 g,芦根 150 g,三棱 90 g,莪术 90 g,玫瑰花 60 g,合欢花 60 g,鸡血藤 90 g,当归 90 g,怀牛膝 90 g,马勃包 60 g,炙枇杷叶 90 g,炙百部 90 g,胡颓子叶 90 g,黄荆子 90 g,生白果 90 g,平地木 90 g,炙苏子 90 g(包煎),苦杏仁 90 g,净蝉衣 45 g,乌梅 60 g,前胡 90 g,淫羊藿 90 g,生晒参 100 g,西洋参 100 g,陈阿胶 150 g(烊),鳖甲胶 150 g(烊),冰糖 250 g,黄酒 200 g,蛤蚧 2 对。

二诊(2021 年 12 月 4 日)

半月前肺 CT 示肺结节大小约 7 mm。患者寐浅多梦,心烦,腰酸,口干,畏寒足冷,心悸,易感疲倦,舌苔少白腻,脉弦细滑。低血压贫血史,甲状腺 MT 术后,肾结石病史。拟补肺益气,散结通络。

生黄芪 150 g,炙黄芪 150 g,南沙参 150 g,五味子 30 g,北沙参 150 g,炒白术 150 g,炒防风 90 g,射干 150 g,开金锁 150 g,炙紫菀 90 g,橘络 30 g,丝瓜络 60 g,白僵蚕 90 g,橘红 60 g,川贝粉 30 g,夏枯草 90 g,石上柏 150 g,石见穿 150 g,半枝莲 150 g,蛇舌草 150 g,莲子心 30 g,灵芝草 150 g,合欢皮 300 g,北秫米 300 g,黄连 60 g,炒枣仁 150 g,珍珠母 300 g,紫贝齿 300 g,灵磁石 300 g,麦冬 150 g,川石斛 150 g,芦根 150 g,三棱 90 g,莪术 90 g,玫瑰花 60 g,合欢花 60 g,鸡血藤 90 g,当归 90 g,怀牛膝 90 g,生薏苡仁 200 g,丹皮参各 90 g,景天三七 150 g,脱力草 150 g,女贞子 90 g,生晒参 100 g,西洋参 100 g,陈阿胶 200 g(烊),鳖甲胶 150 g(烊),冰糖 250 g,黄酒 200 g。

按:患者体检发现肺结节,病程至今已 4 年,结合患者全身表现,辨证为气虚痰阻证,治疗以调气为先。邪之所凑,其气必虚,首诊予灵芝、黄芪补肺,白术健脾,虚人之体易合外邪,又予防风祛除外邪;合欢皮、合欢花、玫瑰花疏肝理气;气为津之母、血之帅,气虚气郁致津血运行失常,形成痰浊、瘀血等,故加入开金锁、橘红、贝母、紫苏子、鸡血藤、三棱、莪术等化痰散瘀;痰瘀久病常郁而化热甚而化毒,再以石上柏、石见穿、半枝莲、蛇舌草以清热解毒、散结通络;为防燥热伤阴,予南北沙参、麦冬、黄连等滋阴降火之品;最后予秫米、贝齿、灵磁石、酸枣仁、珍珠母、马勃、枇杷叶、炙百部、胡颓子叶、黄荆子、生白果、苦杏仁等安神、止咳对症治疗;患者畏寒足冷明显,稍稍加入淫羊藿以温阳。二诊时患者痰瘀等病理产物积聚明显,予增加丹皮、丹参、景天三七以增强活血化瘀之功。全方围绕补益肺脾、化痰散结、破血消瘀进行治疗。

(张炜、孙仕奇)

慢性支气管炎

■ 概述

慢性支气管炎(简称慢支)是指气管、支气管黏膜及其周围组织的慢性非特异性炎症。本病是一种严重危害老年人健康的常见病、多发病,主要症状为慢性咳嗽、咳痰,部分患者可有喘息。慢支潜隐缓慢起病,开始时症状较轻,多未受到患者重视,也有少数患者于急性上呼吸道感染后症状迁延不愈而起病。本病病程漫长,反复急性发作,逐渐加重。病因较复杂,迄今尚未明了,目前认为主要与吸烟、大气污染、感染、气候寒冷及机体内在因素(过敏、自主神经功能失调、年老体弱、营养因素、遗传因素)有关。根据咳嗽、咳痰、气喘主要症状,将本病归属于中医学"咳嗽""痰饮""喘证"范畴。

■ 临床特点

(一)西医认识

慢支以经年累月的咳嗽、咳痰或伴有喘息反复发作的慢性过程为特征。病情若缓慢进展,常并发阻塞性肺气肿甚至肺动脉高压、肺源性心脏病。多数患者主要依据临床症状作出诊断。患者每年至少有 3 个月的慢性咳嗽、咳痰或伴有喘息症状,并连续 2 年以上,排除其他心、肺疾患(例如肺结核、尘肺、支气管哮喘、支气管扩张症、肺癌、肺脓肿、心功能不全等)之后,即可作出诊断。如每年发病持续时间不足 3 个月,但有明确的客观检查依据(如 X 线、肺功能)支持,亦可诊断。

慢支咳嗽呈现长期、反复、逐渐加重的特点;咳痰一般为白色黏液或浆液泡沫状痰,合并感染时,痰液转为黏液脓性或黄色脓痰,且咳嗽加重、痰量增加,偶有痰中带血;部分患者有支气管痉挛,可引起喘息,常伴哮鸣音,可因吸入刺激性气体而诱发。

早期轻症慢支可无任何异常体征。在急性发作期可有散在干、湿啰音,咳嗽后可减少或消失,啰音多少和部位不固定,多在背部及肺底部。

慢支可分为单纯型和喘息型。单纯型患者表现咳嗽、咳痰两项症状;喘息型表现为咳嗽、咳痰、喘息症状。慢支按病情进展分为急性发作期、慢性迁延期和临床缓解期。急性发作期表现为 1 周内咳嗽、咳痰、喘息中任何一项症状明显加剧,可伴有发热、痰量增加、白细胞升高等炎症表现;慢性迁延期指咳嗽、咳痰或喘息中任一症状持续 1 个月以上;慢性缓解期指症状基本消失,或偶有轻微咳嗽和少量咳痰,保持 2 个月以上。

(二) 中医认识

慢支属于中医学"咳嗽""痰饮""喘证"范畴。急性发作期,多由外邪所致,以实证居多,其治疗以祛邪为主;慢性迁延期病机为"虚实夹杂",虚为肺脾肾不足,实为痰浊阻于肺络,治疗当以补虚和祛邪相结合;临床缓解期,多见肺脾肾虚损,或夹杂痰瘀作祟,治疗上以扶正固本为主,辅以祛邪。

慢支的病因有外感、内伤两大类。外感咳喘为六淫外邪侵袭肺系;内伤咳喘为脏腑功能失调,内邪干肺。不论邪从外入,或自内而发,均可引起肺失宣肃,肺气上逆作咳喘。

慢支病变主要在肺,与肝、脾有关,久则及肾。主要病机为邪犯于肺,肺气上逆。因肺主气,司呼吸,上连气道、咽喉,开窍于鼻,外合皮毛,内为五脏华盖,其气贯百脉而通它脏,不耐寒热,称为"娇脏",易受内外之邪侵袭而为病,病则宣肃失常,肺气上逆,发为咳喘。

外感咳喘属于邪实,为外邪犯肺,肺气壅遏不畅所致,若不能及时使邪外达,可进一步发生演变转化,表现风寒化热、风热化燥,或肺热蒸液成痰(痰热)等情况。内伤咳喘多属邪实与正虚并见。病理因素主要为"痰"与"火"。痰有寒热之别,火有虚实之分;痰可郁而化火(热),火能炼液灼津为痰。他脏及肺者,多因邪实导致正虚,如肝火犯肺每见气火耗伤肺津,炼液为痰。痰湿犯肺者,多因脾失健运,水谷不能化为精微上输以养肺,反而聚为痰浊,上贮于肺,肺气壅塞,上逆为咳。若久延脾肺两虚,气不化津,则痰浊更易滋生,此即"脾为生痰之源,肺为贮痰之器"的道理。甚则病延及肾,由咳至喘。如痰湿蕴肺,遇感引触,转从热化,则可表现为痰热咳嗽。至于肺脏自病的咳嗽则多为因虚致实。如肺阴不足每致阴虚火炎,灼津为痰,肺失濡润,气逆作咳,或肺气亏虚,肃降无权,气不化津,津聚成痰,气逆于上,引起咳喘。外感咳喘与内伤咳喘还可相互影响为病,久延则邪实转为正虚。外感咳喘如迁延失治,邪伤肺气,更易反复感邪,而致咳喘屡作,肺气益伤,肾气亦损,逐渐转为内伤咳喘;肺脏有病,卫外不强,易受外邪引发或加重,特别在气候转寒时尤为明显。久则从实转虚,肺脏虚弱,阴伤气耗。

膏方临证经验

慢支之成病多因初起外感风寒、饮食劳倦所作,不加留意,反复迁延难愈。外感新病属于邪实,治当祛邪利肺,忌敛涩留邪,当因势利导,恢复肺气宣畅;慢性迁延期和临床缓解期要兼顾祛邪与扶正,防宣散伤正,须从调护正气着眼。

刘完素在《黄帝内经》基础上提出,"治咳先治痰,治痰先治气"的理论;朱丹溪在《丹溪心法》中阐明"善治痰者,不治痰而治气,气顺则一身之津液亦随气而行";综上述先贤的论述,可见,在慢支的治疗中,宜宗《黄帝内经》"百病皆生于气也"的指导,以"治气"为先。

气根本在肾,来源于肺、脾,升发疏泄于肝。对于慢支而言,肺气虚则宣肃失司、不能布津,脾胃气(阳)虚则不能健运,水液不运、痰浊内生,肾气虚则气失温煦、濡养、固摄,肝气失于疏泄或肝气上逆于肺,皆致津液或化源不足或停滞不行,肺气失于宣肃,成痰留饮作喘。

从气机的角度来看,肺气失于宣降或大肠不利可导致肺气不通,津液布散失常;脾胃之气升降失常则水液运化失常;肝气失于调达,气机不畅、气滞水停;三焦乃水液运行之通道,三焦气化失常则水道不通;上述气机失常皆可致痰饮内生,肺气宣降失司,肺气上逆,表现为咳嗽、咳痰、气喘。

痰与气在慢支的发病中具有重要作用,以气为先,气病生痰、痰气阻肺、肺失宣肃、肺气上逆而成痰成嗽作喘,此为慢支的病机特点,决定了"治痰""治气"在治疗慢支中的关键作用。慢支治疗,当以治气为先。

1. 益气化痰、止咳平喘(肺脾肾为要) · 补益脾肺之气,为治疗咳喘之肺脾气虚、痰湿内蕴证的关键。临证见青壮年咳喘患者,常因过食生冷或饮食不节,缺乏锻炼,损伤脾胃,脾胃气(阳)虚,痰湿内生,母病及子,肺气亦虚,或年老肺气虚弱,表现为咳嗽声低,痰多,但痰色白质稀,伴见气短懒言、或见喘促,倦怠易累,可予四君子汤为基础,加南沙参益气化痰,党参、黄芪、太子参补益脾肺而不助湿生痰。久咳伤肺、久病伤肾,或先天不足、年老肾衰,症见咳嗽伴少气不足以息、喘促、形寒畏冷,腰酸乏力,当在补脾基础上加用灵芝、冬虫夏草、蛤蚧、核桃仁等补肺纳肾,更甚者可因病程进展或药物使用不当累及脾肾阳气,出现畏寒肢冷、五更泻、腰酸冷等症,补气温阳则为本证咳喘的基本治法,在补益肺脾肾之气的基础上选用肉桂、补骨脂、淫羊藿、干姜、五味子、巴戟天、菟丝子等。治病求本,此证之本即肺脾肾之不足,在补益肺脾肾基础上配合选择化痰药物,方能痰化而咳止喘平,否则徒用燥烈化痰的药物,不仅伤气耗阴,还常致痰愈难咯,咳愈难止,喘愈难平。咳喘临床辨证应密切结合患者体质、症状及体征以指导选择法、方、药,脏器虚损者需注意"培土生金""金水相生"法的运用。

2. 理气化痰、止咳平喘(肺肝首重) · "气不顺"乃咳痰喘的重要病因,理气作为关键治法其要义乃顺调肺肝之气。如肺气郁闭者当以开宣肺气为法,常选用桔梗、麻黄、杏仁、瓜蒌皮、荆芥等,鼻、咽皆为肺窍,伴有咽痛或咽喉不利者常选用射干、马勃、蝉蜕、牛蒡子等宣肺利咽,伴鼻塞喷嚏者常选用藁本、白芷、辛夷、路路通等宣肺通窍。肝失调达、肝气郁滞、横逆犯肺亦常致咳喘,当疏肝理气以复肝肺气机止咳平喘,常选用陈皮、青皮、香附、郁金、玫瑰花、野蔷薇花、八月札等;肝经有热者常伍以柴胡、黄芩、野菊花、夏枯草等;若气滞尤甚,可予以青皮、橘核、荔枝核等破气之品。

3. 降气化痰、止咳平喘(肺肝胃大肠宜顺)·《医学三字经》言"然肺为气之主,诸气上逆十肺则呛而咳",《丹溪心法·喘》言"治疗之法,当究其源……气郁即调顺之……又当于各类而求",表明肺气逆或他脏气逆及肺为咳喘的重要病机。调畅肝、胃、大肠之气机为降气止咳平喘的重要治法。平肝法为临床常用治咳喘之法,自觉气逆咳喘、面红目赤或情绪激动、头晕目眩、胸胁引痛等症状提示患者咳喘与"肝气逆而犯肺"密切相关,常选用柴胡、白芍、郁金、香附、玫瑰花、矮地茶、枇杷叶、枳壳、枳实、青皮、前胡、半夏、陈皮、厚朴等药物。若伴见大便干或黏腻或不畅或腹胀嗳气则舒,提示大肠传导失司,致肺宣降失常而病咳喘,可选苏子、莱菔子、枳实、陈皮、大腹皮、厚朴等药。咳嗽、咳痰、喘促伴有嗳气、反酸等症状,或有气冲之感,乃肺胃气逆之表现,当选用旋覆花、代赭石等以降肺胃逆气。

4. 清气化痰,止咳平喘(肺肝脾胃大肠为先)·清气化痰止咳平喘为许多感染后咳喘的重要治法,在吴崑所论"气之不清,痰之故也,能治其痰,则气清矣"的基础上,丹溪"气有余便是火"理论亦提示清气在"化痰止咳平喘"中的重要作用。"清气"乃清肺、脾、胃、肝、大肠(心)等脏腑之气以绝痰之再生,亦乃清痰湿久蕴而生火化热之痰气,以利气清而痰消、咳止、喘平。故对于呼吸气粗、咳嗽咳黄痰或黄脓痰、舌质偏红、苔黄腻、脉滑数或弦滑数者,当选用莲子心、黄芩、生石膏、桑白皮、地骨皮、葶苈子、胆南星以清热,在此基础上加用清热化痰之品以达气清、热消、痰化、咳止、喘平之功。亦当辨证伍用不同药物以清脏腑之热,如对于脾气急躁、易怒、口苦咽干目赤、舌红苔黄腻、脉弦滑数者,常常加用柴胡、黄芩、栀子、郁金等药物以清肝。对于平素嗜食肥甘厚腻,而致体胖、易发湿疹、咳大量黄痰、口苦口腻、舌苔黄腻、脉滑数者,此乃湿热内蕴脾胃,致使痰热阻滞肺胃气机而生咳痰喘,宜予黄连、白扁豆等药物配伍。痰湿久蕴易化火热,临证可予海蛤壳、黄芩、青礞石、瓜蒌、胆南星、皂角刺等药物配伍以清化顽痰。

慢支的治疗过程中,要注意保持良好的排便习惯,以达到通利肠腑、止咳平喘的目的。肺与大肠相表里,二者在咳痰喘的发病中密切相关。唐宗海在《中西汇通医经精义》中言"大肠所以能传导者,以其为肺之腑。肺气下达故能传导",提示肺气失常易导致大肠传导失司。反观之临床,便秘、欠气少或大便黏滞热臭为咳痰喘常见伴发症。于清利大肠保持肠腑之气畅的基础上化痰,方能转复肺之气机以止咳平喘,常予以陈皮、大腹皮、厚朴、枳壳、杏仁等顺调肺肠气机,予以葶苈子、大黄等通利大肠。

■ 辨证分型施膏

(一)外寒内饮

证候:咳喘,痰白多泡沫,恶寒无汗,口不渴,身疼重等,苔白滑,脉弦紧。

治法:解表温里,宣肺化饮。

主方:小青龙汤膏。

炙麻黄 60 g,桂枝 60 g,紫苏子 90 g,黄芩 60 g,白芍药 90 g,半夏 90 g,紫菀 90 g,冬瓜仁 90 g,薏苡仁 90 g,苍术 90 g,白术 90 g,杏仁 90 g,细辛 45 g,干姜 45 g,五味子 45 g,茯苓 100 g,炙甘草 90 g,蜂蜜 500 g。将诸药择净,研细,水煎 3 次;合并煎液,文火浓缩,加入蜂蜜煮沸收膏。每次 20 mL,每日 3 次,温开水适量送服。

(二)痰热蕴肺

证候:咳嗽气喘,痰稠黄黏,口干口苦,胸胁作痛,汗多,困倦等,舌红苔黄而干,脉虚数。

治法:清热化痰,养阴润肺。

主方:清金化痰膏。

生地 120 g,柴胡 90 g,黄芩 90 g,生山栀 90 g,生石膏 150 g,竹茹 90 g,茯苓 150 g,半夏 150 g,砂仁 30 g,杏仁 90 g,肥知母 150 g,黄柏 90 g,菊花 90 g,黄连 90 g,白芍 90 g,蜂蜜 500 g。将上药择净,同入锅中,加清水适量,浸泡片刻,水煎取汁,共煎 3 次;合并煎液,文火浓缩后,最后加入蜂蜜,如法收膏。每次 20 mL,每日 3 次,温开水适量送服。

(三)肺脾气虚

证候:自汗气短,纳差便溏,每遇风寒咳痰或喘嗽发作加重等,苔薄白,脉细弦。

治法:益气补脾,化痰止咳。

主方:六君子膏。

生黄芪各 150 g,党参 150 g,白术 150 g,山药 150 g,白芍药 100 g,茯苓 150 g,炒薏苡仁 150 g,莲子肉 150 g,扁豆 150 g,炒谷芽 150 g,炒麦芽 120 g,炒当归 100 g,防风 150 g,黄精 150 g,半夏 150 g,陈皮 150 g,鹿角胶 90 g(烊),炙甘草 150 g,细辛 45 g,干姜 90 g,蜂蜜 500 g。将诸药择净,研细,水煎 3 次;合并煎液,文火浓缩,最后加入鹿角胶、蜂蜜煮沸收膏。每次 20 mL,每日 3 次,温开水适量送服。

(四) 肾不纳气

证候:咳喘久作,呼多吸少,动则益甚,痰稀色白,畏寒肢冷等,苔白而滑,脉沉细无力。

治法:补肺益气,温肾摄纳。

主方:《金匮》肾气膏。

熟地黄 200 g,党参 150 g,山药 300 g,山茱萸 100 g,猪苓 150 g,茯苓 150 g,半夏 100 g,泽泻 90 g,补骨脂 150 g,菟丝子 150 g,白术 150 g,白芍药 150 g,炙附片 90 g,鹿角胶 90 g(烊),陈皮 90 g,厚朴 60 g,肉桂 60 g,五味子 90 g,脐带 30 g,鹅管石 300 g,蜂蜜 500 g。将诸药择净,研细,水煎 3 次;合并煎液,文火浓缩,最后加入鹿角胶、蜂蜜煮沸收膏。每次 20 mL,每日 3 次,温开水适量送服。

病案举隅

张炜验案 吕某,男性,70 岁。

初诊(2020 年 11 月 25 日)

病史:患者有慢性支气管炎病史十余年,秋冬季气候转凉后发作明显。少咳少痰,气短喘鸣,夜尿频,入睡难,寐浅,脉细。既往前列腺肥大、高血压、高脂血症、脂肪肝病史。治宜补肺平喘,益肾降脂。

生黄芪 150 g,山药 150 g,炙黄芪 150 g,灵芝草 150 g,北沙参 150 g,炒防风 90 g,炒白术 150 g,怀山药 90 g,砂仁 30 g,金荞麦 300 g,胖大海 60 g,桔梗 60 g,炙款冬花 90 g,炙枇杷叶 90 g,板蓝根 150 g,炙紫菀 90 g,黄荆子 90 g,广地龙 60 g,炙苏

子 90 g(包煎),胡颓子叶 90 g,象贝母 90 g,苦杏仁 90 g,白僵蚕 90 g,橘红 60 g,冬瓜子 300 g,净蝉衣 45 g,乌梅 60 g,川贝粉 30 g,皂角刺 60 g,败酱草 150 g,鹅管石 300 g,路路通 60 g,川芎 90 g,辛夷花 90 g,香白芷 60 g,合欢皮 300 g,北秫米 300 g,莲子心 30 g,黄连 60 g,炒枣仁 150 g,珍珠母 300 g,紫贝齿 300 g,熟地 90 g,当归 90 g,杜仲 300 g,益智仁 90 g,巴戟肉 90 g,淫羊藿 90 g,莪术 90 g。

另加:生晒参 100 g,西洋参 100 g,陈阿胶 300 g,木糖醇 200 g,黄酒 200 g,蛤蚧 2 对,明胶 50 g。

二诊(2021 年 12 月 1 日)

少咳少黄痰,气短,口干,疲倦,夜尿频,寐浅,舌苔稍白腻,脉细滑。既往前列腺肥大、高血压、高脂血症、脂肪肝病史。治宜补肺平喘,益肾降脂。

生黄芪 150 g,炙黄芪 150 g,灵芝草 150 g,北沙参 150 g,炒防风 90 g,炒白术 150 g,怀山药 90 g,砂仁 30 g,金荞麦 300 g,胖大海 60 g,桔梗 60 g,炙款冬花 90 g,炙枇杷叶 90 g,板蓝根 150 g,炙紫菀 90 g,黄荆子 90 g,炙苏子 90 g(包煎),胡颓子叶 90 g,象贝母 90 g,苦杏仁 90 g,白僵蚕 90 g,橘红 60 g,冬瓜子 300 g,净蝉衣 45 g,川贝粉 30 g,鹅管石 300 g,路路通 60 g,川芎 90 g,辛夷花 90 g,柴胡 90 g,黄芩 90 g,合欢皮 300 g,北秫米 300 g,莲子心 30 g,黄连 60 g,炒枣仁 150 g,珍珠母 300 g,紫贝齿 300 g,熟地 90 g,当归 90 g,杜仲 300 g,巴戟肉 90 g,淫羊藿 90 g,虎杖 90 g,台乌药 90 g,蚕茧壳 120 g,生槐花 90 g。

另加:生晒参 150 g,西洋参 150 g,陈阿胶 400 g,木糖醇 200 g,黄酒 200 g,蛤蚧 2 对,明胶 50 g。

按:患者慢性支气管炎十余年,首诊咳嗽、喘促明显,结合患者全身表现,病机为本虚标实,辨证为肺肾两虚,痰浊阻滞证,治疗宜扶正祛邪。患者气短,疲倦,久咳伤肺、久病伤肾,患者肺肾两虚,治以补益肺脾肾之气为先,以生晒参、生黄芪、炙黄芪、西洋参、炒白术、怀山药补肺脾之气,虚人之体易合外邪,又予防风祛除外邪;加用灵芝、蛤蚧、益智仁等补肺纳肾,熟地、阿胶、北沙参、杜仲、巴戟肉、淫羊藿补肾填精。患者久病,肺脾肾均呈损耗状态,肺失宣肃、脾失健运、肾失摄纳,则咳、痰、喘诸证并现,此时应宗《黄帝内经》"百病皆生于气也"的指导,以"治气"为先,补益肺脾肾虚损之气为治病之根本。在益气基础上,针对痰浊病邪,予金荞麦、桔梗、炙枇杷叶、炙紫菀、炙款冬花、象贝母、橘红、炙苏子、黄荆子、胡颓子叶、地龙、冬瓜子、川贝、皂角刺、败酱草清热化痰、宣肺止咳、降气平喘,胖大海、板蓝根、白僵蚕、蝉蜕利咽止咳,鹅管石、路路通、川芎、辛夷、白芷宣通肺窍。患者寐艰寐浅,予合欢皮、秫米、莲子心、珍珠母、炒枣仁、紫贝母清心安神。二诊时患者痰色转黄,未使用吸入药物,喘促好转,予停用乌梅、地龙、皂角刺、乌梅、益智仁、败酱草等药物,加用柴胡、黄芩、虎杖清热。

（张炜、陈宝瑾）

慢 性 阻 塞 性 肺 疾 病

■ 概述

慢性阻塞性肺疾病(简称慢阻肺)是一种以持续气流受限为特征的疾病,与肺部对有害颗粒物或气体的异常炎症反应有关,可累及肺脏,以及引起全身的不良效应。我国成人慢阻肺患病人口近 1 亿,20 岁以上慢阻肺患病率为 8.6%,40 岁以上慢阻肺患病率为 13.7%。由于其患病人数多,致残率高,死亡率高,预后差,社会经济负担重,本病已成为一个重要的公共卫生问题。近年来临床实践表明,中医药在改善患者的临床症状、肺功能指标,延缓病情进展方面疗效显著。慢阻肺根据临床特点及病理改变可归属于中医学"咳嗽""喘证""肺胀"等范畴。

■ 临床特点

(一) 西医认识

慢阻肺发病是个体易感因素和环境因素的共同作用。个体因素包括遗传、年龄增长、肺部生长发育不良、支气管哮喘、气道高反应、低体重指数等;环境因素包括吸烟、燃料烟雾、空气污染、职业粉尘、感染等。本病病机尚未完全阐明,主要与有害颗粒及气体引起气道氧化应激、炎症反应及蛋白酶/抗蛋白酶失衡有关。该病起病隐匿,呈进行性发展,慢性咳嗽、咳痰、呼吸困难是主要症状,重症及急性加重患者出现明显胸闷和喘息。本病常合并其他疾病,如缺血性心脏病、心力衰竭、高血压等心血管疾病,以及骨质疏松、焦虑抑郁、肺癌、胃食管反流病等。肺功能检查,吸入支气管舒张剂后 FEV1/FVC<70% 是气流受限的客观指标。早期 X 线胸片可无明显异常,随疾病进展表现为肺气肿征象。利用高分辨率 CT 计算肺气肿指数、气道壁厚度、功能性小气道病变等指标,有助于慢阻肺的早期诊断和表型评估。药物治疗以吸入性支气管舒张剂、吸入性糖皮质激素单用或联合应用为主。戒烟、呼吸康复治疗、家庭氧疗、无创通气、内科介入、外科治疗等非药物干预是稳定期慢阻肺治疗的重要组成部分。

(二) 中医认识

慢阻肺可归属于中医学"咳嗽""喘证""肺胀"等范畴。张炜指出,本病多因外邪侵袭,肺卫不固,脾肺先虚,导致病情反复发作,迁延不愈;脾虚健运无力,则湿邪内生,聚而成痰,阻遏气道,痰气交阻,肺失宣肃,致喘息气促、咳嗽咯痰阵作。痰邪可有寒化热化之分,如内有停饮,又复感风寒,则可成为外寒内饮证;脾胃虚寒,痰饮不化,则可表现为寒痰证。感受风热或痰郁化热,可表现为痰热证。热可进一步化火化燥,出现严重的喘息,气息粗涌,甚则张口抬肩,痰液黏凝,咯吐不易,喉中如锯。此时,虽肺脾之气已损,但病机尚以邪实为主。

若久病迁延,脾肺虚损逐步加重,则进入肾虚为主的阶段。肺为气之主,肾为气之根,肺脾虚损,运化失司、精微不化,累及肾元,致肾精渐虚,肾气衰惫,肺不主气,肾不纳气,气喘日益加重,呼吸短促难以为继,动则尤甚;病情进一步发展为肾阳虚衰,出现畏寒,腰膝酸冷,且肾主水,阳虚不能化气行水,则水邪泛溢,轻者下肢浮肿,严重者水气凌心,出现喘咳心悸,甚则喘不得卧,更重者阳虚至极,出现肢冷、汗出、脉微弱等元阳欲脱危象。

肺与心脉相通,肺气辅佐心脏运行血脉,肺虚治节失职,则血行涩滞,循环不利,血瘀肺脉,肺气更加壅塞,造成气虚血滞,血滞气郁,由肺及心的恶性后果,临床可见心悸、发绀、水肿、舌质暗紫等症。

本病在急性发作期偏于邪实,稳定期则偏于本虚,膏方门诊就诊患者多处于稳定期,病机以虚为主,夹有邪实。虚损的程度可因病程长短、体质虚弱及顾护调摄之不同而各有差异。辨证时应注意辨明病位、病性及虚损的程度;还应辨察兼有实邪的性质,以对临床治疗进行有效的指导。

■ 膏方临证经验

慢阻肺患者膏方的处方原则在于治本为主,兼顾其标,调畅气机,因人制宜。主要治法为补肺益肾健脾,化痰祛瘀平喘。

病程初期,尚以肺脾气虚为主,治当以补肺脾之气为先,可兼顾脾肾之阳,以求未病先防。补脾肺之气常用四君子汤、玉屏风散为基础方,切合慢阻肺患者肺虚表卫不固、脾虚运化失常的病机,常合而用之。补气药物除了党参、黄芪、白术等,膏方还可加入药力更胜之白参、(野)山参、西洋参、红参等。其中白参作用较平缓,山参则药力雄峻,野山参则更胜一筹,西洋参兼顾气阴,红参则可温阳补气,可根据患者的虚损之深浅、阴阳之偏胜可分别选用。此外,怀山药、灵芝、扁豆、大枣、甘草等也是补气处方中的常用药物,且效用较为平缓,皆可随证使用。

病程中后期,以脏腑亏损为主,而无论虚损程度如何,均存在精亏的病理本质,故处方中应加入补肾填精之品。代表方药如六味地黄丸、大补元煎、左归丸、右归丸、河车大造丸等。常用药物为熟地黄、山茱萸、何首乌、黄精、当归、枸杞子、狗脊、紫河车等。龟甲、鹿茸、紫河车等血肉有情之品,填精之力尤胜。此外,膏方中阿胶、龟甲胶、鳖甲胶、鹿角胶等亦有填精之功效。

虚证患者偏阳虚者以脾肾阳虚为主,可用保元汤、《金匮》肾气丸、拯阳理劳汤。常用淫羊藿、巴戟天、补骨脂、菟丝子、仙茅、肉苁蓉、肉桂、附子、鹿角片、干姜等。肾阳虚者难以固摄,此时尤其应重视其摄纳功能,可选用参蛤散、人参蛤蚧散等方,常用紫河车粉、蛤蚧、怀山药、五味子等药物,也可选用龙骨、牡蛎、龟甲、鳖甲、磁石等重镇药物以助摄纳。偏阴虚者以肺肾阴虚为主,轻者多以肺阴虚为主,可以沙参麦冬汤、百合固金汤化裁,常用药物为南沙参、北沙参、天冬、麦冬、玉竹、百合、石斛。重者多以肾阴虚为主,可以拯阴理劳汤为基础加减,常用药物为生地黄、女贞子、桑椹、墨旱莲、玄参等。兼有热象应加知母、黄柏、桑白皮、地骨皮等。

　　标实者以痰和瘀为主,因此化痰逐瘀是膏方祛邪治疗中的重要法则。痰湿不可分,故化痰以燥湿化痰为基本治则,二陈汤作为基础方,量多色白偏痰湿者可加苍术、白术、藿香、蔻仁、防风、厚朴等加强燥湿的力度。痰多色偏黄或黄白相间者,酌加黄芩、黄连、紫花地丁、板蓝根等。若痰色黄质黏者则为热渐化火,需用栀子、紫草、白花蛇舌草、半枝莲等清热解毒药,清热类药物在此还可起到反佐作用,以防温药之过燥。还可用润肺化痰之品如款冬花、紫菀、枇杷叶、百部等;也可加用皂角刺破结消散之品,以溃顽痰。兼大便偏干者可选用三子养亲汤、宣白承气汤、桃仁、杏仁、瓜蒌仁等,在滑肠逐痰之余,还可起到降泻肺气的作用,一举两得。

　　化瘀法在临床上常用到蒲黄、桃仁、红花、牛膝、田三七等药,因慢阻肺患者常伴有胸闷,可酌选丹参、川芎、郁金、薤白等宽胸理气。瘀血严重者可用牡丹皮、赤芍,或三棱、莪术以破瘀,甚者可考虑使用蜈蚣、全蝎等虫类化瘀药,其性善走窜,无处不到,可去络中伏邪而疏利肺络,祛除邪实,止咳平喘之余,还有化瘀通络之功,其效甚验。桂枝和大黄亦有通络化瘀之作用,其与桃仁配伍之桃核承气汤是《伤寒论》中最重要的化瘀组合之一,可根据寒温之偏重及其他兼夹证候使用。在活血化瘀药、祛痰药中佐以少量行气药,还可疏理气机,利于滋补药物的运化,防止滋腻碍胃,随证可配用柴胡、枳实、枳壳、香附、薄荷、青皮、槟榔、香橼皮等药味。

　　标实证另有兼见肢肿者,应在前述温脾肾阳气的基础上再加用泻肺逐水的方药,如苓桂术甘汤、《金匮》肾气丸、五苓散、真武汤、葶苈大枣泻肺汤等。古语有云:肺伤致咳,脾伤久咳,肾伤咳甚,肺病日久,病及心脉,心营不畅,心神难安,故不应只拘泥于肺肾两脏的调治,还应注重温中健脾,燥湿化痰,调养心神,故方中添用砂仁、山药、瓜蒌、麦冬、远志、茯神等药。

■ 辨证分型施膏

(一) 肺脾气虚

　　证候:咳嗽,喘息,气短,动则尤甚,纳呆食少,腹胀,神疲乏力,平素易感冒,舌体胖大、有齿痕,舌淡苔白,脉细弱。

治法:补肺健脾,止咳化痰。

主方:补肺健脾止咳方。

炙黄芪 150 g,南沙参 150 g,五味子 30 g,炒白术 150 g,炒防风 90 g,炒怀山药 300 g,开金锁 300 g,炙紫菀 90 g,黄荆子 90 g,炙枇杷叶 90 g,生白果 90 g,胡颓子叶 90 g,炙苏子 90 g(包煎),白僵蚕 90 g,平地木 90 g,乌梅 60 g,广地龙 60 g,净蝉衣 45 g,冬瓜子 90 g,川贝母粉 30 g,橘红 60 g,炙甘草 60 g,芦根 150 g,橘络 30 g,北秫米 300 g,木蝴蝶 90 g,四季青 60 g,黄荆子 90 g,桔梗 60 g,灵芝草 150 g,生晒参 100 g,西洋参 100 g,阿胶 200 g(烊),饴糖 300 g。

(二) 肺肾两虚

证候:胸满短气,声低气怯,呼吸浅短难续,甚则张口抬肩,倚息不能平卧,咳嗽,痰白如沫,咯吐不利,心慌,形寒汗出,舌淡,苔白润,脉沉细无力。

治法:扶正益肾,补肺平喘。

主方:扶正益肾平喘方。

炙黄芪 150 g,淫羊藿 150 g,补骨脂 150 g,怀牛膝 100 g,菟丝子 150 g,枸杞子 100 g,女贞子 150 g,续断 100 g,紫河车 60 g,炒杜仲 100 g,南沙参 150 g,炒白术 150 g,熟地 90 g,怀山药 300 g,山茱萸 60 g,炒防风 90 g,射干 90 g,炙紫菀 90 g,炙冬花 90 g,炙百部 90 g,净蝉衣 45 g,乌梅 60 g,苦杏仁 90 g,生白果 60 g,白僵蚕 90 g,橘红 60 g,桔梗 90 g,橘络 30 g,丝瓜络 60 g,丹皮参各 90 g,炙苏子 90 g(包煎),景天三七 150 g,桑椹子 90 g,桑寄生 90 g,蛤蚧 2 对,生晒参 100 g,西洋参 100 g,阿胶 300 g(烊),饴糖 300 g。

病案举隅

张炜验案 嵇某,男性,65 岁。

初诊(2018 年 12 月 17 日)

病史:长期吸烟史。肺气肿、肺大疱病史 10 余年。平素感冒易咽痛,痰少白黏,心烦汗出,肢冷。既往高血脂、血管硬化、肝肾囊肿病史。肝脉小弦,舌有齿印。

拟益气补肺,健脾化痰之法。

生黄芪150g,炙黄芪150g,炒党参150g,生地90g,熟地90g,南沙参150g,北沙参150g,炒白术150g,怀山药90g,鸡血藤90g,生蒲黄150g(包煎),柴胡90g,黄芩90g,丹皮参各90g,景天三七150g,橘红60g,橘络30g,丝瓜络60g,前胡90g,苦杏仁90g,炙枇杷叶90g,开金锁150g,冬瓜子90g,白僵蚕90g,胡颓子叶90g,薄荷90g(后下),板蓝根90g,郁金90g,生山楂90g,川贝粉30g,炙百部90g,炙紫菀90g,炙冬花90g,射干150g,胖大海60g,生白果90g,乌梅60g,五味子30g,炒防风90g,稽豆衣90g,脱力草150g,制大黄90g,白芍90g,制香附90g,荷叶90g,玉米须90g,地骨皮90g,虎杖90g。

另加:陈阿胶150g,龟板胶150g,生晒参100g,西洋参100g,木糖醇200g,收膏。

二诊(2019年12月19日)

上方后感冒减少,咳嗽少许,痰白黏少咳,少心烦,易醒,畏寒肢冷较前缓解,舌淡,边有齿印,苔薄,脉沉。拟益气补肺,健脾化痰之法。

生黄芪150g,炙黄芪150g,炒白术150g,炒防风90g,生地150g,当归90g,怀山药300g,北沙参150g,南沙参150g,柴胡90g,制香附90g,苦杏仁90g,炙枇杷叶90g,开金锁300g,白僵蚕90g,炙苏子90g,板蓝根150g,芦根150g,川贝粉30g,炙紫菀90g,西青果60g,川石斛150g,白芍90g,脱力草150g,冬瓜子300g,炙冬花90g,桔梗60g,鸡血藤90g,景天三七150g,丹皮参各90g,橘红60g,丝瓜络60g,橘络30g,郁金90g,淮小麦300g,生槐花90g,玉米须90g,荷叶90g,鬼箭羽90g,制大黄90g,凤尾草150g,生山楂90g,虎杖90g,合欢皮300g。

另加:陈阿胶350g,生晒参100g,西洋参100g,蛤蚧2对,木糖醇200g,收膏。

随访至今,患者咳嗽不明显,不喘,偶感咽部不适,有少量咯痰,咯出则畅,稍畏寒。

按:《三因极一病证方论》曰:"五脏皆有上气喘,但肺为五脏华盖,百脉取气于肺,喘即动气,故以肺为主。"该患者由于长期吸烟损及肺脏,形成肺气肿、肺大疱,慢性咳喘痰发展为慢阻肺。肺卫不固,故平素易感冒。气虚失于温养,即肢冷。肺病日久及心,出现心烦汗出。肺金受伤,窃其母气,脾失健运,痰湿内停,表现为舌有齿印。痰湿由津液化生,津血同源,痰瘀滋生转化,导致高血脂、血管硬化。痰瘀久郁化热,伤及阴津,出现咽痛、痰少而黏。"肝生于左,肺藏于右",肺失清肃,致肝失条达;"五脏之伤,穷必及肾",久病不愈,肾元虚损,邪聚于此,导致肝肾囊肿。虚虚实实,恶性循坏,使慢阻肺日渐加重。

调理以补肺健脾、理气通络为主要治疗原则。予玉屏风散,黄芪、白术合用,补脾肺之气,表固则邪不易侵,脾健则正气自复。佐防风助黄芪升阳固表。生黄芪与炙黄芪同用增强益气固表,补肺健脾之功。柴胡、薄荷、白芍三药取"逍遥散"疏肝健脾之义。香附、丝瓜络、橘红、橘络、僵蚕理气通络。鸡血藤、蒲黄、三七、丹皮活血化瘀,丹参、郁金既活血祛瘀,又宽胸理气,大黄通络化瘀、活血不伤津。生晒参、西洋参、党参、南北沙参益气养阴。阿胶、熟地、生地、稽豆衣滋阴益肾。取蛤蚧血肉有情之品补肺益肾。对症予前胡、杏仁、制枇杷叶、开金锁、虎杖、黄芩、板蓝根、冬瓜子、白果、川贝、枇杷叶、款冬花、紫菀、百部止咳化痰平喘。荷叶、脱力草、玉米须等清热利湿。射干、胖大海利咽。乌梅、五味子、胡颓子叶敛肺定喘。川石斛、地骨皮滋阴防温燥。山药、山楂健脾益胃,防膏方之滋腻。二诊在初诊基础上加用西青果、凤尾草清热祛湿,芦根养阴润肺,鬼箭羽加强活血化瘀之功,合当归、槐花活血不伤正,淮小麦、合欢皮调养心神。咳痰喘减轻,去前胡、黄芩、胡颓子叶等;咽痛已无,故去有小毒之射干。

(张炜、陈凤)

支气管哮喘

■ 概述

支气管哮喘(简称哮喘)是由多种细胞包括气道的炎性细胞和结构细胞(如嗜酸性粒细胞、肥大细胞、T淋巴细胞、中性粒细胞、气道上皮细胞等)和细胞组分参与的气道慢性炎症疾病。这种慢性炎症导致气道高反应性,常出现广泛多变的可逆性气流受限,并引起反复发作的喘息、气急、胸闷或咳嗽等典型的呼吸道症状。我国 20 岁以上成人哮喘患病率为 4.2%,全国总患病人数为 4 570 万,近年来随着人口老龄化和环境污染,哮喘患病率在我国有逐年增长的趋势。根据哮喘的临床表现,中医学将其归属于"哮病""喘证"之范畴。

■ 临床特点

(一) 西医部分

典型哮喘表现为反复发作性的喘息,可伴有气促、胸闷或咳嗽。多与接触变应原、冷空气、理化刺激、病毒性上呼吸道感染、运动等有关。哮喘症状在不同时间及发作时的严重程度均表现为多边性。夜间及凌晨发作和加重常是哮喘的特征之一。症状可在数分钟发作,经数小时至数日,用支气管舒张药后缓解或自行缓解,也有少部分不缓解而呈持续状态。不典型者可表现为咳嗽或胸闷,而咳嗽变异性哮喘是以咳嗽为唯一表现,常于夜间及凌晨发作,运动、冷空气等诱发加重,气道反应性增高,使用支气管舒张剂或吸入糖皮质激素治疗有效。根据其临床表现,哮喘可分为三期,即急性发作期、慢性持续期、临床缓解期。依据其严重程度可分为轻度、中度、重度、危重四个级别,该病发展至后期将导致患者出现气道重构和气道高反应,严重影响患者肺及呼吸道功能情况。其治疗目标在于达到哮喘症状的良好控制,维持正常的活动水平,同时尽可能减少急性发作、肺功能不可逆损害和药物相关不良反应的风险。

(二) 中医部分

支气管哮喘属于中医学"哮病""喘证"之范畴。朱丹溪云"哮喘专主于痰",并提出"未发以扶正气为主,既发以攻邪气为要"。张炜认为哮病的病因与风、痰之邪密切相关,同时责之于肺脾肾虚。

哮病的病位肺为主,涉及脾肾。病理因素以"伏痰"为主,《丹溪心法》明确提出"哮喘专注于痰"。而痰之本身既是一种病理因素,也是一种病理产物,责之于肺脾肾三脏失司,导致肺脏输布、脾之运化及肾之气化的功能失调,从而导致聚湿成痰,内壅于肺,成为本病发生之"夙根"。《内经》言:"阴争于内,阳扰于外……使人喘鸣。"伏痰藏于内,遇感引发,致痰气互结,壅阻气道,痰气交阻,通畅不利,此为哮喘急性发作的基本病理变化。《证治汇补》言："因内有壅塞之气,外有非时之感,膈有胶固之痰,三者相合,闭阻气道……发为哮病。"外感、情志、饮食、劳倦等均可引起本病急性发作。《症因脉治》云："哮病之因,痰饮留伏……潜伏于内,偶有七情之犯,饮食之伤,或有时令之风寒……则哮喘之症作矣。"故而本病病因为伏痰、外感之邪(风、寒、热)、情志、饮食、劳倦、本虚、瘀血等。

膏方临证经验

哮病为中医临床优势病种,根据"发时治标,平时治本"的治疗原则。冬季服用膏方属"冬病冬治",坚持服用可减少哮喘发病次数,减轻发作程度。张炜临证处方时根据辨证分析的结果,分清缓急,祛邪重在痰、风;调虚重在补肺、脾、肾之气;同时亦重固护脾胃。

哮病的本质是外邪(风寒、风热、粉尘等)引动内在伏痰,壅阻肺气,痰气上壅,发而为哮。临床上对于寒哮证常采用温散法、温化法,如常用小青龙汤辛温解表,温肺化饮;对于肺脾气虚证、肺肾两虚证,常采用温补法、温化法,如常用六君子汤,用方中"四君"以温补脾气,陈皮、半夏以燥化寒痰。至于热哮证,热哮乃因外感风热之邪引动伏痰,或外感风寒入里化热,继而引动伏痰,阻遏肺气,气逆且痰热壅滞,发而为哮,用药不可单用寒凉,有闭郁肺气之弊;二者痰为阴邪,得温始化,虽其夹热,亦不可一派寒凉,当"用药不避温",使温法与清法同用,如可用麻杏石甘汤、定喘汤等"温清并用"方。

哮病稳定期病机以本虚标实为主,虚责之于脾肺肾气虚,治当以补肺脾之气为主,兼顾脾肾之阳,以求未病先防。如肺气虚弱者,予玉屏风散补肺固卫,兼见怕冷畏风明显者,加桂枝、白芍、姜枣等调和营卫;气阴亏虚,痰少质黏,咽干者,予生脉饮加北沙参、玉竹、黄芪等益气养阴;平素易食少脘痞,易于腹泻者,在六君子汤基础上加莲子、扁豆、木香、苍术等品,健脾胃、升清阳;同时取其脾、肺在五行生化上有母子相生之意,培土即可以生金。久病频发,肾虚失纳,气不归元,而气短喘甚,吸气不利者,在辨其阴阳的基础上,补肾摄纳,予《金匮》肾气丸或七味都气丸加减,阳虚明显则酌加补骨脂、淫羊藿等;阴虚甚者配麦冬、当归、龟甲胶等;而肾虚不能纳气者,加冬虫夏草、胡桃肉或予参蛤散、紫河车等。

"发则治其标"施膏时亦要辨邪犯之位所致之标症,予以精准用药。肺开两窍,外通于鼻,内连于咽,风邪引动痰饮,上犯鼻窍而见鼻塞不利,流涕者,膏方中酌加防风、辛夷、白芷等通窍祛风之品;下犯咽喉兼见咽痛,咽痒不适者,酌加射干、薄荷、木蝴蝶等利咽解痉之品。而气管贯于肺中,若见喘促不利者,酌加黄荆子、麻黄、苏子降气平喘,利气管;蝉蜕、僵蚕等引经通络、利咽解痉、祛风开窍。而对痰饮之宿邪,引发咳嗽、喘息等症,始终把握"治痰先治气"之原则,斡旋气机之升降,酌加旋覆花、灵磁石、代赭石降气肃肺;炙百部、款冬花、蜜紫菀、开金锁润肺下气,止咳化痰;天竹子、腊梅花降气止咳;胡颓子叶、矮地茶化痰止咳;若见风痰郁久化热而成痰热者,以胖大海、马勃、西青果、板蓝根清热生津,凉血利咽。

哮病病程中,因痰浊伏于内,痰阻气壅,血行不畅,痰瘀内阻,因此化痰逐瘀亦是膏方祛邪治疗中的重要法则。痰湿不可分,故化痰多以燥湿化痰为基本治则,方以二陈汤为基础。痰湿重者可加苍术、白术、藿香、蔻仁、防风、厚朴等加强燥湿的力度;痰热重者,酌加黄芩、黄连、紫花地丁、板蓝根等增清热化痰之效;痰热壅久化火者,需用栀子、紫草、白花蛇舌草、半枝莲等清热解毒;同时妙用乌梅丸,寒热并除,收敛肺气;肺阴伤者,加润肺化痰之品如款冬花、紫菀、枇杷叶、百部,甚则可用麦冬、南沙参、桑叶、天花粉、川贝母等清润之药以润燥邪;化瘀则予以血府逐瘀汤,如蒲黄、桃仁、红花、牛膝、田三七等药,兼见胸闷者,酌加地龙、丹参、川芎、郁金、薤白等;瘀血严重者可用牡丹皮、赤芍,或三棱、莪术以破瘀;蜈蚣和全蝎是临床常用的搜剔药物,其性善走窜,无处不到,可去络中深伏幽隐之邪而疏利肺络,祛除邪实,起到止咳平喘的作用,还有化瘀通络之功效,其效甚验。

■ 辨证分型施膏

(一) 肺肾气虚,痰浊阻肺

证候:短气息促,动则尤甚,平素易感冒,气短,声低,喉中常有轻度哮鸣音,咳痰清稀色白,舌苔淡白,脉沉细。

治法:补肺益肾,化痰理气。

主方:扶正化痰定哮方。

生晒参100g,炙黄芪150g,生熟地各150g,怀山药150g,南北沙参各150g,女贞子150g,制黄精100g,甘杞子100g,全当归100g,广陈皮100g,功劳叶150g,制首乌150g,五味子50g,鹅管石300g,炙麻黄50g,射干150g,炙苏子150g(包煎),炙紫菀150g,款冬花100g,杭白芍100g,炒防风100g,前胡100g,炒黄芩150g,软柴胡150g,沥半夏150g,炙甘草90g,阿胶200g(烊),冰糖500g(烊)。

(二) 痰热郁肺,肺失清肃,肺脾肾虚

证候:咳喘,咽痒,鼻塞,流涕,痰多色黄质黏,平素喘促短气,夜间尤甚,舌淡红,脉数。

治法:清热化痰止咳,补肺健脾益肾。

主方:蝉蚕止咳验方。

生黄芪150g,炙黄芪150g,南沙参150g,五味子30g,炒怀山药300g,炒白术150g,炒防风90g,开金锁150g,木蝴蝶90g,炙枇杷叶90g,射干90g,薄荷90g(后下),炙紫菀90g,黄荆子90g,炙麻黄45g,炙百部90g,胡颓子叶90g,炙苏子90g(包煎),广地龙60g,生白果90g,平地木90g,乌梅60g,甜杏仁90g,白僵蚕90g,净蝉衣45g,前胡90g,丝瓜络60g,川贝母粉30g,香白芷60g,川芎90g,辛夷花90g,荆芥90g,苍耳子60g,细辛45g,龙葵90g,莪术90g,菟丝子90g,山茱萸60g,西洋参100g,陈阿胶350g(烊),冰糖100g,蛤蚧2对。

病案举隅

张炜验案 柏某,男性,46岁。

初诊(2015年11月4日)

病史:患者咳喘反复发作10余年,遇冷及夜间尤重,同时伴有鼻塞,喷嚏,咽痒不适,流涕。吸入舒利迭后好转,未系统治疗。刻下症见咽痒不适,咳嗽,少痰,鼻塞,喷嚏,伴有胃脘胀满,烧灼感,泛酸,喜温,腰酸,饮食可,夜寐安,二便基本正常。

舌质淡、苔白厚稍腻,脉滑。拟止咳化痰、健脾理气之法。

生黄芪 150 g,炙黄芪 150 g,南沙参 150 g,五味子 30 g,炒怀山药 300 g,炒白术 150 g,炒防风 90 g,阳春砂 30 g,冬桑叶 90 g,开金锁 150 g,木蝴蝶 90 g,炙枇杷叶 90 g,射干 90 g,薄荷 90 g(后下),炙紫菀 90 g,黄荆子 90 g,炙麻黄 45 g,炙百部 90 g,胡颓子叶 90 g,炙苏子 90 g(包煎),广地龙 60 g,生白果 90 g,平地木 90 g,乌梅 60 g,甜杏仁 90 g,白僵蚕 90 g,净蝉衣 45 g,橘红 60 g,前胡 90 g,丝瓜络 60 g,川贝母粉 30 g(冲),藁本 90 g,橘络 30 g,香白芷 60 g,沉香 15 g(后下),川芎 90 g,辛夷花 90 g,荆芥 90 g,苍耳子 60 g,细辛 45 g,龙葵 90 g,莪术 90 g,鹅不食草 60 g,旋覆花 90 g(包煎),煅瓦楞子 300 g,白螺蛳壳 300 g,橘叶 90 g,甘松 45 g,九香虫 30 g,橘皮 60 g,蒲公英 90 g,菝葜 90 g,八月札 90 g,黄连 30 g,桑椹子 90 g,桑寄生 90 g,菟丝子 90 g,山茱萸 60 g。

另加:西洋参 100 g,陈阿胶 350 g,冰糖 100 g,蛤蚧 2 对,黄酒 200 g,饴糖 300 g,收膏。

二诊(2016 年 11 月 15 日)

上方后稍有咽痒、咳嗽少痰,痰如白沫,鼻塞、喷嚏较前改善,稍有胸闷,偶有胃痛、胃胀及泛酸,畏寒,舌淡,苔薄白,脉弱。吸入舒利迭好转。拟补肺平喘、和胃益肾之法。

生黄芪 150 g,炙黄芪 150 g,南沙参 150 g,五味子 30 g,怀山药 300 g,生白术 150 g,炒防风 90 g,冬桑叶 90 g,开金锁 150 g,木蝴蝶 90 g,射干 90 g,黄荆子 90 g,炙麻黄 45 g,薄荷 90 g(后下),炙紫菀 90 g,炙苏子 90 g(包煎),广地龙 60 g,生白果 90 g,胡颓子叶 90 g,乌梅 60 g,甜杏仁 90 g,白僵蚕 90 g,净蝉衣 45 g,橘红 60 g,前胡 90 g,丝瓜络 60 g,川贝母粉 30 g(冲),藁本 90 g,橘络 30 g,香白芷 60 g,路路通 90 g,川芎 90 g,辛夷花 90 g,荆芥 90 g,苍耳子 60 g,细辛 45 g,龙葵 90 g,莪术 90 g,鹅不食草 60 g,旋覆花 90 g(包煎),煅瓦楞子 300 g,白螺蛳壳 300 g,橘叶 90 g,甘松 45 g,九香虫 30 g,橘皮 60 g,蒲公英 90 g,菝葜 90 g,八月札 90 g,黄连 30 g,桑椹子 90 g,丹皮 90 g,丹参 90 g,菟丝子 90 g,山茱萸 60 g,郁金 90 g,淫羊藿 90 g。

另加:生晒参 100 g,陈阿胶 350 g,冰糖 100 g,蛤蚧 2 对,黄酒 200 g,饴糖 300 g,收膏。

三诊(2018 年 11 月 27 日)

药后近 2 年病稳,少有受凉后咽痒、咳嗽、鼻塞、喷嚏,畏寒风,舌淡红,苔薄白,脉弱。拟补肺固表,益肾平喘之法。

生黄芪 150 g,炙黄芪 150 g,南沙参 150 g,五味子 30 g,怀山药 90 g,炒白术 150 g,炒防风 90 g,冬桑叶 90 g,开金锁 150 g,生白果 90 g,射干 90 g,黄荆子 90 g,炙麻黄 45 g,白僵蚕 90 g,桔梗 90 g,炙苏子 90 g,广地龙 60 g,苦杏仁 90 g,胡颓子叶 90 g,乌梅 60 g,川贝母粉 30 g(冲),藁本 90 g,净蝉衣 45 g,橘红 60 g,前胡 90 g,香白芷 60 g,路路通 90 g,川芎 90 g,荆芥 90 g,辛夷花 90 g,鹅不食草 60 g,皂角刺 60 g,小茴香 60 g,橘皮 60 g,蒲公英 90 g,橘叶 90 g,菟丝子 90 g,山茱萸 60 g,桑椹子 90 g,丹皮 90 g,丹参 90 g,当归 90 g,淫羊藿 90 g,生蒲黄 150 g,虎杖 90 g。

另加:生晒参 100 g,陈阿胶 150 g,木糖醇 100 g,蛤蚧 2 对,黄酒 200 g,饴糖 300 g,收膏。

随访至今,患者夜间偶感咽部不适,咳嗽、畏风寒较前好转。

按:《症因脉治》载:"哮病之因,痰饮留伏,结成窠臼,潜伏于内,偶有七情之犯,饮食之伤,或外有时令之风寒,束其肌表,则哮喘之证作。"患者久病,肺脾肾俱虚,而缓解期虽症状不明显,但"风痰内伏"之夙根仍在,遇感易发,致气道挛急,痰气交阻,肺气上逆而见咳嗽,咽痒,少痰;肺外通于鼻腔,邪气内侵,鼻窍不通,故见鼻塞,喷嚏;而胃脘胀满,烧灼感,喜温,为肝胃不和,脾胃虚寒之象;故本患以本虚为主,兼有标实作祟,病久难愈。

治疗当权衡主次,标本兼顾。以补肺益肾,降气化痰为主,兼以疏肝健脾和胃。予玉屏风散,黄芪、白术合用,补脾肺之气,卫固则邪不易侵,后天健则正气亦足,佐防风助黄芪升阳固表,生黄芪与炙黄芪同用增强益气固表,补肺健脾之功;木蝴蝶、射干、麻黄宣肺平喘,豁痰利咽;加细辛、前胡、紫菀、胡颓子叶、旋覆花、紫菀、开金锁、款冬花、枇杷叶、百部、川贝母粉、杏仁、平地木等温肺降逆,化痰止咳;黄荆子平气平喘,利气管;地龙、蝉蜕、僵蚕祛风引经,利咽利窍;阳春砂、瓦楞子、山药、甘松、九香虫、黄连、八月札、陈皮、薄荷等疏肝养胃,理气化瘀;桑叶、乌梅、南沙参、五味子收敛肺气,润肺生津;辛夷、白芷、鹅不食草、苍耳子、荆芥等祛风通鼻之窍;川芎、龙葵、莪术、丝瓜络等通血络,取"气行则血行"之意;同时加入桑椹子、桑寄生、菟丝子、山茱萸补肾之品,金水相生,肺肾双补。二诊在初诊基础上加丹参、路路通、郁金活血化瘀,理气宽胸;加淫羊藿、蛤蚧补肺益肾,纳气定喘;三诊时加蒲黄、皂角刺、虎杖止咳化痰,活血通络。

(张炜、都紫微)

支气管扩张症

■ 概述

支气管扩张症(简称支扩)是指由支气管及其周围肺组织的慢性炎症所导致的支气管壁肌肉和弹性组织破坏,管腔形成不可逆性扩张、变形。除少数先天性支气管扩张外,支扩大多继发于鼻旁窦、支气管、肺部的慢性感染,以及支气管阻塞等因素。我国40岁及40岁以上的人群中,经医生诊断的支气管扩张症总体患病率约为1.2%,并随着人口老龄化患病率呈上升趋势。支气管扩张症与中医"肺络张"相类似,根据其临床特点,可归属中医学"咳嗽""咯血""肺痈"等范畴。

■ 临床特点

(一)西医认识

支扩的临床表现主要为慢性咳嗽、咯大量脓痰和(或)反复咯血。呼吸困难和喘息也是常见伴随症状,可提示有广泛的支气管扩张。

患者继发感染时,可出现咳嗽加剧,咯痰量增多,痰液多呈黏液性、黏液脓性或脓性,收集后分层示上层为泡沫,中间为浑浊黏液,下层为脓性成分,最下层为坏死组织。

50%~70%的支扩病例可发生咯血,大出血常为小动脉被侵蚀或增生的血管被破坏所致。部分患者以反复咯血为唯一症状,称为"干性支气管扩张"。

早期或干性支气管扩张可无异常肺部体征,当病变加重或继发感染,即气道内分泌物较多时,体检可闻及下胸部、背部固定而持久的局限性粗湿啰音,有时可闻及哮鸣音。病变严重尤其是伴有慢性缺氧、肺源性心脏病和右心衰竭的患者可出现杵状指及右心衰竭体征。

根据反复咯脓痰、咯血病史和既往有诱发支气管扩张的呼吸道感染病史,结合肺部CT显示支气管扩张的异常影像学改变即可确诊。

(二) 中医认识

支扩属于中医学"咳嗽""咯血"等范畴,其病位在肺,涉及脾胃、肾、心等多个脏腑。病因主要包括内外因两个方面:外因多指外感六邪(风、寒、暑、湿、燥、热)与烟毒侵袭肺脏,肺气上逆生痰作咳,或咳伤肺络,使血外溢于气道;内因多指饮食不当,七情内伤,肺体亏虚,久病及肾等。内外因互为因果可致病情反复,病久伤及正气,正气亏虚,卫外不利,机体更易感受外邪,邪气阻滞,使得痰热更盛,进一步灼伤肺络,损耗正气,从而形成恶性循环,导致支扩迁延难愈。

支扩乃本虚标实之病,病机以肺虚为本,痰、热、瘀等实邪为标。患者多因六淫发病,肺本为娇脏,易受侵袭,肺气虚弱,致使肺气卫外及通调水道功能受损,体内水湿聚而成痰;脾喜燥恶湿,痰湿不去,耗伤脾阳,脾无以运化水湿,又助长痰湿。痰湿邪气壅滞三焦水道,久之郁而化热,耗伤津液,热盛损伤肺络、迫血妄行,引发咯血;痰热使得痰湿黏稠,愈发阻滞气机,气机不畅则水湿内停而再生痰湿、痰热,如此往复。

本病早期主要表现为外邪侵袭,痰热壅肺,热盛伤络,症状上可见咳嗽胸闷,咽痛咯痰,痰黄黏和(或)伴有血丝,甚者可咯鲜血,便秘溲赤等。若久病迁延,肺脾虚损逐步加重,终将累及肾脏,可发展为三个方向,亦可并见:首先,肺为气之主,肾为气之根,肺气不足,伤及肾气,导致下气虚衰,气失摄纳,症状上可出现咳嗽喘促,动则尤甚或汗出肢冷等;其次,肺为水之上源,肾为主水之脏,肺失宣肃,不能行水,久伤肾阳,气化失司,关门不利,加剧水湿停聚,水泛为肿,甚者可凌心射肺,症状上可表现出气短咳嗽,喘不得卧,肢肿等;再者,肺属金,肾属水,正所谓金水相生。肺肾阴液关系密切,肺阴受伤,久必下及肾阴,同时肾阴亏虚,致阴虚火旺,上灼肺阴,又使肺失清润,最终肺肾阴虚,症见干咳,音哑,潮热盗汗,两颧发赤,腰膝酸软等。

支扩有咯血症状者,出血日久易致瘀血内生,瘀血为离经之血,不仅无法濡养人体,更阻碍新血的生成,正所谓"瘀血不去,新血不生",病久可表现为气虚血瘀,症状上可咯吐少许黯淡血液,舌下瘀斑显露、增粗,脉细涩等。

张炜通过长期临床观察,发现膏方门诊中,患者通常患病已久,同时在本病病程中,痰、瘀等病理产物常稽留难去,郁而发热,故而多表现为阴虚内热的病理基础下,夹有邪实的特点。辨证时注重患者肺、脾、肾脏腑虚损程度,同时辨察兼有的实邪性质,祛邪清热兼顾扶正养阴,以对临床治疗进行有效的指导。

膏方临证经验

支气管扩张症是临床上常见的慢性呼吸道疾病,具有病程长、反复发作、难以治愈的特点。中医膏方主要适用于久病体虚和伴有慢性疾病而影响气血生化或导致脏腑功能失调者的治疗。多年的临床实践已充分证明,对于长期反复发作的支气管扩张症及伴有咯血的患者,采用膏方治疗尤为适宜。

支扩患者膏方的处方原则在于治本为主,兼顾其标,以"急则治标,缓则治本"的原则分期论治,确定病机、病位及虚损的程度进行滋补,膏方患者多病久精亏,故应酌情加入补肺健脾益肾填精之品;同时兼顾痰、热、瘀等标邪,施以化痰排痰、养阴清热、止血祛瘀之法。对于支扩咯血患者,主要采取降气止血法,因气有余便是火,气降则火降,火降则气不上升,血不随气上行,故不再外溢,同时注重活血止血,止血不留瘀,减少咯血反复。另本病多有阴虚内热的特点,因此对于升阳温燥伤阴药物,应慎用或不用为宜。

本病初始,多因外邪或正气已虚而诱发咳嗽咯痰,可有咽痒咽痛,气短而喘,亦常见鼻塞喷嚏,此时应疏风止咳,理气化痰,补肺固表为主,咯血者兼凉血止血为急。膏方中多以蝉衣、僵蚕、薄荷疏风开窍,利咽解痉;炙紫菀、款冬花、炙苏子止咳下气又润肺;前胡、杏仁化痰降气止咳;射干、开金锁、冬瓜子、象贝母清热化痰;生地、芦根清热生津以防伤阴,桔梗可祛痰排脓,以利肺气,肺气通顺常故咳自止。咽痒咽痛者多以板蓝根、胖大海、木蝴蝶清热利咽；鼻塞鼻炎者可加辛夷、藁本、白芷、鹅不食草；痰多而黏者，可酌加皂角刺、败酱草、鱼腥草、海蛤壳、海浮石等以助祛痰；咳剧难止者可酌加生白果、五味子、乌梅敛肺止咳；气促喘甚者可酌加胡颓子叶、平地木、炙麻黄宣肺平喘。补肺固表多以玉屏风散为基础方，加生黄芪、蛤蚧补肺气，合用南北沙参、麦冬、玄参、天花粉、石斛滋肺阴，橘红、橘络、丝瓜络通肺络，以助肺重司卫外、通调水道之职。

对于咯血者，除使用清热降气药物以止血外，中医亦有法云"烧灰诸黑药，皆能止血"，降气药联合炭药共同止血，乃咯血者的标本同治之法，同时咯血者易生瘀，正所谓"止血不留瘀血"，两者合用兼有化瘀之功。膏方中也常用花蕊石、藕节炭，本身既可收敛止血又可化瘀，虚热盛者多用黄芩炭、炒知柏、山栀碳，与方中地黄并用，寓知柏地黄丸之意，行滋阴降火止血之效。

《黄帝内经》言"五脏六腑皆令人咳，非独肺也"，五脏六腑是紧密相关的整体，互相联系，互为影响，本病患者中后期多表现为肺脾气虚与肺肾两虚。肺脾气虚者多因脾运化无力，气机阻滞，故见纳呆、腹胀、嗳气反酸、便烂、乏力等，应在补肺的基础上施以健脾和胃，调畅气机，运脾化湿之法。膏方中可以参苓白术散为基础方，同时加炒苍术、厚朴，二者合用，燥湿运脾，行气和胃，使湿去脾健；湿浊郁久而化热，使得胃中不和，加入柴胡、黄芩、黄连，解郁清热，通畅中焦，多嗳气反酸者可加旋覆花、炒瓦楞子。肺肾两虚者多以肺肾阴虚常见，肺肾津枯，虚火上扰，心神失养，故见腰膝酸软，心烦潮热盗汗，口干、口疮，寐艰多梦等，此时应重养阴清热，养心安神，补益肾精。膏方可以知柏地黄丸、养阴清肺汤为底方，加入川石斛滋阴清热，地骨皮、浮小麦除热止汗，灯心草、莲子心、百合入心经养阴安神，合欢皮安神解郁、制女贞子、墨旱莲滋阴降火、补益精血，枸杞子、菟丝子更乃平补阴阳之妙药，尤擅补肾固精。汗多者可配煅牡蛎，以牡蛎散方止汗，多梦者可加贝齿、珍珠母平肝安神。然正如《临证指南医案》所云"草木药饵，总属无情，不能治精亏之惫"，可知血肉有情之品尤擅补益肾精，膏方中加入蛤蚧，不仅补益肺体，更补精滋髓，加入龟甲滋阴潜阳、益肾健骨，最后以西洋参、阿胶冲入收膏，冰糖、黄酒调味，煎熬良久才得成膏。

辨证分型施膏

(一) 肺卫不固

证候:咳嗽,干咳或痰少、痰黏难咯,有或无咯血或痰中带血,神疲乏力,动则加重,易感冒,易口干、咽干,舌淡白,脉细。

治法:补肺固表,化痰止咳。

主方:补肺固表止咳方。

炙黄芪150g,生黄芪150g,炒白术150g,炒防风90g,净蝉衣45g,白僵蚕90g,薄荷150g(后下),炙枇杷叶90g,炙紫菀90g,炙冬花90g,炙苏子90g,黄荆子90g,前胡90g,苦杏仁90g,射干150g,开金锁300g,冬瓜子90g,象贝母90g,桔梗90g,板蓝根150g,胖大海60g,木蝴蝶90g,南沙参150g,北沙参150g,芦根150g,生地150g,麦冬150g,玄参150g,天花粉150g,川石斛150g,橘红60g,橘络30g,丝瓜络60g,生晒参100g,西洋参100g,陈阿胶150g(烊),龟甲胶200g(烊),蛤蚧2对,冰糖100g(烊冲),黄酒200g,饴糖300g(烊冲)。

(二) 肺脾气虚

证候:咳嗽,咯痰,痰色白,有或无咯血或痰中带血,易感冒,周身沉重,食少、纳呆,腹胀,舌淡白,舌体胖大,苔白腻,脉沉细。

治法:补肺健脾,止咳化湿。

主方:补肺健脾和胃方。

炙黄芪150g,炒白术150g,砂仁45g,炒怀山药300g,茯苓300g,莲子肉300g,炒扁豆300g,炒苍术150g,薏苡仁100g,厚朴60g,柴胡90g,黄芩90g,黄连60g,肥知母150g,木香90g,胡颓子叶90g,炙苏子90g,川贝母粉30g,象贝母90g,天冬150g,南沙参150g,北沙参150g,芦根150g,川石斛150g,橘红60g,橘络30g,丝瓜络60g,西洋参100g,陈阿胶150g(烊),龟甲胶200g(烊),蛤蚧2对,冰糖100g(烊冲),黄酒200g,饴糖300g(烊冲)。

(三) 肺肾两虚

证候:咳嗽,伴干咳或少痰,痰白黏或黄白,胸闷气喘,有或无咯血或痰中带血,口干甚至口渴,汗出,舌体瘦小,舌质淡或红,舌苔薄少或花剥,脉沉细或细数。

治法:补肺益肾,滋阴止咳。

主方:补肺益肾滋阴方。

炙黄芪 150 g,生黄芪 150 g,熟地 90 g,生地 150 g,五味子 30 g,南沙参 150 g,北沙参 150 g,芦根 150 g,川石斛 150 g,麦冬 150 g,玄参 150 g,地骨皮 150 g,淮小麦 300 g,灯心草 30 g,莲子心 45 g,百合 90 g,合欢皮 150 g,珍珠母 300 g,生山栀 90 g,灵芝草 150 g,女贞子 90 g,旱莲草 90 g,杜仲 300 g,菟丝子 90 g,桑椹子 90 g,淫羊藿 90 g,枸杞子 90 g,玄参 150 g,脱力草 450 g,橘红 60 g,橘络 30 g,丝瓜络 60 g,西洋参 100 g,陈阿胶 150 g(烊),龟甲胶 200 g(烊),蛤蚧 2 对,冰糖 100 g(烊冲),黄酒 200 g,饴糖 300 g(烊冲)。

■ 病案举隅

张炜验案 赵某,男性,47 岁。

初诊(2021 年 3 月 24 日)

病史:支气管扩张症。感冒易于咽哑咽痛,咳清痰,咳剧而气促,有鼻炎易流涕。口干明显。偶有畏寒、心烦。既往有高血压,痛风史。舌有齿印,脉沉。拟补肺固表,养心益肾之法。

生黄芪 150 g,炙黄芪 150 g,南沙参 150 g,五味子 30 g,北沙参 150 g,炒白术 150 g,炒防风 90 g,熟地 90 g,生地 90 g,砂仁 30 g,怀山药 300 g,射干 150 g,开金锁 300 g,木蝴蝶 90 g,四季青 60 g,冬桑叶 90 g,荆芥 90 g,炙枇杷叶 90 g,薄荷 120 g,炙紫菀 90 g,炙百部 90 g,苦杏仁 90 g,生白果 90 g,平地木 90 g,乌梅 60 g,前胡 90 g,白僵蚕 90 g,净蝉衣 45 g,冬瓜子 300 g,象贝母 90 g,川贝粉 30 g,橘红 60 g,橘络 30 g,丝瓜络 60 g,辛夷花 90 g,藁本 90 g,鹅不食草 60 g,香白芷 60 g,川芎 90 g,路路通 60 g,脱力草 150 g,小茴香 45 g,白茅根 150 g,麦冬 150 g,川石斛 150 g,杜仲 300 g,芦根 150 g,淮小麦 300 g,百合 90 g,玄参 150 g,女贞子 90 g,墨旱莲 90 g。

另加:西洋参 100 g,陈阿胶 300 g,冰糖 250 g,黄酒 200 g,收膏。

二诊(2022 年 3 月 24 日)

上方后患者诉感冒、咳嗽较前减少,咽痛、鼻炎明显好转,仍有时因鼻痒、咽痒作喷嚏、咳嗽,偶咳痰,痰色黄。无心烦,仍有畏寒肢冷。目前高血压情况稳定,尿酸、血糖较正常值略高。舌苔薄黄腻。脉沉细。拟以补肺固表,益肾降浊之法。

生黄芪 150 g,炙黄芪 150 g,南沙参 150 g,五味子 30 g,北沙参 150 g,炒白术 150 g,炒防风 90 g,熟地 90 g,怀山药 300 g,砂仁 30 g,射干 150 g,桔梗 60 g,板蓝根 150 g,开金锁 300 g,薄荷 120 g,冬桑叶 90 g,炙枇杷叶 90 g,炙紫菀 90 g,炙百部 90 g,桔梗 60 g,前胡 90 g,白僵蚕 90 g,净蝉衣 45 g,乌梅 60 g,橘红 60 g,象贝母 90 g,川贝粉 30 g,冬瓜子 300 g,橘红 60 g,辛夷花 90 g,香白芷 60 g,藁本 90 g,川芎 90 g,麦冬 150 g,川石斛 150 g,芦根 150 g,脱力草 150 g,黄精 100 g,莲子肉 300 g,鬼箭羽 90 g,杜仲 300 g,生槐米 100 g,玉米须 90 g,虎杖 90 g,制大黄 90 g,生山楂 90 g,荷叶 90 g,当归 90 g,苍术 150 g,女贞子 90 g,墨旱莲 90 g,鸡血藤 150 g,葛花 90 g。

另加:生晒参 100 g,西洋参 100 g,陈阿胶 300 g,木糖醇 200 g,黄酒 200 g,收膏。

随访至今,患者咳嗽不明显,不喘,偶感咽痒,有少量咳痰易出,出则畅,稍畏寒肢冷,血压、尿酸、血糖控制可。

按:本案患者为中年男性,因久咳而体虚易感,病情反复,迁延难愈。医者认为治咳先治气,气顺咳自止,方中多有体现:如蝉衣配伍僵蚕寓升降气机;以荆芥、桑叶、薄荷之力宣散祛风,用炙紫菀、百部、杏仁降气止咳,同时五味子、生白果敛气以防加重气虚不固;辛夷、白芷、川芎合用以上行开窍,冬瓜子、路路通以下行利水,三焦气机畅通,故咳止喘平。患者病久,已有阴虚内热,水火不济之象,故补肺固表的同时勿忘养阴清热,滋养心肾,扶正固本。二诊时患者主要症状已较前好转,兼顾并发症,加以清热利湿降浊,成效显著。

(张炜、孙源)

── 名医简介 ──

张炜,主任医师,教授,博士生导师。上海中医药大学附属曙光医院肺病科主任、中医呼吸病研究所所长。国家中医优秀临床人才,上海市中医药领军人才,曙光名中医。

第二节 · 心脑血管疾病

原发性高血压

■ 概述

高血压是以体循环动脉压升高为主要临床表现的心血管综合征,可分为原发性高血压(essential hypertension)和继发性高血压(secondary hypertension)。原发性高血压,又称高血压病,占高血压发病的 95% 以上。根据目前采用的国际统一标准,收缩压≥140 mmHg 和(或)舒张压≥90 mmHg 就可以确诊为高血压。WHO 相关研究显示,2025 年全球成人高血压患病率将突破 29%,全球将有近 16 亿成年人成为高血压人群。高血压病的发病与中医"风眩"相似,根据相关临床症状可归属于"眩晕""头痛""中风"等病范畴。

■ 临床特点

(一) 西医认识

高血压患病率和发病率在不同国家、地区或种族之间有差别。我国 2018 年发表的全国高血压调查(China hypertension survey,CHS)的结果显示,我国 18 岁及以上年龄人群高血压的患病粗率为 27.9%,加权患病率为 23.2%,意味着每 4 个成人中就有一个是高血压患者,高血压总患病人数达 2.44 亿人。高钠低钾膳食、超重和肥胖,以及叶酸普遍缺乏是我国大多数高血压患病率增长的重要危险因素。

高血压起病隐匿,进展缓慢,早期可无明显症状,或仅在精神紧张、情绪激动、劳累时血压升高,休息后降至正常,随着病情进展,血压持续升高。许多患者在体格检查时首次发现,少数患者在出现心、脑、肾并发症时才发现。

高血压病常见症状有头晕、头痛、颈项板滞、疲劳、心悸等,也可出现视物模糊、鼻出血等症状,典型的高血压头痛在血压下降后即可消失。原发性高血压是心脑血管疾病最重要的危险因素,常与其他心血管危险因素共存,可损伤重要脏器,如心、脑、肾的结构和功能,出现受累器官的症状,如胸闷、气短、心绞痛、多尿等,最终导致这些器官的功能衰竭。如果突然发生严重头晕与眩晕,要注意高血压脑病或者降压过度、直立性低血压等导致。部分症状还与降压药的不良反应相关。

(二) 中医认识

本病主要因情志失调、饮食不节、久病过劳及先天禀赋不足等,导致机体脏腑、经络、气血功能紊乱,阴阳失去平衡,清窍失聪,形成以头晕、头痛等为主要表现的风眩病。

对于高血压病的中医认识,宗《黄帝内经》"诸风掉眩,皆属于肝",以"无风不作眩"为总纲,后世又有朱丹溪的"无痰不作眩"、张景岳的"无虚不作眩"、虞抟的"血瘀致眩"、陈修园的相火病机作为补充,形成了较为完整的高血压病的中医病机。

肝为风木之脏,主疏泄,内寄相火,体阴而用阳,主升主动。若素体阳盛,肝阳偏亢,日久化火生风,内风上扰。或因长期忧虑恼怒,肝气郁结,气郁化火,肝阴暗耗,阴虚阳亢,风阳升动。长期嗜酒肥甘、饥饱无偿,或思虑劳倦,伤及于脾,脾失健运,水谷不生精微反化湿,聚湿生痰,痰浊上扰,蒙蔽清窍,亦可发为眩晕之病。久病迁延不愈,入络殃及血分,气行血行不畅,瘀血内滞脑窍,清窍失养发为眩晕。肝藏血,肾藏精,乙癸同源,肝阴不足可导致肾阴不足,肝阳上亢日久,损及肾阴,肝阴又依赖肾精充养,肾阴不足或纵欲伤精,肾水匮乏,水不涵木,阳亢于上,清窍被扰,而作眩晕。又或久病体虚,累积元阳,肾阳受损,或阴虚日久,阴损及阳,导致阴阳两虚,髓海失养,发为眩晕。除此之外,冲任二脉与肝肾密切相关,冲任失调亦可导致肝肾阴亏,甚至肾阳衰微,导致阴阳两虚之眩晕,多见于围绝经期女性患者。心肾不交,肾水不能上济于心火,情志郁伤而化火伤阴,可出现眩晕伴有心悸、不寐的症状。膏方求诊的患者,主要病机环节为风、火、痰、瘀、虚,与肝、脾、肾等脏腑关系密切,病机总属本虚标实,肝肾阴虚为本,肝阳上亢、痰瘀内蕴为标。临证中主症不同,甚至有因药物控制尚佳无明显不适主诉者,应兼顾其病程、体质、药毒、兼夹症等综合考虑处方。

膏方临证经验

原发性高血压患者的膏方处方原则在于切合病机,或滋养肝肾、平肝潜阳,或健脾燥湿、平肝益肾,或清热养阴、平肝息风,或活血化瘀、平肝潜阳,或疏肝理气、平肝潜阳,以及补气养血、健脾益肾等治则,同时需注意顾护脾胃、病证结合。

对于病情初期,头晕头痛以肝阳上亢的实证表现为主的,主以平安潜阳之法,方用天麻钩藤饮加减,若有阳亢化风之象的,可予加用羚羊角粉、珍珠母,或改予羚角钩藤汤加减以镇肝息风。对于头晕痛重如裹,伴乏力倦卧、腹胀痞满、肢体沉重、呕吐痰涎等痰湿困脾之象的,当予以化痰利湿泄浊之法,方用半夏白术天麻汤,对于偏痰热者,可加用天竺黄、黄连以清热化痰,对于偏脾虚者,加砂仁、豆蔻、藿香、佩兰、焦三仙等以健脾化湿。对于头痛固定不移,头晕阵作,且经年不愈,伴或不伴有偏身麻木,胸闷,时有心前区疼痛或口唇发绀者,此为瘀血内阻之象,可予以通窍活血汤活血化瘀,伴气虚者加用黄芪、党参以益气活血,伴阳虚者加用仙茅温阳化瘀,伴阴虚者加用龟甲、鳖甲补肾精,泻肾火。

对于久病以肝肾不足,虚衰之象渐显的病例,只要辨证准确亦不忌补。以头晕耳鸣,伴见五心烦热、目涩咽干、腰酸膝软、盗汗不寐多梦等为表现的肝肾阴虚者,可予以杞菊地黄丸加减滋补肝肾,平肝潜阳,对于心肾不交者,可予以黄连阿胶汤、酸枣仁汤或天王补心丹等交通心肾,养心安神。以头晕目眩,头痛耳鸣为主症,伴有心寒肢冷、心悸气短、遗精阳痿、大便溏薄者,可予以《济生》肾气丸加减温补肾阳。

在细料的选择上,对于以实证为表现的患者补益不可太过,对于虚证为主的患者亦要避免进入"高血压不可用补药"的误区,可以适当配以羚羊角粉镇肝息风、红花助益气活血化瘀等。并嘱患者劳逸结合、保持精神乐观、睡眠充足,膏方服用期间规律测血压,切忌因为血压本身受时间、季节等因素的影响波动过分担忧,若起伏波动较大者,及时就诊。

辨证分型施膏

(一) 肾阴不足,肝阳上亢

证候:头晕头痛,耳鸣,口干口苦,面红烦躁,腰膝酸软,大便秘结,小便黄赤,舌质红,苔薄黄或少苔,脉弦。

治法:滋补肝肾,平肝潜阳。

主方:益肾平肝膏。

葛根 100 g,天麻 300 g,生石决明 300 g,潼白蒺藜各 90 g,钩藤 120 g,桑叶 90 g,杭菊 60 g,枸杞子 90 g,制首乌 150 g,玉竹 120 g,黄精 120 g,细辛 15 g,炒川芎 30 g,白芷 100 g,蔓荆子 90 g,砂蔻仁各 25 g,威灵仙 90 g,杜仲 150 g,桑寄生 150 g,牛膝 90 g,虎杖 120 g,石楠叶 100 g,山萸肉 100 g,巴戟肉 100 g,稆豆衣 100 g,楮实子 100 g,金狗脊 90 g,炒川断 90 g,锁阳 120 g,益智仁 90 g,炒当归 60 g,龙齿 300 g,紫贝齿 300 g,炙鳖甲 100 g(烊),炙龟甲 100 g(烊),牡蛎 300 g,阿胶 250 g(烊),白冰糖 300 g,黄酒 100 g。

(二) 脾虚湿盛,痰瘀互结

证候:头晕头痛,头重如裹,经久不愈,困倦乏力,胸闷,脘腹痞胀,少食多寐,呕吐痰涎,肢体沉重,或伴偏身麻木,胸闷,时有心前区痛,口唇紫暗,舌淡胖,苔腻,脉细滑带弦。

治法:利湿泄浊,涤痰化瘀。

主方:健脾化痰祛瘀膏。

黄芪 150 g,茯苓 150 g,白术 100 g,汉防己 100 g,玉米须 150 g,泽泻 90 g,黄柏 100 g,姜半夏 100 g,陈皮 90 g,枳壳 90 g,柴胡 60 g,山楂 150 g,炒莱菔子 100 g,鬼针草 200 g,制大黄 60 g,丹参 150 g,当归 150 g,水蛭 90 g,土鳖虫 90 g,赤芍 150 g,川芎 100 g,杜仲 150 g,制首乌 150 g,石斛 100 g,生地 150 g,葛根 90 g,天麻 90 g,炒决明子 100 g,蜂蜜 300 g。

病案举隅

何立人验案 蒋某,女性,53 岁。

初诊(2007 年 11 月 8 日)

病史:患者经绝 4 年,高血压病史 1 年。头晕房旋欲呕,目糊,心悸,善忘,烘热有汗,昼夜尿频,今血压 150/96 mmHg,脉细小滑,苔薄,查见血糖轻度增高,低密度脂蛋白增高(3.47 mmol/L)。拟:

淫羊藿 60 g,仙茅 60 g,生熟地各 120 g,砂蔻仁各 30 g,炒知柏各 90 g,山萸肉 180 g,巴戟肉 120 g,丹参皮各 90 g,炒赤白芍各 90 g,炒怀山药 90 g,猪苓 150 g,天麻 300 g,潼白蒺藜各 120 g,生石决明 300 g,钩藤 120 g,陈皮 30 g,制首乌 150 g,枸杞子 90 g,稆豆衣 90 g,墨旱莲 90 g,女贞子 90 g,桑椹子 90 g,楮实子 90 g,灵芝草 90 g,景天三七 90 g,苦参 90 g,生白果 90 g,大狼把草 300 g,玉竹 90 g,黄精 90 g,覆盆子 90 g,金樱子 90 g,玉米须 300 g,茶树根 300 g,虎杖 120 g,生槐花 90 g,炒党参 90 g,炒苍白术各 90 g,炙黄芪 90 g,桑螵蛸 120 g,茯神 300 g,龙骨 300 g,炙龟甲 120 g,益智仁 60 g,莲子心 30 g,莲肉 200 g,大枣 200 g,葛根 90 g,百合 90 g,生晒参 100 g,西洋参 100 g,羚羊角粉 6 g(冲入),珍珠粉 15 g(冲入),陈阿胶 250 g(烊),鳖甲胶 100 g(烊),龟甲胶 100 g(烊),黄酒 200 g,白冰糖 200 g,饴糖 100 g。一料,如法收膏。

二诊(2008 年 11 月 20 日)

岁前冬令膏滋一料尽剂良。全年血压平稳在 140/80 mmHg,目前血生化检查均正常。昼夜尿频已少,头晕房旋未作,心悸亦限于寐中,且为偶尔。朝起见目沉目糊,牙关酸,脉细小弦滑,苔薄白微腻。脘安纳少,体重增加,治守调和冲任,益肾平肝之法,制膏代煎。

淫羊藿 90 g,仙茅 90 g,生熟地各 120 g,砂蔻仁各 30 g,炒怀山药 120 g,山萸肉 180 g,巴戟肉 120 g,丹参皮各 90 g,炒赤白芍各 90 g,炒淮小麦 300 g,杞子 150 g,制首乌 180 g,稆豆衣 90 g,墨旱莲 100 g,女贞子 90 g,桑椹子 90 g,楮实子 90 g,大狼把草 180 g,苦参 90 g,生白果 90 g,灵芝草 90 g,景天三七 90 g,炙黄芪 120 g,炒党参 120 g,炒苍白术各 90 g,茯苓 90 g,茯神 300 g,合欢皮 90 g,玉米须 300 g,天麻 300 g,生石决明 300 g,潼白蒺藜各 120 g,钩藤 120 g,玉竹 120 g,黄精 120 g,覆盆子 100 g,金樱子 100 g,桑螵蛸 120 g,益智仁 90 g,炙龟甲 120 g,坎炁 10 条,茶树根 300 g,虎杖 100 g,葛根 90 g,大枣 200 g,百合 90 g,莲子心 30 g,莲肉 200 g,羚羊角粉 6 g(冲

入),珍珠粉15g(冲入),生晒参100g,西洋参100g,陈阿胶250g(烊),龟甲胶100g(烊),鳖甲胶100g(烊),白冰糖200g,饴糖100g,黄酒200g。一料,如法收膏。

三诊(2009年12月10日)

岁前膏滋尽剂良。寐中头晕,夜尿频。大便难尽,目糊。脉细弦滑,苔薄腻。已无牙关酸楚之感。治守调和冲任,益肾平肝,健脾养心之法,制膏代煎。

脱力草300g,功劳叶90g,炒党参100g,炒苍白术各90g,茯神300g,柏枣仁各300g,炙黄芪90g,大狼把草90g,天麻300g,钩藤120g,潼白蒺藜各120g,生石决明300g,杜仲150g,桑寄生150g,羌独活各90g,生熟地各120g,砂蔻仁各30g,制首乌120g,枸杞子120g,覆盆子100g,金樱子100g,芡实90g,菟丝子90g,淫羊藿90g,仙茅90g,炒当归90g,炒知柏各90g,益智仁90g,桑螵蛸120g,蚕茧壳100g,天麦冬各90g,稽豆衣90g,女贞子90g,墨旱莲90g,五味子30g,玉米须300g,茶树根90g,山萸肉90g,巴戟肉80g,丹参皮各90g,生白果90g,苦参90g,灵芝草90g,景天三七90g,坎炁10条,葛根90g,威灵仙90g,补骨脂90g,炙鳖龟各120g,合欢花90g,莲子心30g,莲肉200g,大枣200g,生晒参100g,西洋参100g,珍珠粉15g(冲入),羚羊角粉6g(冲入),阿胶250g(烊),龟甲胶100g(烊),鳖甲胶100g(烊),饴糖100g,冰糖200g,黄酒150g。一料,如法收膏。

患者目前除冬令膏方处方外,平时长期在门诊中药调服,稍有不适,及时调整,现血压稳定,心悸症状不显。

按:患者七七发病,系更年期高血压患者,首当考虑其冲任不调,肝肾不足导致的阴血无以柔肝,导致肝阳肝风上扰之证,前两诊以二仙汤为首,仙茅与淫羊藿温肾壮阳、祛寒除湿,在补肾平肝的同时,注意清降气火、涤痰化瘀,知柏相须配伍清热除虚烦。经调治,患者病情趋于平稳,三诊以脾虚乏力之象为主症,故加重健脾化湿之剂,参苓之属为基础,脱力草补虚缺劳偏阴,功劳叶长于助阳,两者合用,阴阳并补,黄芪配伍大狼把草补气养阴,不至于升提太过,综合治疗,除了高血压病,对于其安然度过更年期亦有裨益。

(崔松、沈梦雯)

冠状动脉粥样硬化性心脏病

■ 概述

冠状动脉粥样硬化性心脏病(coronary atherosclerotic heart disease)指冠状动脉(冠脉)发生粥样硬化引起管腔狭窄或闭塞,导致心肌缺血缺氧或坏死而引起的心脏病,简称冠心病(coronary heart disease,CHD),也称缺血性心脏病(ischemic heart disease)。在美国死于本病者占人口死亡数的 $1/3 \sim 1/2$,占心脏病死亡数的 $50\% \sim 75\%$。冠心病与中医学"胸痹"相似,根据相关临床症状可归属于"卒心痛""厥心痛"等病范畴。

■ 临床特点

(一) 西医认识

冠心病是动脉粥样硬化导致器官病变的最常见类型,严重危害人类健康。本病多发于 40 岁以上成年人,男性发病早于女性,经济发达国家发病率较高;近年来呈现年轻化趋势,已成为威胁人类健康的主要疾病之一。在我国存在显著的地区差异,总体来说北方高于南方,且近年呈现上升趋势,在住院心脏病患者中所占比例逐年增加。这与冠心病相关的危险因素增长密切相关,尤其与一些经济发达地区人群的平均血压、血清胆固醇水平、肥胖人口数量、吸烟人群数量呈正相关。

1979 年世界卫生组织曾将之分为五型,近年趋向于根据发病特点和治疗原则不同分为两大类,一为慢性冠脉疾病(chronic coronary artery disease,CAD),也称慢性心肌缺血综合征(chronic ischemic syndrome,CIS),主要包括稳定型心绞痛、缺血性心肌病和隐匿型冠心病等;一为急性冠状动脉综合征(acute coronary syndrome,ACS),主要包括不稳定型心绞痛(unstable angina,UA)、非 ST 段抬高型心肌梗死(non-ST-segment elevation myocardial infarction，NSTEMI)和 ST 段抬高型心肌梗死(ST-segment elevation myocardial infarction，STEMI)，也有将冠心病猝死包括在内。临床上寻求膏方治疗的患者，多为慢性心肌缺血综合征及急性冠脉综合征经治缓解期的患者。

心绞痛的特点为阵发性的前胸压榨性疼痛或憋闷感，主要位于胸骨后部，可放射至心前区和左上肢尺侧，其中稳定型心绞痛(stable angina pectoris)也称劳力性心绞痛，常发生于劳力负荷增加时，持续数分钟，休息或用硝酸制剂后疼痛消失。疼痛发作的程度、频率、持续时间、性质及诱发因素等在数个月内无明显变化。不稳定型心绞痛通常程度更重，持续时间更长，可达数十分钟，胸痛在休息时也可发生，且常规休息或舌下含服硝酸甘油只能暂时甚至不能完全缓解症状，其在病因和临床表现上与 NSTEMI 相似，但程度不同，主要表现在缺血严重程度及是否导致心肌损害。

缺血性心肌病(ischemic cardiomyopathy，ICM)的临床特点与原发性扩张型心肌病类似，又分为充血型缺血性心肌病和限制型缺血性心肌病，前者以心绞痛为常见症状，发展到一定阶段合并见心力衰竭、心律失常、血栓和栓塞等，后者又称为硬心综合征，患者以劳力性呼吸困难和(或)心绞痛、反复肺水肿为表现。隐匿型冠心病(latent coronary heart disease)也称无症状性冠心病，其特点是没有心绞痛的临床症状，但有心肌缺血的客观证据，这一时期尤其要求定期随访。

(二) 中医认识

本病主要病因为寒邪内侵、饮食不节、情志失调、年老体衰，寒、痰、郁、虚交互为患，导致气血阴阳俱虚、心脉失养，寒凝、气滞、痰浊、血瘀痹阻于心脉，发为胸痞闷喘憋、胸痛不可自制之病，其病位在心，与肝脾肾相关。

对于冠心病的中医病机认识，宗《金匮要略》"阳微阴弦"的论述，认为阳气不足，胸阳不振，阴寒邪盛，承虚上乘为胸痹心痛的主要形成原因。《黄帝内经》云："风寒湿三气杂至合而为痹……以夏遇此者为脉痹……脉痹不已，复感于邪，内舍于心。"详细地说明其发病过程，即阴寒之邪乘虚侵袭，阴乘阳位，阴寒凝滞而致胸阳不展，经年累月素体阳虚，遇气候骤冷或感寒而发病或加重。其内因可责之于饮食不节,脾虚失运,或情志失调,思虑伤脾,致使痰浊内生,胸阳失展,或因年老体衰、久病耗伤、心气不足,阴血暗耗,导致气机痹阻,血行瘀滞,脉络阻滞。本病总属本虚标实之病,胸痹之虚以气虚最为常见,胸痹之实以血瘀最常见,气虚鼓动血行无力,心脉停滞,发为血瘀之征,心脉痹阻是本病病机的根本。

而寒邪伤阳,病久耗阳导致肾气渐衰,加之瘀血不去,新血不生,心气痹阻日久,心阳不振,虚寒内生,心肾阳虚不能鼓舞五脏之气阳,又会进一步加重血瘀的表现。随着病情发展,若心阳阻遏,心气不足,鼓动无力,可并发心悸、心喘之病;若心肾阳虚,水邪泛滥,可发为心水之病;若瘀血进一步痹阻心脉,则心胸猝然大痛,痛不可自止,而发为真心痛。若心阴阳之气不想顺接,可发生厥脱,乃至猝死。

膏方求诊的患者,主要病机环节为以心之气血阴阳不足为本,补益元阳元阴,寒、痰、瘀为标,以通为补。临证中,对于经历抢救和手术治疗的患者,还应该兼顾其金石耗伤气血、忧思伤及肺脾、惊恐伤及肾阳,以及心律失常、心衰等并发症综合考虑处方。

■ 膏方临证经验

冠心病患者膏方处方原则在于把握根本病机,动态结合病程,兼顾形成病因,以温振胸阳,涤痰化瘀为根本,通脉止痛,活血化瘀贯穿始终,根据其主诉不适,饮食情志诱因及素体情况,或辛温通阳,散寒止痛,或通阳泄浊,豁痰宣痹,或益气养阴,活血通络,或滋阴益肾,养心安神,或益气壮阳,温经止痛。

根据张仲景"阳微阴寒"病机,阳微者,胸阳不振,以瓜蒌、薤白、桂枝温通宽胸中大气;阴弦者,痰浊水饮,以瓜蒌、半夏化痰逐饮,故对于典型的痰浊痹阻、胸阳不振、心脉不利的伤寒胸痹患者,可处方瓜蒌薤白半夏汤、瓜蒌薤白白酒汤、枳实薤白桂枝汤。若天冷易发,发时猝然而痛,感寒痛甚,四肢不温,冷汗自出,可予以枳实薤白桂枝汤合当归四逆汤加减。

对于胸痛较剧,如刺如绞,痛有定处,入夜加重的瘀血患者,可以血府逐瘀汤为基础,若瘀血痹阻较重,胸痛剧烈者可加用乳香、没药、丹参、郁金活血利气;若气滞血瘀并重,胸痹憋闷,或有暴怒诱因,可加用香附、延胡索、檀香等理气止痛;若痰瘀胶着难分,可加用涤痰汤以涤痰化瘀;若阳虚寒凝血瘀,可加用附子、桂枝、高良姜、薤白温阳散寒;若兼具气虚,见乏力自寒者,可加用人参、黄芪等。有血瘀水肿之象,当归芍药散活血利水。

对于胸闷较剧,闷痛如窒,气短痰多,肢体沉重,纳呆恶心的痰浊患者,可以瓜蒌薤白半夏汤合涤痰汤为基础,若痰郁有化热之象,可去薤白,加黄连、天竺黄清热除痰,若痰瘀互结,加桃仁、红花、丹参、三七等活血化瘀。若痰滞中焦,子病及母,苓桂术甘汤健脾化痰。

若作时心痛彻背,背痛彻心喘息不得卧者为阴寒极,宜用乌头赤石脂丸合苏合香丸改汤剂,芳香宣痹,温通止痛,而对于发作频率较高,或就诊时即刻有此症状者,应及时进行必要的检查。

若胸痛隐隐,时轻时重,遇劳易发,少气懒言,可予以补阳还五汤,加瓜蒌、半夏、石菖蒲兼顾化痰泄浊。若伴见头晕目眩,心烦多梦,或手足心热,予以生脉散合炙甘草汤益气养阴。若有气短、心悸、喜太息者,可以合用茯苓杏仁甘草汤。若兼血瘀,胸痛甚者,合丹参饮以活血止痛;若痰热互结者,加用温胆汤以清化;若心血虚,加当归、白芍、阿胶、龙眼肉等补益心血;若心脾两虚,加用生脉散合并归脾汤补益心脾。

若胸闷痛伴灼痛,心悸盗汗,伴有腰膝酸软,头晕耳鸣,可予左归丸加减,若阴虚阳亢,可加用制首乌、钩藤、生石决明、生牡蛎、鳖甲、龟甲等滋阴潜阳。手心有汗,予桂枝甘草汤;若肝气不疏,可予柴胡疏肝散疏肝理气,若有合并有动风之象的,可予三甲复脉汤。

若心悸而痛,胸闷气短,畏寒肢冷,下肢浮肿,可予以参附汤合右归丸加减;兼有瘀血者,加丹参、三七、郁金等行气活血止痛;兼有寒凝者,加薤白、桂枝、细辛通阳散寒;若有水泛者,加茯苓、猪苓利水消肿;若阳气不足,水饮凌心,予葶苈子大枣泻肺汤合真武汤加桂枝、防己、车前子以温阳利水。

在膏类和细料的选择上,根据其虚实轻重,适当加用血肉有情之品,尤其鹿阳制品,初次处方可小其量以探其适量,以免过犹不及。处方以温通阳气、化痰通络、补益心脾为治疗大法。膏滋处方,则根据患者情况,予益气调血、宽胸和中温经、清热凉血通络畅脉、健脾泄浊消积、滋肾御邪之法,同时安宁之法相佐,兼顾气机通畅与气血调养。

辨证分型施膏

(一) 气滞血瘀,寒凝脉络

证候:胸痛如刺如绞,天寒或入夜加重,伴有胸闷、心悸、气短,日久不愈,舌质淡或紫暗,或有瘀斑,脉弦涩或结代。

治法:理气通阳,化瘀止痛。

主方:疏机通阳化瘀膏。

灵芝草 100g,景天三七 100g,生炙黄芪各 180g,炒党参 150g,炒白术 150g,炒赤白芍各 120g,郁金 120g,丹参 300g,竹沥半夏 60g,砂蔻仁各 30g,沉香 30g,降香 30g,檀香 30g,炒怀山药 150g,炒当归 100g,桃仁 120g,杏仁 60g,薏苡仁 100g,杜仲 300g,生蒲黄 120g(包煎),虎杖 150g,知柏各 45g,肉桂 20g,桂枝 15g,牛膝 90g,猪茯苓各 150g,补骨脂 120g,益智仁 100g,生熟地各 120g,大枣 180g,莲肉 200g,生晒参 100g,西洋参 60g,阿胶 250g(烊),白冰糖 500g,黄酒 500g。

(二) 痰浊内阻,心血瘀滞

证候:胸闷痛如窒,气短痰多,神疲乏力,气短懒言,心悸自汗,肤色暗,肢体沉重,形体肥胖,纳呆恶心,舌质暗,舌苔薄白或浊腻,脉滑伴结代。

治法:通阳泄浊,豁痰通络。

主方:泄浊通络膏。

玉米须 150g,茶树根 150g,地鳖虫 100g,水蛭 60g,苈仁根 300g,生白果 100g,大狼把草 150g,苦参 100g,仙茅 100g,益智仁 100g,脱力草 150g,功劳叶 100g,炒柴胡 100g,制香附 100g,郁金 100g,益母草 120g,枳壳 90g,天麻 200g,潼白蒺藜各 100g,钩藤 120g,紫贝齿 300g,生山栀 90g,炒当归 100g,生熟地各 120g,砂蔻仁各 30g,炒知柏各 100g,炒川连 60g,瓜蒌皮 100g,姜半夏 100g,生蒲黄 120g(包煎),淮小麦 300g,灯心草 30g,茯苓 100g,茯神 100g,远志 50g,西红花 10g,龟甲胶 100g(烊),鳖甲胶 100g(烊),阿胶 300g(烊)。

■ 病案举隅

何立人验案 岑某,男性,78岁。

初诊(2009年11月19日)

病史:冠心病,冠脉先后置入3枚支架已有4～5年,迄今仍有心慌气短肢软,每次活动时间仅能在30分钟以内。有颈椎病史。枕项板滞,头有俯仰改变即眩晕不适,腰酸。有高血压史30年,血压140～150/80 mmHg。上消化道出血史10年。脉细小滑,苔薄。耄耋之年,心肝肾具有虚损,治拟补益之法,制膏代煎。

制首乌120 g,枸杞子120 g,山萸肉120 g,巴戟肉120 g,穞豆衣100 g,桑椹子120 g,楮实子150 g,生熟地各150 g,砂蔻仁各30 g,益智仁100 g,苦参90 g,生白果90 g,灵芝草90 g,景天三七120 g,生黄芪120 g,大狼把草300 g,炒党参100 g,炒苍白术各90 g,炒怀山药120 g,锁阳90 g,脱力草150 g,功劳叶90 g,生蒲黄90 g(包煎),五灵脂90 g,水蛭30 g,丹参90 g,桃仁90 g,红花60 g,杜仲200 g,补骨脂90 g,骨碎补90 g,葛根90 g,威灵仙90 g,墨旱莲90 g,女贞子90 g,天麻300 g,潼白蒺藜各90 g,生石决明300 g,玉米须300 g,泽泻90 g,防风己各90 g,羌独活各90 g,炒川芎90 g,炒川断120 g,金狗脊90 g,牛膝90 g,陈皮60 g,姜半夏60 g,川朴花60 g,莲子心20 g,莲肉200 g,大枣100 g,玉竹90 g,黄精90 g,生晒山参粉4支(另冲),西洋参100 g,虫草10 g,西红花10 g,紫河车50 g,胡桃肉200 g,海马20 g,海龙20 g,蛤蚧1对(去头足,研冲),陈阿胶300 g(烊),龟甲胶100 g(烊),鳖甲胶100 g(烊),鹿角胶50 g(烊),羚羊角粉6 g(冲入),珍珠粉冲30 g,饴糖150 g,冰糖250 g,黄酒150 g。一料,如法收膏。

二诊(2010年11月26日)

药入尽剂安。高血压史30余年,年内血压130/70 mmHg,冠心病冠脉支架置入5～6年,上血史10年余。活动后气窒胸闷,大便干结日行。口渴欲饮。畏寒肢冷,腰背酸痛,头晕耳鸣目花,下肢沉重。脉小弦。苔薄微白有剥象。治守原膏滋补虚益损之法,制膏代煎。

紫河车100 g,紫丹参100 g,紫石英150 g,紫贝齿150 g,枸杞子150 g,灵芝草

100 g,景天三七 100 g,制首乌 120 g,生熟地各 150 g,砂蔻仁各 30 g,巴戟肉 100 g,山萸肉 100 g,益智仁 90 g,锁阳 90 g,羌独活各 90 g,防风己各 90 g,炒党参 100 g,炒苍白术各 90 g,炒当归 90 g,炙黄芪 90 g,苦参 90 g,生白果 90 g,脱力草 150 g,墨旱莲 100 g,女贞子 90 g,稆豆衣 100 g,桑椹子 120 g,楮实子 150 g,玉竹 100 g,黄精 120 g,天麻 150 g,潼白蒺藜各 100 g,钩藤 120 g,补骨脂 100 g,杜仲 150 g,炒川芎 90 g,炒川断 90 g,金狗脊 90 g,菟丝子 90 g,甜苁蓉 90 g,牛膝 90 g,葛根 60 g,威灵仙 60 g,炒怀山药 120 g,姜半夏 90 g,陈皮 60 g,白僵蚕 90 g,地鳖虫 60 g,全蝎 30 g,蜈蚣 5 条,生蒲黄 90 g(包煎),川朴花 60 g,佛手花 60 g,炙瓜蒌仁 90 g,桃仁 90 g,麻仁 90 g,莲子心 20 g,莲肉 200 g,大枣 200 g,胡桃肉 150 g,龙眼肉 150 g,白及 45 g,血余炭 60 g,人参精 70 g,西洋参 100 g,虫草 10 g,西红花 10 g,海马 20 g,海龙 20 g,蛤蚧 1 对(去头足,研冲),陈阿胶 300 g(烊),鳖甲胶 100 g(烊),龟甲胶 100 g(烊),鹿角胶 50 g(烊),羚羊角粉 6 g(冲入),珍珠粉 30 g(冲入),铁皮枫斗 12 g,饴糖 150 g,冰糖 250 g,黄酒 250 g。一料,如法收膏。

三诊(2011 年 11 月 25 日)

胸闷胸痛,腰酸背痛,气短,肢沉且肿。头晕耳鸣,口干饮少,大便艰结。食入作困,神倦。脉弦滑,苔薄腻,中苔微剥。高血压 30 余年。冠心病支架术后 7 年。查见右肾偏小,双下肢静脉瓣功能不全。有上血史 10 余年,颈椎病史。岁前膏滋尽剂良,年内无感冒。耄耋之年五脏虚损,气阴亏耗,治拟培补本元之法,制膏代煎。

紫河车 100 g,坎炁 10 条,鹿角片 100 g,炙龟甲 120 g,炙鳖甲 120 g,砂仁 45 g,蔻仁 45 g,脱力草 150 g,功劳叶 100 g,炒当归 90 g,生熟地各 150 g,炒党参 120 g,炒苍白术各 100 g,炒怀山药 120 g,炒赤白芍各 100 g,墨旱莲 100 g,女贞子 100 g,稆豆衣 100 g,桑椹子 100 g,制首乌 120 g,枸杞子 120 g,楮实子 120 g,地鳖虫 90 g,灵芝草 90 g,景天三七 90 g,大狼把草 150 g,苦参 100 g,生白果 90 g,水红花子 100 g,天麦冬各 100 g,姜半夏 90 g,陈皮 50 g,炙黄芪 90 g,玄参 90 g,南北沙参各 100 g,桃仁 100 g,郁李仁 100 g,麻仁 90 g,柏子仁 100 g,炙蒌仁 90 g,潼白蒺藜各 100 g,天麻 200 g,钩藤 120 g,山萸肉 120 g,巴戟肉 120 g,补骨脂 90 g,杜仲 150 g,五味子 50 g,皂角针 60 g,桂枝 30 g,全蝎 60 g,蜈蚣 10 条,莲子心 30 g,莲肉 200 g,大枣 200 g,人

参精 70g,西洋参 100g,西红花 10g,虫草 10g,铁皮枫斗 24g,海马 20g,海龙 20g,蛤蚧 1 对(去头足,研冲),羚羊角粉 10 支(冲入),珍珠粉 30g,鳖甲胶 100g(烊),龟甲胶 100g(烊),鹿角胶 50g(烊),胡桃肉 100g,龙眼肉 100g,饴糖 150g,冰糖 250g,蜂蜜 150g,山楂精 180g,黄酒 200g。一料,如法收膏。

四诊(2012 年 11 月 16 日)

高血压 30 余年。冠心病支架置入已 8 年,上血史 10 余年,查见左肾偏小,双下肢静脉瓣功能不全,颈椎病。岁间安可,胆固醇低于正常,多乏力肢软,腰背酸痛,举步维艰。头晕目花,耳鸣。吸入凉气食入生冷则胸痛。口干饮多,厌食,大便或有隔日。下肢或微肿胀。脉弦滑,苔薄微腻。治守培补本元之法,制膏代煎。

紫河车 100g,坎炁 10 条,鹿角片 100g,炙龟甲 120g,炙鳖甲 120g,生熟地各 150g,砂蔻仁各 30g,炒当归 90g,山萸肉 100g,巴戟肉 100g,脱力草 150g,功劳叶 100g,稽豆衣 100g,女贞子 100g,墨旱莲 100g,桑椹子 100g,楮实子 110g,补骨脂 100g,菟丝子 100g,甜苁蓉 100g,益智仁 100g,锁阳 100g,制首乌 120g,杞子 100g,炒党参 120g,炒苍白术各 100g,灵芝草 100g,景天三七 150g,生白果 100g,炙黄芪 150g,大狼把草 150g,金雀根 120g,苦参 100g,杜仲 150g,桑寄生 120g,姜半夏 100g,天麦冬各 100g,赤小豆 300g,防风己各 90g,虎杖 150g,地鳖虫 100g,水蛭 50g,水红花子 90g,皂角针 50g,全蝎 50g,蜈蚣 10 条,天麻 120g,潼白蒺藜各 100g,钩藤 120g,郁李仁 90g,柏子仁 100g,桂枝 45g,莲子心 15g,莲肉 200g,大枣 200g,人参精 70g,西洋参 100g,虫草 10g,西红花 10g,铁皮枫斗 24g,海龙 20g,海马 20g,羚羊角粉 10 支(冲入),珍珠粉 30g(冲入),蛤蚧 1 对(去头足,研冲),山楂精 120g,阿胶 250g(烊),鳖甲胶 100g(烊),龟甲胶 100g(烊),鹿角胶 50g(烊),饴糖 150g,冰糖 250g,蜂蜜 150g,黄酒 250g。一料,如法收膏。

随诊:患者经治疗,日常症状控制良好,次年在原有的另一支病变处再次进行 PCI 术,术后恢复良好,坚持膏方调治。

按:此冠心病患者为老年男性,虽经西医支架手术,但应冠脉病变范围广、程度重而血运重建不完全,双抗治疗又因上血而不耐受,伴有心脏收缩功能减弱,实属治疗棘手的病例。初次来诊,自诊室门行至就诊位置即喘息不止,年老体弱,病从因虚致实,瘀血内阻,新血不生;瘀血阻滞脉道,远端灌注不足,而见胸痹心痛日久。

对于气虚而推动不足,阳虚而鼓动无力的老年胸痹患者,以补虚固本法治之,"补"即是"通","补则行,行则通";同时加强中药活血化瘀,并用全蝎、蜈蚣、水蛭等虫类药物通络,使气血得以运行,即所谓"通而行,行而补"。以此拟方调制以期和西医治疗互补,减轻患者的症状,改善患者的预后。

(崔松、沈梦雯)

心 力 衰 竭

■ 概述

心力衰竭(heart failure,HF)简称心衰,是各种心脏结构或功能性疾病导致心室充盈和(或)射血功能受损,心排血量不能满足机体组织代谢需要,以肺循环和(或)体循环淤血,器官、组织血管灌注不足为临床表现的一组综合征,主要表现为呼吸困难、体力活动受限和体液潴留。故其临床表现可以概括为喘、悸、肿、闷,据此,本病可归属于中医学"喘证""怔忡""心悸""心水""水肿""痰饮"等病范畴。

■ 临床特点

(一)西医认识

根据其病变部位可分为左心衰竭、右心衰竭和全心衰竭,按发生的时间、速度、严重程度可分为慢性心衰和急性心衰,根据左室射血分数(left ventricular ejection fraction,LVEF),分为射血分数降低性心衰(HFrEF)和射血分数保留性心衰(HFpEF)。

慢性心力衰竭(chronic heart failure,CHF)是心血管疾病的终末期表现和最主要的死因。发达国家心衰患病率为1%~2%,每年发病率为0.5%~1%,我国2003年的抽样调查显示成人心衰患病率为0.9%。2005年一项对我国17个地区的CHF病因调查显示,冠心病、高血压已成为慢性心力衰竭的主要病因。随着年龄的增长,心衰患病率迅速增加,70岁以上人群患病率可上升至10%以上。近年来,尽管在心力衰竭的治疗方面有了很大的进展,但是心衰患者死亡数仍在不断增加。急性心力衰竭(acute heart failure,AHF)是指心力衰竭急性发作和(或)加重的一种临床综合征,可表现为急性新发或慢性心衰急性失代偿。

临床上左心衰竭较为常见,左心衰竭后继发右心衰竭,可导致全心衰竭。左心衰竭以肺循环淤血及心排血量降低为主要表现,临床主要见呼吸困难、咳嗽、咯痰、咯血、乏力、疲倦、头昏心慌症状;肾脏血流减少可出现少尿症状,日久可出现血尿素氮、肌酐升高,并发肾功能不全。右心衰竭以体循环淤血为主要表现,主要表现有因胃肠道淤血导致的食欲不振、腹胀、恶心、呕吐,肝淤血引起的上腹饱胀,甚至腹痛;肾脏淤血导致的昼尿少,夜尿多,蛋白尿等。若左、右心衰均存在,则出现肺淤血、心排量降低所导致的器官低灌注和体循环淤血并见的症状。

慢性心衰的治疗目标自20世纪90年来发生了重要的转变,从仅仅改善症状、提高生活质量,逐渐重视防止和延缓心肌重构的发展,从而降低心衰的死亡率和住院率。

(二) 中医认识

本病主要由于外邪入侵、饮食偏嗜、情志所伤、先天不足、年老体衰等因素导致心气衰弱,气不行血,血不利则为水,瘀水互结,损及心阳、心阴,气血衰败,发展为心衰之病。《医学衷中参西录·治喘息方》云:"心有病可以累肺作喘,此说诚信而有证……由是言之,心累肺作喘之证,亦即肾虚不纳之证也。"

心衰病多为各种慢性心系疾病的后期转归,迁延难愈,病程长,致病因素多,病机错综复杂,故其虽然病位在心,病变脏腑往往涉及肺、肝、脾、肾,本虚标实夹杂,其虚主要为心脾肾阳不足,其实主要为痰饮水瘀内停。气虚血瘀是病机之本,贯穿于心衰病的全过程,因此益气活血是治疗心衰病的基本治则。

心体病久故心气亏虚,累及心阳不振,出现胸闷、面色少华、口唇发绀之症。心血脉长期失养,君火、相火失于相济,久病及肾,肾阳亦亏,肾不纳气,气化失司,全身津液输布失调,继而出现浮肿、尿少,痰饮壅阻于肺,肺失清肃,则见气喘等症。

《经》云,诸湿肿满,皆属于脾。脾主运,对人体津液代谢具有重要作用,脾之健运取决于脾气升清及脾阳温运的作用,脾阳又有赖于肾阳的温煦,心病日久,心阳不振,火不生土,致使脾虚失于运化,脾肾阳虚则水湿内停而见肿,而湿困脾阳又导致病势缠绵难愈。

此外,"元气既虚,必不能达于血管,血管无气,必停留而瘀",气为血帅,气行血行,气血则血瘀,故久病心疾,心气不足,脉道瘀阻,又心阳不振,阴寒内生,又会加重血瘀。血瘀阻脉,复兼脾肾不足,血不利则为水,水液运行不畅,水湿停聚发为水肿。水湿、瘀血相互夹杂,又致气机阻滞、升降失司,从而使脏腑亏虚,加重心肾阳衰。

膏方求诊的患者,多为缓解期,以心气阳虚为本,血瘀、水饮停聚为标,加之年老患者,一方面多有气阴不足之本,阴阳互根,需兼顾阴阳兼补之用,但另一方面水饮为阴邪,需根据临床表现具体分析。

■ 膏方临证经验

针对心衰病的复杂病机,其治疗应组合运用多种治法,通过药物合理的配伍,相辅相成,攻补兼施,以取全功。

治疗心衰病的根本在于温补心肾之阳气,而温阳之法尤应注重温补元阳,元阳旺盛则心阳振奋,推动心血畅行,命门火旺,则能温运脾阳。且水湿多阴邪,得阳始化,正所谓并痰饮者,当以温药和之。可选用淫羊藿、巴戟天等温而不燥之品,方可用参附汤、五苓散合葶苈大枣泻粪汤、丹参饮加减,若心肾阳虚突出,而水肿轻微者,可以合用《金匮》肾气丸。若阳损及阴,阴阳俱虚者可酌加滋阴之品,如黄连阿胶汤等。

补益脾土应贯穿始终,其一健脾助运,使水湿得消,其二在于脾胃后天之本,治病必顾脾胃勇怯,如《景岳全书》所谓"水惟畏土,故其制在脾",治疗上可以予以党参、苍术、白术、山药、莲子等补益脾气,同时酌加陈皮、苏梗等理气之品以助运化。

对于久病有瘀血之象的,当加重理血行水之品,以消除瘀血、水湿,使气血通常,阳气复苏。可予以保元汤合桃红饮加减,此外活血化瘀药可用川芎、丹参、姜黄、莪术、水红花子、景天三七等,利水化湿可用茯苓、猪苓、防己、泽泻、玉米须等。

若饮停喘咳者,合用葶苈大枣泻肺汤泻肺平喘、利水消肿。对于喘咳气急,张口抬肩,不能平卧者,可给予苓桂术甘汤合保元汤、丹参饮加减,若痰郁化热,喘急痰黄难咯,可用苇茎汤合温胆汤。

在细料的选择上,可以辅之以鹿角片,取其温补肾阳、补血活血之功。考虑血不利则为水的致病因素,临证应以理血为先,结合行水之法,用药平和,慎用峻猛攻伐之剂,以免加重耗损正气,同时补益气阳应小其量,以免气余化火之弊。

辨证分型施膏

(一) 元阳不足,肾不纳气

证候:心悸怔忡,气短喘促,动辄尤甚,或端坐而不得卧,精神萎靡,乏力懒动,腰膝酸软,形寒肢冷,面色苍白或晦暗,肢体浮肿,下肢尤甚,尿少或夜尿频,舌淡苔白,脉沉弱或迟。

治法:温阳利水平喘。

主方:温补元阳定喘膏。

益智仁 200 g,锁阳 300 g,淫羊藿 150 g,仙茅 150 g,生熟地各 300 g,砂蔻仁各 30 g,制首乌 300 g,枸杞子 150 g,山萸肉 180 g,巴戟肉 180 g,炒党参 150 g,玉竹 120 g,炒苍白术各 90 g,炒怀山药 90 g,茯苓神各 300 g,柏子仁 90 g,酸枣仁 300 g,合欢皮 200 g,远志 30 g,淮小麦 300 g,青皮 90 g,陈皮 60 g,天麦冬各 60 g,五味子 30 g,黄精 90 g,肉果 90 g,生白果 90 g,苦参 60 g,白扁豆 300 g,炙黄芪 90 g,补骨脂 90 g,杜仲 120 g,寄生 120 g,水蛭 30 g,乌药 90 g,石楠叶 90 g,紫石英 150 g,葛根 90 g,威灵仙 90 g,细辛 30 g,熟附片 45 g,鹿角片 50 g,桂枝 20 g,干姜 45 g,沉香 30 g,降香 60 g,覆盆子 90 g,芡实 90 g,莲肉 200 g,炒知柏各 60 g,炒川连 30 g,生晒参 50 g,西洋参 100 g,阿胶 300 g(烊),龟甲胶 100 g(烊),鳖甲胶 100 g(烊),鹿角胶 50 g(烊),饴糖 100 g,冰糖 250 g。

(二) 痰饮阻肺,气虚血瘀

证候:喘咳气急,张口抬肩,不能平卧,痰多色白或黄稠,心悸烦躁,胸闷脘痞,面色青紫,汗出,口唇发绀,舌质发绀,舌苔厚腻或白或黄,脉弦滑或涩。

治法:温化痰饮,益气活血。

主方:痰瘀同治养心膏。

山萸肉200g,巴戟肉90g,生熟地各150g,砂蔻仁各30g,枸杞子150g,制首乌150g,炒党参180g,炒怀山药90g,炙黄芪120g,玉竹150g,黄精150g,玉米须300g,天麦冬各180g,脱力草300g,功劳叶120g,稽豆衣90g,女贞子90g,墨旱莲90g,桑椹子90g,楮实子90g,炒柴胡90g,炒苍白术各90g,陈皮60g,丹参皮各90g,炒赤白芍各90g,大狼把草300g,虎杖150g,杜仲150g,五味子30g,木瓜90g,益智仁90g,肉果90g,白扁豆300g,炒川芎90g,续断120g,金狗脊90g,灵芝草90g,景天三七90g,生蒲黄90g(包煎),五灵脂90g,独活90g,炙瓜蒌皮90g,生晒参100g,西洋参100g,西红花6g,珍珠粉30g(冲),羚羊角粉6g(冲),河车粉50g(冲),陈阿胶300g(烊),龟甲胶60g(烊),鳖甲胶60g(烊),黄酒180g。

病案举隅

何立人验案 苏某,女性,83岁。

初诊(2013年10月25日)

病史:有糖尿病史20余年,无高血压史,月前因冠心病心衰B型钠尿肽增高(1900pg/mL),心律失常(动态心电室早9000余次/24h)住院。心悸气短,中脘痞胀,肢肿轻微,乏力身软,口干,不欲饮,纳谷乏味,目花咽痒,作呛,脉小弦滑,苔薄,微腻白,胃镜示食道及胃底静脉曲张糜烂性胃炎。耄耋之年,心肺脾肾亏耗,由病及损,慎防血脱,治以益气摄血,养胃护脉,滋肾纳气补肺之法,制膏代煎。

炒党参120g,太子参100g,南北沙参各120g,炒苍白术各100g,炒怀山药120g,炙黄芪120g,脱力草150g,功劳叶100g,墨旱莲100g,桑椹子150g,稽豆衣100g,女贞子100g,炒当归100g,生熟地各120g,砂蔻仁各30g,景天三七150g,灵芝草100g,大狼把草150g,猪茯苓各150g,苡仁根300g,水红花子90g,桃杏仁各100g,桃树胶180g,玉米须150g,玉竹100g,生白果90g,黄精90g,天麦冬各100g,五味子60g,石见穿150g,石打穿150g,桑叶120g,桑白皮120g,鸭跖草150g,白及90g,血余炭60g,生山栀90g,炒黄芩90g,炒黄连30g,白河车50g,柏枣仁各90g,百合90g,莲子心30g,莲肉200g,人参精2袋,西洋参100g,铁皮枫斗24g,阿胶300g(烊),龟甲胶100g(烊),鳖甲胶100g(烊),珍珠粉20g(冲入),羚羊角粉5支(冲入),紫河车50g。一料,不入糖酒,如法收膏。

二诊(2014年11月14日)

年前冠心病心衰早搏,年内安,糖尿病21年余,糜烂性胃炎,胃底静脉曲张。乏力,历节痛楚,口干饮少,登高气短,或有食后吞酸,脘痞,右胁腹或不适,脉弦细滑,苔薄,治守益气摄血,养胃护脉,滋肾补肺纳气之法,制膏代煎。

炒党参100g,太子参150g,南北沙参各100g,炒苍白术各100g,炒怀山药120g,炙黄芪150g,脱力草150g,功劳叶100g,墨旱莲100g,女贞子100g,桑椹子150g,稽豆衣100g,炒当归100g,生熟地各120g,砂蔻仁各30g,灵芝草100g,景天三七150g,猪茯苓各150g,薏苡仁根300g,玉竹100g,黄精90g,大狼把草150g,桃杏仁各100g,桃树胶200g,玉米须150g,生白果90g,水红花子90g,天麦冬各100g,石见穿150g,石打穿150g,五味子60g,桑叶90g,桑白皮90g,地骨皮120g,炙龟板150g,炙鳖甲150g,鸭跖草150g,炒川连30g,炒黄芩100g,柏枣仁各90g,生山栀90g,白及90g,白河车50g,血余炭60g,百合90g,莲子心30g,莲肉200g,人参浸膏70g,铁皮枫斗24g,西红花10g,西洋参100g,羚羊角粉5支(冲入),珍珠粉20g(冲入),紫河车50g,阿胶350g(烊)。一料,不入糖酒,如法收膏。

按:本例患者耄耋之年,脾肾减亏,心病日久,累及于肾,脾运失健,水瘀内停而为病。何立人对心衰的治疗总结了"温振运理"的综合治疗方法,即"温补心肾,振奋阳气,助脾运化,理血行水"诸法兼施,本病例中,体现了这一治疗原则,加之患者本身的糖尿病基础,加用了益气养阴止消渴之品,以标本兼顾。

(崔松、沈梦雯)

心肌炎后遗症

■ 概述

心肌炎(myocarditis)是心肌的炎症性疾病,病毒性心肌炎(viral myocarditis,

VMC)是指病毒感染引起的以心肌非特异性炎症为主要病变的心肌疾病,其发病率有逐年增高的趋势。本病可发生于任何年龄,正常成人患病率约5%,儿童更高,男性较女性多见,秋冬季多见。后遗症期的临床表现以心悸、胸闷最常见,查体主要以心律失常为表现,本病与中医"心瘅"相似,可归属于中医学"心悸""胸痹"范畴。

临床特点

(一) 西医认识

心肌炎最常见病因为病毒感染。细菌、真菌、螺旋体、立克次体、原虫、蠕虫等感染也可引起心肌炎。药物、毒物、放射、结缔组织病、血管炎、巨细胞心肌炎、结节病等可以导致非感染性心肌炎。病毒性心肌炎有时可累及心包和心内膜。

多数患者发病前1～3周内有呼吸道或消化道感染的病史。表现为发热、咽痛、咳嗽、全身不适、乏力等"感冒"样症状或恶心、呕吐、腹泻等胃肠道症状。病毒感染1～3周后,患者出现心悸、气短、心前区不适或隐痛,重者呼吸困难、浮肿等。病情轻重不一,大部分患者以心律失常为主诉或首发症状。轻者无明显症状,重者可发生阿-斯综合征等严重心律失常、心力衰竭,少数呈暴发性导致急性泵衰竭或猝死。

心肌炎的病程有自限性,大多数病毒性心肌炎患者经过适当治疗后能痊愈,但有部分患者由于未能得到及时、正确的治疗,以及合理休息而留下后遗症,主要包括:①各型早搏,房早较多见;②房室传导阻滞,Ⅰ°房室传导阻滞最常见,部分患者可以出现高度房室传导阻滞;③扩张型心肌病,呈进行性加重的心功能不全症状。

(二) 中医认识

本病的发生是由于体质虚弱、正气不足,复感温热病邪,温毒之邪侵入,内舍于心,损伤心脉所致。先天禀赋不足、素体虚弱,或情志损伤、疲劳过度,或后天失养、久病体虚,而致正气虚损不能抵御外邪,邪毒由表入里,侵入血脉,内舍于心。

时邪温毒或从卫表而入,或从口鼻上受,侵袭肺卫,肺卫受阻,宣肃失司,导致肺卫不和,正邪相争,壅滞于咽喉,体质强壮者,则可御邪外达;若正气虚损者,则邪毒留恋侵里,可循肺朝百脉之径,由肺卫而入血脉。血脉为心所主,邪毒由血脉而内舍于心,或耗其气血,或损其阴阳,或导致心脉瘀阻,发为心瘅。肺病及心,侵犯心经,耗气损阴,先损心之"体",继损心之"用",邪滞不去,瘀阻脉络,气血失调而致心律不齐。多认为该病正虚为本,邪毒内侵为标,在正虚邪侵的基础上,气血亏虚,瘀血内阻为该病的重要病理变化。

此外,饮食不洁,湿毒之邪由口而入,蕴结胃肠。若脾胃素弱,或邪毒较甚者,则湿热温毒之邪可沿脾经之支脉,从胃入膈,注入心中,发为心瘅,此类病患起为脾胃症状,后为心系症状。所谓"壮火食气",外感湿热邪毒,极易耗气伤阴,气虚无力生化血液,则心血亏虚,心失所养。心气虚运血无力,血运迟滞,则易痹阻心脉。同时温热邪毒侵袭血脉,煎熬血脉,损伤脉管,血液运行不畅,瘀血阻滞进一步加重。因此血瘀为病毒性心肌炎后遗症病理变化的重要环节。

病毒性心肌炎急性期分轻型和重型,轻型以外感邪热和脾胃湿热表现为主,重型以心阳虚脱、脾肾阳虚、阴阳两虚为主要表现;中医治疗以祛邪为主,佐以扶正。在辨证论治的基础上,酌情选用抗病毒中药治疗。祛邪不忘扶正,酌情选用益气养阴方药,改善心肌代谢,调整机体免疫力。恢复期以心阴虚损、气阴两虚、脾胃湿热为主;恢复期重在扶正,兼祛余邪,多用益气养阴方药,改善心肌代谢,提高心肌抗缺氧耐力,改善心功能。慢性期邪毒伤正,正气虚损,气虚及阳,或阴损及阳,多以阴虚内热、气阴两虚、心阳不振、阴阳两虚、气虚血瘀、痰湿内阻为主要表现。治疗以扶正为主,根据阴阳的虚衰调整,或益气养阴,或振奋心阳,或阴阳并补。久病入络,气血运行受阻,可加入活血通络之品,扩张血管,改善血液循环,促进受损心肌康复。

总之,本病病位在心,与肺、脾、肾相关正气不足,邪气侵心是发病的关键。膏方求诊的患者,多以正气亏虚为本,热毒、湿毒、瘀血、痰浊为标,为本虚标实、虚实夹杂的疾患。

▌ 膏方临证经验

其辨证以气阴两虚为本,兼有痰瘀之标,治疗上应重视培补根本,消补同用,防治兼顾,探求病因,随症加减。

对于气阴两虚之本,可给予炙甘草汤合生脉散加减。若合并肝阳上亢,内扰心神而致心神不宁者,酌加龙齿、煅牡蛎、珍珠母、远志、酸枣仁等重镇宁心安神;若气阴虚甚者,加黄芪、黄精以补气养阴;瘀血蒙蔽心窍者,加丹参、赤芍、桃仁、水蛭、郁金、石菖蒲等活血化瘀,开达心窍。

偏心阴虚损,可予以天王补心丹滋阴清热,养心安神。若阴虚内热者,加银柴胡、白薇、丹皮清虚热;余邪未尽,酌加金银花、连翘、蒲公英、板蓝根等清热解毒;夹痰浊者,加浙贝母、胆南星、天竺黄清热化痰;湿毒余邪扰心者,可予以葛根芩连汤合甘露消毒丹加减;若胃气上逆者,加半夏、竹茹、苏叶等和胃降逆止呕。

若见阴阳两虚之象,可予以参附养荣汤益气温阳,滋阴通脉。若阳虚浮肿者,加车前子、猪苓、茯苓等利水消肿;瘀血阻络者,加丹参、桃仁、水蛭、地龙以化瘀通络;痰饮壅盛,痹阻胸阳者,加瓜蒌、薤白通阳蠲痹。

在膏方的处方上,应考虑病程和余邪,对于余邪未清的病患,当避免补益之剂闭门留寇,必要时延迟膏方处方,对于以虚证为表现的患者,应充分发挥膏滋的补益之功。

辨证分型施膏

(一)脾肾两虚,心神失养

证候:心悸胸闷,神疲乏力,失眠多梦,手足心热,盗汗,舌淡红,无苔或少苔,脉细数或数、结、代。

治法:健脾养心,滋肾育阴。

主方:健脾滋肾定悸膏。

脱力草150g,功劳叶90g,太子参90g,炒党参90g,炒苍白术各90g,炒怀山药120g,茯苓90g,茯神90g,炒当归90g,生地90g,熟地90g,豆蔻30g,枸杞子90g,稆豆衣100g,女贞子100g,墨旱莲100g,桑椹子150g,楮实子150g,山萸肉90g,巴戟天90g,天冬90g,麦冬90g,酸枣仁90g,五味子60g,姜半夏50g,陈皮50g,薏苡仁150g,川芎90g,续断120g,杜仲120g,狗脊100g,牛膝100g,黄明胶300g。

(二) 肺卫不固,心虚不宁

证候:心悸怔忡,气短乏力,胸闷或痛,烦躁易汗,面色无华,口唇淡,形寒肢冷,夜难入寐或失眠多梦,浮肿,大便稀溏,舌淡红,苔白,脉沉细无力或结代。

治法:益气固表,清心安神。

主方:固表清心定悸膏。

苦参 100 g,生白果 90 g,生黄芪 120 g,炒党参 100 g,炒当归 100 g,炒赤白芍各 100 g,丹参 100 g,炒怀山药 120 g,炒苍白术各 100 g,桃仁 100 g,生熟地各 120 g,砂蔻仁各 30 g,虎杖 150 g,防风己各 90 g,柏子仁 100 g,淮小麦 300 g,瓜蒌皮 100 g,炒柴胡 100 g,炒黄芩 90 g,生晒参 100 g,西洋参 100 g,铁皮枫斗 20 g,阿胶 250 g(烊),蜂蜜 100 g,饴糖 100 g,冰糖 250 g。

病案举隅

何立人验案 刘某,男性,54 岁。

初诊(2005 年 11 月 28 日)

病史:重症心肌炎、扩张性心肌病、室早、短阵室速,曾见阿-斯综合征。高血压、胆囊曾接受手术。现但神疲乏力,入暮后心悸。有早搏。药后调治已将一载,近期复查之,该指标皆正常。苔薄腻,舌边有齿痕。脉弦细小滑。治以养心益肾、健脾调肝化湿通络理气散瘀。诸法合为膏滋,代煎进服。

炒党参 120 g,炒苍白术各 90 g,炒怀山药 150 g,虎杖 150 g,生炙黄芪各 120 g,炒当归 90 g,补骨脂 120 g,枸杞子 150 g,骨碎补 100 g,望江南 120 g,白芥子 100 g,桂枝 30 g,益智仁 100 g,锁阳 100 g,炒柴胡 90 g,葛根 90 g,炒川芎 90 g,白扁豆 120 g,山萸肉 120 g,巴戟肉 120 g,生熟地各 120 g,砂蔻仁各 30 g,制首乌 120 g,苦参 60 g,脱力草 120 g,功劳叶 100 g,楮实子 100 g,女贞子 100 g,墨旱莲 100 g,稆豆衣 100 g,石菖蒲 100 g,莪术 90 g,陈胆星 100 g,猪苓 150 g,灵芝草 100 g,远志 30 g,景天三七 100 g,川象贝各 100 g,八月札 90 g,北秫米 150 g(包煎),玉竹 100 g,黄精 100 g,天麻 150 g,玳瑁 90 g,茯神 300 g,灯心草 15 g,莲子心 15 g,莲肉 200 g,大枣

200g,太子参100g,西洋参100g,虫草20g,陈阿胶250g(烊),藏红花10g,白冰糖300g,黄酒50g。一料,如法收膏。

二诊(2006年11月7日)

岁前膏滋1料,尽剂悉安。心悸早搏已将控制。纳便调,寐艰短。入秋之后,血压渐次上升。今测得为138/94mmHg,脉细小,苔薄微腻。昔日曾罹重症心肌炎。见发室早、室速、阿-斯综合征及扩张型心肌病。经药石调治诸症得以渐入坦途。心脾肝肾不足之象日渐康泰,际兹冬令再拟健心扶脾、益肾养肝之法,制膏日服。

炒党参120g,生炙黄芪各120g,生熟地各120g,天麦冬各90g,山萸肉90g,巴戟肉90g,青皮90g,陈皮45g,猪茯苓各90g,茯神300g,远志30g,柏枣仁各150g,五味子30g,姜半夏90g,北秫米300g(包煎),玉竹90g,黄精90g,枸杞子90g,制首乌90g,苦参90g,生白果90g,脱力草150g,功劳叶100g,稆豆衣100g,桑椹子100g,合欢皮300g,灯心草30g,灵芝草100g,景天三七100g,桑叶皮各90g,地骨皮90g,杭菊90g,葛根90g,防风90g,防己120g,天麻150g,潼白蒺藜各150g,钩藤150g,生石决明300g,玳瑁90g,淮小麦300g,大枣200g,炙甘草60g,莲子心30g,莲肉200g,生晒参100g,西洋参100g,虫草15g,珍珠粉25g(冲入),羚羊角粉6g(冲入),陈阿胶300g(烊),龟甲胶60g(烊),鳖甲胶60g(烊),白冰糖300g,饴糖150g,黄酒100g。一料,如法收膏。

三诊(2009年12月14日)

岁前膏滋尽剂良。年内Holter示房早157,室早6。心超急查心腔内径未再见明显增大EF48%。1周前经住院检查2项指标值大致正常,或有疲乏,寐而多梦,血压间有增高,今血压132/80mmHg,苔薄舌红,脉小弦。两年前曾患重症心肌炎见室早。短阵室速并发阿-斯综合征。高血压扩张型心肌病。胆囊术后。总以心肝脾肾不足,治拟健心扶脾,益肾养肝之法,制膏代煎。

炒党参120g,生炙黄芪各90g,炒苍白术各90g,砂蔻仁各30g,生熟地各120g,天麦冬各100g,山萸肉100g,巴戟肉100g,玉竹120g,黄精120g,猪茯苓各300g,泽泻90g,枸杞子120g,制首乌120g,苦参90g,生白果90g,脱力草300g,功劳叶90g,稆豆衣90g,桑椹子90g,灵芝草120g,景天三七120g,葛根90g,泽漆90g,泽兰叶90g,白芥子90g,防风己各90g,青皮90g,陈皮60g,天麻150g,玳瑁

90 g,虎杖 90 g,钩藤 120 g,潼白蒺藜各 90 g,生石决明 300 g,姜半夏 90 g,姜黄 60 g,桃仁 90 g,合欢皮 90 g,灯心草 30 g,莲子心 30 g,莲肉 200 g,大枣 200 g,生晒参粉 6 g(冲入),虫草 15 g,珍珠粉 25 g(冲入),羚羊角粉 6 g(冲入),河车粉 50 g(冲入),陈阿胶 250 g(烊),龟甲胶 60 g(烊),鳖甲胶 60 g(烊),白冰糖 300 g,饴糖 150 g,黄酒 100 g。一料,如法收膏。

按:心肌炎后遗症期患者虚实夹杂,虚多实少。故治疗以健脾益肾固其本,同时补益心气,但需避免太过化火,故加用清心之品,补心血佐以理气活血,宁心安神,则化生有源,水火既济,心神得安,亦可兼顾病毒性心肌炎的反复与发作。总览此例,健脾温肾、理气活血、滋阴补血、清热解毒同用,消补共施,防治兼顾。

(崔松、沈梦雯)

—— 名医简介 ——

崔松,主任医师,教授,硕士生导师。上海中医药大学附属曙光医院心内科主任医师,全国第四批老中医药学术继承人,上海市中医药领军人才。

何立人,上海市名中医,主任医师,上海中医药大学教授、博士生导师,全国名老中医药专家学术经验继承班、全国优秀中医临床人才研修项目指导老师。膏方年处方量700 余张。曾获上海市优秀教学成果二等奖,上海市育才奖。

第三节 · 消化疾病

反 流 性 食 管 炎

■ 概述

反流性食管炎(reflux esophagitis,RE)是胃食管反流病中一种最常见的类型,以胸骨后或上腹部烧心、疼痛不适、反酸为主症,部分患者可伴有呛咳、哮喘、咽部异物感等症状。反流若长期存在,可形成溃疡、瘢痕和狭窄。其主要病理机制是胃食管下括约肌功能失调致胃及十二指肠内容物反流入食管,引起食管黏膜损伤及炎症。本病发病率各地报道不一,平均在 6%～8%。

根据反流性食管炎的临床表现,归属于中医学"反酸""胸痛""食管瘅",以及"噎膈"等病证范畴。

临床特点

(一) 西医认识

反流性食管炎是由胃、十二指肠内容物反流入食管引起的食管炎症性病变,内镜下表现为食管黏膜的破损,即食管糜烂和(或)食管溃疡。反流性食管炎可发生于任何年龄的人群,成人发病率随年龄增长而升高。西方国家的发病率高,而亚洲地区发病率低。这种地域性差异可能与遗传和环境因素有关。但近 20 年全球的发病率都有上升趋势。中老年人、肥胖、吸烟、饮酒及精神压力大是反流性食管炎的高发人群。

食管炎的严重程度与反流症状无相关性。反流性食管炎患者表现有胃食管反流的典型症状,但也可无任何反流症状,仅表现为上腹疼痛、不适等消化不良的表现。严重的食管炎患者临床表现并不一定很严重。典型症状表现为胸骨后烧灼感(烧心)、反流和胸痛。烧心是指胸骨后向颈部放射的烧灼感,反流指胃内容物反流到咽部或口腔。反流症状多发生于饱餐后,夜间反流严重时影响患者睡眠。疾病后期食管瘢痕形成狭窄,烧灼感和烧灼痛逐渐减轻,但出现永久性咽下困难,进食固体食物时可引起堵塞感或疼痛。严重食管炎者可出现食管黏膜糜烂而致出血,多为慢性少量出血。长期或大量出血均可导致缺铁性贫血。反流性食管炎的分级参照 1994 年美国洛杉矶世界胃肠病大会制订的 LA 分类法。A 级:食管黏膜有一个或几个黏膜破损,直径小于 5 mm。B 级:一个或几个黏膜破损,直径大于 5 mm,但破损间无融合现象。C 级:2 个皱襞以上的黏膜融合性损伤,但小于 75% 的食管周径。D级:黏膜破损相互融合范围累积至少75%的食管周径。

(二) 中医认识

食道是食物进入胃的通道,以通为用,以降为顺,与胃功能密切相关。不同原因引起胃失和降、胃气上逆,则可能诱发本病。常见的病因及病机有以下几类。

1. 饮食不节,胃气上逆·过食肥甘厚味或醇酒及煎炸食物,以及饮食偏嗜,或过量摄入酒精、咖啡、浓茶,致过饱伤胃,或损伤胃膜,胃失和降,胃气上逆,胃液反流进入食管,食管损伤,气化不利,则胸痛;水谷不化,蕴积化热,则见烧心、吞酸。

2. 情志失调,肝胃不和·情志不畅,肝失疏泄,横克胃土,胃失和降,食管亦失通降之职,气化不畅,则见胸闷胸痛;肝胃郁热,则见烧心、吞酸。

3. 胆胃不和,胃气上逆·因于饮食、情志、禀赋等原因,患者胆瘅、胆石症或胆囊手术后,使胆气失和,胆气不降,上逆于胃,逆流入食管,气化不利,则见胸痛、烧心、口苦等症。

4. 年老体虚,贲门失约·因于禀赋,或膏粱厚味,饮酒醇厚,或脾虚运化水湿失职,痰浊内生,湿热内蕴,变生肥胖,腹部脂质累积,胃脘受压,致使胃气上逆,贲门失其约束之职,胃气上逆,食管通降不畅,而见反酸、胸痛、烧心等症状。而年老体弱,或先天禀赋,贲门关门不利,也可导致胃内容物逆流入食道,而见前症。

总之,本病以饮食不节,情志失调,胆胃不和、年老体虚为常见原因,病变主要部位在食道、贲门,木土不和,胃气上逆,食管损伤是其基本病机。病变脏腑常涉及肝、胆、脾、肺。

■ 膏方临证经验

反流性食管炎病实证多见,虚证偏少,但以虚实夹杂最为常见。所谓实,是指气滞、食积、痰阻、湿聚、郁热、血瘀,所谓虚,包括有脾虚、阴血亏虚、中阳不足等。治疗时,根据中医"三因制宜""补虚泻实"的原则,灵活进行治疗,嘱咐患者控制饮食,调畅情志,戒除不良饮食习惯,生活规律、控制体重,也是治疗中重要且必要的条件。

对于肝胃不和,胃气上逆的患者,可根据患者的证情选用四逆散、柴胡疏肝散、越鞠丸、逍遥散等方加减;肝胃气逆明显,可合用旋覆代赭汤以加强平肝降肺镇逆之效。如反酸、烧心、嘈杂症状明显,可选用化肝煎、丹栀逍遥散、左金丸加减治疗。其中反流性食管炎烧心、反酸症状往往顽固持久,可选用乌贝散、煅瓦楞子对症治疗。对于脾胃虚弱、痰浊内蕴、湿邪困阻的患者,可选用香砂六君子汤、二陈汤、平胃散加减化裁;饮食积滞,可选用保和丸、枳实导滞丸加减治疗;如素有胆瘅等疾病,则应注意疏肝利胆,使胆气不上逆为害,可选用小柴胡汤加金钱草、鸡骨草等药物。

在加减用药方面,常用党参、白术、茯苓等健脾益气;柴胡、郁金、枳壳、香橼、佛手疏肝理气;半夏、陈皮燥湿化痰;连翘、蒲公英、黄芩、山栀清热泻火;黄连、吴茱萸或黄连、半夏、干姜配伍,辛开苦降,降逆平反。若兼湿邪者,加苍术、厚朴、藿香、佩兰等芳香化湿;兼血瘀者,加丹参、五灵脂、桃仁、莪术等活血化瘀;恶心欲吐者,加炒竹茹、生姜、半夏降逆止呕;泛吐酸水者,加煅瓦楞子、象贝母、海螵蛸、煅牡蛎、白螺蛳壳等制酸;心烦失眠、夜寐不安者,加夜交藤、合欢皮远志、柏子仁等养心安神;伴疼痛者则加木香、郁金、延胡索行气活血止痛;伴有咽部异物感等症状者,则加郁金、木蝴蝶疏肝利咽;若患者兼有大便秘结,常加桃仁、火麻仁、决明子、枳壳等行气润肠通便。

辨证分型施膏

(一) 肝郁脾虚

证候:反酸烧心,胸闷或胸骨后不适,或伴咳嗽,咽喉不利,舌淡红,苔薄腻,脉弦细或弦滑。

治法:疏肝健脾,清热化湿。

主方:疏肝健脾方。

太子参300g,白术150g,茯苓150g,生甘草60g,半夏100g,陈皮60g,川连30g,木香100g,砂蔻仁各30g,连翘120g,延胡索150g,郁金120g,象贝母120g,

柴胡 120 g,合欢皮 150 g,夜交藤 300 g,煅瓦楞子 300 g,海螵蛸 300 g,木蝴蝶 60 g,蒲公英 300 g,白螺蛳壳 300 g,葛根 150 g,黄芩 120 g,路路通 100 g,佩兰 120 g,山栀 120 g,枳实 150 g,海蛤壳 300 g,地黄 150 g,丹皮 100 g,女贞子 150 g,墨旱莲 150 g。

配料:冰糖 300 g,饴糖 300 g,鳖甲胶 300 g。

(二)胆胃郁热

证候:反酸烧心,口苦口干,嗳气,胸闷或胸骨后不适,或伴咳嗽,咽喉不利,咳唾黄痰,舌红,苔薄黄腻,脉弦滑。

治法:清肝利胆,和胃降逆。

主方:利胆和胃方。

生晒参 150 g,白术 100 g,青蒿 150 g,黄芩 100 g,半夏 100 g,陈皮 100 g,茯苓 100 g,碧玉散 150 g,枳壳 150 g,槟榔 150 g,金钱草 300 g,平地木 150 g,柴胡 100 g,白芍 120 g,白螺蛳壳 300 g,煅瓦楞子 300 g,生牡蛎 300 g,蒲公英 300 g,木香 100 g,郁金 100 g,延胡索 150 g,黄连 60 g,吴茱萸 30 g,女贞子 150 g,墨旱莲 150 g,地黄 150 g,川芎 100 g,桑寄生 150 g,丹皮 100 g,夏枯草 200 g,桑叶 100 g。

配料:冰糖 300 g,饴糖 300 g,鳖甲胶 300 g。

病案举隅

蔡淦验案 邵某,男性,49 岁。

初诊(2010 年 12 月)

病史:原有反流性食管炎、浅表萎缩性胃炎病史两年,反复中脘灼热,嗳气,时有胸骨后不适、嘈杂、口苦,大便量少不畅,每日 1 次,苔薄略黄,质暗,脉弦。证属脾虚肝乘,湿热内蕴。治拟健脾疏肝,清热化湿。

太子参 300 g,白术 150 g,茯苓 150 g,生甘草 60 g,半夏 100 g,陈皮 60 g,川连 30 g,木香 100 g,砂蔻仁各 30 g,连翘 120 g,延胡索 150 g,郁金 120 g,象贝母 120 g,柴胡 120 g,合欢皮 150 g,夜交藤 300 g,煅瓦楞子 300 g,海螵蛸 300 g,木蝴蝶 60 g,蒲公英 300 g,白螺蛳壳 300 g,葛根 150 g,黑芝麻 200 g,胡桃肉 200 g,黄芩 120 g,路

路通 100 g,佩兰 120 g,山栀 120 g,枳实 150 g,海蛤壳 300 g。

配料:阿胶 100 g,冰糖 250 g,饴糖 250 g,鳖甲胶 200 g。

服膏方后 3 个月随访,患者中脘灼热、嗳气、胸骨后不适明显改善,排便通畅。

按:蔡淦认为,本病病机主要为肝脾不和,阴火浊邪上逆所致。但由于病程、患者体质等因素,病情有轻重深浅之分。病之初期,病较浅,属气分,此时多为脾虚肝郁,胃失和降,兼湿热内蕴,治疗宜健脾疏肝和胃为主,兼以清热祛湿,药用香砂六君子汤合左金丸加减。病之后期,病较深,属血分,证属脾虚肝郁,痰瘀互结,治以理气活血,清热化痰,兼以健脾疏肝,在香砂六君子汤基础上,酌情选用丹参、石见穿、郁金、八月札等药治疗。本例属于并在气分之肝郁脾虚,湿热内蕴,同时兼有阳明腑气不通。故蔡淦以健脾疏肝,清热化湿为主法,兼用润肠理气通腑之品,通利阳明大肠,以利胃气下行;同时依辨证所见,辨证施治,虽为膏方,不重滋补,值得学习体会。

慢 性 胃 炎

概述

慢性胃炎是由多种原因引起的胃黏膜的慢性炎性反应,是消化系统常见病之一。该病症状易反复发作,严重影响患者的生活质量,慢性萎缩性胃炎伴肠上皮化生、上皮内瘤变者发生胃癌的危险度增加,在临床上越来越引起重视。慢性胃炎主要包括慢性浅表性胃炎及慢性萎缩性胃炎,两者在主要临床症状、胃镜表现、病理诊断方面存在差异。慢性浅表性胃炎患病率极高,在各种胃病中居于首位,约占接受胃镜检查患者的 80%~90%,男性多于女性,且其发病率有随年龄增长而有所升高的趋势。慢性萎缩性胃炎发病无明显性别差异,慢性萎缩性胃炎检出率占胃镜受检患者总数的 7.5%~13.8%;慢性萎缩性胃炎癌变率为每年 0.5%~1%,伴有异型增生时癌变率更高。

根据临床表现,中医对本病由不同命名,以上腹部疼痛为主症者,属于"胃脘痛"病证范畴,以上腹部胀闷为主,则命名为"胃痞",其他依据主症,尚可归属于"嘈杂""嗳气""吞酸"等病证范畴。

临床特点

(一) 西医认识

慢性胃炎是胃黏膜的慢性炎性反应,多数慢性胃炎患者可无明显临床症状,有症状者主要表现为非特异性消化不良,如上腹部不适、饱胀、疼痛、食欲不振、嗳气、反酸等,部分还可有健忘、焦虑、抑郁等精神心理症状。消化不良症状的有无及其严重程度与慢性胃炎的组织学所见和内镜分级无明显相关性。内镜诊断:①非萎缩性胃炎:内镜下可见黏膜红斑、黏膜出血点或斑块、黏膜粗糙伴或不伴水肿、充血渗出等基本表现。②萎缩性胃炎:内镜下可见黏膜红白相间,以白相为主,皱襞变平甚至消失,部分黏膜血管显露,可伴有黏膜颗粒或结节状等表现。③如伴有胆汁反流、糜烂、黏膜内出血等,描述为萎缩性胃炎或非萎缩性胃炎伴胆汁反流、糜烂、黏膜内出血等。临床医师结合病理结果和内镜所见,做出病变范围与程度的判断。

(二) 中医认识

慢性胃炎的发生与感受外邪、饮食不节、情志失调、脾胃虚弱等因素密切有关。感受外邪,内侵脾胃,脾胃受伤,升降失职,气化不利,变生胃脘痛或胃痞。或因饮食不节,饥饱失常,或饮食偏嗜,损伤脾胃,初见食滞,继则变生气滞、痰湿或瘀血,而成本病;同时湿热壅盛,如胆失和降,往往又导致胆胃不和,兼夹为病。

精神情志因素是导致慢性胃炎最常见的因素,往往由于压力、紧张、抑郁、焦虑等不同情志失调恼,导致肝失疏泄,肝木横逆,肝脾不调,或肝胃不和,而变生胃脘痛、胃痞、吞酸等病证。而思虑过度、饥饱失常、体质因素等,往往损伤脾气,脾不能为胃行其津液,进而导致脾胃同病,气化不利,升降失常,而变生脾胃诸疾。尽管常见慢性胃炎的病因病机存在不同,但肝郁(气滞)、脾虚(气虚)、邪滞(食、痰、湿、瘀)在病程中往往相互转化,从而成为虚实夹杂,多证兼夹的复合证。

总的来说,慢性胃炎病位在胃,与肝、脾关系至为密切,同时与胆、肺、心、肾均有较密切联系。中华中医药学会脾胃病分会共识意见指出,慢性浅表性胃炎的基本病机是:胃膜受伤,胃失和降;而萎缩性胃炎为本虚标实,本虚指脾气虚和胃阴虚,标实主要是气滞、湿热和血瘀,脾虚、气滞、血瘀是本病的基本病机,其中,血瘀是最重要的病理因素,是疾病发生发展甚至恶变的关键病理环节。

■ 膏方临证经验

慢性胃炎的治疗以辨证为主结合辨病进行论治。如见食积胃脘,症见胃脘胀满痞痛,恶心呕吐,嗳腐吞酸,舌质红,苔厚黄腻,脉弦滑,治以消食导滞,予保和丸加减治疗;对于症见胃脘隐痛或胀闷,乏力倦怠,大便溏薄,舌淡脉细者,属于脾胃虚弱者,治以健脾助运,行气除湿,方用六君子汤加减;如畏寒怕冷,喜温喜按,舌淡苔少,脉细者,可用小建中汤加减;如见胃脘痞闷,食后腹胀,脘闷纳呆,舌质淡胖,苔白腻,脉濡细,属于脾虚痰湿内阻者,治以健脾化痰,理气和胃,方用香砂六君子汤加减;若患者胃脘灼热疼痛,嘈杂反酸,口苦咽干,泛吐酸苦水,舌红,苔黄,脉弦滑者,属于肝胃郁热者,治以疏肝和胃,清热化湿,可用化肝煎或小柴胡汤加减;如湿热主要在脾胃,可用清中汤加减化裁。而以胃脘胀痛,涉及两胁,得嗳气矢气则舒,舌淡红,苔薄白,脉弦,肝气郁滞明显者,治以疏肝理气,方用柴胡疏肝散或逍遥丸加减治疗。诸症后期,如见疼痛固定不移,舌暗脉涩者,属于瘀血内结,可合用丹参饮、失笑散加减。

具体加减方法:夹食滞者,加用焦三仙;脘闷腹胀,舌苔白腻,属湿重者,加用佩兰、石菖蒲、苍术、厚朴;胃脘疼痛明显者,酌情选用百合、乌药、延胡索、九香虫、徐长卿等;反酸烧心严重者加左金丸,或海螵蛸、浙贝母、煅瓦楞子制酸止痛;腹胀明显,大便秘结,属气滞者,加用枳实、厚朴、槟榔、莱菔子等;失眠,或夜寐多梦者,加远志、夜交藤、合欢皮、灵芝以宁心安神;口干口渴,身热脉滑者,可加石膏、知母、地黄以清泻胃火;胃寒喜热饮,胃部冷痛者,可选用高良姜、荜茇、蜀椒、炮姜、甘松、荜澄茄、九香虫等;胃阴亏虚明显者,可合用益胃汤加减;瘀血明显者,可见莪术、降香、丹参、川芎;伴黑便出血者,加白及、三七粉、仙鹤草、大黄炭等。如慢性萎缩性胃炎合并有肠化或异性增生,应活血散结,可加莪术、水红花子、刺猬皮、穿山甲等;

清热解毒可加藤梨根、白花蛇舌草、蒲公英、蛇莓等;化痰可加郁金、胆南星、莱菔子、山慈菇等。

在治疗慢性胃炎中应遵循清代吴鞠通"治中焦如衡,非平不安"的学术思想,用药应虚实同理,寒温相适,升降并调,刚柔相济,气血兼施;并做到补勿过腻,泻勿过峻,寒勿过苦,温勿过燥,以平为期。如用药过于苦寒,则抑遏脾阳,脾气困顿,升发之令不行;过用温燥,又容易灼伤胃阴,导致胃失濡润而通降失司。因此,在治疗时,应充分考虑到脾、胃生理病理的不同,兼顾用药。

■ 辨证分型施膏

(一)肝郁脾虚

证候:腹胀,胃脘隐痛,时有烧心泛酸,嗳气,纳少,舌红苔薄,脉小滑。

治法:疏肝健脾,清热化痰。

主方:疏肝健脾化痰方。

太子参 300 g,白术 150 g,茯苓 150 g,生甘草 60 g,半夏 100 g,陈皮 60 g,川连 30 g,木香 100 g,砂蔻仁 30 g,连翘 120 g,郁金 120 g,蒲公英 300 g,柴胡 100 g,吴茱萸 20 g,煅瓦楞子 300 g,白螺蛳壳 300 g,浙贝母 100 g,熟地 200 g,山茱萸 150 g,枸杞子 150 g,菟丝子 150 g,杜仲 150 g,桑寄生 150 g,怀牛膝 150 g,大枣 100 g,生姜 90 g,合欢皮 150 g,夜交藤 300 g,远志 100 g,木蝴蝶 60 g。

(二)脾虚血瘀

证候:胃脘痞闷,隐痛时作,面黄肌瘦,嗳气,纳少,舌暗红苔薄,脉小滑涩。

治法:疏肝健脾,化瘀解毒。

主方:疏肝健脾活血解毒方。

太子参 300 g,白术 150 g,茯苓 150 g,生甘草 60 g,半夏 100 g,陈皮 60 g,川连 30 g,木香 100 g,砂蔻仁 30 g,连翘 120 g,郁金 120 g,蒲公英 300 g,莪术 150 g,徐长卿 150 g,石见穿 150 g,煅瓦楞子 300 g,白螺蛳壳 300 g,浙贝母 100 g,熟地 200 g,山茱萸 150 g,枸杞子 150 g,菟丝子 150 g,杜仲 150 g,桑寄生 150 g,怀牛膝 150 g,大枣

100 g,生姜 90 g,合欢皮 150 g,夜交藤 300 g,远志 100 g,木蝴蝶 60 g,石斛 150 g,天花粉 120 g,水红花子 150 g,丹参 200 g。

▉ 病案举隅

蔡淦验案 王某,女性,43 岁。

初诊(2005 年 12 月 27 日)

患者中脘痞塞,隐痛,有时泛酸,胸闷,咽干,大便偏干,两日一次,夜寐不安,苔薄舌胖,脉左弦细,右小弦。有高血压及心肌炎病史。胃镜提示浅表萎缩性胃炎,病理轻度肠化。Hp 阳性转阴。证属脾虚肝乘,肾阴不足,肝阳上扰。治宜健脾疏肝,育阴潜阳,佐以养心安神。

黄芪 300 g,太子参 300 g,白芍 150 g,白术 150 g,茯苓 150 g,生甘草 60 g,半夏 100 g,陈皮 60 g,川连 30 g,木香 100 g,砂蔻仁 30 g,连翘 120 g,延胡索 150 g,郁金 120 g,佛手 100 g,枸杞子 150 g,象贝母 120 g,枳壳 150 g,杜仲 150 g,合欢皮 150 g,夜交藤 300 g,煅瓦楞子 300 g,海螵蛸 300 g,黄精 150 g,丹参 150 g,木蝴蝶 60 g,蒲公英 300 g,生地 150 g,山药 300 g,丹皮 100 g,泽泻 120 g,石斛 150 g,柏子仁 150 g,川牛膝 150 g,钩藤 120 g,黑芝麻 200 g,淮小麦 300 g,桑椹子 300 g,生石决明 300 g,天麻 120 g,玄参 150 g,珍珠母 300 g,生晒参 100 g,西洋参 100 g(另煎冲入)。

配料:阿胶 200 g,冰糖 250 g,饴糖 250 g,鳖甲胶 100 g。

3 个月后随访,患者诸症明显减轻,体质改善。

按:此例患者病机涉及肝、脾、心、肾诸脏,见证复杂,蔡淦总结其病机为脾虚肝乘,肾阴不足,肝阳上扰,并施以健脾疏肝,育阴潜阳,佐以养心安神治法。药用黄芪、生晒参、西洋参、党参、白术、茯苓、黄精健脾益气,扶正固本,脾强不畏肝乘;用六味地黄丸及桑椹子、石斛、枸杞子、黑芝麻滋养肝肾;用天麻、钩藤、石决明、珍珠母平抑肝阳,不致亢而为害;用二陈、郁金、枳壳、浙贝母、木蝴蝶、佛手疏肝理气兼以化痰祛湿,丹参、郁金、丹皮凉血活血,黄连、连翘、蒲公英清泻阳明,兼施养血安神、制酸止痛之品。全方配伍,使肝肾安,而木不妄行,脾胃健而后天乃运,心神宁则脏腑安定,陈莝去而升降恢复,因此获得良好疗效。

功 能 性 腹 泻

■ 概述

功能性腹泻是指持续或反复排稀便(糊样便或水样便),不伴有明显腹痛或腹部不适症状的综合征。患者缺乏能够解释腹泻症状或腹部不适的器质性病因,也不符合肠易激综合征的诊断标准。在亚洲,约 4.5％的人有功能性腹泻症状。根据临床表现和特点,本病属于中医学"泄泻"病证范畴。

■ 临床特点

(一) 西医认识

功能性腹泻往往与工作压力、情绪及不规律生活有关。可在餐后、便前发作,大便为稀糊状、水样或呈白色及透明的黏液便,量不多,每日数次不等,有排便不尽感及窘迫感。排便多在清晨和傍晚,通常不在夜间,也无大便失禁,大便无脓血。本病呈持续或间歇性发作,一些患者便后仍有便意,矢气较多。此外,本病常可见到的症状有腹胀、嗳气、纳呆、恶心、心悸、乏力、嗜睡、失眠、头痛、焦虑、忧郁等。

根据 2006 年罗马Ⅲ标准,功能性腹泻诊断标准为:①至少 75％的排便为不伴有腹痛的稀便(糊样便或水样)。②诊断前症状出现至少 6 个月,且有 3 个月符合以上诊断标准。功能性腹泻过去长期归属于肠功能紊乱、肠神经症、过敏性结肠炎等疾病中,在罗马Ⅲ标准发布前,临床上本病主要指的是腹泻型肠易激综合征。罗马Ⅲ标准认为,功能性腹泻与腹泻型肠易激综合征尽管均属于功能性肠病,但腹泻型肠易激综合征强调伴有与排便相关的不适感,而功能性腹泻更强调稀便的发生(＞75％)。本病属于心身疾病,随着社会生活节奏的不断加快,发病率也逐步升高。应该指出的是,尽管从罗马Ⅲ标准来看,功能性腹泻与腹泻型肠易激综合征在伴或不伴腹部不适、稀便时间上存在差别,但功能性腹泻与腹泻型肠易激综合征常常在不同内外因条件下可出现动态性转化。

(二) 中医认识

本病发生与情绪、压力和应激密切相关。中医认为,肝为将军之官,不受遏郁,主疏泄气机,易为情志所伤。忧思恼怒、谋虑不遂、焦虑紧张等情志失调,则肝气郁结,肝失疏泄,是形成本病的基础。烦恼郁怒,肝气不舒,横逆脾土,脾失健运,升降失调,则可出现排便异常;过度紧张,亦可导致肝气疏泄太过或不及,从而影响脾胃的升降功能。脾气虚弱是导致本病发生的另一主要病机。正气的强弱是决定机体是否发病的一个决定性内因,因此,尽管肝郁是发病的一个重要因素,但脾之强弱也是本病发病的另一重要因素,即脾强则不受木侮。如思虑过度,饮食不节,饥饱失常,可损伤脾胃,一旦为外界环境所扰,情志所伤,肝失条达,则肝脾同病,导致疾病的发生。

肾为先天之本,脾为后天之本,命门肾火温助脾阳,又赖后天精气滋养。脾虚久泻则下元失滋,可致命门之火衰惫;肾虚则火不暖土,可导致脾运不健,中阳亏虚,病久则脾肾阳虚。故因此,功能性腹泻虽以情志失调为发病原因,但初起发病多伤及脾,而脾与肾有着密切的联系。病久及肾,致肾主二便司开阖之职失司,病情缠绵难愈。

总之,本病总的病机在于肝脾不和,病位在肠。在本病发病过程中,肝郁和脾虚总是先后发生,易于相互影响,或肝郁导致脾虚,为肝木克土的过程,或脾胃虚弱,则肝木侮之,为土虚木贼,最终形成肝郁脾虚共存的表现。当患者机体处于脾虚肝郁、肝脾不和的情况下,肠道运化失司,则易导致泄泻的发生;气滞脾虚日久则生湿、食、痰、瘀诸邪,或病变累及他脏,导致脾肾阳虚、寒热错杂等发生,致使疾病辗转难愈。

▇ 膏方临证经验

功能性腹泻病变以肝脾两脏为中心,情志病变和饮食失调可以相互影响,从而引起肝脾同病,肝脾不和。治疗中应区分两个方面的问题,肝强脾弱的主次,即区别肝木克土与土虚木贼两者的差别。前者用逍遥散、柴胡疏肝散之属,后者用痛泻要方加减。具体用药需要根据肝郁脾虚的侧重,灵活选用上述健脾药物及疏肝理气药物。

对于脾虚突出的患者,治疗宜健脾益气,以强化后天之本。方如六君子汤、参苓白术散,以健脾益气,升清降浊,肠道得司。如兼有气滞湿阻,可予香砂六君调理。健脾益气尚需注意应用升提中气,取"风能胜湿"之意,借风药以助升阳除湿,湿盛或脾虚下陷者均应配用风药,以升提阳气,举清降浊。常用药物有黄芪、党参、太子参、炒山药、扁豆、炒白术、苍术、茯苓、甘草、芡实等;升提中气可选用升麻、柴胡、防风、桔梗、荷叶等。

对于肝气郁滞突出的患者,宜疏肝理气,可用四逆散、柴胡疏肝散、金铃子散加减治疗。在具体用药上,调理肝气,可用木香、香附、郁金、佛手、乌药、苏梗等,可佐白芍加倍以缓急止痛,防肝气横逆;腹胀多用枳壳、厚朴、佛手、路路通。应用疏肝理气法应注意的是,肝体阴而用阳,主疏泄条达,肝木抑郁,失其畅达之职,宜疏泄条达,但勿要太过,以防伤及肝阴,敛肝柔润药物也不应使用太多,以防影响肝气的生发。

脾虚久泻则下元不固,可致命门之火衰惫,因此,治疗中应注意温补脾肾。方用四神丸、附子理中汤治疗。酌情选用药物如杜仲、丁香、附子、肉桂、补骨脂、益智仁、巴戟天、吴茱萸、五味子、葫芦巴、肉豆蔻等加减。嗜食厚味辛辣,兼之肝胃之火素盛,易化生湿热之邪,治宜清热化湿,调理脾胃,方用葛根芩连汤之属加减治疗。大便水分多用车前子、茯苓;大便黏冻较多者多用凤尾草、马齿苋、黄连、白头翁、红藤等。对于泄泻次数频多,严重影响生活质量的,且虚证突出,实证不明显的患者,可佐用涩肠止泻药物,提高疗效,常用有诃子、罂粟壳、赤石脂、炮姜炭、石榴皮、乌梅等。

■ 辨证分型施膏

(一) 脾虚肝郁

证候:大便溏薄,次数增多,腹部不适,倦怠乏力,面黄肌瘦,舌红苔薄,脉弦细。

治法:健脾疏肝。

主方:健脾疏肝方。

白术 150 g,茯苓 150 g,半夏 100 g,陈皮 60 g,川连 30 g,吴茱萸 20 g,木香 100 g,郁金 120 g,湘莲肉 200 g,大枣 200 g,扁豆衣 100 g,山药 300 g,石菖蒲 100 g,石斛 150 g,白芷 60 g,炒白芍 150 g,炒防风 120 g,党参 300 g,葛根 150 g,荷叶 100 g,黄芩 120 g,桔梗 60 g,焦楂曲 150 g,佩兰 120 g,芡实 100 g,生米仁 150 g,熟米仁 150 g,炙乌梅 100 g,炮姜 60 g。

配料:阿胶 100 g,冰糖 250 g,饴糖 250 g,鳖甲胶 200 g。

(二) 肝郁脾虚,下元不足

证候:大便溏薄,次数增多,腹部不适,乏力腰酸,头晕,舌红苔薄,脉细。

治法:疏肝健脾,滋肾固摄。

主方:健脾疏肝益肾方。

炙黄芪 300 g,党参 150 g,炒白术 150 g,茯苓 150 g,生甘草 60 g,陈皮 60 g,川连 30 g,木香 100 g,熟地 250 g,山茱萸 150 g,山药 300 g,丹皮 100 g,泽泻 100 g,附子 60 g,肉桂 30 g,枸杞子 150 g,湘莲肉 200 g,柴胡 90 g,大枣 200 g,杜仲 150 g,合欢皮 150 g,夜交藤 300 g,扁豆衣 100 g,石菖蒲 100 g,石斛 150 g,炒白芍 150 g,防风 100 g,狗脊 150 g,淮小麦 300 g,芡实 150 g,制香附 120 g,五味子 150 g,金樱子 150 g,益智仁 90 g,菟丝子 150 g,远志 100 g。

配料:阿胶 100 g,蜂蜜 250 g,饴糖 250 g,鳖甲胶 200 g,鹿角胶 200 g。

▓ 病案举隅

蔡淦验案 裴某,男性,34 岁。

初诊(2010 年 1 月 20 日)

患者泄泻反复发作 1 年,便前腹痛,便后缓解,大便溏薄,每日 2 次,受凉或进食生冷易发作,倦怠乏力,情绪紧张,苔薄,舌质偏暗,脉弦细。证属脾胃虚弱,肝木乘侮,肝脾不和。治拟调和肝脾。

白术 150 g,茯苓 150 g,半夏 100 g,陈皮 60 g,川连 30 g,吴茱萸 20 g,木香

100 g,郁金 120 g,湘莲肉 200 g,大枣 200 g,扁豆衣 100 g,山药 300 g,石菖蒲 100 g,石斛 150 g,白芷 60 g,炒白芍 150 g,炒防风 120 g,党参 300 g,葛根 150 g,荷叶 100 g,黄芩 120 g,桔梗 60 g,焦楂曲 150 g,佩兰 120 g,芡实 100 g,生米仁 150 g,熟米仁 150 g,炙乌梅 100 g,炮姜 60 g,补骨脂 120 g,肉豆蔻 100 g。

配料:阿胶 100 g,冰糖 250 g,饴糖 250 g,鳖甲胶 200 g。

3 个月后随访,患者泄泻缓解,每日大便 1～2 次,质软成形。

按:本案患者为青年男性,反复腹泻 1 年,临床主要表现为大便溏薄,每日 2 次,受凉或进食生冷易发作,似为脾阳不足,但患者平素工作压力大,易于紧张,便前腹痛,便后缓解,为肝脾失和,土虚木旺之象,寒热虚实并见。蔡淦予香砂六君子汤、参苓白术散、痛泻要方、葛根芩连汤、二神丸诸方合用,加减化裁,重在健脾益气,柔肝缓急,益肾温阳,清利湿热,用于久泄之寒热错杂,正和病机。

习惯性便秘

■ 概述

习惯性便秘,主要是指慢性原发性便秘,概念包括现在的功能性便秘、盆底排便障碍及便秘型肠易激综合征,是以排便次数减少、粪便量减少、粪便干结、排便费力,病程 6 个月以上为临床特征的一种常见病证。我国慢性便秘患病率逐渐上升,并随着年龄的增大患病率明显增加。一项调查表明,慢性便秘患病率 6.7%,60 岁以上人群慢性便秘患病率为 7.3%～20.39%。属于中医学"大便难""后不利""脾约""便秘"等范畴。

■ 临床特点

(一) 西医认识

便秘是指排便次数减少(每周排便＜3 次),粪便干硬难下,或粪质不干但排便困难。罗马Ⅳ诊断标准对便秘的描述为：排便为硬粪或干球粪，排便费力，排便有不尽感，排便时有肛门直肠梗阻/堵塞感，以及排便需要手法辅助。便秘既可作为功能性疾病独立存在，也可作为症状见于多种器质性疾病。常见引起便秘的器质性疾病有结直肠肿瘤、肠腔梗阻或狭窄、肛裂、内痔、直肠脱垂、肛周脓肿等消化系统疾病及脊髓损伤、多发性硬化等。常见表现为便秘的功能性疾病主要包括便秘型肠易激综合征、功能性便秘、阿片剂诱导型便秘、功能性排便障碍（排便推进力不足、不协调性排便）等。

（二）中医认识

便秘之症首见于《黄帝内经》，其称便秘为"后不利""大便难"。汉代张仲景所著《伤寒杂病论》称便秘为"脾约"。《景岳全书·秘结篇》将便秘分为阳结、阴结。而"便秘"一名首见于清代沈金鳌所著《杂病源流犀烛》，并沿用至今。

就病变涉及脏腑而言，本病病变部位在大肠，与肝脾关系最为密切，涉及到肺、胃、肾。应激、情志不遂是肝郁发生的常见原因；饥饱失常、劳逸思虑过度也往往导致脾虚的发生。若脾虚不能为胃转输水谷精华，化生水湿痰浊，推导无力，壅滞曲肠，糟粕排泄受阻，肠胃失却虚实交替，肝气亦为之遏郁，形成肝郁脾虚之便秘；日久水湿痰浊郁而化热，灼伤肠津，加之脾虚津液失于输布，气郁津液不能敷布，导致肠失濡润，腑行不畅；反之，肝气疏泄失职，迁延日久，致肝脾同病，也可引起相同的病理变化。肝失疏泄是气机郁滞的主要原因，脾虚变生湿热痰浊是病理因素产生的主要原因，津亏则是病理演变的结果之一，因此，慢性便秘患者常常同时具有（肝）气滞、脾（正）气亏虚、阴津受损、邪气留滞的病机特点。

肾主二便，大肠传导功能的完成有赖于肾阳的温煦气化作用，同时"肺与大肠相表里"，肺气的宣发肃降对于大肠的传化和津液的生成均起着重要影响，而胃肠虚实更替，协调运动，完成水谷消化和排泄过程，也是排便功能正常的基本条件之一。胃移热于大肠，使湿浊热化，耗伤津液，肺气通降不利可致腑气不畅，肾阳不足则大肠推导无力；反之，肠腑气机停滞，也可导致肺、胃气化失常，产生肠胃郁热或三焦郁热，如伤津日久亦可伤及肾阴。因此，慢性便秘也不同程度涉及肺、肾、胃的功能改变。

就病理因素的偏盛而言，患者表现即可能突出气滞，或突出湿热痰浊壅滞，甚则日久肠络血瘀。就正气亏虚的性质而言,慢性便秘患者除了常见的脾气虚和肠道阴津亏虚外,尚可能表现有肾阴肾阳亏虚、肺胃阴津亏虚、心血亏虚的不同。如某些年老旧病患者,肝肾易亏,加之久患便秘,可演变为肝肾阴亏,肠失濡润;或者某些体胖之人,体质虚寒,演变为脾肾亏虚,肠失濡润;或者某些患者阳热偏盛,嗜食肥甘,可演变为肝胃郁热,肠失濡润。因此,在强调本病基本病机为大肠气化不畅,肝脾失和,同时应辨证以"通",兼顾他因,综合调治。

■ 膏方临证经验

大肠气化不畅,肝脾不和是便秘的核心病机,但不同的患者,由于个体体质因素的差异,在所涉及的病变脏腑、病理因素的偏盛、正气亏虚的性质等方面存在差异。因此,在治疗中,尚需审证求因,根据具体情况给予相应治疗。

治疗以辨证结果为选方依据,如属肠道实热证,治以清热润肠,方用麻子仁丸加减治疗;属于肠道气滞,则治以顺气导滞,用六磨汤加减化裁;属于肺脾气虚证,则治以益气润肠,方选黄芪汤或补中益气汤加减;属于脾肾阳虚证,治以温润通便,方选济川煎加减;属于津亏血少证,则治以滋阴养血,润燥通便,方用润肠丸加减。

具体加减法为:体倦乏力,大便不坚硬,而登厕努挣不解,为脾虚,加党参、黄芪、茯苓、陈皮、炙甘草;腹胀明显,呃逆嗳气,轻者选用木蝴蝶、大腹皮、郁金、枳壳、延胡索、佛手、香附,重者选用枳实、厚朴、槟榔、莱菔子、沉香、青皮;口淡纳呆,苔白腻者,加苍术、菖蒲、陈皮;口气秽浊,面垢不净,舌苔黄腻,脉滑,湿热明显者加川连、苦参,郁热明显者,加连翘、山栀、蒲公英;胸满痰多者加瓜蒌仁、苏子、桔梗、紫菀,甚则礞石、葶苈子;解出大便伴白色黏液,体胖舌腻者加莱菔子、半夏、竹茹、白芥子;年老体虚者,大便干结如栗,多加柏子仁、郁李仁、松子仁润肠通便;病久舌暗脉涩者,加莪术、当归、赤芍;属肝肾阴虚,肠失濡润者,酌减健脾、行气药物,加天麦冬、石斛、玉竹、生地、玄参、枸杞子、黑芝麻、沙苑子;属脾肾不足,肠失濡润者,可选用肉苁蓉、胡桃肉、怀牛膝、荜澄茄、胡芦巴、杜仲、续断、补骨脂、附子等药物;病久体虚患者可用白蜜送服;慢性便秘患者大黄尽量少用,若大便秘结,数日不解,病情急迫者,少用制大黄以通便,中病即止,后继用前法调理。

辨证分型施膏

（一）肝郁脾虚

证候：大便干结，次数减少，腹胀，口气不洁，矢气减少，嗳气，舌淡红，苔薄腻，脉弦细。

治法：疏肝健脾。

主方：疏肝健脾通便方。

太子参 300 g，白术 150 g，茯苓 150 g，生甘草 60 g，半夏 100 g，陈皮 60 g，川连 30 g，木香 100 g，砂蔻仁 30 g，连翘 120 g，延胡索 150 g，郁金 120 g，象贝母 120 g，柴胡 120 g，合欢皮 150 g，路路通 100 g，枳实 150 g，厚朴 100 g，杏仁 150 g，瓜蒌子 150 g，香附 150 g，熟地 150 g，生地 150 g，决明子 200 g，桑椹子 200 g，火麻仁 200 g，牛膝 150 g，甘草 60 g，黄芩 150 g，冰糖 250 g，蜂蜜 250 g，鳖甲胶 300 g(烊)。

（二）肺肾阴虚

证候：大便干结，次数减少，口干口渴，便意减少，五心烦热，舌红苔少，脉细数。

治法：滋肾润肺养阴。

主方：滋养肺肾通便方。

太子参 300 g，白术 150 g，茯苓 150 g，生甘草 60 g，北沙参 300 g，南沙参 300 g，杏仁 150 g，桃仁 150 g，生地 150 g，熟地 150 g，山茱萸 150 g，女贞子 150 g，桑椹子 150 g，当归 150 g，白芍 150 g，川芎 100 g，火麻仁 200 g，枳壳 150 g，路路通 150 g，蒲公英 300 g，甘草 60 g，冰糖 250 g，蜂蜜 250 g，鳖甲胶 300 g(烊)。

病案举隅

蔡淦验案 韩某，男性，79 岁。

初诊(2007 年 12 月 14 日)

大便秘结，两三日一行，腰酸冷，下肢麻木，夜寐梦多，苔薄黄，舌质暗红，脉弦滑。证属肾精不足,肺肾两虚,络脉瘀阻。治以滋肾填精,润肺宁神,活血通络。

太子参 300 g,川断 150 g,杜仲 150 g,合欢皮 150 g,夜交藤 300 g,生地 150 g,熟地 150 g,山茱萸 100 g,丹皮 100 g,泽泻 120 g,川芎 100 g,当归 100 g,狗脊 150 g,黑芝麻 200 g,胡桃肉 200 g,火麻仁 150 g,鸡血藤 150 g,路路通 100 g,络石藤 150 g,麦冬 150 g,南沙参 150 g,北沙参 150 g,肉苁蓉 150 g,桑寄生 150 g,桑椹子 300 g,生首乌 300 g,桃仁 120 g,天花粉 100 g,仙茅 120 g,淫羊藿 150 g,杏仁 120 g,玉竹 120 g,枳实 150 g。

配料:阿胶 100 g,冰糖 250 g,饴糖 250 g,鳖甲胶 200 g。

按:肾主二便,开窍于前后二阴,肾阳的温煦、气化、固摄作用是大肠传导功能正常的重要保证,而肾阴肾阳又互根互用,肾阴不足,也会影响大肠的传导气化作用。如年老体弱久病患者,若肾阳亏虚,元气衰惫,鼓动无力,大肠气化运动乏源,糟粕固于肠间,因而舟停不运,表现为大便数日一行但不甚干结;若便秘日久,他脏津液亏耗伤及肾阴,表现为肝肾阴亏之证。本例用方温滋下元,兼顾肺肾,以金水互生,同时用药动静结合,气血兼理,用药周到,全面兼顾,值得学习。

(张正利)

—— 名医简介 ——

张正利,主任医师,副教授,硕士生导师。国家中医优秀临床人才,上海中医药大学杏林学者。

第四节 · 肝脏疾病

脂肪肝

■ 概述

脂肪肝是指甘油三酯在肝细胞内的过度沉积,疾病谱包括肝脂肪变、脂肪性肝炎、肝硬化和肝细胞癌。单纯性脂肪肝表现为肝脏有大泡性或大泡为主的脂肪变累及5%以上肝细胞,可以伴有轻度非特异性炎症。目前脂肪肝已成为全球最常见的慢性肝病,我国上海、北京等地区的流行病学调查结果显示成人脂肪肝的患病率高达31%。中医学中没有脂肪肝病名记载,根据脂肪肝临床表现和病理特征等,将其归属于"积证""肥气"等范畴。

临床特点

(一) 西医认识

随着物质水平的提高及生活方式、膳食结构的变化,全球脂肪肝患病率呈逐年增长的趋势,目前脂肪肝已成为我国第一大慢性肝病,其也是健康体检肝功能指标异常的首要原因。在中国,脂肪肝患病率变化与肥胖症、流行趋势相平行,肥胖症患者中脂肪肝患病率高达60%～90%,高热量的膳食结构和久坐少动的生活方式是主要原因。

脂肪肝患者通常起病隐匿且进展缓慢,随访10～20年肝硬化发生率仅为0.6%～3%,而脂肪性肝炎患者约7～10年进展一个等级,随访10～15年内肝硬化发生率高达15%～25%。脂肪肝相关肝硬化患者虽然代偿期病程时间较长,但一旦肝功能失代偿或出现肝细胞癌等并发症,则病死率高。由于脂肪肝相关肝硬化患者发生肝细胞癌的风险显著增加,应该定期筛查。此外,相关研究表明,脂肪肝患者2型糖尿病风险增加1.86倍,代谢综合征发病风险增加3.22倍,心血管事件发病风险增加1.64倍。除此之外,脂肪肝特别是脂肪性肝炎与骨质疏松、慢性肾脏疾病、结直肠肿瘤、乳腺癌等慢性病的高发密切相关。

根据《非酒精性脂肪性肝病防治指南2018更新版》[14],治疗脂肪肝的首要目标为减肥和改善胰岛素抵抗,预防和治疗代谢综合征、2型糖尿病及其相关并发症,从而减轻疾病负担、改善患者生活质量并延长寿命。

(二) 中医认识

"积"之病名,最早见于《黄帝内经》。《灵枢·五变》言:"皮肤薄而不泽,肉不坚而淖泽,如此则肠胃恶,恶则邪气留止,积聚乃作。"《难经·五十六难》曰:"五脏之积……肝之积,名曰肥气……"明确地将积证的发生及证候特点进行了扼要辨别,"五积"学说基本形成。至宋元时期,朱丹溪对积的成因责于痰浊、食积、血瘀三种。《丹溪心法·积聚痞块》称"块乃有形之物也,痰与食积死血而成也"。明清时期,张介宾《景岳全书·杂证谟》中将积证的治疗厘定为攻、消、散、补四法,并创制了化铁丹、理阴煎等方。《景岳全书·杂证谟·非风》记载了肥人多气虚、多痰湿,易致气道不利,故多非风之证。清代陈士铎《石室秘录·肥治法》认为:"肥人多痰,乃气虚也。"故治痰须补气兼消痰,并补命火,使气足则痰消。清代尤在泾认识到积的成因为多个因素协同作用的结果,这一认识实现了《黄帝内经》"寒邪致积"与《丹溪心法》"痰与食积死血而成也"的统一。

脂肪肝的病因不外乎饮食不节、多逸少劳、过度肥胖、年老久病、情志失调等,虚辨清内外。外因多责之于饮食不节、多逸少劳,以至于损伤脾阳,脾虚不运,不能升清化浊,痰湿内生;痰湿蕴结,滞阻中焦,食浊滞胃可蕴而化热,热郁化火,导致脾胃燥实,消谷善饥;若热邪日久,灼伤阴血,则致肝肾阴虚;若湿热互结,壅阻气机,则脾胃升降失司,肝气郁结,气血凝涩,而见瘀血之象。内因多责之于情志失调、久病体虚、先天体质等。肝为将军之官,性喜条达,主调畅气机,若因情志所伤,或暴怒伤肝,或忧郁忧思,皆可使肝失条达,疏泄不利,导致木旺克土,脾失健运,痰湿内生,郁阻气机;气机不行,脉络受阻,血行不畅,日久则痰湿与血瘀相互交结,脂质沉积于肝脏;先天禀赋不足,或年老体弱,或他病日久耗损人体正气等致阳气虚衰,酿生痰湿,肾阳虚衰则蒸化水湿无权,水湿痰浊内停,气化失司,蒸腾失权,水泛为痰。

孙学华经过多年的临床工作总结,认识到脂肪肝病程漫长,强调在不同人群中应注意鉴别病机的不同,如年轻人病机多表现为肝郁脾虚、胃热炽盛,久病患者可表现为气滞血瘀、痰瘀互结,中老年人病机多以脾肾阳虚为主。本病在初期多为单纯的肝脂肪变,以肝细胞内脂质蓄积为主要病理改变,转氨酶一般正常或轻度升高。脂肪肝如未在早期及时治愈,随着疾病进展会向脂肪性肝炎发展,继发肝纤维化,全身症状较前明显,血脂和转氨酶出现较明显的升高。随着病情的进展,如不采取有效治疗,可能会加重纤维化甚至导致肝硬化的发生。脂肪肝病机为本虚标实,脾肾亏虚为本,痰浊为标,兼有瘀血,其病因病机往往交错夹杂,相互并见,热、瘀、痰、浊等病理产物胶着于肝,互相影响,最终痹阻肝脏脉络而形成脂肪肝。

膏方临证经验

在脂肪肝的早期阶段,临床症状一般不具有显著特点,多借助于现代医学检测手段而查出。表现可见烦躁易怒、胁肋胀痛、倦怠乏力、胸闷腹胀,舌质暗红、苔薄白、脉弦细等,病机以肝郁脾虚,痰湿内蕴为主,治法多从疏肝健脾出发,选用柴胡疏肝散合四君子汤加减,方用柴胡、白芍、川芎、枳壳、陈皮、甘草、香附、党参、白术、茯苓、白扁豆、砂仁、薏苡仁等。在脂肪肝初期,如肝郁日久,易化热生火;或痰湿蕴结,滞阻中焦,食浊滞胃亦会蕴而化热生火,临床表现为多食易饥、身热、口干口苦口、尿赤便秘,舌苔转为舌红、苔黄厚腻、脉弦滑数等。治疗以清热利湿,消减食欲为主,选用自拟消脂方合二陈汤加减。药用荷叶、冬瓜皮、绞股蓝、丹参、杠板归、瓜蒌子、瓜蒌皮、黄连、百合、知母、煅牡蛎、茯苓、陈皮、胆南星、半夏、竹茹、枳实、车前草、生地黄、泽泻等。先天禀赋不足或中老年人病机多为脾肾阳虚,痰湿内蕴,临床表现可见畏寒肢冷、腰酸乏力、便溏气短、舌胖大、边有齿痕、苔白滑等,治疗以温肾健脾,祛湿化痰为主。方用降脂方合真武汤加减,药用党参、白术、茯苓、白芍、生姜、附子、荷叶、冬瓜皮、绞股蓝、丹参、杠板归、瓜蒌子、瓜蒌皮等。

随着脂肪性肝炎的不断进展,肝脏可出现纤维化,肝脾肿大变硬,此阶段患者症状较前明显,可表现为胁肋刺痛,纳差乏力,脘腹痞满,肝区不适等,肝舌质紫暗,有瘀点瘀斑,脉弦涩。治疗以活血化瘀、通络化痰为主,方选消脂方和血府逐瘀汤加减。药用桃仁、红花、当归、赤芍、桔梗、枳壳、柴胡、川芎、牛膝、桑白皮、紫苏、陈皮等。如不能及时治疗逆转肝纤维化,严重者会导致肝硬化,肝脏功能严重受损,全身症状明显,多表现为肝肾阴虚、肾阳不足的症状,临床常见两肋隐痛、头晕眼花、眩晕乏力、手足心热、舌干红少津、脉弦细弱等。治以养肝益肾,活血通络为主,方选肝八味合一贯煎加减,药用潞党参、生地黄、川石斛、炙鳖甲、全当归、淫羊藿、炒白术、虎杖、北沙参、麦冬、枸杞子、川楝子等。

大多数脂肪肝缘于饮食结构不合理,热量过剩,应使用清膏方,避免使用高热量及脂肪、胆固醇、嘌呤含量高的中药加入脂肪肝清膏方中,同时应避免使用燥烈、辛热、效猛的药物。因脂肪肝本虚标实,脾肾亏虚为本,痰浊为标,兼有瘀血,病机交错夹杂的特点,在中药配伍时应掌握好通与补的原则,达到补而不腻,通而不损的目的。脂肪肝清膏方调味剂可选用木糖醇、甜菊糖等,应避免使用冰糖、白糖,减少额外的能量摄入。

■ 辨证分型施膏

(一) 脾肾阳虚,痰湿内蕴

证候:右胁下隐痛或胀满,畏寒肢冷,乏力倦怠,胸脘痞闷,大便溏泄舌淡红,苔白腻,脉沉弱或滑。

治法:温肾健脾,祛湿化浊。

主方:温肾健脾祛湿方。

潞党参 150 g,淫羊藿 150 g,黄芪 100 g,炒白术 150 g,虎杖 100 g,干姜 30 g,茯苓 300 g,荷叶 300 g,冬瓜皮 300 g,绞股蓝 150 g,丹参 150 g,杠板归 150 g,瓜蒌子 120 g,瓜蒌皮 150 g,鹿角胶 200 g(烊),木糖醇 250 g。

(二) 气滞痰瘀内阻

证候:右胁肋胀满或刺痛,腹胀纳呆,胸脘痞闷,面色晦暗,善太息,舌淡暗有瘀斑,苔腻,脉弦滑或涩。

治法:理气活血,祛痰化瘀。

主方:理气活血祛痰方。

柴胡 90 g,白芍 120 g,川芎 100 g,枳壳 120 g,陈皮 60 g,香附 60 g,党参 120 g,白术 120 g,茯苓 150 g,薏苡仁 300 g,桃仁 90 g,红花 60 g,当归 100 g,赤芍 100 g,桔梗 60 g,桑白皮 100 g,鳖甲胶 250 g(烊),木糖醇 250 g。

■ 病案举隅

高月求验案 段某,男性,45 岁。

初诊(2019 年 12 月 21 日)

病史:患者 3 年前体检发现脂肪肝,未予重视。近 3 个月来出现乏力、肝区不适,故前来就诊,查肝功能:ALT 81 IU/L, GGT 134 IU/L, AKP 97 IU/L, TBIL 23 μmol/L,血脂 TC 7.2 mmol/L, TG 3.3 mmol/L。尿酸 459 μmol/L。B 超:脂肪肝。刻下:乏力,肝区隐痛,口干苦,痰多,腰酸,嗜睡,纳寐可,小便黄,大便 1 日 1 次,成形不干。舌暗红苔黄腻,脉弦滑。拟补肾健脾,清热化湿,方药如下。

党参 150 g,绞股蓝 150 g,全瓜蒌 300 g,郁金 120 g,炒白术 150 g,决明子 150 g,秦皮 300 g,生山楂 150 g,薏苡仁 300 g,半夏 90 g,桑寄生 300 g,制大黄 150 g,络石藤 150 g,茵陈 300 g,田基黄 150 g,川连 90 g,车前子 150 g(包煎),姜黄 100 g,丹参 150 g。

以上药物文火煎取浓汁,去渣浓缩,加鳖甲胶 150 g、鹿角胶 150 g、木糖醇 300 g 收膏而成,装罐密封保存,每晨以沸水冲饮一匙。

二诊(2020 年 11 月 12 日)

患者右胁不适,乏力,胸脘痞闷,大便每日 2 次,软便。舌淡红苔薄白稍腻,脉弦滑。拟方:

党参 150 g,绞股蓝 150 g,全瓜蒌 300 g,郁金 120 g,柴胡 90 g,香附 120 g,黄芪 200 g,白芍 120 g,川芎 100 g,枳壳 120 g,决明子 150 g,秦皮 300 g,生山楂 150 g,陈皮 60 g,白术 120 g,茯苓 150 g,薏苡仁 300 g,车前子 150 g(包煎),姜黄 100 g,枸杞子 150 g,丹参 150 g。

以上药物文火煎取浓汁,去渣浓缩,加鳖甲胶 150 g、鹿角胶 150 g、木糖醇 300 g 收膏而成,装罐密封保存,每晨以沸水冲饮一匙。

随访至今,患者诉乏力缓解,余症已平,各项指标均正常,随访至今,未再复发。

按:膏方不仅是滋补强壮的药品,更是治疗慢性疾病的最佳剂型。脂肪肝的患者多为痰浊之体,虽"诸湿肿满,皆属于脾",但脾的运化,有赖于肾阳的温煦和气化。肾主水液,肾阳为人体诸阳之本,肾阳肾气虚损,势必影响脾之运化,而致湿浊内生,表现为湿浊为标,脾肾亏虚为本病的病机改变。因此"肥人多湿""肥人多痰"只是其标,所谓"壮人无积,虚人有之",脂肪肝的根本病因在于本虚,本虚的核心在于脾肾亏虚。流行病调查显示脂肪肝患者出现频率最高的前 10 位症状依次是乏力、体胖、口干、头晕、胁胀、腰酸痛、神疲、口苦、膝酸软、腹胀。舌象脉象分别以舌质淡胖、淡暗；舌苔白腻、黄腻；脉象弦细、弦滑多见。脂肪肝病机为本虚标实，肾脾亏虚为本，痰浊为标，兼有瘀血。肾主水，以维持体内水液代谢平衡。肾中精气亏损，阴阳失衡，藏精及气化功能失调，水不涵木温土，肝失疏泄、脾失健运，血脂失于正常运化，积于血中为痰为瘀，形成高脂血症，瘀阻于肝则形成脂肪肝。治疗宜以补脾肾为主以绝生痰之根，同时辅以化痰泻浊活血以治其标，则痰浊瘀阻随之而解。膏方冬至"一阳生"季节开始服用，是温补肾阳的最佳方式。高月求通过多年的临床经验总结发现，膏方之于脂肪肝，在改善症状、提高生活质量、改善机体免疫、防止病情进展等方面疗效颇佳，具有独到优势。

肝 硬 化

■ 概述

肝硬化是各种慢性肝病进展至以肝脏弥漫性纤维化、假小叶形成、肝内外血管增殖为特征的病理阶段，代偿期无明显临床症状，失代偿期以门静脉高压和肝功能严重损伤为特征，患者常因并发腹水、消化道出血、脓毒症、肝性脑病、肝肾综合征和癌变等导致多脏器功能衰竭而死亡[15]。中医学中没有肝硬化病名的记载，根据临床表现和影像学特征等情况，可将其归属于"胁痛""积聚""臌胀"等范畴。

■ 临床特点

（一）西医认识

1990—2016 年调查显示，肝硬化和慢性肝病患病人数从近 700 万人升高到近 1 200 万，乙型肝炎、丙型肝炎、酒精性肝病及非酒精性脂肪性肝病是肝硬化的主要病因，其他包括自身免疫性肝病；遗传、代谢性疾病（主要包括肝豆状核变性，血色病，肝淀粉样变等）；药物或化学毒物等；寄生虫感染；循环障碍，如布-加综合征、右心衰竭；及其他不明原因的肝硬化。

肝硬化一般起病隐匿，在早期一般无明显病理生理特征，常见的临床表现有倦怠乏力、胁肋隐痛、食欲不振、蜘蛛痣、肝掌、舌下静脉曲张等，单纯依靠临床、实验室检测有时难以诊断，往往需要肝组织活检才能确诊。肝硬化失代偿期包括门静脉高压和肝功能减退两大类病理生理变化。患者常因并发腹水、消化道出血、脓毒症、肝性脑病、肝肾综合征和癌变等导致多脏器功能衰竭而死亡。

肝硬化诊断明确后，应尽早开始综合治疗。重视病因治疗，积极抗炎抗纤维化，预防并发症是主要的治疗策略。研究表明，西医学的病因治疗有助于抑制甚至逆转肝纤维化，只要存在可控制的病因，均应尽快开始病因治疗，例如长期抗乙肝病毒治疗，可以有效抑制病毒复制，逆转慢性乙型肝炎肝纤维化。但是，针对病因治疗抗肝纤维化取效仍存在一定的局限性，并不能完全抑制炎症，而肝纤维化的机制一旦启动往往呈主动进展，近数十年的研究和应用实践已经表明，中医药在治疗肝纤维化防治领域具有其独到的疗效优势。

（二）中医认识

《灵枢·水胀》曰："臌胀何如？岐伯曰：腹胀，身皆大，大与肤胀等也，色苍黄，腹筋起，此其候也。"记载了肝硬化腹水的临床特点。东汉张仲景《金匮要略·水气病脉证并治》中有关肝水、脾水、肾水的记载，均有腹部胀大，类似腹水特征。隋代巢元方《诸病源候论·蛊毒病诸候》提及了外感水毒，并首次提出了"寄生虫致鼓"的观点。元代朱丹溪《丹溪心法·臌胀论》指出，臌胀与七情、六淫、饮食、房劳等因素有关。明代李中梓《医宗必读·水肿胀满》："在病名有臌胀与蛊胀之殊。臌胀者，中空无物，腹皮绷急，多属于气也。蛊胀者，中实有物，腹形充大，非虫即血也。"清代喻昌指出，癥积可以发展为臌胀。各家针对不同的病理因素提出其分类有气、血、水、虫多端，治法上更加灵活多变。

孙学华认为，肝硬化的中医病机复杂，病症多变，涉及阴阳、气血、脏腑、经络等。病位以肝脾肾三脏为主，肝脾肾三脏失调既是正虚感邪的重要因素，亦是正气亏虚、毒邪为患的结果。肝硬化起病多责之于外感邪毒、饮食不节、情志内伤和劳倦失度。外邪侵袭，久积于肝，阻滞气机，湿热之邪蕴蒸肝胆而致疏泄失司，脾胃阻遏而使运化失常,久而气血失和,阴阳失调;若病势绵延,日久伤正,肝肾同源,肾精暗耗;酒食不节,饥饱失宜,或恣食肥厚生冷,食滞、虫积与痰气交阻,气机壅结,滋生湿热,损伤脾胃,清阳当升不升,浊当阴当降不降,以致清浊相混,阻塞中焦,导致水湿滞留,痰瘀交阻;情志不舒,肝气郁滞,疏泄不利,血液运行不畅;肝气郁结,木旺克土,亦会导致脾失健运。

肝硬化病变部位在肝,与脾肾密切相关,肝郁日久伤脾,久病及肾,常引起肝脾肾同病,湿热蕴结,阻遏气机,肝气郁结,气滞血瘀,木旺克土,脾失健运,气滞、血瘀、水停瘀结腹中,蕴积中焦,清浊相混,终成臌胀,久病及肾,肾失开合,水道不利,则臌胀愈甚。其病性以虚为本,湿、热、瘀、毒等为标。病因病机初期多实证,后期多为本虚标实、虚实夹杂之证。

膏方临证经验

在肝硬化初期,外邪侵袭,久积于肝,阻滞气机,湿热之邪蕴蒸肝胆而致疏泄失司,表现可见口干苦或口臭,胁肋胀痛,大便黏滞秽臭或大便不爽,倦怠乏力,皮肤巩膜黄染,舌红苔黄腻,脉弦数或滑数,病机以肝胆湿热为主,治法以清热化湿为原则,方选茵陈蒿汤加减,药用茵陈、栀子、大黄、黄芩、泽泻、车前子等。

若病势绵延,肝肾同源,久病及肾,肾精暗耗,所谓"五脏之伤,穷必及肾,轻伤肾气,重伤肾阳",临床可见胁肋隐痛,遇劳加重,腰膝酸软,两目干涩,失眠多梦,耳鸣,舌质红,苔薄白少津,脉弦细数。此时病机转变为肝肾亏虚,治疗应以补肾为主,清利湿热为辅,兼顾脾胃。方选补肾方,巴戟天、菟丝子、甜苁蓉、桑寄生、生地黄、枸杞子、虎杖、黄芩、丹参、青皮等。

肝主情志,性喜条达,长期情志不舒,致肝气郁滞,疏泄不利,血液运行不畅,表现以胁肋胀痛,走窜不定,受情绪影响增减,甚则引及背肩,胸闷腹胀,舌苔薄白,脉弦。病机以肝郁气滞为主,治疗原则为疏肝理气,方选柴胡疏肝散加减,药用柴胡、枳壳、香附、川楝子、白芍、甘草、川芎、郁金等。肝气郁结,脏腑失和,木旺克土,脾失健运,可见胁肋胀满疼痛,胸闷善太息,纳食减少,神疲乏力,大便不实或溏泻,舌质淡有齿痕,苔白,脉沉弦。病机以肝郁脾虚为主,治疗原则为疏肝健脾,方选逍遥散加减,药用柴胡、白芍、当归、甘草、川芎、薄荷、白术、茯苓等。

酒食不节,饥饱失宜,损伤脾胃,气机壅结,滋生湿热。清阳当升不升,浊阴当降不降,以致清浊相混,阻塞中焦,导致水湿滞留,痰瘀交阻。临床可见面色晦暗,体态肥胖,纳呆口渴,呕恶痰涎,舌体胖大,边有齿痕或舌质黯有瘀斑,脉弦滑或弦涩。病机以痰瘀互结为主,治疗原则为燥湿化痰,活血化瘀,方选二陈汤合鳖甲煎加减,药用半夏、橘红、茯苓、鳖甲、乌扇、黄芩、柴胡、干姜、大黄、芍药、桂枝、厚朴、䗪虫等。

肝硬化是一个长期慢性动态发展的疾病,外邪侵袭肝体还易阻气伤血,肝经气滞受阻,久之络脉血瘀必现。肝经是运行气血、联络肝脏表里的通路,下起于足,中贯胸腹,上达巅顶,纵横交错,"过阴器,抵小腹,挟胃,属肝,络胆,循胁里,出气街……其支者,复从肝别,贯膈,上注肺",其贯穿全身,病邪易由表入里,循经入络,病理上易于痰滞、渗化失常,从而变症丛生,如肝纤维化,肝硬化,甚至肝癌。常用的活血化瘀药有桃仁、红花、赤芍、丹参、泽兰、茜草等。另外,可适当加用软坚散结之品如牡蛎、鳖甲等。尤其是膏方收膏时予鳖甲胶,以加强滋阴消瘀、软坚散结之效。

■ 辨证分型施膏

(一) 脾肾阳虚,湿热未尽

证候:腹部胀满,口干或口臭,脘闷纳呆,神疲怯寒,下肢水肿,大便稀薄,舌淡胖,苔润或黄腻;脉弦滑数。

治法:温补脾肾,清热利湿。

主方:温阳利湿除热方。

巴戟天 150 g,菟丝子 150 g,甜苁蓉 100 g,桑寄生 100 g,生地黄 120 g,枸杞子 300 g,虎杖 150 g,黄芩 90 g,丹参 200 g,青皮 90 g,白花蛇舌草 150 g,党参 150 g,白术 150 g,怀山药 300 g,鹿角胶 150 g(烊),鳖甲胶 150 g(烊),饴糖 250 g,大枣 20 枚。

(二) 肝肾阴亏,瘀血内阻

证候:胁肋隐痛或刺痛,腰痛或腰酸腿软,眼干涩,腹大坚满,按之不陷而硬,腹壁青筋暴露,舌红少苔或有瘀斑瘀点,脉细数或芤。

治法:滋养肝肾,活血化瘀。

主方:补肾活血化瘀方。

生地黄 150 g,川石斛 150 g,炙鳖甲 300 g,全当归 150 g,沙参 150 g,女贞子 300 g,五味子 150 g,土鳖虫 30 g,仙鹤草 150 g,夏枯草 120 g,生牡蛎 300 g,鹿角胶 100 g(烊),鳖甲胶 200 g(烊),饴糖 250 g,大枣 20 枚。

■ 病案举隅

高月求验案 段某,男性,45 岁。

初诊(2019 年 12 月 12 日)

病史:患者有慢性乙型肝炎病史 20 多年,3 年前因腹胀在当地医院诊断为肝硬化腹水。曾先后予抗病毒、保肝、利尿等治疗,病情缠绵,腹水难消,且出现双下肢肿,遂来我院求治。查体:皮肤无黄染,肝掌(+)、蜘蛛痣(+),腹隆,有轻度压痛,反跳痛不明显,移动性浊音(+),双下肢水肿,腹围 97 cm。查肝功能:ALT 78 IU/L, AST 43 IU/L, TBIL 31 μmol/L,总蛋白 62 g/L,白蛋白 28 g/L,B 超示肝硬化,脾大,门静脉宽 1.3 cm,脾静脉 0.9 cm,腹腔积液。刻下:面色黧,四肢消瘦,腹大如鼓,按之坚满,口干舌燥,时有胁痛,五心烦热,尿少便干,舌质红绛少津,苔少,脉细无力。治拟滋养肝肾、健脾益气、化瘀行水,膏方调治。方药如下:

石斛 150 g,女贞子 150 g,枸杞子 120 g,炒鳖甲 100 g,生牡蛎 300 g,炒白术 300 g,桂枝 50 g,黄芪皮 150 g,猪茯苓各 150 g,紫丹参 150 g,汉防己 100 g,白茅根 300 g,鸡内金 90 g,车前子 300 g,泽兰 150 g,泽泻 150 g,蒲公英 150 g,连翘 150 g,大腹皮 150 g,潞党参 150 g,生地黄 150 g,全当归 150 g,淫羊藿 150 g,虎杖 150 g,土鳖虫 150 g,僵蚕 120 g,牡蛎 150 g。

以上药物文火煎取浓汁,去渣浓缩,加鳖甲胶 200 g、鹿角胶 200 g、冰糖 300 g 收膏而成,装罐密封保存,每晨以沸水冲饮一匙。

二诊(2021 年 12 月 1 日)

患者腹胀、下肢浮肿消失,中上腹疼痛,痛处不定呈游走性,偶有泛酸,纳可,寐可,二便尚调。

石斛 150 g,女贞子 150 g,枸杞子 120 g,炒鳖甲 100 g,生牡蛎 300 g,炒白术 300 g,桂枝 50 g,黄芪皮 150 g,茯苓 150 g,紫丹参 150 g,汉防己 100 g,白茅根 300 g,柴胡 100 g,太子参 150 g,白芍 150 g,煅瓦楞 300 g,鸡内金 90 g,车前子 300 g,泽兰 150 g,泽泻 150 g,蒲公英 150 g,连翘 150 g,大腹皮 150 g,潞党参 150 g,生地黄 150 g,全当归 150 g,淫羊藿 150 g,虎杖 150 g,土鳖虫 150 g,僵蚕 120 g,牡蛎 150 g,败酱草 300 g。

以上药物文火煎取浓汁,去渣浓缩,加鳖甲胶 200 g、鹿角胶 200 g、冰糖 300 g 收膏而成,装罐密封保存,每晨以沸水冲饮一匙。

按:中医学认为肝硬化腹水多因气滞、血瘀、水停三者交相为患而形成,肾阴不足成了难治性肝硬化腹水的重要病机。临床肝硬化难治性腹水多表现为肾阴不足(形体消瘦,口燥咽干,小便短少,舌红少苔,脉细数等)及邪水结聚(腹大胀满等)。肝脾病久,肾精乏源,日久必虚,加之腹水难消,反复利尿,耗伤肾阴,肾阴不足,尿量减少,亦加重了邪水结聚腹中。因此,难治性腹水之治,应首先以补养为主,而不能一见腹水,即行攻逐,肾阴亏虚,今日攻去,明朝复聚,徒伤正气,贻误病机。

肝硬化腹水乃肝脾肾三脏功能失调,痰血水郁结腹中所致。病位虽在肝,但日久及肾乘脾,虚实错杂。应当量正气与水邪多寡,定扶正逐水力度;扶正不可峻补,逐水当求平和;当权衡缓急标本,以扶正为常法,逐水为权变。《素问·至真要大论》说"诸湿肿满,皆属于脾",《景岳全书·肿胀篇》中指出"凡水肿等症,乃肺脾肾三脏相干之病,盖水为至阴,故其本在肾;水化于气,故其标在肺;水唯畏土,故其制在脾。"临床辨证以脾肾二脏为重。应当健脾益气,补肾温阳,以顾其本,根据正邪多寡决定活血利水药物的选用,不可一味攻下,机体不耐,变症迭起。治疗腹水,可用防己黄芪汤合五皮饮加减,既顾及脾肾之本,又解腹腔积液胀满之急。腹腔积液虽为多余水液积于体内,但为离经之水,为"坏水",不具有水液的正常生理功能,此时患者往往伴有津伤,而医师患者往往图一时之快,又服用大量利水之品,则津伤更重,因此需要顾护津液,稍佐养阴之品,养阴不恋湿,祛湿勿伤阴。此外,肝硬化腹水患者多伴有腹胀,可宣开肺气、利水消肿以治其标,又可去湿导滞、理气宽中,解湿阻气滞之脘腹胀满。膏方冬至"一阳生"季节开始服用,是温补肾阳的最佳方式。高月求通过多年的临床经验总结发现,膏方药力缓和,作用持久,对于肝硬化患者尤为合适,既有滋补的作用,又有治疗疾病的功效。

慢性肝炎

■ 概述

慢性肝炎是指由不同病因引起的,病程持续 6 个月以上的肝脏坏死和炎症。临床上可有相应的症状、体征和肝生化检查异常,也可以无明显临床症状,仅有肝组织的坏死和炎症。病程呈波动性或持续进行性,如不进行适当的治疗,部分患者可进展为肝硬化。中医学并没有慢性肝炎相关病名,根据其临床表现及体征,辨证当属中医学"胁痛""肝着""郁证""积聚"等范畴。

■ 临床特点

(一)西医认识

依据病因慢性肝炎可分为慢性乙型肝炎、慢性丙型肝炎、自身免疫性肝炎、慢性酒精性肝病、药物性肝病;依据病情轻重,可以将慢性肝炎分为轻、中、重度及慢性重型肝炎。典型慢性肝炎的早期症状轻微且缺乏特异性,呈波动性间歇性,甚至多年没有任何症状。乏力是慢性肝炎常见的临床表现,纳呆、腹胀、食欲减退、肝区不适或疼痛也是慢性肝炎患者常见的临床症状,疼痛涉及右上腹或右背部,程度不一,有的仅是感觉不舒服,有的出现胀痛、钝痛或针刺痛,且无明显规律性。病情严重时也可以出现黄疸症状。

慢性肝炎是一类疾病的统称,目前评估肝脏的慢性损伤程度,仍然主要依靠肝组织活检来实现。其预后取决于病因、疾病的进展、诊断时的病变状态,以及治疗是否及时和合理。不同程度的肝组织坏死和炎症反应,随后发生肝纤维化,最终可发展为肝硬化。

(二) 中医认识

本病多由于湿热之邪留恋,肝脾久病而致气虚血亏,或气滞血瘀,迁延不愈,演变而来。根据其临床表现及体征,辨证当属中医学"胁痛""肝着""郁证""积聚"等范畴。慢性肝炎的发生多与素体虚弱、外感湿热疫毒、饮食不节、内伤不足、情志失调相关;病位当以肝、脾、肾三脏为主,肝脾肾失调既是正虚感邪的重要因素,亦是正气亏虚、毒邪为患的结果。其病程较长,病史缠绵,病因众多,病机复杂,病情复杂多变,常涉及阴阳、气血、脏腑、经络等。

肝之为病,总以机体正气虚弱为本,初则气伤在经,久则血伤入络;轻则脾气不运,重则脾阳不振;日久必然子病及母,轻伤肾气,重伤肾阳。毒邪侵袭,客于肝脏,肝失疏泄,气机不畅,血行滞塞,三焦水道不利,脉络壅遏形成血瘀,津液输布代谢障碍水湿内泛。肝木横逆乘脾,脾气不升、胃气不降,而五脏者皆禀于胃气,人以胃气为本,中焦斡旋不利,不能化生气血、输布精微,一则木失土荣,二则痰浊内盛为患。

此外,肝肾同源,精血互生互化。相火内寄于肝肾,发挥其动气之功能全赖肝肾阴血的滋涵。慢性肝炎病情缠绵,病程较长,势必影响肾与膀胱的气化,而诸症皆见;肝之阴血亏虚,不能下充于肾,肝阴耗损,必然暗耗肾精,累及肾阴,进而导致肾阳衰惫。水湿、痰浊、瘀血等病理产物交阻于内,四时疫毒邪气伺机于外;湿、毒、痰、瘀、虚五者相互影响,互为因果,贯穿于慢性肝炎的始末,是主要的病机特点。

对于症情稳定的慢性肝炎患者,根据天人相应的观点,冬令服用膏方可健脾益肾、益气养血,从而达到治病求本、改善症状、提高机体免疫力和延缓疾病进展的目的。

■ 膏方临证经验

慢性肝炎少有单一证型,多为各个证型之间相互兼夹重叠,病程长,演变纷繁复杂,治疗当分清主次。早期以祛邪为主,而晚期则以扶正为主,注重结合客观检查,综合考量,抽丝剥茧,合理用药。慢性肝炎患者的膏方以"总揽病机,统筹兼顾"为组方原则,遣方用药注重调理肝脾肾,益气养血;"和"为主,攻补兼施;不忘兼证,随证治之。

　　肝为刚脏,体阴用阳,以气为用,以血为体。肝血充沛,肝体不燥,则疏泄有度;肝血不足,肝气有余,则易于横逆致变。肝体愈虚,肝用愈强,气血之于肝木尤为重要。中焦脾胃为气血生化之源,气机升降之枢,"五脏者皆禀于胃气"。李东垣在《脾胃论·脾胃盛衰论》中提道"脾胃得其养,气血日生,则诸病不起",脾虚是慢性肝炎发病的根本原因,湿邪是主要病因,脾虚湿盛作为慢性肝炎的病机贯穿于疾病终末。脾为太阴湿土,同气相求,湿邪困阻中焦,脾运失司,水反为湿,谷反为滞,内外之湿搏结,壅郁肝胆;肝体用失和,疏泄失调,三焦不畅,气血津液代谢障碍,加之肝病易于传脾,肝木横逆乘脾,中焦斡旋不利,水湿痰浊之邪加重,肝木体用失和亦甚。在临床运用膏方调治慢性肝炎时,应遵循顾护中州,健脾利湿的原则,以四君子汤或参苓白术散为基础方加减,伍以清和脾胃之品,以苍术、炒白术、生米仁、茯苓、怀山药、白扁豆等健脾利湿;以焦山楂、炙鸡金、炒谷芽、炒莱菔子、神曲等消食导滞之品助运脾胃,兼防膏方滋腻碍胃,佐以煅瓦楞子、乌贼骨抑酸护胃;同时酌情予以柴胡、制香附、佛手、郁金、玫瑰花、枳壳、延胡索等轻清疏透之品,使肝气条畅,脾土以旺。另外,苦寒之品不可过用或滥用,避免败伤脾胃。

　　肝藏血,肾藏精,肝主疏泄,肾主闭藏。肝肾同源,水木之气相通,水充木荣,水亏木枯。慢性肝炎病情缠绵,迁延不愈,病初在气,久则入血伤络,肝病日久,累及脾肾之阳,影响一身之气化,诸症皆见;渐而由阳及阴,肝血亏虚,精无以化,肾无以藏,肾精暗耗,导致肾阴元阳衰惫,恶症丛生。在临症中,慢性肝炎患者多有腰膝酸软、潮热盗汗、心烦失眠、神疲乏力、头晕耳鸣、畏寒、遗精、阳痿、月经及带下异常、舌红、脉弦细等症见,即"久病伤肾"之论。此外,湿热余邪不清也是慢性肝炎的主要病因病机。因此,补肾为主、清化为辅是中医治疗慢性肝炎的重要治疗原则。在治疗中注意益肾主于水火,"滋阴勿忘通阳,壮阳勿忘救阴"。膏方中多用生地黄、熟地黄、制女贞子、墨旱莲、枸杞子、桑椹子、菟丝子等补益肝肾、滋阴降火;南沙参、北沙参、玉竹、麦冬、天冬等滋阴润燥;巴戟天、锁阳、仙茅、淫羊藿、杜仲、狗脊、桑寄生、续断、怀牛膝、等温补肾阳;太子参、炒党参、蜜炙黄芪、西洋参以补气,当归、鸡血藤、阿胶等补血。在遣方用药时亦注重根据肾之阴阳的偏亏,有所调整和侧重。

　　《素问·调经论》言"人之所有者,气与血耳",《素问·至真要大论》云"谨察阴阳所在而调之,以平为期……疏其血气,令其调达,而致和平",皆说明脏腑气血阴阳不足及失调是急性肝炎慢性化的根源所在。慢性肝炎的病机特点决定膏方用药在辨证的基础上需要顾及扶正祛邪、清热养阴利湿、补血活血化瘀、疏肝健脾、滋阴益阳等诸多方面,为防止膏方滋腻阻碍气血运行,可加入苏梗、陈皮、木香、砂仁等芳香醒脾、通利行气,使得通补相兼、升降相宜、动静相合。此外,在膏方收膏之时还要相应地配以辅料。

遣方用药时需兼顾各个方面,总以补泻得宜,通补兼施为要,应注重整体配伍及用量,不偏不倚,权衡适度,泻不可伤正,补不可助邪,寒不可损阳,温切忌劫阴,养阴不可助湿,善用药性互制,体现不同中药相互补充、互相制约的原则,做到"多法联用""诸法和谐"。

▌辨证分型施膏

(一)肝郁脾虚

证候:胁肋胀满疼痛,胸闷善太息,精神抑郁或性情急躁,纳食减少,脘腹痞闷,神疲乏力,面色萎黄,大便不实或溏泻。舌质淡有齿痕,苔白,脉沉弦。

治法:疏肝健脾。

主方:疏肝健脾方。

柴胡 60 g,茯苓 150 g,炒白芍 100 g,当归 100 g,炒白术 150 g,薏苡仁 300 g,怀山药 300 g,白扁豆 60 g,薄荷 10 g,干姜 30 g,车前子 150 g,丹参 100 g,川朴花 30 g,玫瑰花 30 g,炒谷麦芽各 300 g,枳壳 60 g,饴糖 250 g,阿胶 200 g(烊),大枣 20 枚。

(二)脾肾阳虚兼湿热内蕴

证候:神疲乏力,畏寒肢冷,脘闷纳呆,可见巩膜皮肤黄染,大便黏滞秽臭或干结。舌淡,苔润或黄腻,脉沉细或弦滑。

治法:补肾健脾祛湿。

主方:补肾健脾祛湿方。

巴戟天 150 g,淫羊藿 150 g,菟丝子 150 g,山萸肉 100 g,桑寄生 150 g,怀牛膝

150 g,枸杞子150 g,生地黄100 g,黄芪300 g,白术150 g,苦参150 g,灵芝150 g,猫爪草150 g,丹参120 g,青皮90 g,炒薏苡仁300 g,鹿角胶200 g(烊),饴糖200 g,大枣20枚。

适用于慢性肝炎脾肾阳虚,湿热未尽者。

注意事项:并非所用的慢性肝炎患者都适合服用膏方进行治疗,如慢性肝炎在活动期,转氨酶升高时,应暂缓膏方的服用;对于有脾胃功能较弱,或者基础疾病较多的患者,可服用清膏作为开路方。

病案举隅

高月求验案　王某,男性,43岁。

初诊(2019年12月11日)

病史:患者患有慢性乙型肝炎病史6年余,肝功能无明显异常,未予以重视。近4月来出现右胁隐痛、腰膝酸软,故来就诊。刻下:右胁有隐痛,腰酸膝软,畏寒,房事不坚,纳尚可,脉细尺弱,舌淡胖有齿印,苔薄白。辅助检查:HBsAg(＋),HBeAg(＋),HBcAb(＋)。肝功能:谷丙转氨酶(ALT)55 IU/L,谷草转氨酶(AST)33 IU/L,余正常。蛋白电泳:γ球蛋白21％,HBVDNA 8.7×10³ copies/mL。腹部B超:肝光点增粗,分布尚均匀。拟方:

巴戟天150 g,淫羊藿150 g,菟丝子150 g,山萸肉100 g,桑寄生150 g,怀牛膝150 g,枸杞子150 g,生地黄100 g,黄芪300 g,白术150 g,苦参150 g,灵芝150 g,猫爪草150 g,丹参120 g,青皮90 g,炒薏苡仁300 g。

上药浓煎取汁,加:黄酒50 g,鳖甲胶200 g(烊),龟甲胶200 g(烊),黑芝麻300 g,核桃肉150 g,饴糖300 g。如法收膏。服法:早晚各1次,用温开水冲调,每次一汤匙。注意事项:嘱患者服药期间少食辛辣、刺激、生冷之品。

二诊(2020年9月2日)

上方服尽,诸症减轻,尤畏寒及腰膝酸软改善明显,守方继服。

按:凡人治疗肝病,多以清热之品,然肝病未必均为热证,肝炎病也未必都是湿热之候。《脉经》云:"肝病传脾,脾当传肾。"肝病日久必累及肾,故慢性肝病多见肝肾阴虚、脾肾阳虚等证。本患者乃属脾肾阳虚、湿热未清之证。方中以巴戟天、淫羊藿、菟丝子等甘温缓和之品,温补命门而不热,补益肾精而不峻。桑寄生、怀牛膝、枸杞子、山萸肉滋补肝肾;生地黄养血补阴,有填精补肾之效,且补而不腻;苦参等清热解毒利湿。全方主次有别,相辅相成,所选补肾药温而不燥,补而不峻,在补肾之同时又可充实肝体,改善肝脾之功能,使"命门火旺,蒸糟粕而化精微",而达到治疗的目的。

(孙学华)

—— 名医简介 ——

孙学华,主任医师,教授,博士生导师。上海中医药大学附属曙光医院肝病科主任,中国民族医药学会肝病分会常务副会长,中华中医药学会肝胆病分会常务委员。第四批全国中医临床优秀人才,第五批全国名老中医学术经验继承人。

高月求,主任医师,教授,博士生导师,享受国务院特殊津贴专家。上海中医药大学附属曙光医院副院长、临床免疫研究所/传染病研究所所长,兼任中国民族医药学会肝病分会会长、中华中医药学会肝胆病分会副主任委员、上海市中医药学会肝病分会主任委员。入选国家百千万人才、岐黄学者、全国中医临床优秀人才、上海市领军人才、上海市曙光学者、上海市优秀学科带头人等多项人才项目。承担国家重大科技专项、国家自然科学基金等8项国家级科研课题,发表SCI论文24篇。获得教育部科技成果二等奖等奖等10项奖励。主编全国中医药行业高等教育"十三五"规划教材《传染病学》等专著4部,执笔撰写2018年版《慢性乙型肝炎中医诊疗指南》。

第五节 · 肾脏疾病

慢性肾小球肾炎

■ 概述

慢性肾小球肾炎简称慢性肾炎,是由多种原因、多种病理类型组成原发于肾小球的一组疾病。临床特点为大多数起病隐匿，可以有一段时间的无症状期，临床表现可轻可重，或时轻时重，病情迁延，病程在 3 个月以上，呈缓慢进行性病程。慢性肾炎的诊断应结合临床特点、病理表现做出综合判断，随着病情发展，慢性肾炎患者可出现不同程度的蛋白尿、镜下血尿，并可伴有高血压、水肿、贫血、电解质、矿物质代谢紊乱等，后期患者肾功能呈进行性加重损害。

美国 1991—1996 年的统计资料表明，在接受治疗的 ESRD 患者中，原发病为肾小球疾病占 51%，在我国导致 ESRD 的病因以肾小球疾病为主占 54.4%，但慢性肾小球肾炎占 48.2%，慢性肾炎在任何年龄均可发病，发病率为 2.8%～5%，慢性肾小球肾炎已成为导致患者发病和医疗费支出的重要因素，因此成为困扰社会、家庭的一个重要问题。

大多数慢性肾炎的病因目前还不清楚，部分急性肾炎治疗不及时等原因而迁延不愈，病程 1 年以上时可转入慢性肾炎。

1917 年 Schick 提出肾炎的基本成因是免疫反应。20 世纪 60 年代发现许多类型的肾小球肾炎病变同时伴有多种免疫球蛋白、补体和纤维粘连蛋白抗原在肾小球不同部位、肾小管和间质沉积。20 世纪 90 年代末已公认肾小球肾炎的起始原因是免疫反应所产生的肾小球内免疫复合物。但免疫复合物并不一定致病，还需要一些递质参与，它可能包括免疫调节异常、多种抗体和补体，以及中性粒细胞、淋巴细胞、血小板，乃至炎症细胞与肾小球固有细胞的反应等多种因子的参与，最终导致肾小球、肾小管和肾间质的病变。近 10 年来随着现代细胞生物学技术的发展，基因转移、分子杂交、分子克隆细胞培养等技术在肾小球疾病发病机制研究中的应用，非免疫因素在肾小球疾病的致病或参与疾病转化的作用已日益受到人们重视，从而为阐明肾小球疾病发病机制提供了新的内容，并为防止肾小球疾病提供了重要线索。

■ 临床特点

（一）西医认识

慢性肾炎的临床表现主要有 7 个方面。

（1）水肿：患者有不同程度的水肿，轻者仅面部、眼睑和组织松弛部（如阴部）水肿，重者可见全身水肿，并可伴见腹水、胸水，但也有少数患者无水肿。其机制：①肾小球滤过率下降，肾小管重吸收水分的比例增多，导致水、钠潴留而产生水肿。②肾小球肾炎时，免疫损害使全身毛细血管壁通透性增高，致血浆中水分渗向间质而产生水肿。③肾脏病变致肾实质缺血，肾素分泌增多，引起继发性醛固酮分泌增多，肾小管重吸收钠、水增多而产生水肿。④肾脏病变时常有蛋白尿，蛋白质从尿中丢失，引起低蛋白血症，使血浆渗透压下降，导致水分潴留于间质，而产生水肿。⑤肾脏病变时常有高血压、贫血、电解质紊乱、代谢产物潴留、酸中毒及免疫性血管炎症等，可损伤心肌，也可发生心包炎和心包积液，这些均可引起心功能不全，加重水肿程度。

（2）高血压：慢性肾炎患者有高血压症状，血压升高为持续性，也可呈间歇性，以舒张压较高为特点，可出现眼底出血、渗出，甚至视乳头水肿。①有功能的肾单位减少而引起钠潴留和细胞外液容量增加。②肾素和血管紧张素Ⅱ增加和肾脏加压物质活性增强。③肾脏降压物质活性减弱。④可交换钠与肾素之间的关系异常。

（3）中枢神经症状：可有头痛、头晕、疲乏、失眠、记忆力减退、食欲减低。

（4）尿异常改变：为慢性肾炎的必有临床表现，水肿患者尿比重偏低，多在1.020以下，尿蛋白可从微量～（＋＋＋＋），现代医学认为肾性蛋白尿的发生机制是免疫反应过程中肾组织的破坏，致使肾小球基底膜的筛孔相对增加及增大，对蛋白质的通透性增高，造成蛋白质的漏出过多所致。镜下血尿甚至肉眼血尿，尿沉渣中可有颗粒和透明管型，血尿与肾小球基膜断裂及肾小球内压的增高有关。

（5）贫血：早期贫血不明显，后期则见不同程度的贫血，与肾功能减退有关呈正比。

（6）肾功能损害：慢性肾炎的肾功能损害主要见于肾小球滤过率（GRF）、内生肌酐清除率（Ccr）下降。

（7）并发症：感染和心功能不全。

（二）中医认识

慢性肾炎归属中医学"水肿""水气""腰痛""精微下泄""尿血""虚劳"等范畴。

慢性肾炎为临床常见疾病,与机体免疫功能失调有关,而机体免疫功能的失调又与脏腑的虚损有密切关系。倘先天不足,饮食失节,七情内伤,房劳或其他慢性病,削弱了脾肾之气,慢性肾炎患者本已亏虚,再罹外邪,乘虚内舍,病邪隐匿,戕害脾肾,内因外邪以致气血运行乖戾,三焦水道障碍,水谷精微外泄,从而出现水肿、蛋白尿、血尿等症状。脏腑虚损,主要为肺、脾、肾三脏相干之病,导致机体气血阴阳之虚损,久必伤及肾中精气,而动及人生之根本。《素问·金匮真言论》曰"夫精者,身之本也",《素问·六节藏象论》曰"肾者主蛰,封藏之本,精之处也"。肺朝百脉,主一身之气,司宣发肃降之功能,其宣发肃降功能正常,则肺气出入通畅,水道通调,呼吸均匀,水津下达。相反,若肺气不足,失于宣发肃降之能,无以供三焦开发、三焦通调,无力布散气血津液于周身,则导致水谷精微不得归其正道,精微下注,膀胱失约,而致蛋白尿,若肺有郁热,妄行之血从水道而出,随呈溲血。脾主运化水湿及水谷精微,统摄精血津液于一身,主升清,胃主受纳腐熟,主和降,脾升胃降,燥湿相济,共同完成饮食水谷的消化、吸收及转输,所以脾胃为气血生化之源,为后天之本。蛋白质为人体之水谷精微,由脾胃化生,脾气虚弱,则气血津液化生不足而亏损,脾虚失摄,气血津液不能循于正常经脉之中,故而致精血、津液失于统摄而易流失,水谷精微不得运化,无以上输于脉,布运周身致使水谷精微及水湿浊邪混杂,以小便而泄,导致蛋白尿,脾受贼邪,水精不布,则壅成湿热,陷下伤于水道,肾与膀胱俱受其害,害则阴络伤,伤则血散入尿中而溲血。肾为封藏之本,气化蒸腾,"受五脏六腑之精而藏之"。若肾气不固,劳伤过度,导致封藏失司,精微下滞出于小便而成蛋白尿,肾主阴,阴血闭藏而不固,必渗入尿路中而溲血。

■ 膏方临证经验

蛋白尿可归属于"精微下泄"范畴,与"脾肾亏虚、外邪侵袭"有密切关系,拟膏方时应以扶助正气为主、兼顾祛邪,常用有清补相兼、清上固下、补中上提,补益任督等法。根据《素问·三部九候论》提出"精气夺则虚""虚则补之"的论述,故脾虚宜补脾,在治疗上应重视脾土,主张脾气虚者补其气,膏方中常使用健脾益气中药,以补中升阳固摄,常选用人参、党参、黄芪、白术、山药等。若患者舌质偏红,则择太子参替代党参；肾虚则补其后天以滋先天，损其肾者益气精，正如《素问·金匮真言论》云"故藏于精者，春不病温"。若肾阴亏虚，补肾阴的代表方为六味地黄丸、知柏地黄丸、左归丸、大补阴丸。若肾阴虚兼虚火上浮证，代表方可用交泰丸和二至丸；若患者肾阴亏虚症状明显，则膏方中常可投滋阴填精之药，如熟地、山茱肉、潼白蒺藜、制黄精、桑椹子等，其中以山茱萸最为常用，认为其补中有涩，涩中有补，不但可以达到补肾目的，而且可以起到直接收涩蛋白尿的作用。膏方中加入熟地时，常配伍砂仁以免滋腻助湿之虞。若肾阳虚衰，补肾阳的代表方为《金匮》肾气丸，《济生》肾气丸、右归丸之类；肾阳虚症状明显，则膏方中投温补肾阳之药，如淫羊藿、巴戟天、菟丝子、厚杜仲、肉苁蓉、川续断、补骨脂等，若肾气不固或肾精亏损，则用五子衍宗丸、水陆二仙丹、桑螵蛸散；若脾肾阳虚，则温补脾肾的代表方为附子理中汤、四神丸、六味回阳饮等，若肾虚血亏，代表方为肾气丸合汤，在辨病与辨证相结合的基础上，常酌情应用固肾摄精药，如金樱子、芡实、莲须、覆盆子、煅牡蛎、沙苑蒺藜、莲子、补骨脂、桑螵蛸、女贞子、墨旱莲等药数味。慢性肾炎属本虚标实，湿热病理因素贯穿于整个慢性肾炎尿蛋白发生、发展的过程中，在辨治基础上，常用薏苡根、石韦、土茯苓清热利湿，务消未净之余邪，若湿热兼气郁，常加柴胡、枳壳、厚朴、制香附等，在临床中，常常根据湿热轻重的不同，决定清热与祛湿的孰轻孰重。在祛湿的药物运用上，根据湿邪的部位、性质而有化湿、燥湿、利湿的不同：若湿邪偏于上焦，多用化湿药如藿梗、佩兰、白豆蔻、白术等；若湿邪偏于中焦，则用燥湿药如苍术、厚朴、法半夏、陈皮等；若湿邪偏于下焦，多用利湿药如茯苓、猪苓、车前草、滑石、白花蛇舌草等。在清热药物运用上喜用黄芩、黄柏、栀子、黄连、知母等。若湿热胶着难愈之证，常加三仁汤以宣上畅中渗下，使得湿热之邪从三焦分消。基于"风能胜湿""疏其气血，令其调达，而致和平"之说，对难治性肾性蛋白尿辨治中，从风论治肾性蛋白尿，膏方中可加入如僵蚕、防风、荆芥炭、羌活、独活、豨莶草、菝葜、徐长卿、青风藤等二三味祛风药，因风药多入肺经，肺主一身之气，肺气宣则一身气机通达，营卫调和，气化得行，故风药以宣展肺气、疏风胜湿、疏调三焦为长。经现代药理研究证实，祛风湿药具有抗炎作用，能增强巨噬细胞吞噬功能，具有明显的抗炎及免疫抑制作用。

慢性肾炎常见血尿的症状可归属于"尿血"范畴，多因脾肾不足、固摄无权患者,外感六淫之邪,化热下迫肾与膀胱,损伤脉络,血溢水道而成。古人采用凉血止血、益气止血、补血止血、泻火止血、活血止血等方法。在临床膏方处方中,若慢性肾炎伴有尿血者,常可使用炒蒲黄、茜草根、血见愁、白茅根、黑荆芥凉血活血止血;伴尿路感染,加入虎杖、半枝莲、蛇舌草、碧玉散、乌药、鹿衔草;贫血较重,除用丹参、当归外,还常配以阿胶(烊)、仙鹤草以滋阴养血;若并发高血压,加入明天麻、怀牛膝、夏枯草、钩藤等;慢性肾炎发病过程中,从肾病初始至病久,皆存在"血瘀"这一病理现象,瘀血始终贯穿于各证型和病变阶段中,慢性肾炎"久病入络",肾络瘀阻,精气无以输布周身,塞而外溢可形成蛋白尿、血尿。诚如《医林改错》曰:"元气既虚,必不达于血管,血管无气,必停留而瘀。"按气血生化之说,气能生血,又能摄血,气为血帅,气行则血亦行,可以采用"久漏宜通"的方法,应用在补气药如黄芪、党参、白术、炙甘草等中,加用当归、丹参、赤芍、马鞭草、川芎、桃仁、景天三七、益母草、鬼箭羽等数味,抑或活血化瘀之方,如桂枝茯苓丸、泽兰防己汤之类,以推动气血运行,改善肾脏循环,利于尿蛋白、血尿好转。

慢性肾炎水肿的治疗,应该掌握肺、脾、肾的病变和生理特点,疏调水道,调适三焦气机是治疗水肿的基本方法,水肿之为病,须明辨阴阳、表里、肺、脾、肾、三焦等功能及气血之生化,慢性肾炎之水肿,常多因久病入络、肾络痹阻致血瘀而成。《金匮要略》所谓"血不利则为水",《血证论》言"瘀血化水,亦发水肿"。治当血水同求,取化瘀利水之药,如益母草、泽兰等,故治疗水肿可概括为宣、渗、清、温、补、利、涩、活八法。若素体本虚易受外邪,宜宣肺发汗,酌加麻黄、桂枝、防风、浮萍;若水湿内蕴,则加茯苓、猪苓、泽泻、薏苡仁淡渗利水;若肾阳虚弱,则加附子、肉桂、淫羊藿、菟丝子温肾利水;若脾气亏虚,则加党参、山药、生黄芪、白术健脾利水;若下焦湿热,则加萹蓄、瞿麦、泽泻、滑石清热利湿;若水阻气滞,则加大腹皮、槟榔、厚朴、木香行气利水;若水瘀相兼,则加川芎、桃仁、川牛膝、当归活血利水;若水饮内停,则加牵牛、葶苈子、甘遂、大戟攻逐为权,少佐气药,并配合大枣以缓和其伤正之弊。

临床上对脾胃虚弱的慢性肾炎患者,在使用滋补养阴药中应配伍健脾和胃药以顾护胃气,如陈皮、砂仁、制半夏、云茯苓、山楂等;如对平素易因感冒诱发肾性肾炎病情复发或加重的患者,膏方中配入玉屏风散,达补益肺气,护卫固表,善调其后之功效。慢性肾炎患者在胶类使用上,遵循热则寒之、寒则热之的原则,注意寒温调配得当,偏阳虚体质,应选鹿角胶、阿胶温性胶类,偏阴虚体质,应选龟甲胶、鳖甲胶凉性胶类。患者在进补膏方期间,切记暴饮暴食、饮酒过度、嗜食生冷油腻,以免胃肠负担加重,影响膏方的吸收。由于膏方中投入人参等滋补之品,需忌食萝卜,一旦患者发生胃脘闷胀,饮食纳减,舌苔厚腻,应停服或减少进服数量3～5日,或配合芳香醒脾、健脾和胃药同服。服用膏方期间,患者若感冒发热、腹泻腹痛、月经来潮等情况,建议暂停进补膏方数日。

▣ 辨证分型施膏

(一)气阴两虚

证候:浮肿,神疲乏力,心悸且慌,面色少华,头晕耳鸣,腰膝酸软,肢麻,或颧红,五心烦热,口干少饮,便溏尿少,舌淡红边有齿痕,脉细数或沉细。

治法:益气养阴,健脾益肾。

主方:参芪地黄汤加减。

潞党参250g,生黄芪250g,怀山药250g,山茱萸250g,云茯苓250g,炒白术250g,生地黄250g,福泽泻150g,粉丹皮150g,玄参150g,砂仁60g(后下),焦山楂150g,麦冬150g,仙鹤草150g,薏苡仁根300g,小石韦150g,金樱子250g,南芡实250g,莲须150g,肉豆蔻60g,桑寄生250g,炙升麻90g,女贞子250g,墨旱莲250g,金狗脊250g,龟甲胶250g(烊),陈阿胶250g(烊)。

(二)湿热内蕴

证候:口干且苦,咽痛,腰痛,下肢浮肿,大便秘结,小便黄赤或混浊,苔白腻而干,脉濡数或滑数。

治法:清利湿热,健脾益肾。

主方:八正散加减。

肥知母90g,怀山药150g,萹蓄150g,瞿麦150g,云茯苓150g,焦山栀150g,块滑石150g(包煎),牛蒡子150g,马齿苋150g,金银花150g,红藤150g,败酱草150g,上茯苓250g,蒲公英150g,粉草薢150g,半枝莲150g,北柴胡90g,炒白术

250 g,桑寄生 250 g,川续断 250 g,桔梗 90 g,生甘草 60 g,陈阿胶 250 g(烊)。

(三) 气滞湿阻

证候:浮肿,胁痛,腹胀,口苦,呕恶,纳少,嗳气,舌淡红,苔白或腻,脉弦滑。

治法:疏肝理气,健脾益肾。

主方:柴苓汤加减。

北柴胡 90 g,潞党参 250 g,云茯苓 250 g,制半夏 150 g,淡黄芩 90 g,炒白术 250 g,猪茯苓 150 g,福泽泻 150 g,上肉桂 60 g,怀山药 250 g,制香附 g,桑寄生 250 g,青橘皮 90 g,广陈皮 90 g,炒枳壳 100 g,延胡索 150 g,焦楂曲各 150 g,熟薏苡仁 250 g,川续断 250 g,西砂仁 60 g(后下),炙甘草 60 g,广郁金 150 g,旋覆花 60 g,炒白芍 250 g,鸡内金 150 g,陈阿胶 250 g(烊)。

(四) 脾肾气虚

证候:面浮足肿,神疲乏力,气短懒言,腰膝酸软,头晕多尿,男子遗精早泄,女子带下清稀,脉细苔薄白。

治法:健脾益气,补肾固涩。

主方:五子衍宗丸加减。

潞党参 250 g,生黄芪 250 g,怀山药 250 g,炒白术 250 g,枸杞子 250 g,菟丝子 250 g,覆盆子 250 g,五味子 60 g,车前子 150 g(包煎),熟地黄 150 g,云茯苓 250 g,淫羊藿 150 g,厚杜仲 150 g,怀牛膝 150 g,沙苑子 150 g,仙鹤草 150 g,益智仁 150 g,北柴 90 g,炙升麻 90 g,玉米须 150 g,莲花须 150 g,金樱子 150 g,南芡实 150 g,陈阿胶 250 g(烊)。

(五) 脾肾阳虚

证候:颜面及全身浮肿,腰以下尤甚,尿少,腰冷酸痛,畏寒肢冷,面色㿠白,神疲乏力,纳少呕恶,大便溏薄,舌红体胖苔白,脉沉细或弱无力。

治法:温肾健脾,化湿利水。

方药:真武汤、实脾饮加减。

生黄芪 250 g,熟附子 150 g,干姜 100 g,潞党参 250 g,炒白术 250 g,云茯苓 250 g,福泽泻 150 g,车前子 150 g(包煎),上肉桂 60 g,炒白芍 150 g,菟丝子 250 g,

紫丹参 150 g,草果仁 60 g,宣木瓜 150 g,厚杜仲 250 g,川牛膝 250 g,煨木香 60 g,川桂枝 60 g,补骨脂 250 g,焦楂曲各 150 g,沙苑子 250 g,陈阿胶 250 g(烊),鹿角胶 250 g(烊)。

(六) 气虚血瘀

证候:浮肿、面色㿠白或晦暗,气短纳少,肌肤甲错,舌淡胖或紫暗者瘀斑,苔薄白脉沉细无力或沉涩。

治法:益气活血化瘀。

方药:补阳还五汤加减。

炙黄芪 250 g,潞党参 250 g,怀山药 250 g,炒白术 250 g,全当归 250 g,山桃仁 100 g,刺红花 60 g,川赤芍 150 g,煨葛根 250 g,厚杜仲 250 g,桑寄生 250 g,制黄精 250 g,广地龙 150 g,川牛膝 250 g,大川芎 250 g,紫丹参 250 g,泽兰叶 250 g,炒白芍 250 g,桑寄生 250 g,云茯苓 250 g,虎杖根 250 g,广陈皮 90 g,益母草 150 g,陈阿胶 250 g(烊)。

▌病案举隅

郑平东验案 陆某,女性,52 岁。

初诊(2002 年 11 月 15 日)

患者素有慢性肾炎 20 年,曾经中药治疗后,病情稳定。患者劳累后时有腰酸乏力、口干耳鸣、心烦面部烘热、面浮足肿,食纳尚可,二便自调,夜寐欠佳,反复检查尿常规仍有少量尿蛋白,红细胞 3～5 个/HP,舌质淡红,苔薄白,脉小滑。经治疗病情稳定,唯时有腰酸神疲乏力,视物目糊,心烦,面部烘热,血糖亦时有波动,血压时有升高,舌尖红苔薄白,脉小滑。往年曾服膏滋合度,遂复诊续投膏方调治。

生晒参 100 g,紫丹参 200 g,炙黄芪 250 g,生熟地各 250 g,山萸肉 150 g,怀山药 200 g,淫羊藿 150 g,仙茅 150 g,肥知母 150 g,炒黄柏 150 g,全当归 150 g,大川芎 150 g,枸杞子 150 g,厚杜仲 150 g,怀牛膝 150 g,云茯苓 250 g,福泽泻 150 g,粉丹皮 150 g,生山楂 150 g,广郁金 150 g,西砂仁 60 g(后下),小石韦 250 g,薏苡根 300 g,

玉米须 150 g,夜交藤 150 g,石决明 300 g(先煎)。

上药先浸一宿,浓煎 3 次,去渣取汁再加胡桃肉 250 g、陈阿胶 250 g,文火收膏,藏于瓷缸内,每日早晚各服二匙,开水冲服。若遇感冒、发热、食滞、腹泻等症暂时停服,愈合再服,服膏滋期间忌食浓茶、萝卜及辛辣刺激之品并注意劳逸结合。

按:本案患者罹患慢性肾炎乃脾肾亏虚,肾虚不固,封藏失职,肾虚无以温煦脾土,则脾气亏虚,脾虚失运,清阳不升,均可导致精气失布,精微下泄而出现蛋白尿。患者劳累则气耗,故表现神疲乏力,故以生晒参、炙黄芪、怀山药健脾益气,升举清阳,以助脾肾举;腰为肾之府,肾开窍于耳,精微下泄属伤阴精,肾之精气亏虚,则腰脊失养,故时有腰酸耳鸣,择熟地黄、山萸肉可以补益肾精;阴虚则阴津不足,虚火上炎,可表现口干、心烦面部烘热、夜寐欠佳,则配肥知母、炒黄柏、生地黄、粉丹皮、夜交藤滋阴泻火,清心安神;患者病程较长,肾虚日久,精不化气,气虚之渐则阳气不足,遂予淫羊藿、仙茅、厚杜仲、怀牛膝温补肾阳,共奏温肾壮腰之功;脾肾亏虚,脾虚无以制水、肾虚气化失司,导致水湿内蕴,湿邪化热成湿热羁留,故选云茯苓、福泽泻、薏苡仁根、小石韦、玉米须健脾渗湿,清热利湿,可以除面浮足肿;湿热之邪阻滞气血运行,久病入络,肾络瘀阻,配紫丹参、全当归、大川芎、广郁金补血行血,生山楂则活血消食助运化之功;慢性肾炎患者往往伴有肾性高血压,乃水不涵木,阴虚阳亢之象,佐以枸杞子、石决明达平肝潜阳、清肝明目之意。纵观全方,旨以健脾益肾,滋阴泄热,利湿通络,调理阴阳,冀望复元。

尿 路 感 染

■ 概述

尿路感染一般指的是细菌感染,其他如真菌、病毒、支原体、衣原体、寄生虫等也可引起尿路感染。尿路感染是常见病,其发病率依据我国普查统计约占人口 0.91%,特别是育龄的已婚女性最为常见,妇女患病率可高达 10%～20%,复发率也高。中医典籍中虽没有尿路感染的名称,但属于中医学"淋证"(热淋、气淋、血淋、劳淋等）、"腰痛""肾劳""虚劳"等范畴。

临床特点

(一) 西医认识

绝大多数尿路感染是由上行感染引起的，细菌经尿道口上行至膀胱甚至肾盂引起感染，少数为血行感染和淋巴道感染。膀胱炎和尿道炎，即指下尿路感染，占尿路感染总数的 50%～70%，临床表现：尿频、尿急、尿痛、排尿不适，下腹部坠胀感或不适等，可有尿液混浊或血尿，一般无明显全身感染症状。少数患者可有腰痛、低热（不超过 38 ℃）。小儿尿路感染的临床表现无特征性，主要有发热，食欲不佳，呕吐和腹部不适。肾盂肾炎多见于育龄妇女，临床表现除上述下尿路症状外，并有腰部或肋脊角痛和叩击痛，肾区疼痛可放射至腹部，全身感染症状：寒战、高热、头痛、肌痛，或有恶心呕吐腹泻等胃肠道症状。尿常规有大量脓细胞或者有白细胞管型则可作为区别肾盂肾炎及下尿路感染的根据，尿路感染的诊断关键在于发现真性菌尿（清洁中段尿培养菌落计数大于或等于 10^5/mL，连续 2 次培养均大于或等于 10^5/mL，为同一种细菌）。

尿路感染的诊断依据具有三个方面：①膀胱刺激症状（尿频、尿急、尿痛），全身感染症状（寒战、发热、头痛等），尿常规白细胞＞5 个/HP，清洁中段尿培养细菌＞ 10^5/mL。②具有上述两项而发热＞38 ℃。腰痛、肾区叩击痛，尿中有白细胞管型者，多为肾盂肾炎。③尿感病史至少一年，抗生素治疗效果不好，反复发作，多次尿细菌培养阳性者，为慢性肾盂肾炎者，肾盂造影显示肾盂肾盏变形者。其中，慢性肾盂肾炎是泌尿系统最常见的慢性疾病之一，通常病程半年以上。大多由于急性肾盂肾炎未获彻底治愈，反复发作所致，妇女较为多见，往往因反复发作，缠绵难愈，久则易致肾功能不全。

(二) 中医认识

淋证之名，首见于《内经》，有"淋""淋溲""淋满"等名称。《金匮要略》记载"淋之为病，小便如粟状，小腹弦急，痛引脐中"，并将病机责之"热在下焦"。《诸病源候论》谓"诸淋者,肾虚而膀胱热也,膀胱与肾为表里,俱主水,水入小肠与胞,行于阴为溲便也,若饮食不节,喜怒不时,虚实不调,脏腑不和,致肾虚而膀胱热,肾虚则小便数,膀胱热则水下涩,数而且涩,则淋沥不宣。故谓之淋。"又谓"淋病必由热甚生湿,湿生则水液浑,凝结而为淋。"指出病因是湿热。由于湿热邪毒侵入膀胱和肾而发病,肾与膀胱表里相连,病邪可由表及里,由膀胱入侵至肾,另一种情况病邪可由肾下传至膀胱。膀胱为湿热之邪蕴阻,致气化失常,水道不利而出现小便频数,淋沥涩痛,腰为肾之府,湿热之邪阻滞经络,气血运行不畅,不通则痛,而腰痛或不适,是足厥阴肝经脉循少腹,络阴器,湿热蕴阻,肝经气滞而小腹胀痛或不适,小便淋沥不爽,邪毒盛正邪相搏而寒热作。或兼外感风邪而出现表里同病,或由于邪热蕴积肺胃,以温热病表现为主,尿路症状不明显。本病易于感染,特别女性,若不注意阴部卫生,易于感染而反复发作,或由于治疗不及时,不彻底,病邪羁留不除而病情迁延不愈,致正气亏虚,出现虚实夹杂病症,由于正气亏虚或劳累过度,湿热之邪更易侵入,或新感风邪再引发宿疾,由于邪热灼伤血脉或病久入络而出现尿血,舌紫点或舌暗红等瘀血证。

从本病的证候发生演变来看,本病初起或急性阶段为实证,以下焦湿热、气滞不利为主;久病则湿热耗伤正气,致脾肾亏虚、正气虚而湿热未净,或因老年人,体虚者感受湿热之邪,形成虚实夹杂之证。

■ 膏方临证经验

根据尿路感染临床表现的不同情况,可分急性和慢性两类。急性病例以邪实为主,一般有以下三种类型:①邪毒热盛:起病急,恶寒壮热无汗,口干苦或恶心呕吐,大便秘结,小便频数,灼热涩痛,或腰痛,舌苔黄白腻或薄黄腻,脉浮数或滑数,治以疏解清里,解毒通淋,方药为银翘散合八正散加减。②少阳郁热:寒热往来,口苦咽干,腰痛,少腹胀痛不适,小便热涩混浊,脉弦滑,苔黄腻。治以和解少阳,通淋泄热,方药为龙胆泻肝汤加减。③肝郁气滞:胸闷嗳气,腹胀,胁部不适,少腹拘急,小便滴沥不畅,脉弦滑,苔薄微黄。治以疏肝理气泄浊,方药为丹栀逍遥散加味。

慢性者多虚实夹杂本虚标实有三种类型:①肝肾阴虚,湿热阻滞:病程已久,迁延不愈,腰酸头晕,小便短赤,涩滞不爽,大便干,口干,舌红苔薄黄,脉细数。治以滋阴清利,方药知柏地黄汤加减。若低热盗汗者加银柴胡、青蒿、白薇、地骨皮;小便涩痛者加通天草、生地、竹叶、川楝子、延胡索;腰痛者加川断、杜仲;尿中白细胞多者加马齿苋、白花蛇舌草、鱼腥草、红藤、败酱草,有红细胞,则加白茅根、小蓟、生地榆。②气阴两虚,湿热阻滞:腰酸、乏力、易出汗,小便短数不爽,舌质淡红苔少,脉细。治以益气养阴清利,方药参芪地黄汤加减。若小腹胀不适者,加乌药、青皮。③脾肾两虚湿阻:病程长反复发作多次,神疲乏力气短,小便频数,淋沥不尽,时发时好,遇劳则发,伴面浮足肿,腰酸乏力,纳呆腹胀,便溏呕恶,夜尿多,少腹坠胀,脉小滑,苔薄腻,舌边有齿印。治以健脾益肾化湿,方药参苓白术散合二仙汤加减,或无比山药丸加减。虽然中医药对尿路感染消除临床症状具有一定疗效,但是对于菌尿转阴比较棘手,故对尿路感染慢性病例膏方中常常佐以活血化瘀之品。中医理论认为湿热内蕴日久必导致下焦气滞血瘀,活血化瘀主要可以改善肾脏血液循环,增加血流量,提高肾小球滤过率,起到冲洗尿路作用,有利于炎症消退,在临床膏方中常用赤芍、丹皮、益母草、泽兰叶、川牛膝等活血化瘀中药,对提高临床疗效具有一定的裨益。一般尿路感染患者发作期间,不主张服用膏方,滋补膏方易助湿恋邪。患者应注意休息,有发热、尿路刺激症状明显者需卧床休息,增加饮水量,饮食宜清淡,多食新鲜蔬菜、水果和营养的食品,少吃具有刺激、油腻的食物。若尿路感染患者处于病情恢复期,方能以膏方调治。

■ 辨证分型施膏

(一) 膀胱湿热

证候:尿频,尿急,尿痛,排尿不爽,尿道口灼热感,小便量少,色黄,脉滑数,苔黄腻。

治法:清热泻火,利湿通淋。

主方:八正散、导赤散加味。

地萹蓄150g,野瞿麦150g,小石韦250g,碧玉散150g(包煎),玉米须150g,炒芍药150g,北柴胡90g,冬葵子150g,王不留行150g,金钱草150g,焦山栀150g,

通天草60g,车前子250g(包煎),川牛膝250g,猫须草150g,淡竹叶150g,生地黄250g,制大黄90g,全当归250g,半枝莲250g,蒲公英150g,蛇舌草150g,粉革薢250g,玉米须150g,小茴香60g,制香附90g,鹿衔草250g,薏苡根250g,海金砂250g(包煎),龟甲胶250g(烊)。

(二)气阴两虚

证候:湿热留恋:小便频急,淋涩不已,反复发作,遇劳尤甚,伴头晕耳鸣,腰酸乏力,咽干多汗,脉细数或沉细,舌红少苔。

治法:益气养阴,清热利湿。

主方:偏气虚者用参芪地黄汤加减;偏阴虚者用知柏地黄丸加减。

潞党参250g,紫丹参250g,生黄芪250g,山萸肉250g,怀山药250g,云茯苓250g,生地黄250g,玉米须150g,泽兰叶250g,粉丹皮250g,川赤芍150g,杜仲250g,台乌梅150g,碧玉散250g(包煎),薏苡根250g,炒白术25g,麦冬250g,五味子60g,北柴胡90g,地骨皮250g,车前子250g(包煎),炙升麻90g,土茯苓250g,石菖蒲250g,厚杜仲250g,怀牛膝250g,菟丝子250g,陈阿胶250g(烊)。

(三)脾肾两虚

证候:小便频数,淋沥不尽,时发时好,遇劳则发,伴面浮足肿,腰酸乏力,纳呆腹胀,便溏呕恶,夜尿多,少腹坠胀,脉小滑,苔薄腻,舌边有齿印。

治法:健脾益肾,化湿泄浊。

主方:参苓白术散合二仙汤加减,或无比山药丸加减。

潞党参250g,怀山药250g,云茯苓250g,炒白术250g,福泽泻250g,熟地黄250g,山萸肉250g,巴戟天250g,菟丝子250g,桔梗90g,白扁豆150g,莲子肉150g,西砂仁60g(后下),薏苡仁250g,淫羊藿250g,仙茅250g,全当归250g,肥知母60g,炒黄柏60g,肉苁蓉250g,五味子60g,赤石脂250g,广陈皮50g,厚杜仲250g,怀牛膝250g,陈阿胶250g(烊)。

(四)肝郁气滞

证候:胸闷嗳气,腹胀,胁部不适,少腹拘急,小便滴沥不畅,脉弦滑,苔薄微黄。

治法:疏肝理气。

主方:丹栀逍遥散加味。

北柴胡 90 g,牡丹皮 250 g,焦山栀 250 g,荔枝核 90 g,炒白芍 250 g,全当归 250 g,云茯苓 250 g,炒白术 250 g,小茴香 60 g,覆盆子 250 g,广郁金 150 g,炒枳壳 60 g,青陈皮各 90 g,制香附 90 g,延胡索 250 g,川楝子 250 g,槐花 150 g,薄荷叶 90 g(后下),白茅根 250 g,淡竹叶 150 g,台乌药 90 g,鹿衔草 250 g,大腹皮 150 g,合欢花 150 克,木莴子 60 g,车前子 150 g(包煎),生地黄 150 g,福泽泻 250 g,川厚朴 90 g,陈阿胶 250 g(烊)。

病案举隅

郑平东验案 詹某,女性,42 岁。

初诊(2006 年 11 月 5 日)

患者素有慢性尿感史 8 年余,经中药治疗后,病情稳定,顷诊,患者晨起眼睑浮肿,腰酸乏力,脱发依然,时感胸闷,月经量少,夜寐不安,劳累后时有尿频、尿急、淋漓不尽,无尿痛,舌质淡红,苔薄白,舌边有齿痕,脉细弱,证属脾肾两虚,精血不足,治拟健脾益肾,补益精血。患者曾服健脾补肾、益气养血之膏滋尚合度,服膏方后尿频尿急较前明显好转,今宜击鼓再进,冀望康复。

生晒参 100 g,紫丹参 250 g,生黄芪 250 g,熟地黄 250 g,怀山药 250 g,山萸肉 150 g,云茯苓 250 g,福泽泻 250 g,炒白术 150 g,粉丹皮 150 g,厚杜仲 150 g,怀牛膝 150 g,川断肉 150 g,全当归 150 g,大川芎 150 g,巴戟肉 150 g,菟丝子 150 g,枸杞子 150 g,西砂仁 60 g(后下),炒枣仁 150 g,鸡血藤 150 g,广陈皮 60 g,虎杖根 250 g,台乌药 150 g,制首乌 250 g,墨旱莲 150 g,益母草 150 g,制香附 150 g,泽兰叶 150 g,玉米须 150 g,合欢皮 150 g,夜交藤 150 g,桑椹子 150 g,赤白芍各 150 g,炙甘草 50 g。

上药先浸一宿,浓煎 3 次,取汁去渣,再加黑芝麻 250 g、胡桃肉 250 g、陈阿胶 250 g、白冰糖 250 g,文火收膏滴水成珠为度,藏于瓷缸内。

按:本患者反复尿感史 8 年余,久病体虚,以致脾肾两虚,湿浊留恋不去,故小溲不甚赤涩,但淋漓不尽,尿频、尿急,患者遇劳即发,乃气血亏虚,故有舌质淡红,苔薄白,舌边有齿痕,脉细弱征象。急则治其标,缓则治其本。患者脾气虚弱,气失舒展,不能运化水湿而成晨起眼睑浮肿,脾气亏虚,精微不化,无以濡养四肢,故神倦乏力,腰为肾之府,肾气亏虚,腰失濡养,则腰部酸楚,肾气不足,气散无以纳气归元,则时感胸闷,遂予生晒参、生黄芪、怀山药、炒白术健脾利湿,熟地黄、山萸肉、厚杜仲、川断肉、巴戟肉、菟丝子、枸杞子以益肾固涩,配云茯苓、福泽泻、虎杖根、玉米须渗湿利水,使水湿有去处。脾虚水谷不化,气血生乏源,肾藏精,肝藏血,精血同源,肾精亏虚,肝血不足,女子月经量少,发为血之余,气血不足,患者表现脱发依然,故配紫丹参、全当归、大川芎、桑椹子、赤白芍、益母草、制香附、泽兰叶养血调血,加制首乌、鸡血藤、墨旱莲、枸杞子以增强补养肝血的作用,怀牛膝引药下行,直达病所,佐以合欢皮、夜交藤疏肝养血安神。综观全方,补中有泻,泻中有补,攻补兼施,治病无虞矣。《丹溪心法·淋》篇认为"淋有五,皆属乎热",《诸病源候论·淋病诸候》进一步提出"诸淋者,由肾虚而膀胱热故也"。全方健脾益肾,养血调经为主,佐以清热利湿,标本兼顾,患者服药后尿频尿急尿痛较前明显好转。

老年性夜尿频数

■ 概述

正常人日尿多于夜尿,夜间排尿 1~2 次,尿量为 300~400 mL,或不排尿。夜尿频数是指夜间排尿次数增加,达 4~5 次或更多,尿量超过白天。其中夜间排尿次数达到 3~4 次属于轻度尿频,夜间排尿次数 5~6 次为中度尿频,夜间排尿次数>6 次属于重度尿频。为了将其与尿崩症区分开来,学术界将睡眠时排尿速率>1 mL/(h·kg)称为夜尿。

■ 临床特点

(一) 西医认识

夜尿频数可以分生理性和病理性两种。生理性夜尿尿频包括睡前有大量饮水的习惯,习惯饮浓茶、咖啡,或高度紧张或神经质患者,当膀胱轻度充盈(小于 30 mL)时即有尿意,以致夜间排尿频率增加,甚至造成习惯性夜尿,这类患者一般调整好生活习惯,放松精神,夜尿多的症状多会不治而愈。病理性夜尿尿频包括:①肾性:肾小球疾病、慢性肾小管间质性疾病、肾脏浓缩功能减退时,患者往往首先出现夜尿增多,继之发展为肾性多尿,甚或肾性尿崩症。而老年人,特别是患有高血压、糖尿病的患者,由于肾小动脉硬化,肾脏浓缩功能减退,最易出现夜尿增多。②心功能不全或某些内分泌疾病:如慢性肾上腺皮质功能不全、原发性醛固酮增多症、糖尿病等。③其他:如电解质紊乱也可导致夜尿增多。夜尿频数是老年患者临床上常见的症状之一,因夜尿频多多属功能异常,病因不明,或去除病因而夜尿频数不能缓解。老年人夜尿频数尚无明确病因,有研究者发现,老年人夜尿频数与体内缺少一种名为"连接蛋白 43"的物质。它是一组能影响人体昼夜节律的蛋白质,正常运行的昼夜节律机制会让人们的新陈代谢功能在白天加快,夜间变缓。与白天相比,健康人在酣睡阶段体内的肾脏只会生成少量的尿液;同时,与活动量较大的白天相比,睡眠阶段肾脏中会储存更多的尿液。当人体中"连接蛋白 43"的含量较低时,膀胱的平滑肌就会对神经信号过度敏感,从而产生了憋尿的感觉。由于夜尿次数的增加使得众多老年人夜间睡眠常因起床排尿而中断而睡眠不足,影响睡眠质量,甚至可引发焦虑及抑郁,导致日间工作注意力不集中、记忆力下降、身体免疫力降低等,严重影响了老年人的生活质量。

(二) 中医认识

老年性夜尿频数归属中医小溲不禁范畴,小溲不禁病位在肾,与膀胱、肺、脾关系密切。基本病机为脏腑虚衰,气化不摄,主要是肾阳不足,膀胱气化失司所致,但也有湿热内蕴,下迫膀胱之实证。

中医学认为肾为水火之脏,命门附于两肾,内寄真阴真阳,只宜固藏,不易泄露。《黄帝内经》云:"膀胱者,州都之官,津液藏焉,气化则能出焉。"膀胱藏津液,之所以小便能出,是由于气化的作用。气化就要靠阳气。肾为先天之本,主水,藏真阴而寓元阳,下通于阴,职司二便,与膀胱相表里,膀胱为津液之腑,小便乃津液之余,它的排泄与贮存全赖于肾阳的温养气化。《黄帝内经》云"亢则害,承乃制",又云"水泉不止,膀胱不藏也"。《诸病源候论》云:"遗尿者,此由膀胱虚冷,不能制约于水故也。"人到40岁以后肾气渐衰,膀胱失于温煦,不能正常气化则水液失制,致膀胱固涩功能失约,阴寒内盛,夜间阴气盛,阳气更衰,导致本有肾阳虚的患者,在夜间小溲频数。《黄帝内经》云:"注病水液,澄澈清冷,皆属于寒。"随着年龄的增长肾气由盛转衰,气化功能也随之减退,老年人尿频而量多,尿色清白,正是肾阳不足,气化失司的表现。全身的水液代谢离不开肾阳的温煦蒸腾,脾的运化,肺的通调水道的作用。而肾阳不足累及脾阳,则会导致脾肾两虚,脾虚中气下陷,运化水液失常,水失制约出现尿频。此外肺气虚寒也是老年夜尿频数的原因之一。肺主一身之气,主制节,有宣发肃降之功,"通调水道下输膀胱",为水之上源。"肺恶寒",老年人肺气虚寒,肺气虚不能制下,水泉不止,便可使水之上源失控,出现下焦"水泉不止","膀胱不藏"。此外,体内下焦湿热过盛,可能导致膀胱之开启失约,迫水妄行,产生夜尿频数。

膏方临证经验

正如《景岳全书》谓:"小水虽利于肾,而肾上连肺,若肺气无权,则肾水终不能摄,故治水者必须治气,治肾者必须治肺,宜以参、芪、归、术、桂、附、干姜之属为之主,然后相机以固涩为之佐,庶得治本之道而源流如度,否则徒障狂澜,终无益也。"《伤寒论》中的甘草干姜汤是治疗虚寒性尿频的主要方剂。治疗上若症见夜间多尿,小便清长,腰背疼痛,耳鸣,偶见下肢浮肿,舌质淡,苔薄白,脉沉迟,细弱等则采用温补肾阳方法,方采用右归丸加减,药用熟地、杜仲、山茱萸、怀山药、菟丝子、肉桂、熟附子、桑螵蛸、芡实、补骨脂、金樱子补肾填精兼以收涩小便,取补骨脂温肾固涩,治肾气虚冷小溲无度,或选用加味桑螵蛸散(桑螵蛸、五味子、鹿茸、黄芪、补骨脂、杜仲、麦冬),益气固肾,温阳敛精。若症见小便频数,夜间尤多,形寒肢冷,气短乏力,语声低微,懒言,四肢无力,头晕,耳鸣,腰膝酸软,纳呆便溏,舌淡白质嫩,脉缓或沉细等脾肾两虚症状时,采用温补脾肾,升提固涩之法,宜补中益气汤、《济生》肾气丸合缩泉丸加减。常用益智仁、怀山药、白术、薏苡仁、淫羊藿、柴胡、乌药培土益肾,固精气,缩小便。柴胡为厥阴经药,厥阴经脉通膀胱二与遗尿有关;乌药调气散寒,助气化,涩小便;薏苡仁药性平和而补中制水。若症见小便频数,夜间尤多,尿色黄赤,下腹胀痛不适,口苦二渴,舌红苔黄腻,脉濡数,为湿热下注,膀胱失约,气化失司,应选用丹皮、茯苓、苦参、黄连、碧玉散之类,或八正散合三妙丸加减清热利湿,寓通因通用之意,不可妄议温补,即愈议补,仍当补益中有清利。

■ 辨证分型施膏

(一) 膀胱湿热

证候:小便频数,尿急尿痛,尿道灼热感,小便短黄浑浊,点滴不禁,口干而黏,小腹胀满,大便秘结,或见发热恶寒,舌红苔黄腻,脉滑数。

治法:清利湿热。

主方:八正散合三妙丸加减。

地萹蓄150g,野瞿麦150g,炒黄柏100g,薏苡仁250g,碧玉散150g(包煎),云茯苓250g,粉草薢250g,北柴胡90g,茅苍术150g,焦山栀150g,川牛膝250g,生地黄250g,全当归250g,莲子肉250g,紫丹参250g,石菖蒲250g,炙升麻90g,制香附90g,虎杖根250g,粉丹皮250g,川黄连60g,土茯苓250g,益智仁250g,五味子60g,陈阿胶250g(烊)。

(二) 肾阴亏虚

证候:尿频而短黄,伴眩晕耳鸣,咽干口燥,颧红唇赤,虚烦不寐,腰膝酸软,骨蒸劳热,五心烦热,盗汗,大便硬结,小溲频数,舌红苔少,脉细数。

治法:滋阴降火。

主方:知柏地黄丸合左归丸加减。

肥知母60g,炒黄柏60g,熟地黄250g,怀山药250g,山萸肉250g,枸杞子250g,云茯苓250g,粉丹皮250g,地骨皮250g,煅牡蛎300g,金樱子250g,南芡实250g,莲花须150g,桑螵蛸150g,川牛膝250g,菟丝子250g,西砂仁60g(后下),麦冬250g,五味子60g,龟甲胶250g(烊),鳖甲胶250g(烊)。

(三) 肾气不固

证候:尿频而清长,或兼遗尿失禁,伴面色㿠白,头晕耳鸣,气短喘逆,腰膝无力,四肢不温,舌质淡胖,苔薄白,脉沉细弱。

治法:温补肾阳。

主方:《金匮》肾气丸合右归丸加减。

熟附子150g(先煎),炙黄芪250g,淫羊藿250g,潞党参250g,上肉桂100g,山萸肉250g,熟地黄250g,怀山药250g,云茯苓250g,福泽泻150g,菟丝子250g,厚杜仲250g,金樱子250g,南芡实250g,炒白术250g,薏苡仁250g,桑螵蛸150g,覆盆子250g,北柴胡90g,台乌药100g,益智仁250g,鹿角胶250g(烊),陈阿胶250g(烊)。

■ 病案举隅

王琛验案 陈某,男性,74岁。

初诊(2020年11月9日)

患者素有长期泄泻史5年,经西药治疗尚未控制。患者平素饮食较油腻和辛辣,数月来经血检查,血常规和肝肾功能均正常,尿蛋白阴性,无镜下血尿。自述近2个月因家务劳累过度,出现神疲乏力,纳食欠馨,畏寒肢冷,尤下肢为甚,腰膝酸软,小便次数增多,且有时小溲不禁,夜甚于昼,澄澈清冷,大便溏薄,每日2～3次,色白体羸,舌淡,苔白,脉虚数,遂赴门诊欲服膏滋药调治。根据四诊合参,中医病属脾肾阳气不足,治拟温肾健脾,升阳固涩,患者因服用膏方适宜,经续服以下膏方2剂之后,自觉畏寒肢冷,小溲不禁,大便泄泻等诸症明显好转。

潞党参250g,熟附子150g(先煎),煨炮姜90g,炙黄芪250g,炒白术250g,淫羊藿250g,山萸肉250g,怀山药250g,云茯苓250g,菟丝子250g,厚杜仲250g,吴茱萸60g,肉豆蔻90g,补骨脂250g,金樱子250g,南芡实250g,桑螵蛸150g,覆盆子250g,台乌药100g,益智仁250g,五味子60g,煨葛根150g,西砂仁60g,焦楂曲各150g。

上药先浸一宿,浓煎 3 次,取汁去渣,再加黑芝麻 250 g、鹿角胶 250 g、陈阿胶 250 g、白冰糖 250 g,文火收膏滴水成珠为度,藏于瓷缸内。

按:本案患者属年高素体阳虚之人,泄泻日久,久病伤阳,肾阳虚衰,劳累伤脾气,肾阳虚无以温煦脾土,导致脾阳不足,运化失常,水谷不化,清浊不分,故大便溏薄,脾阳不振,运化失常,则饮食减少,久泻不止,脾胃虚弱,气血乏源,故色白体羸,神疲乏力,选用潞党参、煨炮姜、炙黄芪、炒白术、怀山药、云茯苓、煨葛根益气升清,健脾止泻,配吴茱萸、肉豆蔻温中散寒;患者肾阳亏虚,封藏失司,膀胱失约而尿频,故表现小便次数增多,肾阳气不固,则小溲不禁,气化不及,水不化气,则多尿,夜甚于昼,澄澈清冷,腰为肾之府,督脉贯脊络肾而督诸阳,肾阳不足,失于温煦,故畏寒肢冷,尤下肢为甚,配熟附子、淫羊藿、山萸肉、菟丝子、厚杜仲、补骨脂温补肾阳助气化,配金樱子、桑螵蛸、覆盆子、台乌药、益智仁、五味子以益肾固涩,佐以西砂仁、焦楂曲助健脾和胃,消食止泻之功效。患者舌淡,苔白,脉虚数,属脾肾阳虚之征象,另根据患者阳气亏虚的体质,择用鹿角胶温补肾阳,陈阿胶补血润燥以收膏。纵观全方,本患者乃脾肾相兼为病,通过中医辨证是药,脾肾同调,拟以健脾升阳,温肾固涩之法调治,取得较满意的疗效。

(王琛)

── 名医简介 ──

王琛,主任医师,教授,博士生导师。上海中医药大学附属曙光医院名中医师。兼任世界中医联合会肾病专委会常务理事,中华中医学会肾病分会常委,上海市名中医郑平东学术经验研究工作室负责人。

郑平东,上海市名中医,医学博士,上海中医药大学附属曙光医院终身教授,主任医师,博士生导师。师从张伯臾教授。1982 年至 1986 年赴日本国立富山医科药科大学研修。曾任上海中医药大学附属曙光医院党委书记、副院长、肾病科主任,中华中医药学会肾病专业指导委员会副主任委员,上海中医药学会内科分会副主任委员、肾病分会主任委员,上海市中医肾病临床协作中心主任,上海市中医药学会常务理事、内科分会顾问,上海市中医药研究所肾病研究所顾问,福州市人民医院顾问,上海中医药大学专家委员会委员,上海中医药大学学报编委。

第六节 · 内分泌疾病

糖 尿 病

■ 概述

糖尿病是一组以慢性高血糖为临床特征的代谢性疾病,是由胰岛素分泌和(或)作用缺陷引起的。长期碳水化合物及脂肪、蛋白质代谢紊乱可引起多系统损害,导致眼、肾、神经、血管等组织器官的慢性进行性病变、功能减退及衰竭,病情严重或应激时可发生严重代谢紊乱,如糖尿病酮症酸中毒、高血糖高渗状态等。临床以多饮、多食、多尿和体重减轻为主要表现,随着病情的发展会出现各种急慢性并发症。实验室检查发现血糖、糖化血红蛋白升高。

■ 临床特点

(一) 西医认识

2 型糖尿病是一组异质性疾病,可发生在任何年龄,但多见于成人,常在 40 岁以后发病,多数起病缓慢,症状相对较轻,半数以上无任何症状。不少患者因慢性并发症、伴发病或仅于健康体检时发现。常有家族史,临床上肥胖症、血脂异常、脂肪肝、高血压、冠心病、糖耐量异常或 2 型糖尿病常同时或先后发生,并伴有高胰岛素血症,目前认为这些疾病均与胰岛素抵抗相关。

目前糖尿病已成为继心脑血管疾病、恶性肿瘤后的第三大威胁人类健康的慢性非传染性疾病,尤其是该病引发的视网膜病变、周围神经病变、糖尿病肾病等并发症严重影响了人们的生活质量。中国糖尿病患病人数居世界第一位,我国糖尿病患病人群中,2 型糖尿病占 90% 以上,1 型糖尿病占 5% 左右,发达地区糖尿病患病率高于不发达地区,城市高于农村,这可能与发达地区人们的经济情况、饮食习惯及生活方式等因素有关。我国糖尿病的流行具有民族特点,民族间尤其是同一地区不同民族间的患病率具有明显差异,如内蒙古自治区汉族高于蒙古族,宁夏回族自治区回族高于汉族。心脑血管疾病是 2 型糖尿病患者最主要的死亡原因,国内不完全统计,糖尿病合并高血压等心脑血管病变的发生率分别为:高血压 34.2%,脑血管病 12.6%,心血管病 17.1%,下肢血管病 5.2%。

(二) 中医认识

1. 禀赋不足、脏腑虚弱是消渴发生的前提 · 先天不足可表现为各脏腑功能失调,精、气、血、津液不能正常化生、输布、利用,正气必虚,若加之后天失养、饮食情志劳逸失调、虚邪贼风,皆可诱发消渴的产生。从现代医学的角度来看,中医的先天相当于遗传因素,而糖尿病发生的机制虽然尚未完全明了,但是可以肯定遗传因素是导致糖尿病的重要因素之一。

消渴病之病变关系到肺、胃、脾、肾等,但以脾、肾不足为基础。现代医家多从脾、肾两脏论治消渴病。肾为先天之本,先天父母之精藏于肾,为一身精气阴阳之根本。肾精充足,气化为元气、元阴、元阳,推动及濡养全身,则各脏腑功能旺盛。元气是气化的原动力,同时在气化的过程中,元气得以保持旺盛。肾精的先天缺陷,以及外界环境的改变对肾之气化活动的影响均可导致元气不足,气化失常,精血津液不归正化而形成痰、湿、浊、瘀等病理产物。脾为后天之本,主运化水谷精微,为气血生化之源。脾之健运,能布达精微和水液以濡养脏腑经络、四肢百骸,确保各器官之物质能源,使其正常工作。中医"脾"的功能涵盖了现代医学的胰腺内分泌功能,因此消渴病的病位在脾,脾失健运是消渴病发病的中心环节。若脾运化水谷和输布水液的功能失常,清气不升,气血津液生化乏源,脾气不能散精上归于肺,肺津无以输布,临床可见口渴多饮;四肢失养,则四肢无力而倦怠;肌肉失养,故形体日见消瘦;脾虚气血无所化生,脏腑百骸官窍皆无所养,致消渴病及其变证丛生。

2. 内外杂因、气机失畅是消渴酝酿的过程 · 人体的气机即指气的升降出入和气化功能,气机正常运动则肾精可化成元气,脾胃可化水谷精微以成气血津液而布达全身,肺可通调水道,肝可疏泄条达,心血可畅通,全身各组织器官可阴阳转化,物质可化成能量,形成正常的新陈代谢。中医文献关于消渴病因的记载有饮食不节、情志失调、劳逸失度、温燥太过、外感六淫等几个方面,这些内外杂因皆可导致气机失畅、气化失司,从而形成消渴。

3. 火热炽盛、消损机体是消渴成病的关键 · 消渴病的发病机制当以"热"为其最关键。金元四大家之一的刘完素明确地提出"火热"对发生消渴病的重要性。此热或因肥甘厚味嗜酒伤脾,湿浊化热而起;或因七情内伤,气滞血瘀化热而生;或因外感六淫,风郁不得外泄化热而致,无不为因各种"郁"而化为"热",此热一旦形成则会伤津耗气,消损机体,五脏六腑器官无以荣润,为"消"为"渴",出现"三多一少"的症状。

肺主气为水之上源,敷布津液。肺受燥热所伤,则津液不能敷布而直驱下行,随小便排出体外,故小便频数量多;肺不布津,则口渴多饮。胃主腐熟水谷,脾主运化,为胃行其津液。脾胃为燥热所伤,胃火炽盛,脾阴不足,则口渴多饮,多食善饥;脾虚不能转输水谷精微,则水谷精微下流注入小便,故小便味甘;水谷精微不能濡养肌肉,故形体日见消瘦。肾为先天之本,主藏精而寓元阴元阳。肾阴亏虚则虚火内生,上燔心肺则口渴多饮,中灼脾胃则消谷善饥。肾失濡养,开阖固摄失权,则水谷精微直驱下泄,随小便排出体外,故尿多味甜。消渴之病,不论何种原因,不论在何病位,皆由热火内盛,怫郁结滞,耗伤阴津,导致津液亏损所致。

4. 病理产物形成、脏腑衰竭是变证丛生的循环 · 消渴病后期,阴津严重匮乏,不仅脏腑功能受损,其实质亦被累及,而产生并发症。热邪形成,伤阴耗气,阴伤则脏腑乏源,影响其正常工作,使气更伤;气伤则气化及推动脏腑运行无力,精微物质不能充分利用,使阴更亏。气不通畅即为气滞,血不通畅便为血瘀,水谷精微不能升清利用则为湿浊,津液不布成为痰凝。精微物质若不能按正常生理运化利用,则会变成病理产物,从而反过来阻滞气机,邪气难去,火热更甚,脏腑重伤,从而形成恶性循环,气阴两伤、日久阴损及阳,使病变日渐加剧,最终导致多种并发症。

■ 膏方临证经验

糖尿病患者的膏方处方原则在于根据辨证分析的结果,确定病机、病位及虚损的程度进行辨证论治；同时又要兼顾痰湿、瘀血、气郁等邪实，施以燥湿、化瘀、疏利等法则。

临床消渴病之初，多见消渴典型症状，其病机多为燥热偏盛，阴津亏耗。治宜清热润燥、养阴生津。方用黄连阿胶汤加减：桑叶、黄连、生地黄、女贞子、枸杞子、玉竹、制首乌、阿胶、天花粉、知母、地骨皮等。

糖尿病病程漫长，病之燥热久羁，耗气伤阴，由病初肺胃津液耗伤，转为肝肾精血不足。治宜益气养阴、毓养肝肾。方用地黄饮子加减：珠儿参、生黄芪、麦冬、五味子、生地黄、山萸肉、女贞子、枸杞子、百合、知母等。糖尿病患者因燥热煎熬津液，血行瘀滞，复因气虚无以推动血液运行，常合并血瘀之证，故活血化瘀贯穿于治疗始终，以珠儿参代人参，取其既有西洋参养阴清热之功，又有三七活血化瘀之效，与病机吻合。

《素问·奇病论》曰："此肥美之所发也，此人必数食甘美而多肥也。肥者令人内热，甘者令人中满，故其气上溢，转为消渴。"长期饮食不节，肥甘过用，酿成脾胃湿热，致脾失健运，湿热化燥化火，耗伤津液，发为消渴。湿热内蕴，清浊相干，升降失序，三焦气化失司。辛苦芳淡、上下分消，应是正治。方用《证治准绳》清热渗湿汤，以及《黄帝内经》糜含白术泽泻汤加减（黄连、苍术、鹿衔草、泽泻、土茯苓、菝葜、黄柏、知母、茯苓、冬葵子、地肤子等）。

消渴病在肺、脾、肾三脏受损的基础上，日久阴损及阳，致机体五脏俱弱，气血阴阳俱衰，水瘀互结之证。方用《三因极一病证方论》的鹿茸丸加减：珠儿参、麦冬、五味子、生黄芪益气养阴；玄参、熟地黄、山萸肉滋补肾阴；鹿茸、补骨脂、菟丝子、肉苁蓉温煦肾阳；益母草、茯苓、泽兰、泽泻疏瘀行水。

辨证分型施膏

方一：益气养阴、健脾补肾降糖膏

生晒参 100 g，山药 300 g，黄芪 300 g，黄精 300 g，葛根 300 g，鬼箭羽 300 g，黄连 30 g，黄芩 90 g，桑叶 90 g，桑白皮 300 g，地骨皮 150 g，白术 150 g，茯苓 150 g，薏苡仁 150 g，当归 150 g，白芍 150 g，生地 150 g，玄参 150 g，麦冬 90 g，玉竹 150 g，石斛

150 g,女贞子 120 g,墨旱莲 150 g,枸杞子 150 g,桑椹子 150 g,菟丝子 120 g,鸡内金 150 g,谷麦芽各 150 g,阿胶 150 g(烊),鳖甲胶 150 g(烊),木糖醇 50 g。

方二:毓养肝肾、燮理阴阳降糖膏

生晒参 150 g,麦冬 150 g,五味子 60 g,黄芪 300 g,山药 300 g,山茱萸 120 g,首乌 150 g,菟丝子 150 g,苁蓉 120 g,锁阳 120 g,怀牛膝 120 g,杜仲 150 g,卫茅 300 g,丹参 150 g,葛根 150 g,金樱子 120 g,玉米须 150 g,薏仁根 300 g,生地 150 g,女贞子 180 g,墨旱莲 150 g,阿胶 150 g(烊),鹿角胶 150 g(烊),龟甲胶 100 g(烊),木糖醇 50 g。

■ 病案举隅

丁学屏验案 顾某,女性,57 岁。

初诊(2003 年 11 月 26 日)

厥阴风木,少阳相火,风借火势,火助风威,磅礴清灵,舒缩不匀,血压时高,消烁津液,遂病消渴。消症既久,精血日耗,阳愈燔灼,心神骛驰,寐不兴酣。舌淡红、苔薄。脉弦滑不静。际此封藏之季,正宜清泄厥少,毓养肝肾,为治之大要。

桑叶 90 g,桑白皮 30 g,地骨皮 30 g,丹皮 60 g,夏枯草 120 g,钩藤 120 g,天麻 60 g,生石决明 180 g,珍珠母 300 g,生牡蛎 180 g,东白薇 150 g,白芍 150 g,生地 120 g,百合 120 g,知母 90 g,天花粉 300 g,珠儿参 300 g,天麦冬各 90 g,北五味 90 g(打),制首乌 150 g,玉竹 90 g,枸杞子 300 g,玄参 150 g,桑椹子 300 g,女贞子 300 g,墨旱莲 150 g,泡远志 60 g,炒枣仁 120 g(研),柏子仁 120 g(研),桑寄生 300 g,怀牛膝 120 g,车前子 150 g,川杜仲 120 g,锁阳 90 g,苁蓉 90 g,杭白菊 90 g,槐花 300 g,银花 150 g,莪术 150 g,虎杖 300 g,泽泻 300 g,鸡内金 90 g,决明子 150 g,山萸肉 90 g,荷叶边 120 g,山楂 120 g,木香 30 g,砂仁 30 g,谷麦芽各 120 g。

上药水浸一宿,煎 3 次,滤去滓,文火煎至滴水成珠。烊入阿胶 300 g、龟甲胶 200 g、甜菊糖 100 g,收成老膏。

高脂血症

概述

　　高脂血症是一种血脂代谢紊乱疾病,其主要表现为高胆固醇血症、高甘油三酯血症或两者兼而有之。本病发病率高、人群分布广、危害性大,是动脉粥样硬化、冠心病、脑卒中和高血压等发病的主要危险因素。

临床特点

(一) 西医认识

　　高脂血症的临床表现主要是脂质在真皮内沉积所引起的黄色瘤和脂质在血管内皮沉积所引起的动脉硬化。尽管高脂血症可引起黄色瘤,但其发生率并不很高;而动脉粥样硬化的发生和发展又是一种缓慢渐进的过程,因此在通常情况下,多数患者并无明显症状和异常体征。不少人是由于其他原因进行血液生化检验时才发现有血浆脂蛋白水平升高。

　　高脂血症可分为原发性和继发性两类。原发性与先天性和遗传有关,是由于单基因缺陷或多基因缺陷,使参与脂蛋白转运和代谢的受体、酶或载脂蛋白异常所致,或由于环境因素(饮食、营养)而致。继发性多发生于代谢性紊乱疾病(糖尿病、高血压、甲状腺功能低下、肥胖、肝肾疾病、肾上腺皮质功能亢进)。

　　不良饮食习惯,如吃零食、急食、夜间加餐;不良生活习惯,如饮酒、体力活动量过少、缺乏锻炼、乘车、看电视时间过长等,另外保健知识缺乏,轻视高血脂的危害等都是引起、加重高脂血症的原因。

(二) 中医认识

　　高脂血症的病因由素体脾虚痰盛;或胃火素旺,饮食不节,恣食肥甘,痰浊内生;或年老体虚,脏气衰减,阳虚痰滞,终致痰积血瘀,化为脂浊,滞留体内而为病。各种原因导致脾、肝、肾三脏功能失调,脾失健运,肝失疏泄,肾水失司,痰、湿、瘀、气滞等病理产物交阻,清浊不分是本病的基本病机。

高脂血症多发生于中老年患者,中年之后,脾的运化功能减退,又过食肥甘,使脾气更虚;或素体脾虚,平素暴饮暴食、长期饮食不节,使脾气愈亏;现代人由于生活方式的改变,长期喜卧好坐,缺乏运动,导致气血运行不畅,脾胃呆滞,脾之运化失司,加之工作压力大,精神紧张,阳热偏亢,或有胃热偏盛者,食欲亢进,恣食肥甘,脾运不及,脾失健运,脾失升清降浊,清气不升,浊气不降。若清阳不升,浊阴不降,阴阳升降运动反常,水谷精微失于输布,痰湿内盛,致脂浊郁积,而成高脂血症。脾主运化水湿,脾虚失于健运,就会导致水液内停,形成湿、痰、饮等病理产物,聚于体内,致脂浊郁积,而成高脂血症。此所谓"脾为生痰之源"。

现代人由于工作压力大,精神紧张或情绪抑郁,导致肝失疏泄,肝气郁结,气不行水致痰浊内生,或气不行血致瘀血内停,痰浊、瘀血壅于五脏而成高脂血症,影响五脏正常的功能。肝有疏土助运的功能。正常情况下,肝气条畅,能助胆汁泄注于胃肠而促进脾胃的消化。若疏泄失常,肝木乘土,则脾胃运化不健,不能运化水湿,痰浊内生,痰之为病,随气升降,流动不测,周身内外,五脏六腑,无处不到,流于血脉,致脂浊郁积,而成高脂血症。肝气郁滞日久也可导致肝火炽盛,气有余便是火,肝火夹痰浊内阻于内,"痰为诸病之源",留恋五脏,横窜经络,流于血脉,而成高脂血症。肝藏血,调节血量,肝的疏泄功能正常,气机调畅,使气血运行无阻,才能维持血液的生成和循行。若肝失疏泄或肝不藏血,日久气病及血而成血瘀,痰阻血瘀,血脉壅塞,膏脂内生,渐成高脂血症。现代医学研究也表明,肝胆之疏泄功能与脂质代谢关系密切,盖胆为中精之府,能净脂化浊,若忧郁恼怒损及肝胆,以致疏泄失度,清浊难分,胆气郁遏则清净无权,脂浊难化以致脂质代谢紊乱。

肾为先天之本,水火之藏,是一身阴阳之根本,肾为水脏,主津液,是调节水液代谢的主要脏器,其调节功能赖肾阴、肾阳的相互作用。《素问·阴阳应象大论》曰"年四十阴气自半也",进入中年以后,肾气渐衰,气虚无力推动水湿运行而致血脉痰浊凝聚,在血中形成脂浊。久病气虚不能运化血液,或痰浊血液不能正常运行,导致瘀血内生,与痰浊交阻,形成膏脂,缠绵不愈。肾的精气有肾阴、肾阳之分。肾阴又称真阴、元阴;肾阳又称真阳、元阳,亦称"命门之火"。两者相互为用,是维持脏腑功能活动的物质基础和动力。肾阳具有温煦全身的作用,肾阳不足,不能蒸水化气,三焦气化不利,水不暖土而脾失健运,水湿不化,津液阻滞脉中,形成脂浊。肾阴具有滋养润泽的作用,肾阴不足,失于润泽,营血运行不畅而致血脉瘀滞,痰浊凝聚,形成膏脂或肝肾阴虚滋生内热,灼津炼液酿而成痰,熬而成脂。

综上所述,高脂血症为内伤疾病,病势一般多较徐缓,渐进加重,病程较长。综观其病因病机,与现代人的不良的生活方式关系密切,再加上中年之后脏腑虚损,体内正常的水液代谢异常,导致痰浊内生,停于血脉之中,发为膏脂。病机以肝、脾、肾功能失调为本,气滞、痰阻、血瘀为标,病位在三焦,病性属虚实夹杂。本病的防治重点在于认清病因病机,早期调摄,树立正确的生活方式,纠正不良的生活习惯,预防为主,防治结合。

▓ 膏方临证经验

现代医学表明血脂的合成和代谢与肝脏、小肠等器官有关,而这些器官的功能在中医学上多属于"脾运"。高脂血症患者多有喜食肥甘、暴饮暴食、过度安逸等不良饮食或生活习惯,容易伤脾,脾虚运化功能减退则产生湿、痰、瘀等病理产物,脾运功能减弱更进一步加重病理改变。从临床观察来看,体胖脾虚痰湿内盛者更易患此病。所以治疗上,以健脾为基本治法。同时,根据辨证选用疏肝理气、益气补肾、理气化痰、活血化瘀等。

用药方面重点在于补虚祛实。补虚药:益气健脾多选用党参、茯苓、白术、薏苡仁等;补益肝肾的药物多选择生地、山萸肉、山药、茯苓、丹皮、枸杞子、黄精、制首乌等;温肾益脾的药物多选择附子、肉桂、干姜、黄芪、白术、山药、党参、杜仲、肉苁蓉、淫羊藿等。祛实药:疏肝理气基本药物多选用柴胡、枳实、厚朴、郁金、当归、薄荷、陈皮、绿萼梅等;燥湿化痰药多选用苍术、半夏、陈皮、莱菔子;活血化瘀多选用丹参、郁金、桃仁、红花、赤芍、当归、地龙等。

▓ 辨证分型施膏

方 ·:健脾补肾降脂膏

生晒参 100 g,生黄芪 150 g,苍白术各 150 g,茯苓 300 g,薏苡仁 300 g,怀山药 150 g,淫羊藿 120 g,肉苁蓉 120 g,怀牛膝 120 g,杜仲 120 g,陈皮 60 g,半夏 90 g,莱菔子 90 g,川芎 100 g,柴胡 90 g,枳壳 90 g,丹参 150 g,郁金 120 g,当归 150 g,赤芍 120 g,鸡内金 120 g,焦楂曲各 120 g,谷麦芽各 120 g,阿胶 100 g(烊),黄明胶 100 g(烊),木糖醇 50 g。

方二:补益肝肾降脂膏

生晒参 100 g,麦冬 100 g,五味子 60 g,生地 150 g,山萸肉 120 g,山药 150 g,茯苓 150 g,丹皮 60 g,枸杞子 120 g,黄精 150 g,制首乌 150 g,女贞子 120 g,墨旱莲 150 g,桑椹子 120 g,草决明 120 g,丹参 150 g,生山楂 150 g,荷叶 150 g,郁金 120 g,鸡内金 120 g,焦楂曲各 120 g,谷麦芽各 120 g,阿胶 100 g(烊),鳖甲胶 100 g(烊),木糖醇 50 g。

■ 病案举隅

丁学屏验案 李某,男性,54 岁。

初诊(2010 年 11 月 8 日)

向体肥胖,忙于应酬,好饮频饮,罹患代谢综合征。今年 8 月体检,血尿酸,胆固醇增高。血中 FPG 升高,11.22 mmol/L,TG 3.76 mmol/L。际此容平之季,正值金气肃降,续当清心润肺、运脾化浊而宁心神。

桑叶 90 g,桑白皮 300 g,地骨皮 300 g,小川连 30 g,天冬 90 g,肥知母 90 g,玄参 150 g,破麦冬 90 g,细生地 120 g,天花粉 300 g,北沙参 120 g,珠儿参 300 g,肥玉竹 300 g,马勃 30 g(包煎),川贝 90 g,蝉衣 90 g,杭白菊 90 g,紫草 120 g,土牛膝 90 g,桔梗 90 g,生甘草 30 g,制苍术 90 g,鹿衔草 300 g,泽泻 300 g,土茯苓 300 g,银花 300 g,川萆薢 120 g,虎杖 300 g,云茯苓 300 g,冬葵子 200 g,生槐米 300 g,荷叶 300 g,败酱草 150 g,生薏苡仁 300 g,荷包草 150 g,田基黄 150 g,凌霄花 90 g,卫矛 300 g,玳瑁 90 g(先煎),制首乌 150 g,平地木 120 g,女贞子 300 g,墨旱莲 150 g,桑椹子 300 g,枸杞子 300 g,丹参 300 g,桑寄生 300 g,川怀牛膝各 90 g,川续断 120 g,川杜仲 120 g,潼白蒺藜各 90 g,姜黄 90 g,广郁金 90 g,莪术 150 g,小青皮 60 g,制半夏 90 g,新会皮 60 g,制香橼 90 g,陈香橼 60 g,佛手 60 g,绿萼梅 90 g,鸡内金 90 g,

山楂 120 g,谷麦芽各 150 g,檀香 60 g,砂仁 30 g,广木香 30 g,枳椇子 90 g,葛花 90 g,玉蝴蝶 30 g,凤凰衣 30 g,漏芦 120 g,地龙 90 g,全蝎 45 g,僵蚕 90 g,百合 300 g,决明子 90 g,夏枯草 120 g,菟丝子 120 g,山萸肉 90 g,山药 300 g,白薇 150 g,白芍 150 g,石菖蒲 90 g,远志 60 g,生龙骨 150 g,田七 60 g,血竭 20 g,生牡蛎 180 g。

上药水浸一宿,煎 3 次,滤去滓,文火煎至滴水成珠。烊入阿胶 300 g、鳖甲胶 200 g、黄明胶 200 g、甜菊糖 50 g,收成老膏。

肥 胖 症

概述

肥胖症指体内脂肪堆积过多和(或)分布异常、体重增加,是包括遗传和环境因素在内的多种因素相互作用所引起的慢性代谢性疾病。超重和肥胖症在一些发达国家和地区人群中的患病情况已达到流行程度。据估计,在西方国家成年人中,约有半数人肥胖或超重。我国肥胖症患病率也迅速上升,据报道我国成人超重率为 22.8%,肥胖率为 7.1%。肥胖症作为代谢综合征的主要组成部分,与多种疾病如 2 型糖尿病、血脂异常、高血压、冠心病、卒中和某些癌症密切相关。目前常用体重指数(BMI)来表示肥胖程度,其计算公式为:体重(kg)除以身高(m)的平方。对于中国人来说 BMI 大于或等于 24 为超重,大于或等于 28 即为肥胖。

临床特点

(一) 西医认识

肥胖症能导致多种生理和心理疾病。包括骨关节炎、阻塞性睡眠呼吸暂停综合征、社交障碍、糖尿病、癌症、心血管疾病、非酒精性脂肪肝等。脂肪含量增加导致机体对胰岛素反应能力下降,从而导致胰岛素抵抗。向心性肥胖,主要表现为腰-臀比增大,是代谢综合征的重要危险因素。代谢综合征是一系列代谢异常的组合,常包括 2 型糖尿病、高血压、高脂血症（高胆固醇血症及高甘油三酯血症）。肥胖症的其他合并症包括直接由肥胖所导致的病症，以及与肥胖症发病机制相关，比如病因相同（饮食或者静止型生活方式）的一些疾病。其中相关性最强的是 2 型糖尿病。

（二）中医认识

肥胖的病因病机概括起来包括先天禀赋不足、饮食不节、内伤情志、脏腑虚弱、外感湿邪、生活起居等因素，导致膏湿、痰浊的形成，发为肥胖。

饮食失节，痰湿停滞：长期饮食过量、嗜食肥甘或醇酒厚味，脾胃消化吸收的水谷精微超过了正常人体所需，剩余的水谷精微转输化为膏脂，分布于皮肤、腠理、脏腑等发为肥胖，同时，由于水谷精微的过量摄入，超过了脏腑自身的转输功能，生成的膏脂，遍布全身，阻碍气机的升降出入，日久气机不畅致脏腑功能受损，尤以肝气郁滞为重。肝气郁滞横逆犯脾，导致脾失健运，脾的正常转输功能减弱，不能将胃肠消化吸收的水谷精微全部上输心肺转化为气血，把超出正常人体所需的水谷精微化为膏、湿、痰，停留于人体各处。另外，暴饮暴食损伤脾胃，引起脾气虚弱，如此往复，湿痰浊更重，从而加重肥胖的形成。

情志内伤，气滞津停：精神刺激或长期郁怒、思虑，五志过极则气机郁结，以肝脏最为明显。肝性喜条达，而恶抑郁，主疏泄，调畅一身之气机，情志刺激，首先影响肝脏疏泄功能，致使肝脏疏泄失职，气机紊乱，气血运化失常，肝郁化火上犯于肺，肝气郁滞横逆犯脾，肝肾同源，肝阴不足，下及肾阴，致肾阴不足，致使肺、脾、肾三脏功能受损，气机不利，水液代谢障碍，水谷精微不能正常化生为气血津液，而为膏、为湿、为痰、为浊。同时，肝胆互为表里，肝脏疏泄功能异常，胆汁不能正常排泄，以助水谷精微运化，浊脂内聚，发为肥胖。此外，忧思困脾，脾气不得畅达，日久脾气虚弱，脾脏运化转输失职，膏、湿痰内生，发为肥胖。

脏腑虚弱，痰湿内生：先天禀赋不足，五脏虚弱，特别是脾肾素虚，气虚体质者，是肥胖病的重要内在因素。肾为先天之本，主水之脏，脾为后天之本，主运化水液，水谷精微，二者在生理上相互促进，病理上亦是互为因果。肾气不充，一身之气则不足，脾气亦不足，则脾脏运化转输水谷精微功能下降，为膏为湿为痰，分布于肌肤、腠理、脏腑发为肥胖。气分阴阳，肾阳不足，火不暖土，脾阳亦不足，脾肾阳虚，水谷精微不得运化转输。亦可为膏为湿为痰，发为肥胖。此外，肥胖之人多有气虚，以肺脾气虚常见，肺主行水，通调水道，肺气虚，不能将脾脏转输至肺的水谷精微通过肺脏的宣发肃降作用正常布散，聚而为湿，为痰；脾脏气虚，运化转输水谷精微的功能减弱，水谷精微不归正化为膏为湿为痰，从而加重肥胖的发生。

久坐少劳，气机不畅：长期不良的生活方式也会导致肥胖，平素运动量少，伏案工作，缺乏体力活动，机体气机不得鼓动激发，气化功能减弱，脏腑功能郁而不发，水谷精微代谢出现障碍，失于输布，为膏为湿为痰为浊，滞留肌肤、腠理、脏腑，发为肥胖。

■ 膏方临证经验

肥胖的膏方治疗关键在于分清虚实，根据患者本虚与标实的轻重，制定合理的治则、方药。因膏方重在补虚，故虽有肥胖而虚象不显者，不建议用膏方。

中医治疗肥胖有八个原则：化湿、祛痰、利水、通便、消导、疏肝利胆、健脾、温阳。在根据辨证结果给予补气、养阴、健脾、益肾的药物的同时，根据标实的不同，选择一些有较好减重疗效的药物，往往临床可以获得较好的疗效。减重药物按其药效大致可分成四大类：消导药，如山楂、谷芽、麦芽等，消食导滞；利湿祛痰药，如虎杖、苍术、泽泻、茯苓、车前子等，祛痰化浊，利水渗湿；泻下药，如大黄、番泻叶、首乌、决明子等，作用是加强肠道蠕动，速通大便；理气活血药，如丹参、赤芍、益母草、三七、香附、三棱、莪术等，理气活血，降压消脂。

若患者属于脾虚湿阻，见肥胖，浮肿，乏力，尿少、纳差动则气短，舌淡红，苔薄白，脉细滑，则健脾利湿，方用防己黄芪汤合苓桂术甘汤加减。乏力明显加党参补气，伴浮肿加泽泻、车前草渗水利湿，腹胀而满加厚朴、枳壳理气，纳差加佛手、生山楂理气开胃。若患者胃热湿阻，见肥胖，头胀，多食易饥，口渴喜饮，便秘，舌红苔腻，脉滑或数，宜清热利湿，方用防风通圣散加减。头胀明显加野菊花，口渴加荷叶，便秘加芒硝。若患者脾肾阳虚，见肥胖，畏寒肢冷，疲乏无力，腰酸，面目浮肿，便溏，舌淡苔薄，脉沉细无力，方用真武汤合防己黄芪汤加减。腰膝酸软明显加牛膝，动则喘重用黄芪，便溏腹胀突出加佛手。若患者肝气郁结，见肥胖，胸胁胀满，胃脘痞胀，月经不调，烦躁易怒，舌淡红，苔白或薄腻，脉弦细，宜疏肝理气，方用大柴胡汤。气郁重加香附、郁金,腹胀重加茯苓,月经错后或闭经加桃仁、川芎、乳香。

在膏方调治时,除可根据以上辨证分型选方用药外,更应谨记"盖人之肥瘦,由血气虚实使之然也……故血实气虚则肥,气实血虚则瘦",因此重在健脾补气,益肾温阳。

▇ 辨证分型施膏

方一:健脾理气、化痰利湿减肥膏

生晒参 100 g,生黄芪 150 g,茯苓 150 g,苍白术各 150 g,生薏苡仁 300 g,半夏 90 g,泽泻 150 g,车前子 150 g,虎杖 150 g,姜黄 150 g,香附 90 g,丹参 150 g,三七 150 g,生山楂 150 g,荷叶 150 g,陈皮 60 g,川芎 100 g,柴胡 90 g,枳壳 90 g,当归 150 g,赤芍 120 g,黄芩 90 g,黄连 30 g,生鸡内金 120 g,谷麦芽各 120 g,阿胶 100 g(烊),鳖甲胶 100 g(烊),木糖醇 50 g。

方二:温肾健脾、活血化浊减肥膏

生晒参 100 g,生黄芪 150 g,苍白术各 150 g,当归 150 g,白芍 150 g,淫羊藿 120 g,仙茅 120 g,肉苁蓉 120 g,怀牛膝 120 g,锁阳 120 g,茯苓 150 g,生薏苡仁 300 g,川芎 100 g,丹参 150 g,莪术 120 g,虎杖 150 g,土茯苓 300 g,白芥子 120 g,泽漆 90 g,生鸡内金 120 g,木香 90 g,肉桂 30 g,谷麦芽各 120 g,阿胶 100 g(烊),鹿角胶 100 g(烊),木糖醇 50 g。

▇ 病案举隅

丁学屏验案　周某,男性,50 岁。

初诊(2010 年 11 月 8 日)

《经》曰"此人必数食甘美而多肥也。肥则令人内热,甘则令人中满,故其气上溢转为消渴"。观其形体肥硕,BMI=29.25。应是痰湿之体,盖太阴湿土,喜燥而恶湿,肥甘酒醴,未免滋湿生痰,阻于皮里膜外,日形肥胖,阻于脏腑经络之间,腹大腰粗,痰郁化火,风从火出,血压自高。脾土卑监,水谷入胃,未能化生精微,血中甘油三酯、尿酸升高。屡经清心润肺、育肾涵肝,宣通三焦之治,诸症向安,血压、血糖渐趋平稳。舌淡红、苔黄腻已薄。脉弦势趋缓。际此容平之季,正宜清心润肺,柔肝息风,斡旋中州而化痰浊。

桑叶 90 g,桑白皮 300 g,地骨皮 300 g,丹皮 60 g,夏枯草 120 g,钩藤 120 g,天麻 60 g,生石决 300 g,珍珠母 300 g,生牡蛎 180 g,白薇 150 g,白芍 150 g,生地 300 g,百合 300 g,知母 90 g,天花粉 300 g,珠儿参 300 g,天麦冬各 90 g,北五味 30 g(打),制首乌 150 g,玉竹 300 g,枸杞子 300 g,玄参 150 g,桑椹子 300 g,女贞子 300 g,墨旱莲 150 g,泡远志 60 g,炒枣仁 120 g(研),柏子仁 120 g(研),桑寄生 300 g,怀牛膝 120 g,车前子 300 g,川杜仲 120 g,当归 120 g,锁阳 90 g,苁蓉 90 g,杭白菊 90 g,槐花 300 g,金银花 150 g,莪术 150 g,虎杖 300 g,泽泻 300 g,决明子 150 g,山萸肉 90 g,荷叶 300 g,潼白蒺藜各 90 g,川连 30 g,漏芦 120 g,广地龙 90 g,竹沥半夏 90 g,茯苓 300 g,姜黄 90 g,郁金 90 g,白芥子 90 g,土牛膝 90 g,生熟苡仁各 300 g,小青皮 45 g,新会皮 60 g,山楂 120 g,木香 30 g,砂仁 30 g,谷麦芽各 120 g。

上药水浸一宿,煎 3 次,滤去滓,文火煎至滴水成珠。烊入阿胶 300 g、鳖甲胶 200 g、黄明胶 200 g、甜菊糖 50 g,收成老膏。

二诊(2011 年 1 月 19 日)

去秋曾投清心润肺、柔肝息风、疏气涤痰膏滋,纳馨寐安,神气日振,血压平稳,并无感冒。唯入冬以来,应酬频仍,血糖居高不下。舌嫩红、苔黄渐化。脉弦势趋缓。盖寒主收引,未免血行仄涩,续宗前意参入和营疏瘀之品,冀其应手则吉。

桑叶 90 g,桑白皮 300 g,地骨皮 300 g,丹皮 60 g,夏枯草 120 g,钩藤 120 g,天麻 60 g,生石决 300 g,珍珠母 300 g,生牡蛎 180 g,白薇 150 g,白芍 150 g,生地 300 g,百合 300 g,知母 90 g,天花粉 300 g,珠儿参 300 g,天麦冬各 90 g,北五味 30 g(打),制首乌 150 g,玉竹 300 g,枸杞子 300 g,玄参 150 g,桑椹子 300 g,女贞子 300 g,墨旱莲 150 g,泡远志 60 g,炒枣仁 120 g(研),柏子仁 120 g(研),桑寄生 300 g,怀牛膝 120 g,车前子 300 g,川杜仲 120 g,当归 120 g,锁阳 90 g,苁蓉 90 g,杭白菊 90 g,槐花 300 g,银花 150 g,莪术 150 g,虎杖 300 g,泽泻 300 g,决明子 150 g,山萸肉 90 g,荷叶 300 g,潼白蒺藜各 90 g,川连 30 g,漏芦 120 g,广地龙 90 g,竹沥半夏 90 g,茯苓 300 g,姜黄 90 g,郁金 90 g,白芥子 90 g,土牛膝 90 g,生熟苡仁各 300 g,小青皮 45 g,新会皮 60 g,山楂 120 g,木香 30 g,砂仁 30 g,谷麦芽各 120 g,凌霄花 90 g,卫矛

300 g,田七 90 g,制苍术 90 g,鹿衔草 300 g,射干 60 g,平地木 120 g,川牛膝 90 g,炒蒲黄 150 g(包煎),茜草 150 g。

上药水浸一宿,煎 3 次,滤去滓,文火煎至滴水成珠。烊入阿胶 300 g、鳖甲胶 200 g、黄明胶 200 g、甜菊糖 50 g,收成老膏。

痛 风

■ 概述

痛风是由于嘌呤代谢紊乱,导致血清尿酸含量增高,伴结缔组织内尿酸钠结晶沉着的疾病。临床上以高尿酸血症、特征性急性关节炎反复发作和痛风石形成为特点。严重者可致关节畸形、活动障碍、急性梗阻性肾病、尿酸性肾结石或痛风性肾病。

■ 临床特点

(一) 西医认识

血中尿酸会因为尿酸的产量过多及排泄减少而上升,引致尿酸的产量过多的原因包括先天性代谢异常、淋巴增生疾病等,这些原因占高尿酸血症 10% 左右。而引致尿酸排泄减少的原因则包括肾功能障碍和药物引起的尿酸排泄不良。这些药物包括噻嗪类利尿剂、环孢霉素 A、吡嗪酰胺、乙胺丁醇、烟酸和地达诺新等。虽然约 2/3 患有高尿酸血症者不会出现任何症状,但是长期高尿酸血症对血管内皮可造成损伤,从而增加心脑血管事件的发生率。

高尿酸血症是引起痛风的主因。血尿酸浓度愈高者,出现痛风症状的机会愈高。痛风与饮酒(尤其是啤酒)、过量的肉类海产(尤其是内脏及带壳海鲜)摄取有关,另外高糖(如碳酸饮料及果糖)也会导致痛风。而维生素 C、咖啡和奶制品则可能对阻止痛风的发生有所帮助。此外,剧烈运动、肥胖及压力亦会导致尿酸浓度上升,诱发痛风。

（二）中医认识

脾肾亏虚是痛风的病机关键，食物经胃肠的分清别浊，再经脾的转输、肺的敷布，通过三焦，清者运行于脏腑，浊者化为汗与尿排出体外。若脾的运化功能失常，则分清别浊与传输功能失职，痰湿生成过多（血中尿酸生成过多），可发为痛风；若肾虚，肾的气化作用失常，开阖不利，则水湿内停，痰湿积聚过多（血中尿酸排泄障碍），也可发为痛风。

痛风与素体禀赋不足或年老体衰，脾肾亏虚有关。同时痛风患者常与肥胖、糖尿病、原发性高血压病相伴发，而上述疾病常常与脾肾亏虚，痰湿内盛相关，也佐证了脾肾亏虚是痛风的发病基础。

湿、痰、瘀是痛风的基本病机，痛风性关节炎急性发作期，属中医痹证范畴。受累的关节红、肿、热、痛和活动受限，其病机是湿热邪毒，郁于关节，气血运行受阻而致；关节发病，夜半居多，说明其病在血，除湿热之外，当有瘀血。关节疼痛日久，常致关节漫肿畸形，此乃痰瘀胶固而致。日久皮肤可有痛风结节或溃流脂浊，属中医脂瘤范畴，是痰湿凝聚于肌肤而生。部分患者合并有肾结石，发作时尿血、尿频、尿急、尿痛，属中医石淋范畴，此乃湿热下注，煎熬成石，结石损伤脉络而致尿血。

饮食、情志、寒湿是痛风的相关致病因素，饮食不节，恣食肥甘（高蛋白饮食或高嘌呤食物）或嗜酒伤脾，脾失健运，则生痰湿，痰湿内聚，流注于关节、肌肤、下焦则发为痛风；情怀不遂，忧思气结，气滞血瘀，或郁怒伤肝，肝气横逆犯脾，脾失健运，痰湿瘀内聚，也发为痛风。临床上常见因过度精神紧张，劳累诱发痛风发作。寒湿之邪乘虚入侵经络关节，与内伏之痰湿瘀相合，寒为阴邪，其性凝滞，凝滞之邪善于闭阻，致气血运行更为不畅，故疼痛较剧。临床上常见痛风患者，遇寒诱发。需要指出的是，痛风患者，寒湿之邪入里化热很快。

■ 膏方临证经验

痛风患者的膏方处方原则在于根据辨证分析的结果，确定病机、病程及虚损的程度进行滋补；同时又要针对湿热或寒湿、痰浊、血瘀等标邪，施以清热、化痰、活血等法则。

痛风发作期,往往湿浊瘀滞较甚,以标急为主,治当利湿化瘀泄浊,通络止痛治其标,方以四妙丸加味(桂枝、忍冬藤、土茯苓、萆薢、车前草、苍术、赤小豆、薏苡仁、地龙、川牛膝、赤芍)。本方寒热并用,其中桂枝、忍冬藤通络止痛;土茯苓、萆薢、车前草、苍术、赤小豆、薏苡仁利湿泄浊;地龙、川牛膝、赤芍活血化瘀,通利经络。该方改善关节局部症状明显,并具有一定加强尿酸排泄作用。据报道,土茯苓、车前草、萆薢有增强尿酸排泄作用,一般用量较大。急性发作期,宜加重土茯苓、萆薢之用量,并依据证候之偏热、偏寒之不同,而配用生地、寒水石、知母、水牛角等以清热通络;或加制川乌、制草乌、川桂枝、细辛、淫羊藿、鹿角霜等以温经散寒,可收消肿定痛、控制发作之效。体虚者,又应选用熟地黄、补骨脂、骨碎补、生黄芪等以补肾壮骨。至于腰痛血尿时,可加通淋化湿之品,如金钱草、海金砂、芒硝、小蓟、茅根等。本证又可分为湿热痹阻、寒湿注络、痰瘀结聚、脾肾阳虚四种证型,但总以热化者(红肿热痛)多,可加清泄利络之萆草、虎杖、三妙丸等;痛甚者伍以全蝎、蜈蚣、延胡索、五灵脂以开瘀定痛;漫肿较甚者,可加僵蚕、白芥子、陈胆星等化痰药,可加速消肿缓痛;关节僵肿,结节坚硬者,加炮甲、蛴螂、蜂房等可破结开瘀,即可软坚消肿,亦利于降低血尿酸指标。

痛风间歇期可无症状,或仅有血尿酸增高,但不治疗可能变成慢性痛风,发作更加频繁。随着时间的推移,患病关节因不断受损会引起更持久的疼痛,形成痛风石,进一步造成心、肾等病变。缓解期当从脾主运化,肾主气化入手,以调理脾肾为主,佐以化瘀泄浊。方用加味防己黄芪汤。方中黄芪、白术、熟地益气补肾,青皮、陈皮理气健脾,土茯苓、车前草、萆薢、防己利水湿、泄浊毒,增加尿酸排泄;川牛膝、莪术、地龙化瘀通络,推陈致新。

必须强调的是,防治痛风饮食调理极为重要。应限制膏粱厚味,忌酒、海鲜、动物内脏及酸性食物,饮食宜清淡。多饮水,碱化尿液,以增加尿酸浊毒的排泄。肥胖患者应减肥,保持适中体重。

■ 辨证分型施膏

方一:清热利湿、宣痹通络降尿酸膏

苍术 100 g,黄柏 100 g,川牛膝 150 g,汉防己 150 g,薏苡仁 300 g,蚕沙 100 g,赤小豆 300 g,碧玉散 150 g,忍冬藤 300 g,连翘 100 g,生栀子 100 g,知母 100 g,生石膏 300 g,鬼箭羽 150 g,漏芦 150 g,海桐皮 150 g,地龙 100 g,威灵仙 150 g,萆薢 150 g,桂枝 100 g,桃仁 100 g,红花 60 g,阿胶 100 g(烊),木糖醇 50 g。

方二:健脾补肾、蠲痰化湿降尿酸膏

黄芪 300 g,熟附片 100 g,党参 150 g,白术 150 g,云茯苓 150 g,怀山药 300 g,丹参 150 g,薏苡仁 300 g,怀牛膝 150 g,肉桂 30 g,淫羊藿 150 g,菟丝子 150 g,黄柏 100 g,知母 100 g,天麻 100 g,菊花 100 g,生牡蛎 30 g,乌贼骨 100 g,象贝母 100 g,制半夏 100 g,连翘 100 g,玄参 100 g,天花粉 150 g,山慈菇 150 g,丹参 100 g,红花 60 g,赤茯苓 150 g,阿胶 100 g(烊),木糖醇 50 g。

病案举隅

丁学屏验案 梁某,男性,56 岁。

初诊(2012 年 12 月)

1992 年初,罹患痛风,右足踝关节外侧红肿疼痛,一两年后再次发作于右足外侧跖趾关节,嗣后发作于右足踝关节内侧或左足踝关节。近 2 年来,春节之后至清明时节,发作于膝关节处,血尿酸>600 μmol/L。2012 年 4 月 4 日血尿酸 603 μmol/L,血肌酐 154 μmol/L,总胆固醇、甘油三酯均正常,2012 年 12 月 3 日某医院 B 超示左肾结石。小便色黄,便解如常。舌淡红,苔中根黄腻。脉左右均见弦滑。世居海门,江海汇合之地,外湿颇盛,加以盛产海鲜,少量饮酒,难免滋生湿热,内外感召,蕴阻经络,而病热痹历节,湿从火化,风阳上扰,血压自高,血压 145/100 mmHg,心率 76 次/分。治拟宣泄络热,芳清化浊。

羚羊角粉 0.6 g(分吞),桂枝 90 g,石膏 240 g,知母 60 g,百合 150 g,漏芦 90 g,地龙 90 g,冬葵子 200 g,茯苓 300 g,土牛膝 150 g,土茯苓 300 g,银花 200 g,生薏仁 300 g,川萆薢 120 g,络石藤 120 g,伸筋草 90 g,晚蚕沙 120 g(包煎),石韦 150 g,海金沙 120 g,王不留行 90 g,连钱草 300 g,茅根 300 g,白薇 150 g,白芍 150 g,青皮 60 g,珍珠母 300 g(先煎),地骨皮 300 g,潼白蒺藜各 90 g,生地 120 g,丹皮 120 g,滁

菊 90 g,槐米 300 g,玉竹 300 g,制首乌 150 g,怀牛膝 120 g,虎杖 150 g,荷叶 300 g,川连 30 g,广地龙 90 g,竹沥半夏 90 g,姜黄 90 g,郁金 90 g,白芥子 90 g,小青皮 45 g,新会皮 60 g,山楂 120 g,木香 30 g,砂仁 30 g,谷麦芽各 120 g。

上药水浸一宿,煎 3 次,滤去滓,文火煎至滴水成珠。烊入阿胶 300 g、鳖甲胶 200 g、甜菊糖 50 g,收成老膏。

（陆灏）

—— 名医简介 ——

陆灏,医学博士,主任医师,教授,博士生导师。现任上海中医药大学附属曙光医院内分泌科主任、糖尿病研究所所长、糖尿病诊疗中心副主任。国家中医优秀临床人才,上海市中医药领军人才,曙光名中医。

丁学屏,主任医师,上海市名中医。历任上海中医药大学附属曙光医院内泌科主任、糖尿病研究室主任。现任上海市名中医学术研究工作室导师,世界中医药联合会糖尿病专业委员会副会长。从事中医内科临床、教学、科研 40 余年,于心肾疾病尤有心得。先后承担省部级以上课题多项,主编《糖尿病的中医治疗》《糖尿病中医研究进展》《中西医结合糖尿病学》等多部专著,发表学术论文 20 余篇。

第七节 · 神经精神疾病

中风后遗症

■ 概述

中风后遗症又称脑卒中后遗症、脑血管病后遗症,主要是指脑卒中患者经过急性期、恢复期后,遗留的各种脑功能障碍。我国中风病患病率呈暴发式增长,且呈现出低收入人群快速增长、性别和地域差异明显及年轻化趋势,目前已成为危害我国中老年人身体健康和生命安全的首位病因。中风病是脏腑阴阳失调,气血逆乱,导致脑脉闭阻,或血溢于脑脉之外。中风后常常遗留肢体活动、言语不利,半身不遂,偏身麻木,感觉异常,或头晕头痛、失眠、健忘、认知功能下降等后遗症,以及便秘、肺部感染、尿路感染、抑郁等并发症。

临床特点

(一) 西医认识

根据我国卒中登记平台数据显示,60%首次卒中发病患者存在复发风险。2016年全球疾病负担报告及《中国卒中报告(2019)》指出,卒中是全球发病率及致残率最高的疾病之一。脑卒中后幸存者中有70%留有不同程度的功能障碍,导致患者的生活自理能力下降,对生命安全带来严重威胁,给患者个人和家庭带来了沉重的负担。因此,卒中及时发现及预后治疗非常重要。

根据脑损伤部位不同,其症状各有差异,常见症状包括半身不遂、口眼歪斜、言语障碍、共济失调、头晕等。临床尚缺乏特效治疗方法,西医多对症进行改善脑血液循环、保护脑神经等治疗及康复锻炼,对后遗症的改善效果存在明显个体差异,部分患者可因耐药、药物不良反应、病情等原因导致疗效不佳,需要进一步联合治疗。

(二) 中医认识

脑卒中为脑脉闭阻,或血溢于脑脉之外,属于中医学"中风"范畴。朱旭莹通过长期的临床,认为中风的病因不外乎内外两端,常见于多种内外因兼夹致病。内因与劳逸过度、饮食不节、痰浊内生、情志过极等有关。外因与气候变化等有关。本病机较为复杂,主要分为外风(肝风、外风)、火(心火、肝火、痰火)、痰(风痰、湿痰、热痰)、气(气逆、气郁、气虚)、血(血虚、血瘀)、虚(阴虚、气虚)。

本虚是中风形成的重要内在因素。沪上名医颜德馨认为中风后遗症期乃病久脏气受伐,气血涩滞,多表现为本虚标实之证,其病理特点以正虚为主,兼夹痰、瘀。

颜氏在治疗中风后遗症时,就提出了"久病必有瘀,怪病必有瘀"的辨证观点和以调气活血为主的治则。中风后遗症患者在临床上除有肢体活动障碍、语言不利等症外,多表现为面色黧黑不华、唇暗舌紫、头晕头痛、胸闷胸痛、智力减退、舌下脉络迂曲延长、小便淋漓等,也均为瘀血所致。中风主要病机是气虚血瘀,气虚是根源,血瘀是发生、发展的核心。气、血、风、痰、瘀互为因果,或夹杂为病。中风后遗症期痰浊瘀血仍阻于经络之中,虽表现为实证,但由于精血亏虚,筋脉失养而肢体不用,拘急挛缩,日久不愈,是肝肾阴虚、气血不足之候。此时病理表现为虚实夹杂,以虚、瘀、痰为其主要特征。

■ 膏方临证经验

中风后遗症期多表现为本虚标实之证,以正虚为主,兼夹痰、瘀,在本为肝肾不足,气血衰少;在标为风火相扇,痰湿壅盛,气血壅阻,故表现为半身不遂、语言不利、口眼歪斜。根据其临床表现,常可分为气虚血瘀,阴虚血瘀,痰湿阻络等证型。在辨证施治的原则下,随症加减药物,以扶正为本,结合活血、化瘀、祛痰、通络进行治疗。

膏方的优点在于药物的有效成分能充分利用,加之中风后遗症患者大多病程长,久病耗损,气血阴阳有所不足,非一针一药能短时调治,此时选择膏方甚为适宜。临证若用膏方调治中风后遗症,既应坚持"形不足者温之以气,精不足者补之以味"的原则,还应充分考虑患者邪实的病理状态,佐以祛邪之品。中风后遗症的病理因素多以瘀血、顽痰为主,即在滋阴潜阳、益气活血的同时,还要化痰、祛瘀,并及时排除卒中的危险因素。临证可加入红花、桃仁、川芎等活血之品,陈皮、半夏、川贝、桔梗、麦芽、鸡内金、焦山楂等息风清热化痰、化积消食解毒之品。若脑梗后合并高血压患者,可选用天麻、钩藤、地龙等具有降压功效之品;合并糖尿病者可加用黄连、玉竹等具有降糖功效之品;合并高脂血症者可加入荷叶、泽泻、山楂等具有降脂功效之品。此外,针对卒中后遗症期,膏方调治还要考虑阴中求阳、恢复脑功能,以期扶阳益脑、温润填髓。用药可选菟丝子、巴戟天、仙茅、补骨脂、黄精、茯苓、紫河车、冬虫夏草、肉桂、牛膝、蛤蚧、阿胶、红山参、远志、益智仁等。

■ 辨证分型施膏

(一) 气虚血瘀

证候:半身不遂,言语不利,肢软无力,患侧手足浮肿,口眼歪斜,面色萎黄,黯淡无华,舌淡紫,苔薄白,或舌体不正,脉细涩无力。

治法:补气活血,通经活络。

主方:补气活血化瘀膏(补阳还五汤加减)。

生黄芪300 g,全当归300 g,红花60 g,赤芍150 g,川芎150 g,地龙90 g,怀牛膝150 g,桂枝30 g,党参150 g,茯苓100 g,生白术100 g,炙甘草60 g,枸杞子200 g,佛手60 g,郁金90 g,杜仲90 g,谷麦芽各300 g,伸筋草300 g,阿胶250 g(烊),龟甲胶250 g(烊)。

(二) 阴虚血瘀

证候:半身不遂,言语謇涩,口眼歪斜,头晕耳鸣,少寐多梦,舌红,苔少,脉涩细。

治法:滋阴潜阳,化瘀通络。

主方:滋阴化瘀膏(镇肝熄风汤加减)。

生地黄300 g,玄参300 g,天冬200 g,白芍300 g,枸杞子200 g,丹参150 g,全当归200 g,怀牛膝300 g,地龙200 g,赤芍200 g,川芎200 g,玉竹150 g,代赭石300 g,煅龙骨300 g,煅牡蛎300 g,天麻300 g,钩藤300 g,生黄芪150 g,党参200 g,红花30 g,陈皮90 g,炙甘草60 g,阿胶200 g(烊),龟甲胶150 g(烊),鳖甲胶150 g(烊)。

(三) 痰湿阻络

证候:半身不遂,肢体麻木,言语不利,口角歪斜,痰涎壅盛,苔白腻,脉弦滑。

治法:祛风化痰,宣窍通络。

主方:化痰通络膏(涤痰汤加减)。

法半夏200 g,胆南星150 g,枳实150 g,茯苓200 g,生熟薏苡仁各300 g,连翘90 g,竹茹150 g,川贝母200 g,瓜蒌皮90 g,芦根300 g,黄芩100 g,厚朴100 g,地龙50 g,僵蚕60 g,陈皮60 g,佛手90 g,苍术100 g。以上药物共煎取汁,加阿胶200 g(烊)、龟甲胶200 g(烊)。

■ 病案举隅

朱旭莹验案 张某,男性,78 岁。

初诊(2018 年 11 月 30 日)

病史:患者半年前因突发左侧肢体活动不利,言语含糊,于外院诊断为"右侧基底节脑梗死",予抗血小板、他汀类药物等治疗后,仍遗留左侧肢体活动不利,伴气短倦怠,语多乏力,反应迟钝,头晕肢麻,舌淡暗,苔薄腻,脾肾脉沉。既往冠心病、糖尿病、高脂血症病史。拟:

黄芪 300 g,人参 60 g(另煎),西洋参 150 g(另煎),川芎 150 g,桃仁 90 g,红花 60 g,丹参 120 g,当归 90 g,白芍 300 g,枳壳 60 g,生地黄 150 g,茯苓 150 g,石菖蒲 120 g,地龙 60 g,益智仁 150 g,杜仲 150 g,灵芝 90 g,生蒲黄 90 g,桂枝 60 g,茯苓 90 g,山楂 150 g,怀山药 300 g,怀牛膝 120 g,天麻 90 g,制首乌 150 g,鸡血藤 300 g,白术 90 g,陈皮 45 g,葛根 150 g,炙甘草 60 g,陈阿胶 300 g(烊),龟甲胶 60 g(烊)。

二诊(2019 年 12 月 7 日)

患者较初诊时言语有所改善,左侧肢体较初诊时肌力好转。近日复查头颅 MRI 示右侧基底节陈旧性软化灶,老年性脑萎缩。患者少气懒言,易疲劳,时有头部昏沉,寐差,舌暗,苔薄白,脉沉细。既往冠心病、糖尿病、高脂血症病史。拟:

黄芪 300 g,人参 60 g(另煎),西洋参 150 g(另煎),川芎 150 g,桃仁 90 g,红花 60 g,丹参 120 g,当归 90 g,白芍 300 g,枳壳 60 g,生地黄 150 g,茯苓 150 g,石菖蒲 120 g,地龙 60 g,益智仁 150 g,杜仲 150 g,灵芝 90 g,生蒲黄 90 g,桂枝 60 g,茯苓 90 g,山楂 150 g,怀山药 300 g,怀牛膝 120 g,天麻 90 g,制首乌 150 g,鸡血藤 300 g,白术 90 g,陈皮 45 g,葛根 150 g,炙甘草 60 g,龙眼肉 300 g,莲子 300 g,夜交藤 300 g,石菖蒲 90 g,远志 90 g,煅龙骨 300 g,煅牡蛎 300 g,全蝎 60 g,僵蚕 45 g,陈阿胶 300 g(烊),龟甲胶 60 g(烊)。

按:该患者脑梗后遗症病程已久,久病体虚,脾肾气虚,下元衰惫,故见气短倦怠、语多乏力、脉沉等的症状,其头晕肢麻,舌淡暗苔薄腻,皆由痰瘀交阻所致,本方从张仲景之桂枝茯苓丸和王清任补阳还五汤二方化裁而来。"气为血之帅,血为气之母",此方以黄芪为君,重在补气;配桂枝、桃仁、川芎、丹皮、生蒲黄为臣,以活血化瘀,用当归、生地、白芍、茯苓为佐使,养血安正,使瘀去而不伤正,活血而无耗血之顾虑,共奏益气活血之效。二诊时,患者出现头晕症状加重,心神失养,故见寐差,加用龙眼肉、夜交藤、莲子、远志养心安神,煅龙牡重镇安神。在治疗中风后遗症时,要重视气血双调,并注重祛瘀化沖,通气活血。全方围绕调补气血、祛瘀通络进行治疗。

（朱旭莹、沈冰洁）

失 眠

■ 概述

失眠是以长时间、高频次入睡困难或无法持久维持睡眠,并导致达不到正常的睡眠满意度为特征的睡眠障碍。失眠已成为全球第二大流行的精神疾病,据估计,失眠人群约占全球的三分之一。根据其临床表现,现将其归属于中医学"不寐"的范畴。

■ 临床特点

（一）西医认识

失眠是抑郁症的主要危险因素之一,且失眠症状也可能作为抑郁症发生的风险预测因素。失眠会导致患者认知功能下降、情绪不稳定、工作效率降低及养成不良生活习惯等问题,给患者带来精神、物质上的多种损失,因此失眠的及时发现和治疗非常重要。

失眠障碍是指尽管有适当的睡眠机会和睡眠环境,依然对睡眠时间和（或）质量感到不满足,并且影响日间社会功能的一种主观体验。主要症状表现为入睡困难（入睡潜伏期超过 30 分钟）、睡眠维持障碍（整夜觉醒次数≥2 次）、早醒、睡眠质量下降和总睡眠时间减少（通常少于 6 小时）,同时伴有日间功能障碍。失眠障碍引起的日间功能障碍主要包括疲劳、情绪低落或激惹、躯体不适、认知障碍等。近年来,国际失眠诊断的主要参考标准《睡眠障碍国际分类》（第三版）对失眠的分类进行了修订。不再按照以往根据病因划分为原发性失眠、继发性失眠及各种亚型,而是根据病程划分为慢性失眠和短期失眠,两者间以失眠病程 3 个月作为界限。选择以病程作为主要分类依据，主要是基于临床上观察到病程超过 3 个月的患者通常会合并精神心理方面的改变，尤其多见合并焦虑、抑郁等情绪障碍。随着近年来研究的逐步深入，特别是功能神经影像学的研究发现，随着失眠病程的延长患者中枢神经递质水平会发生不同程度的改变，提示存在一定中枢功能性变化。临床上在关注患者睡眠不足表现的同时，还要注意对患者情绪等多系统问题综合加以考虑。

（二）中医认识

失眠属中医学"不寐"的范畴，古代典籍中亦有称"不得眠""不得卧""目不瞑""夜不寐"等。历代中医对失眠的病因病机虽多有论述，但不外乎内外两端，外因与外邪所伤有关，内因与七情失调、忧思过劳、因饮食和房事不节、久病体虚等几个方面有关。无论内外因，基本病机不外乎"阴阳失调，心神受扰"。朱旭莹主任通过长期的临床，认为失眠的核心病变在心，神不安则生不寐。年轻人最为常见的不寐多因肝郁化火，老年人或久病者以阴虚火旺、心脾两虚证多见。在补虚泻实，调整脏腑气血阴阳的基础上安神定志是膏方治疗不寐的基本治疗大法。

阴阳失调为本病重要的内在因素。《灵枢·口问》云"阳气尽，阴气盛，则目瞑；阴气尽而阳气盛，则寤矣"，阴阳调和，才能维持人体正常的睡眠规律。《灵枢·营卫生会》中有："人受气于谷，谷入于胃，以传与肺，五脏六腑皆以受气，其清者为营，浊者为卫。"营为阴，卫为阳，营卫为五脏阴阳，阳入于阴而寐，阳出于阴而瞑。《景岳全书·不寐》中描述："寐本乎阴，神其主也，神安则寐，神不安则不寐。"《灵枢·大惑论》中曰"卫气不得入于阴，常留于阳，留于阳则阳气满，阳气满则阳跷盛，不得入于阴则阴气虚，故目不瞑矣"，被认为是失眠"阳不入阴"理论的确立。东汉张仲景对于失眠的病机认识大体分为三类，即气血阴阳失调、热邪滋扰、胃腑失合。后世对本病病机的认识又在此基础上不断发展，但病机都不外乎阴阳失调，心神受扰。可见阴阳失调是失眠的基本病机。

■ 膏方临证经验

失眠患者的膏方处方原则在于根据辨证分析结果，审察病机、病位，辨明属虚、属实，以及疾病的轻重程度。实证宜泻其有余，在疏肝解郁、降火涤痰的基础上安神定志;虚证宜补其不足,在益气养血、健脾补肝益肾的基础上安神定志。实证日久,气血耗伤,可转为虚证。虚实夹杂,治宜攻补兼施。

在失眠的治疗中还应注意各年龄段及特殊人群失眠的病机各有不同,如青壮年为阳气偏盛之体,失眠的产生大多由于学习、工作、生活压力所导,常伴有心烦、口苦、便秘等症,治疗中应注重引上阳交通下阴;女性更年期前后,因肾脏渐衰、肾阴亏虚,且心肝火旺,常伴有虚烦、易怒、烘热、汗出等症,故治疗应多从肾入手,兼清热除烦等;老年人群的失眠有发生率较高,睡眠时间较短易早醒,深度较为表浅等特点。因为随着年龄的增长,人体脏腑经络功能随之减退、气血津液不断减少、机体内环境稳定性也随之降低,各方面的虚象会越来越甚。随着机体的虚衰,无论内生之邪还是外来之邪均易侵袭机体,而致不同程度的痰浊和瘀血存于体内,而影响其睡眠质量。因此,老年人群失眠的治疗中应注重补虚兼顾养血活血。由此可见,在失眠的治疗过程中,除辨清主证外还需注意不同人群的不同特点,兼顾次证,总体把握,再进行施膏。

■ 辨证分型施膏

(一) 肝郁化火

证候:失眠多梦,精神兴奋,纳呆,嗳气泛酸,头痛,心悸不安,大便干结,舌红,脉弦数。

治法:清肝和胃,镇心安神。

主方:降火安神助眠方。

柴胡90g,赤芍150g,黄芩150g,石决明150g,珍珠母300g,煅龙骨300g,煅牡蛎300g,夜交藤300g,茯苓300g,钩藤300g,菊花90g,丹参90g,合欢皮90g,淮小麦300g,石斛300g,竹茹150g,远志90g,川楝子90g,煅瓦楞90g,黄连30g,佛手90g,肉桂60g,阿胶250g(烊)。

(二) 心脾两虚

证候:难以入眠,多梦易醒,心脾健忘,肢倦神疲,头晕腹胀,便溏,面色少华,舌淡苔白,脉细弱。

治法:补益心脾,养血安神。

主方:健脾养心安神方。

人参150 g(另煎),党参120 g,炙黄芪300 g,生地黄300 g,熟地黄300 g,酸枣仁150 g,柏子仁120 g,当归90 g,白芍90 g,远志90 g,云茯苓90 g,怀山药120 g,木香45 g,龙眼肉90 g,丹参150 g,川芎90 g,白术120 g,大枣90 g,半夏90 g,玉竹150 g,夜交藤300 g,枸杞子200 g,佛手60 g,枳壳50 g,桔梗50 g,杜仲90 g,谷麦芽各300 g,阿胶200 g(烊),龟甲胶250 g(烊)。

(三) 阴虚火旺

证候:心烦不寐,多梦易惊,伴心悸、健忘,头晕耳鸣,腰膝酸软,梦遗,五心烦热,舌红,脉细数。

治法:滋阴降火,交通心神,安神。

主方:养阴降火助眠方。

龙骨200 g,牡蛎200 g,酸枣仁200 g,柏子仁120 g,远志150 g,五味子120 g,夜交藤200 g,白芍120 g,知母150 g,黄柏150 g,地骨皮120 g,玄参120 g,生地黄120 g,麦冬120 g,天冬120 g,淡竹叶90 g,黄连30 g,香附120 g,磁石200 g,肉桂90 g,女贞子90 g,枸杞子120 g,墨旱莲90 g,杭白菊90 g,丹参120 g,牡丹皮120 g,怀山药120 g,怀牛膝60 g,西洋参150 g(另煎),阿胶100 g(烊),龟甲胶200 g(烊)。

■ 病案举隅

朱旭莹验案 陈某,男性,69岁。

初诊(2011年12月20日)

病史:2年前因胃癌腺癌行胃大部切除术,术后患者出现夜寐难入眠,且容易惊醒,伴头晕耳鸣,腰膝酸软,难以久立,经常感冒,纳便可。舌质淡红,苔白稍厚中小剥,脉细缓。拟方:

党参300 g,炒白术120 g,白茯苓120 g,天冬120 g,麦冬120 g,五味子90 g,佛手片120 g,香橼120 g,砂仁60 g,玫瑰花100 g,当归120 g,生熟地各120 g,川芎150 g,菖蒲120 g,广郁金

120 g,酸枣仁 300 g,夜交藤 300 g,合欢皮 200 g,炒杜仲 120 g,川断 120 g,金狗脊 120 g,海马 90 g,桑椹子 200 g,女贞子 120 g,怀山药 200 g,潼白蒺藜各 120 g,巴戟天 120 g,枫斗 60 g,绞股蓝 150 g,决明子 200 g,淡竹叶 90 g,陈皮 90 g,龟甲胶 300 g(烊),鹿角胶 100 g(烊)。

二诊(2012 年 12 月 10 日)

患者睡眠较前有所好转,入睡较前容易,但仍有易醒后难再入睡,感冒明显减少,但仍有头晕耳鸣,颈部板滞感,有腰酸乏力,畏寒,手足易冷,纳便可。舌质红,苔薄,前稍中裂,根黄厚。胃 MT 术后。拟:

党参 300 g,生黄芪 200 g,广木香 120 g,防风 90 g,金钱草 300 g,苍白术各 120 g,猪茯苓各 120 g,白蔻仁 90 g,砂仁 60 g,广郁金 120 g,柴胡 90 g,白芍 120 g,枳壳 200 g,当归 120 g,佛手片 120 g,香橼 100 g,葛根 300 g,天麻 120 g,生熟米仁各 300 g,钩藤 150 g,蔓荆子 120 g,麦冬 120 g,五味子 90 g,柏子仁 120 g,酸枣仁 300 g,淡竹叶 90 g,苦参 90 g,川断 120 g,杜仲 120 g,制首乌 300 g,桑椹子 200 g,夜交藤 300 g,丹参 300 g,三七 120 g,菖蒲 120 g,合欢皮 200 g,皂角刺 90 g,仙茅 200 g,淫羊藿 200 g,枫斗 90 g,潼白蒺藜各 120 g,龟甲胶 400 g(烊),鹿角胶 100 g(烊)。

按:本案患者是胃 MT 手术后,金刃所伤,耗伤气血,气血失和,则阴阳失调。精血不足,无以濡养脑窍,故见头晕耳鸣。肝肾不足,则筋骨不强,故见腰酸膝软乏力,脾虚不运,聚湿生痰,郁蕴熏胆,故难入眠。且晋代巢元方《诸病源候论》指出:"大病之后,脏腑尚虚,营卫不和,故生于冷热。阴气虚,卫气则独行于阳,不入于阴,故不得眠。"明代戴元礼《证治要诀》指出:"不寐有二种,有病后虚弱及年高阳衰不寐,有痰在胆经,神不归舍,亦令不寐。"故气血耗伤,脏腑功能失调,阴阳失和为本病的基本病机,故方以益气养血,调节脏腑,交通阴阳为治证要点。

(朱旭莹、暴洁)

抑 郁 症

概述

抑郁症是主要表现为心境低落,兴趣及愉快感明显减退,精力降低,严重影响公共健康的一种精神疾病。全球约有 3.22 亿抑郁症患者,占全部疾病负担的 6.2%。我国抑郁症的患病率为 6.8%,其中重度抑郁为 3.4%。根据其临床表现,抑郁症归属中医学"郁证"范畴。

临床特点

(一) 西医认识

现代社会压力与日俱增,国内对抑郁症的研究起步晚,重视不足,导致抑郁患者人群量大,治疗困难的局面,调查研究显示,超过 90% 的自杀者在死亡前一段时间都遭受精神疾病的困扰,其中抑郁患者自杀率最高。因此,抑郁症的早发现、早诊断、早治疗对于当代人群的精神健康非常重要。

目前抑郁症诊断主要遵循国际精神疾病分类第 10 版。主要诊断要点包括:核心症状有心境低落,兴趣及愉快感明显减退,精力降低。其他常见症状包括:集中注意和维持注意的能力下降;自我评价和自信降低;自罪观念和无价值感;对前途缺乏信心、悲观;自伤或自杀的观念或行为;自主神经系统症状群如显著的睡眠紊乱;显著的食欲改变或显著的体重改变。诊断要求:存在 2 个核心症状、4 个以上的其他症状;每天的大部分时间都存在症状。依据严重程度可分为轻、中、重度抑郁,其区分有赖于全面的临床评估,包括症状的数量、类型及严重程度;日常工作和社交活动的表现等。除此之外,还需明确是首发还是复发抑郁;是否伴有精神病性症状等。必要时对于特殊人群如儿童、妇女、老年人群抑郁需适当注明。

抑郁症的治疗目标包括:①提高临床治愈率,最大限度降低自杀率和病残率;②提高生活质量,恢复社会功能;③预防复发。

(二) 中医认识

抑郁症归属中医学"郁证"范畴。郁病,是指因情志不畅,气机郁结而引起的疾病总称。七情内伤、五志过极是郁病产生的主要原因。朱旭莹主任经过长期临床经验认为,平素性格内向,郁郁寡欢,或者中年女性,肝气善郁或心虚胆怯者,易发生肝气郁结而发病。情志内伤是郁病的致病原因,而脏气亏虚是郁病发病的内在因素,其病机主要为肝失疏泄,脾失健运,心失所养及脏腑阴阳气血失调。

郁证为情志病,《灵枢·本神》曰,"肺藏气,气舍魄""肝藏血,血舍魂""脾藏营,营舍意""肾藏精,精舍志",五脏不仅在生理、病理上相互联系、相互影响,而且在各自所主情志上也是相互影响的,所以郁证是五脏的疾病。病位在五脏。肝主疏泄,喜条达舒畅,恶憎恨恼怒,若情志失遂,郁怒不解,可致肝失条达,气机不畅而致肝气郁结,形成气郁。气为血之帅,气行则血行,气滞则血瘀,气郁不解,日久及血,血行不畅而致血郁。肝郁之后横逆侮脾或忧愁思虑,气结于脾,均可致脾失健运,胃失腐熟,不能消磨水谷,食积于中,郁而不消则为食郁;久之不能运化水湿,湿邪内聚,而为湿郁;水湿可酿生痰浊,着而不去,变生痰郁。气、食、湿、痰诸郁结而不散,化火而为热郁。最终出现气、血、痰、火、湿、食、热郁,并且相因为病或错杂互见。此外,肝郁日久,由气及血,常可波及五脏,临床上出现相关病证。如:肝郁不解、络脉失和,常可致胸胁疼痛;肝病及脾,气郁痰生,痰气交阻扰动心神,心阴被耗,心血亏虚,神失所养,而致脏躁;肝气郁结,日久化火,木火刑金,金气不展,百脉不朝,气血不畅,心阴不足,肝阴受损,周身百脉受累,可见神明不安,可发展为百合病;肝郁化火,肝阴受耗,肝肾同源,则肾阴亦耗损,故有肝肾不足、阴虚火旺,日久发为虚劳。

■ 膏方临证经验

《证治汇补·郁证》指出,"郁证虽多,皆因气不周流,法当顺气为先",郁证的膏方处方原则在于理气舒郁,调畅气机。临证之时,应根据本病的虚实和兼夹证而辨证论治。实证在理气开郁时,兼以活血、化痰、祛湿、消食;虚证根据病变所在脏腑之气血阴阳之不同而补之。或健脾养心,或滋补肝肾。临床虚实夹杂证最为多见,当据虚实之轻重而临证处方。

朱旭莹认为,郁证初起,气郁之证为先,常见胸胁胀痛,脘腹痞满,临证用柴胡疏肝理气,枳壳行气消痞,半夏、陈皮和胃,或见脾虚泄泻,予白术、防风、茯苓、白扁豆祛风止泻。若见气郁化火,加丹皮、栀子清肝泻火,辅以生地、女贞子、墨旱莲清热养肝。郁病日久,病情迁延,肝病传脾,生化乏源,可见心脾两虚之证,临床当以归脾汤补益心脾,若兼见心肾不交,心悸失眠、多梦遗精,可以黄连、肉桂交通心肾;

肝病日久,损及肾精,可见眩晕、耳鸣、头痛等肝阳上亢之证,根据虚实轻重,可以天麻钩藤饮、知柏地黄丸等方义滋养肝肾。总之,在郁病的膏方临证,当注意气机升降,补中有疏。

■ 辨证分型施膏

(一) 肝气郁结

证候:精神抑郁,情绪不宁,善太息,胸胁胀痛,痛无定处,脘闷嗳气,腹胀纳呆,或呕吐,大便失常,女子月事不行,苔薄腻,脉弦。

治法:疏肝理气解郁。

主方:疏肝解郁膏。

柴胡 150 g,枳壳 90 g,香附 100 g,川芎 100 g,陈皮 60 g,白芍 90 g,炙甘草 90 g,广郁金 90 g,川楝子 90 g,生山楂 150 g,丹参 150 g,太子参 300 g,白术 100 g,茯苓 150 g,绿萼梅 90 g,玫瑰花 90 g,生槐米 90 g,砂仁 30 g,生薏苡仁 30 g,阿胶 250 g(烊)。

(二) 气郁化火

证候:急躁易怒,胸闷胁胀,口干而苦,或大便秘结,或头痛,目赤,耳鸣,舌红苔黄,脉弦数。

治法:理气解郁,清肝泻火。

主方:清肝解郁膏。

生熟地各 150 g,白芍各 150 g,当归 200 g,川芎 150 g,黄芩 120 g,煅龙骨 300 g,煅牡蛎 300 g,女贞子 300 g,墨旱莲 300 g,知母 90 g,白芷 60 g,广郁金 150 g,柴胡 90 g,延胡索 90 g,怀牛膝 200 g,佛手 150 g,丹皮 150 g,山栀子 90 g,龟甲胶 250 g(烊)。

(三) 心脾两虚

证候:多思善虑,心悸胆怯,少寐健忘,面色不华,头晕神疲,食欲不振,舌质淡,脉细弱。

治法:健脾养心,益气补血。

主方:补气益血膏。

炙黄芪 200 g,党参 200 g,全当归 300 g,生白术 150 g,木香 60 g,茯神 150 g,炙远志 100 g,龙眼肉 100 g,酸枣仁 90 g,茯神 150 g,远志 90 g,大枣 30 枚,炙甘草 90 g,生姜 30 g,生熟地黄各 100 g,麦冬 150 g,合欢皮 150 g,八月札 90 g,佛手 150 g,黄连 30 g,阿胶 200 g(烊),龟甲胶 250 g(烊)。

(四) 心阴亏虚

证候:心神不宁,悲忧善哭,心悸不寐,口苦咽燥,舌质红,苔薄,脉弦细。

治法:健脾养心,益气补血。

主方:滋阴养心安神膏。

生地 300 g,麦冬 300 g,玄参 300 g,生晒参 150 g,茯苓 150 g,茯神 60 g,五味子 90 g,当归 150 g,柏子仁 150 g,酸枣仁 150 g,远志 90 g,丹参 150 g,丹皮 60 g,桔梗 60 g,柴胡 90 g,广郁金 90 g,枳壳 60 g,绿萼梅 60 g,合欢皮 90 g,夜交藤 300 g,生龙骨 300 g,芡实 150 g,知母 60 g,黄连 30 g,淡竹叶 90 g,阿胶 200 g(烊),龟甲胶 250 g(烊)。

(五) 肝阴亏虚

证候:心烦易怒,情绪不宁,眩晕耳鸣,寐少梦多,手足心热,腰膝酸软,或男子滑精,女子月事不调,舌质红,脉弦细数。

治法:滋养肝肾,养血安神。

主方:补肝安神膏。

生地黄 300 g,川芎 150 g,当归 300 g,赤芍 150 g,白芍 150 g 木瓜 150 g,生甘草 60 g,麦冬 150 g,酸枣仁 150 g,天麻 300 g,钩藤 150 g,石决明 300 g,珍珠母 300 g,代赭石 90 g,女贞子 150 g,墨旱莲 150 g,广郁金 90 g,川楝子 90 g,玫瑰花 90 g,夜交藤 300 g,制首乌 90 g,阿胶 200 g(烊),龟甲胶 250 g(烊)。

▌ 病案举隅

朱旭莹验案　黄某,女性,47 岁。

初诊(2017 年 12 月 8 日)

病史:患者近年因家中琐事不顺,以致心烦易怒,情绪不宁,夜不能寐,服用西药阿普唑仑可睡 4 小时,醒后疲惫,周身疼痛,腰膝酸软,眩晕,时有耳鸣,午后自觉五心烦热,月经不规律,舌质红苔少,脉弦滑而数。乳腺 MT 术后,高血压病史。拟:

山茱萸 150 g,大熟地黄 150 g,怀山药 250 g,云茯苓 150 g,牡丹皮 90 g,泽泻 90 g,石菖蒲 150 g,炙远志 150 g,广郁金 150 g,党参 150 g,炙甘草 100 g,淮小麦 150 g,大枣 150 g,生白术 150 g,全当归 150 g,杭白芍 100 g,川桂枝 50 g,川芎 60 g,制何首乌 90 g,枸杞子 150 g,制黄精 150 g,鸡血藤 200 g,首乌藤 300 g,广陈皮 100 g,紫苏梗 100 g,羌活 90 g,独活 90 g,川楝子 90 g,玫瑰花 90 g,阿胶 200 g(烊),龟甲胶 250 g(烊)。

二诊(2018 年 11 月 30 日)

患者近日睡眠情况有所改善,已停服安眠药,可睡 5~6 小时,情绪稍有好转,周身疼痛已减,时有烘热,口干口苦,大便秘结,经停 3 个月,舌红,苔黄,脉弦细。乳腺 MT 术后,高血压病史。拟:

山茱萸 150 g,大熟地黄 150 g,怀山药 250 g,云茯苓 150 g,牡丹皮 90 g,泽泻 90 g,石菖蒲 150 g,炙远志 150 g,广郁金 150 g,党参 150 g,炙甘草 100 g,淮小麦 300 g,大枣 150 g,生白术 150 g,全当归 120 g,栀子 90 g,黄芩 120 g,龙胆草 90 g,菊花 150 g,钩藤 150 g,麦冬 120 g,酸枣仁 180 g,杭白芍 100 g,川桂枝 50 g,川芎 60 g,制何首乌 90 g,枸杞子 150 g,制黄精 150 g,鸡血藤 200 g,首乌藤 300 g,广陈皮 100 g,紫苏梗 100 g,广郁金 90 g,玫瑰花 90 g,阿胶 200 g(烊),龟甲胶 250 g(烊)。

按:患者情志不畅数年,久病伤阴,本方以《千金方》定志小丸宁神宣结,甘麦大枣汤宁神除烦,六味地黄汤滋阴补肾,八珍汤调补气血,陈皮、山药、白术、茯苓、苏梗运脾和中,羌活、独活、鸡血藤、桂枝、白芍和通脉络以缓解周身不适。六味地黄汤为滋阴的通用方,系宋代钱乙以《金匮》肾气丸减桂附而成,《医方论》谓:"此方非但治肝肾不足,实三阴并治之剂。有熟地之滋补肾水,即有泽泻之宣降肾浊以济之;有萸肉之温涩肝经,即有丹皮之清泻肝火以佐之;有山药之收摄脾经,即有茯苓之淡渗脾湿以和之。"药仅六味,却组合严谨,配伍寓有深意,补而不滞,利而不伐,通而开合,寒燥不偏,诸多难治之症以本方加减治疗,每有佳效。石菖蒲辛温芳香,为治疗神志方面杂病的要药,王秉衡《重庆堂随笔》云"石菖蒲舒心气,畅心脉,怡心情,益心志,妙药也",认为其功在于"宣心思之结而通神明"。小麦"面熟、皮凉",为心之谷,善养心气。《金匮要略·妇人杂病脉证并治》之甘麦大枣汤,主治"妇人脏躁,悲伤欲哭,象如神灵所作,数欠伸",相似于今之心身疾患。历代医家相当重视此方,许叔微《本事方》、陈自明《妇人良方》都载有使用本方之验案。二诊时患者睡眠情况较前好转,出现口苦口干、头部烘热等绝经前后肝郁化火之象,故加用栀子、黄芩、龙胆草等清肝泻火,菊花、钩藤清肝明目,麦冬、山药、酸枣仁滋阴清肝之品。

(朱旭莹)

老年性痴呆

■ 概述

老年性痴呆,又称阿尔茨海默病,是一种多发于老年前期和老年期的中枢神经进行性慢性变性疾病。病程进展缓慢,出现职能的全面性进行性衰退。随着世界人口的老年化,该病已经成为老年人的常见病、多发病。65岁以上人群患病率为7%~10%,目前对于该疾病尚无法治愈。根据其临床表现,现多将其归属于中医学"痴呆病"范畴。

■ 临床特点

(一) 西医认识

老年性痴呆属于一组发病率高,就诊率低,且严重影响患者生活质量的一组神经退行性疾病,被称为危害老年人身体健康的"第四大杀手",且目前尚无有效的手段治疗或逆转此疾病。痴呆起病较为隐匿,主要表现持续进展性的智能衰退。

疾病早期,患者症状较为轻微,典型的首发征象是记忆障碍,早期以近期记忆力减退为主,也可伴有远期记忆力障碍,但与近期记忆力损害相比症状较轻。此期,患者可以应付日常的社交生活活动,症状表现较为隐匿,很容易被一些经验欠丰富的医师遗漏。疾病中期，患者认知障碍随着疾病的进展逐渐出现，表现为掌握新知识、熟练运用及社交能力下降，并随时间推移而加重。严重时出现定向力障碍，一般先出现时间定向障碍再出现空间定向障碍。疾病的晚期，患者虽可行走但为无目的地徘徊，可能出现判断力、认知力的完全丧失，因而幻觉和幻想更为常见。

老年性痴呆是一种不可逆性进展性疾病，现有的治疗措施均不能逆转其发展，其进展速度亦无法预测，且个体差异大。成活时间 2～20 年，平均 7 年，病程晚期多死于严重的并发症（如肺部感染等）。

（二）中医认识

本病属于中医学"痴呆病"范畴。痴呆的病因不外乎虚实两端，以肾虚精亏、气血不足、心肾两虚为基础的虚证，以及以痰蒙清窍、瘀血阻络、浊毒痹阻为主的实证。其基本病机为髓海不足。病位在脑，与心、肝、脾、肾四脏密切相关。朱旭莹通过长期的临床，认为痴呆病以虚为本，以实为标，临床多见虚实夹杂之证。

本虚是痴呆形成的重要内在因素。中医对痴呆的描述可追溯到晋代，皇甫谧《针灸甲乙经》云"呆痴"，明代张景岳在其医学专著《景岳全书》中更是设立"癫狂痴呆"专篇进行论述，并指出本病的病因复杂，可能是多种原因所致，临床表现也是"千奇百怪"，病位在心及肝胆二经，并对疾病的预后进行了详尽的描述。清代王清任在《医林改错》中首次将本病归结于脑，认为其病机是年高髓海渐空，对老年性痴呆的认识具有突破性贡献。本病的发生，不外乎虚、郁、痰、瘀几个主要因素，且彼此相互影响，各种影响老年人的心、肾、肝、脾及气血正常运行的内外因素，均可造成痴呆。

■ 膏方临证经验

痴呆病机以虚实夹杂证多见，在本以脾虚不运，肾精不足为主；在标气滞、痰浊、血瘀多见。在痴呆的过程中，应考虑到"本虚"是其发病的基础，"立足本虚是治疗的关键"。此在膏方的制定过程中，在辨证论治的基础上，随症加减药物，以扶正为本，结合开郁逐瘀、活血通窍进行治疗。根据本虚标实的情况，或先攻后补，或先补后攻,或寓攻于补,或寓补于攻,灵活立法,同时不可忽视血肉有情之品的运用。本病多发于老年人,《经》云"年过四十而阴气自半",在治疗过程中,应注重培补元阴元阳及脾胃的健运。

在疾病初起,由于先天不足,肾精不能填充髓海者,应注意填补肾精,填髓益脑。

肾精亏虚合肾阳不足证,多为肾精亏虚夹有肾阳不足。张景岳云"天之大宝,只此一丸红日;人之大宝,只此一息真阳",肾阳的充足对于人的精气神起到重要的作用。因此在治疗上应以填精髓、温肾阳为主要治则,重用熟地黄、枸杞子、山萸肉填精益髓,滋补脑肾,肾精充足,则元神自明。佐以当归补血柔肝,肝肾同源,肝血充足,则肾精得充;党参、白术、山药、甘草健脾益气,补益后天;附子、肉桂、杜仲、菟丝子温补肾阳;以鹿角胶、龟甲胶、阿胶等血肉有情之品收膏,加强补脑填精之功;远志、杏仁化痰开窍。临床上常配合使用山楂、神曲、麦芽,防止膏方过于滋腻,难以吸收。在治疗上,还可以配合使用河车大造丸等成药,增强补肾填精之功。

久病后常损及后天脾胃,脾胃运化失常,水谷精微不能吸收,则无力化生气血,故见气血亏虚。心主神明,气血不能濡养心脉,神明失养,临床上常以神志恍惚,反应迟钝,倦卧少言为主症,兼夹有面色苍白,心悸怔忡,多梦易醒,肌肤爪甲不荣等证,舌淡胖边有齿痕,脉细弱。治疗上以益气养血,安神定志为主,佐以补益肝肾。以阿胶、鹿角胶收膏。"气易峻补,血则难生",重用黄芪、党参、白术、甘草健脾益气,气为血母,气生则血生;佐以熟地、当归、赤芍、川芎补血柔肝;茯苓、茯神、酸枣仁、龙眼肉养心安神;远志交通心肾;木香行气,防止滋腻太过。以阿胶、鹿角胶收膏,加强补血之功。诸药合用,共起补气血,宁心神,填精髓之功。

患者或久病不治,或误服补药,导致气机不畅,痰浊瘀阻,而成本虚标实之证。治疗上当先治其标,缓图其本。

▇ 辨证分型施膏

(一) 髓海不足

证候:智能减退,记忆力、计算力、定向力、判断力明显减退,精神迟钝,词不达意,头晕耳鸣,懒惰思卧,齿发始枯,腰酸骨软,舌瘦色淡,苔薄白,脉细弱。

治法:填精益髓,健脑补肾。

主方:填精益髓,健脑补肾方。

党参300g,熟地450g,当归450g,白术200g(炒),炙甘草150g,酸枣仁200g,远志150g,怀熟地250g,山药120g,枸杞子120g,山萸肉120g,川牛膝90g,菟丝子120g,川芎150g,茯神150g,山楂200g,赤芍药200g,刺五加250g,石菖蒲150g,鹿角胶200g(烊),龟甲胶200g(烊)。

(二) 气血两虚

证候:表情呆滞,沉默寡言,记忆力、计算力减退,口齿不清,词不达意,心悸胆怯,多思少寐,面色不华,头晕神疲,食欲不振,舌淡,脉细弱。

治法:益气养血,安神定志。

主方:益气养血,安神定志方。

黄芪300g,党参200g,南沙参200g,麦冬150g,白术200g,茯苓200g,茯神200g,熟地250g,生地250g,川芎200g,赤芍250g,当归250g,远志100g,石菖蒲100g,酸枣仁150g,木香100g,龙眼肉150g,知母150g,黄柏100g,菊花200g,墨旱莲150g,女贞子150g,丹参200g,桔梗150g,牛膝150g,山楂100g,麦芽100g,神曲50g,黄连30g,大枣100g,甘草100g,阿胶200g(烊),龟甲胶200g(烊)。

(三) 瘀血痰阻

证候:神情淡漠,反应迟钝,少言寡语,健忘善怒,易惊恐,思维异常,行为古怪,或哭笑无常,喃喃自语,或终日无语,呆若木鸡,口多涎沫,双目晦暗,舌质紫暗,有瘀斑瘀点,脉细涩。

治法:活血化瘀,健脾化痰。

主方:活血化瘀,健脾化痰方。

赤芍300g,川芎200g,桃仁150g,红花100g,柴胡100g,延胡索100g,郁金150g,片姜黄150g,牛膝200g,蜈蚣60g,地龙60g,半夏100g,陈皮200g,乌梅250g,茯苓200g,茯神200g,干姜150g,苏子150g,莱菔子150g,白芥子150g,白术300g,天麻300g,党参250g,白扁豆200g,白豆蔻200g,莲子心150g,当归200g,黄芪

200 g,大枣 150 g,甘草 100 g,鹿角胶 150 g(烊),龟甲胶 200 g(烊),麝香粉 30 g。

病案举隅

朱旭莹验案 李某,男性,83 岁。

初诊(2019 年 12 月 1 日)

病史:患者记忆力、计算力减退,反应迟钝,少气懒言,喜卧喜静,头闷重,脘腹痞满,口干不欲饮,纳不佳,难以入睡,小便可,大便溏。舌暗,苔白腻,脉弦滑。既往高血压、冠心病史。拟:

熟地 100 g,山萸肉 200 g,远志 150 g,石菖蒲 150 g,巴戟天 150 g,杜仲 150 g,槲寄生 120 g,肉苁蓉 150 g,菟丝子 150 g,黄芪 300 g,白术 150 g,茯苓 150 g,牡丹皮 150 g,当归 150 g,川芎 150 g,白芍 100 g,甘草 100 g,陈皮 100 g,菊花 150 g,法半夏 100 g,柴胡 90 g,郁金 120 g,桃仁 150 g,桔梗 150 g,藿香 150 g,五味子 120 g,酸枣仁 150 g,干姜 100 g,桂枝 120 g,煅龙骨 150 g,龙眼肉 120 g,大枣 150 g,砂仁 100 g,鸡内金 150 g,葛根 150 g,乌梅 150 g,钩藤 150 g,合欢花 150 g,荷叶 120 g,三七粉 30 g(另兑),阿胶 60 g(烊),龟甲胶 150 g(烊)。

二诊(2020 年 11 月 30 日)

患者精神较前好转,仍健忘,反应迟缓,神情淡漠,沉默寡言,腹胀,口多涎,纳眠较前好转,二便调。舌质暗,边有瘀点,脉滑涩。既往高血压、冠心病史。拟:

熟地 100 g,山萸肉 200 g,远志 150 g,石菖蒲 150 g,巴戟天 150 g,杜仲 150 g,槲寄生 120 g,肉苁蓉 150 g,菟丝子 150 g,黄芪 300 g,白术 150 g,茯苓 150 g,牡丹皮 150 g,当归 150 g,地龙 90 g,川芎 150 g,白芍 100 g,甘草 100 g,陈皮 120 g,菊花 150 g,柴胡 90 g,郁金 120 g,桃仁 150 g,红花 60 g,郁金 120 g,桔梗 150 g,藿香 150 g,五味子 120 g,酸枣仁 150 g,干姜 100 g,桂枝 120 g,煅龙骨 150 g,龙眼肉 120 g,大枣 150 g,砂仁 100 g,鸡内金 150 g,葛根 150 g,乌梅 150 g,钩藤 150 g,合欢花 150 g,荷叶 120 g,三七粉 30 g(另兑),阿胶 60 g(烊),龟甲胶 150 g(烊)。

按:患者久病缠身,年老体虚,肾精不足,髓海失养,故记忆力、计算力减退,迟钝;脏腑功能衰退,气血运化不畅,气虚日久而成瘀,心脉痹阻,不通则通,故有胸痛;水液代谢失常,水湿内停,聚湿成痰,痰蒙清窍,故见反应迟钝,难以入眠;津液不能上承,故口干;脾胃失于运化,故脘胀,纳不佳;脾气虚弱,湿邪内盛,大肠运化司,则大便溏。此方用地黄饮加减以滋肾阴,补肾阳,开窍化痰,以黄芪、龙眼肉、白术、茯苓、甘草益气健脾,法半夏、藿香、陈皮运脾化湿;白芍、当归、川芎、桃仁、郁金、丹皮、三七粉养血活血化瘀;干姜、桂枝、煅龙骨温通心阳;柴胡、桔梗、合欢花疏肝理气;乌梅生津止渴;荷叶降脂;钩藤、葛根、菊花降压;砂仁、鸡内金消食开胃,防滋腻碍脾。二诊时患者郁结之证得解,故精神、胃纳好转,但随着患者疾病实践较久,瘀阻症状显现,故加用红花、地龙等活血化瘀之品,配以郁金开窍醒脑。痴呆是一种进行性发展性脑病,而非短期时日,一针一药所能奏效,所以需要选择药效平和持久、服用方便的剂型来延缓痴呆的发展进程,膏方便是患者的理想选择。

(朱旭莹、符茂东)

头 痛

■ 概述

头痛是一种症状而非一种独立的疾病,通常将眉弓、耳轮上缘和枕外隆突连线以上部位的局限性疼痛定义为头痛。国内一项大规模流行病学调查显示偏头痛患病率为 985.2/10 万,年发病率为 79.7/10 万。根据其临床表现,多将其归属于中医学"头痛""厥头痛""真头痛"等范畴。

■ 临床特点

(一) 西医认识

统计显示,50%以上的患者会因头痛影响其工作或学习,近 30%头痛患者因此而缺勤。因此,头痛的诊断及其治疗对于提高人们工作效率和生活质量尤为重要。

国际头痛疾病分类第二版(ICHD-Ⅱ)把头痛分为原发性头痛、继发性头痛,以及颅神经痛、中枢性和原发性面痛、其他头痛。原发性头痛是指病因尚不明确的一类头痛，如偏头痛、紧张型头痛等；继发性头痛是指各种病因明确的，如继发于各种大脑病变、全身性疾病、内环境紊乱及药物滥用的头部疼痛。

同类型的头痛具有各自典型的临床特点，就临床上比较常见的头痛类型叙述如下。

偏头痛：是一种反复发作的、常为搏动性的头痛，多呈单侧分布，常伴恶心和呕吐。少数典型者发作前有视觉、感觉和运动等先兆，可有家族史，且以女性多见。本病起病时间通常在 10～30 岁，随年龄增长逐渐升高，至 40～50 岁达高峰，其后逐渐降低。

紧张型头痛：疼痛部位通常为双侧性，枕项部、颞部或额部多见，也常为整个头顶部。疼痛感觉多为压迫感、紧束感、胀痛、要爆炸的感觉、钝痛、酸痛等，可一阵阵地加重，无持续搏动感、恶心。呕吐，不会同时伴有畏光和畏声。日常体力活动不导致疼痛加重，应激和精神紧张常加重病情。本病男女发病比例相当，发病年龄高峰为 25～30 岁，以后随年龄增长而稍有减少。

丛集性头痛：临床特点是某段时间内频繁出现短暂发作性极剧烈的难以忍受的单侧头痛，发作部位常位于一侧眼眶、球后和额颞部，伴同侧眼球结合膜充血、流泪、鼻塞和（或）Horner 综合征。

头痛的诊断目前主要依靠细致而规范的病史询问及体格检查，必要时可借助现代检查手段，排除器质性病变所引起的继发性头痛。

在治疗上，原发性头痛主要以对症治疗为主，同时也需要积极预防和控制各种原发病。

（二）中医认识

头痛是由于头部经脉绌急或失养，清窍不利而出现的以头部疼痛为特征的一种自觉症状，属于中医学"头痛"的范畴。头痛的病因不外乎内外两端，新发头痛多以外感为主，偶可见内伤所致，且"巅顶之上，唯风可到"，故历代医家，多从"风"来探讨疾病病机。且"风为百病之长"，易于其他六淫之邪气交杂，常夹杂寒、湿、热互扰脑髓。感受外邪多因起居不慎，坐卧当风，感受风寒湿热等外邪上犯于头，清阳之气受阻,气血不畅,阻遏络道而发为头痛。若风挟寒,寒为阴邪伤阳,清阳受阻,寒凝血滞,络脉绌急而痛;若挟热邪,风热上炎,侵扰清空,气血逆乱而痛;若挟湿邪,湿性黏滞,湿蒙清阳,头为"清阳之府",清阳不布,气血不畅而疼痛。外邪所致头痛,其病机如《医碥·头痛》所说:"六淫外邪,唯风寒湿三者最能郁遏阳气,火暑燥三者皆属热,受其热则汗泄,非有风寒湿袭之,不为害也。然热甚亦气壅脉满,而为痛矣。"外感头痛反复发作或迁延不愈,日久可耗伤气血,导致机体气血逆乱;内伤头痛与肝脾肾关系最为密切。情志郁怒长期精神紧张忧郁,肝气郁结,肝失疏泄,络脉失于条达拘急而头痛;或平素性情暴逆,恼怒太过,气郁化火,日久肝阴被耗,肝阳失敛而上亢,气壅脉满,清阳受扰而头痛。饮食不节素嗜肥甘厚味,暴饮暴食,或劳伤脾胃,以致脾阳不振,脾不能运化转输水津,聚而痰湿内生,以致清阳不升,浊阴下降,清窍为痰湿所蒙;或痰阻脑脉,痰瘀痹阻,气血不畅,均可致脑失清阳、精血之充,脉络失养而痛。如丹溪所言"头痛多主于痰"。饮食伤脾,气血化生不足,气血不足以充盈脑海,亦为头痛之病因病机。内伤不足先天禀赋不足,或劳欲伤肾,阴精耗损,或年老气血衰败,或久病不愈,产后、失血之后,营血亏损,气血不能上营于脑,髓海不充则可致头痛。此外,外伤跌仆,或久病入络则络行不畅,血瘀气滞,脉络失养而易致头痛。

头为神明之府,"诸阳之会","脑为髓海",五脏精华之血,六腑清阳之气皆能上注于头,即头与五脏六腑之阴精、阳气密切相关,凡能影响脏腑之精血、阳气的因素皆可成为头痛的病因。病位虽在头,但与肝脾肾密切相关。风、火、痰、瘀、虚为致病之主要因素。邪阻脉络,清窍不利;精血不足,脑失所养,为头痛之基本病机。

■ 膏方临证经验

头痛有外感有内伤,而膏方临证之头痛为内伤头痛。内伤头痛,其痛反复发作,时轻时重,应分辨气虚、血虚、肾虚、肝阳、痰浊、瘀血。朱旭莹认为,头痛和郁证密不可分,头痛日久,患者容易出现焦躁,闷闷不乐,情绪低落之症,故在膏方临证时,需注意疏肝理气止痛,膏方用药宜清灵,方能善达上窍,直趋病所,并参照经络循行,选用引经药物,增强药效。

病程短的年轻患者或素体阳亢之人，往往以肝阳头痛，可见头胀痛而眩，心烦易怒，面赤口苦，或兼耳鸣胁痛，夜眠不宁，舌红苔薄黄，脉弦有力。临证当用天麻、钩藤、石决明以平肝潜阳；黄芩、山栀清肝火；牛膝、杜仲、桑寄生补肝肾；夜交藤、茯神养心安神临床应用时可再加龙骨、牡蛎以增强重镇潜阳之力。若见肝肾阴虚，症见朝轻暮重，或遇劳加重，脉弦细，舌红苔薄少津者，酌加生地、何首乌、女贞子、枸杞子、墨旱莲等滋养肝肾。若头痛甚，口苦、胁痛，肝火偏旺者，加郁金、龙胆草、夏枯草以清肝泻火，火热较甚，亦可用龙胆泻肝汤清降肝火。

病久或长期头痛患者，可见头痛而空，每兼眩晕耳鸣，腰膝酸软，遗精，带下，少寐健忘，舌红少苔，以熟地、山茱萸、山药、枸杞子滋补肝肾之阴；人参、当归气血双补；杜仲益肾强腰。腰膝酸软，可加续断、怀牛膝以壮腰膝。遗精、带下，加莲须、芡实、金樱子收敛固涩。待病情好转，可常服杞菊地黄丸或六味地黄丸补肾阴、潜肝阳以巩固疗效。若头痛畏寒，面白，四肢不温，舌淡，脉沉细而缓，证属肾阳不足，可用右归丸温补肾阳，填精补髓。若兼见外感寒邪者，可投麻黄附子细辛汤散寒温里，表里兼治。

若见头痛而晕，遇劳加重，面色少华，心悸不宁，自汗，气短，畏风，神疲乏力，舌淡苔薄白，脉沉细而弱。以八珍汤气血双补。方中以四君健脾补中而益气，又以四物补肾而养血。当加菊花、蔓荆子入肝经，清头明目以治标，标本俱治，可提高疗效。

若见见头痛昏蒙，胸脘满闷，呕恶痰涎，苔白腻，或舌胖大有齿痕，脉滑或弦滑。以半夏、生白术、茯苓、陈皮、生姜健脾化痰、降逆止呕，令痰浊去则清阳升而头痛减；天麻平肝息风，为治头痛、眩晕之要药。并可加厚朴、蔓荆子、白蒺藜运脾燥湿，祛风止痛。若痰郁化热显著者，可加竹茹、枳实、黄芩清热燥湿。

若见头痛经久不愈，其痛如刺，入夜尤甚，固定不移，或头部有外伤史，舌紫或有瘀斑、瘀点以麝香、生姜、葱白温通窍络；桃仁、红花、川芎、赤芍活血化瘀；大枣一味甘缓扶正，防化瘀伤正。可酌加郁金、菖蒲、细辛、白芷以理气宣窍，温经通络。头痛甚者，可加全蝎、蜈蚣、地鳖虫等虫类药以收逐风邪，活络止痛。久病气血不足，可加黄芪、当归以助活络化瘀之力。

治疗上述各证，均可根据经络循行在相应的方药中加入引经药，能显著地提高疗效。一般太阳头痛选加羌活、防风；阳明头痛选加白芷、葛根；少阳头痛选用川芎、柴胡;太阴头痛选用苍术;少阴头痛选用细辛;厥阴头痛选用吴茱萸、藁本等。

◼ 辨证分型施膏

(一) 气血亏虚

证候:头痛而晕,心悸不宁,神疲乏力,面色㿠白,舌质淡,边有齿痕,苔薄白,脉细弱。

治法:益气养血,宁心止痛。

主方:益气养血止痛方。

北芪150g,党参100g,茯苓120g,茯神30g,白术100g,川芎80g,白芷60g。葛根90g,当归150g,熟地150g,赤芍120g,墨旱莲60g,女贞子60g,地龙10g,僵蚕10g,远志30g,酸枣仁40g,姜竹茹40g,甘草40g,制香附60g,广郁金90g,玫瑰花60g,龟甲胶250g(烊)。

(二) 肝肾不足

证候:头痛而空,每兼眩晕,腰膝酸软,神疲乏力,遗精带下,耳鸣少寐,舌红少苔,脉细。

治法:补益肝肾,滋阴止痛。

主方:滋养肝肾止痛方。

当归120g,砂仁30g(后下),制首乌120g,生炙黄芪各150g,怀山药150g,炙甘草30g,合欢皮120g,珍珠母30g(先煎),佛手片60g,侧柏叶120g,路路通120g,炒白芍150g,紫丹参120g,仙鹤草120g,云茯苓150g,制半夏60g,淮小麦30g,夜交藤150g,炙远志50g,广木香30g,茜草根150g,大红枣100g,熟地黄120g,桑椹子120g,炒党参120g,炒白术120g,广陈皮60g,炒枣仁120g,煅龙齿240g(先煎),制香附120g,墨旱莲300g,八月札120g,生姜10g,蔓荆子100g,黄芩60g,白芷60g,龟甲胶200g(烊),鹿角胶200g(烊)。

(三) 痰浊头痛

证候:头痛昏蒙,胸脘满闷,呕吐痰涎,舌淡,苔白腻,脉滑。

治法:健脾化痰,降逆止痛。

主方:健脾化痰止痛方。

半夏90g,白术150g,川芎100g,天麻150g,茯苓150g,陈皮100g,甘草50g,大枣50g,干姜50g,党参100g,藿香60g(后下),砂仁50g(后下),大腹皮50g,苍术50g,厚朴50g,苦杏仁70g,薏苡仁70g,蔻仁70g,黄柏60g,桂枝80g,泽泻50g,蔓荆子100g,黄芩60g,白芷60g,阿胶200g(烊),龟甲胶200g(烊)。

■ 病案举隅

朱旭莹验案 谈某,女性,44岁。

初诊(2018年12月12日)

病史:患者每值夏冬头痛且晕,伴发热,短则1周内恢复,初时发轻,现头痛症状逐渐加重,平日时有脑痛,痛位右脑后,发作时常伴心慌,失眠多梦,胸胁胀闷,腰膝酸软。纳差,纳可,小便调,大便干。苔淡红,苔白,脉两尺俱弱而沉细,右上寸关脉数软,左寸盛。拟:

生地黄120g,熟地黄120g,山茱萸120g,山药150g,制首乌120g,丹参90g,全当归90g,蔓荆子60g,续断90g,女贞子90g,墨旱莲120g,石郁金90g,夏枯草120g,菊花90g,柏子仁60g,远志120g,怀牛膝120g,茯苓90g,黄柏60g,五味子90g,杜仲90g,石斛150g,黄芪150g,阿胶60g(烊),龟甲胶150g(烊)。

二诊(2019年11月29日)

患者今年夏冬头痛未明显发作,偶有头晕,胸胁胀闷,腰膝酸软。不欲饮食,纳可,小便可,大便2～3日一行。苔淡红,苔少,脉细。近日出现血压升高,无其他基础疾病。拟:

生地黄120g,熟地黄120g,山茱萸120g,山药150g,制首乌120g,丹参90g,全当归90g,蔓荆子60g,续断90g,女贞子90g,墨旱莲120g,广郁金90g,夏枯草120g,菊花90g,柏子仁60g,远志120g,怀牛膝120g,茯苓90g,黄柏60g,五味子90g,杜仲90g,石斛150g,天麻120g,钩藤120g,阿胶60g(烊),龟甲胶150g(烊)。

按:脑为髓海,其主在肾。肝藏血,肾藏精,乙癸同源,阴血损耗,肝肾阴亏,阴不制阳,则致头痛而晕;正所谓"诸风掉眩,皆属于肝",肝阳化火,循经上行挟胃属肝络胆,贯膈布胁肋,上达巅顶,虚火挟肋而胁胀,犯及脾胃,故纳差,肾精亏虚故见腰酸。不能上济心火,心火独亢,扰乱心神,故心慌,失眠;肾经络太阳经膀胱,髓海空虚而平日时有头痛。肝肾不足,气机不调,加之阴虚火旺之象,治拟滋养肝肾。选用生地黄、山药、怀牛膝、续断等滋养肝肾为主,黄柏、菊花、夏枯草等苦寒清热降火,远志肉、五味子、柏子仁等养心安神,补肾宁心;内生虚热,炼灼津液有"阴虚血滞"之相,故用丹参取"一味丹参、功同四物"之意合当归补血活血;蔓荆子为太阳膀胱经引经药,可引精填髓,以解头痛阴血不足。本方中诸药合奏滋养肝肾,调气降火之功,为治疗肝肾不足所致头痛之妙方。二诊时患者症情明显改善,今年未发作头痛,仍遗留有头晕,守原方,加入天麻钩藤镇肝息风,平肝潜阳,巩固疗效,预防头痛再发。

(朱旭莹、符茂东)

眩 晕

■ 概述

眩晕是一种运动性或位置性错觉,造成人与周围环境空间关系在大脑皮质中反应失真,产生旋转、倾倒及起伏等感觉。随着年龄增长发病率增加,在 85 岁以上人群中头晕发病率为每年 47.1/1000 人。因眩晕到急诊就诊的患者中老年人所占比例国内约 10%。根据其临床表现,可将其归属到中医学"眩晕"范畴。

■ 临床特点

(一) 西医认识

眩晕的临床表现首先是一种运动性幻觉。眩晕患者常有明显的自身或外界旋转感,当患者确实看到外物旋转时,很可能伴有眼球震颤。同时,眩晕患者也可能出现头晕及头昏等其他相关感受。

眩晕的诊断可依据临床表现的不同而逐步诊断。①根据眩晕的持续时间诊断:持续数秒者考虑 BPPV(良性阵发性位置性眩晕);持续数分钟至数小时者考虑梅尼埃病、TIA 或偏头痛性眩晕;持续数小时至数天者考虑为前庭神经元炎或中枢性病变;持续数周至数月者考虑为精神心理性。②根据眩晕发作频度诊断:单次严重眩晕应考虑前庭神经元炎或血管病;反复发作性眩晕应考虑梅尼埃病或偏头痛;伴有其他神经系统表现的反复发作眩晕应考虑为后循环缺血;反复发作性位置性眩晕应考虑 BPPV。③根据伴随症状诊断:不同疾病会伴随不同症状,包括耳闷、耳痛、头痛、耳鸣、明显畏光和畏声或其他局灶性神经系统体征。④根据诱发因素诊断:有些眩晕为自发性或位置性,有些则是在感染后、应激、耳压、外伤或持续用力后发病。

(二) 中医认识

眩晕属于中医学"眩晕"范畴。眩晕的病因不外乎内外两端,以内伤为主,多由虚损所致。有因气血亏虚、肾精不足,脑髓失养所致者;有因肝肾阴虚,肝阳偏亢,风阳上扰清窍所致者;有因痰浊、瘀血痹阻脑络所致者;外因则有因外感风邪,扰动清窍所致。

眩晕病理因素多责之风、火、痰、瘀。《素问·至真要大论》云"诸风掉眩,皆属于肝",《灵枢·口问》云"上气不足,脑为之不满,耳为之苦鸣,头为之苦倾,目为之眩",提出了以肝风内动为主,注重虚证眩晕的病机分析。此后《黄帝内经》未谈到的其他原因导致痰饮眩晕的病机,张仲景在《伤寒杂病论》中进行了详细论述补充。如《金匮要略·痰饮咳嗽病脉证并治》云"心下有痰饮,胸胁支满,目眩,苓桂术甘汤主之""心下有支饮,其人苦冒眩,泽泻汤主治"等条文明确了痰饮水湿停聚体内,一方面阻遏气机,阳不上承,另一方面痰湿上犯,导致眩晕。隋唐时期以巢元方《诸病源候论》为代表,对眩晕发病的病机进行了透彻而详尽的解释。如对痰饮内结致眩的解释为,"痰水积聚,在于胸腑,遇冷热之气相搏,结实不消,故令人心腹痞满气息不安,头眩目暗"。金元时期刘河间提出了"风木旺必是金衰不能制木,而木复生火,风火皆属阳,多为兼化,阳主乎动,两动相搏,则为之旋转"的风火致眩的理论。朱丹溪又提出了"无痰不能作眩"的著名论断,推演了因"七情致脏气不行,郁而生涩,结为饮,随气上厥,伏留阳经",其后"痰因火动",而"痰在上,火在下,火炎上而动其痰也"的病机过程。明代张介宾强调了"无虚不作眩"的病机。可见以上各种病机都可以解释机体产生眩晕的病理机制,然为了明确病证,更好地把握辨证,再沿至后世医家发展总结提炼了眩晕的基本病机:病位在头窍,病变脏腑以肝为主,涉及脾、肾。病理性质有虚实两端。可见眩晕的病理因素多以风、火、痰、瘀为主。

■ 膏方临证经验

眩晕是临床上发病率较高的一类疾病,中医治疗眩晕最主要的原则是注重虚补实泻,调整阴阳。缓者补虚,兼顾标实,急者泻实,安其正气,治重调气,平衡阴阳,善用息风、降逆之品。

肝阳上亢而导致的眩晕,治疗上当平肝潜阳,滋养肝肾,可选用天麻钩藤饮加减。若见阴虚较盛,舌红少苔,脉细数较为明显者,可选生地、麦冬、玄参、白芍等滋补肝肾之阴。若肝阳化火,肝火亢盛者,可选用龙胆草、丹皮、菊花、夏枯草等清肝泻火。眩晕剧烈,呕恶,手足麻木或肌肉𥆧动者,有肝阳化风之势,尤其对中年以上者要注意是否有引发中风病的可能,应及时治疗,可加珍珠母、生龙骨、生牡蛎等镇肝息风,必要时可加羚羊角以增强清热息风之力。若发为肝火上炎,则可改用龙胆泻肝汤加减。如果肝火扰动心神,失眠、烦躁者,可加磁石、龙齿、珍珠母清肝安神。肝火化风,肝风内动,肢体麻木、震颤,欲发中风病者,加全蝎、蜈蚣、地龙、僵蚕平肝息风,清热止痉。

痰浊上蒙而导致的眩晕,治疗上当以燥湿祛痰、健脾和胃为主,可选用半夏白术天麻汤加减。头晕头胀,多寐,苔腻者,可加藿香、佩兰、石菖蒲等醒脾化湿开窍;脘闷、纳呆、腹胀者,加厚朴、白蔻仁、砂仁等理气化湿健脾;耳鸣、重听者,加葱白、郁金、石菖蒲等通阳开窍。若痰浊郁而化热,可改用黄连温胆汤清化痰热。若素体阳虚,痰从寒化,痰饮内停,上犯清窍者,用苓桂术甘汤合泽泻汤温化痰饮。

瘀血阻窍而导致的眩晕头痛,在治疗上以活血化瘀、通窍活络为主,多以通窍活血汤为基础。常用的活血药有赤芍、川芎、桃仁、红花等。若见神疲乏力,少气自汗等气虚证者,重用黄芪,以补气固表,益气行血;若兼有畏寒肢冷,感寒加重者,加附子、桂枝温经活血;若天气变化加重,或当风而发,可重用川芎,加防风、白芷、荆芥穗、天麻等理气祛风之品。

气虚、血虚日久导致眩晕,在补养气血的同时,注意健运脾胃,多以归脾汤为基础。若气虚卫阳不固,自汗时出,易于感冒,重用黄芪,加防风、浮小麦益气固表敛汗;脾虚湿盛,泄泻或便溏者,加薏苡仁、泽泻、扁豆健脾利水;气损及阳,兼见畏寒肢冷,腹中冷痛等阳虚症状,加桂枝、干姜温中散寒;血虚较甚,面色无华,加熟地、阿胶、紫河车粉等养血补血,并重用参芪以补气生血。若中气不足,清阳不升,表现时时眩晕,气短乏力,纳差神疲,便溏下坠,脉象无力者,用补中益气汤补中益气,升清降浊。

肝肾不足,阴虚火旺为主的眩晕,治疗上应注重滋养肝肾,养阴填精,可选左归丸加减。若阴虚生内热,表现咽干口燥,五心烦热,潮热盗汗,舌红,脉弦细数者,可加炙鳖甲、知母、青蒿等滋阴清热;心肾不交,失眠、多梦、健忘者,加阿胶、鸡子黄、酸枣仁、柏子仁等交通心肾,养心安神;若水不涵木,肝阳上亢者,可加清肝、平肝、镇肝之品,如龙胆草、柴胡、天麻等。

辨证分型施膏

(一) 气血亏虚

证候:患者头晕目眩,动则加剧,遇劳则发,面色㿠白,爪甲不荣,神疲乏力,心悸少寐,纳差食少,便溏,舌淡苔薄白,脉细弱。

治法:补养气血,健运脾胃。

主方:补气养血止眩膏。

绵黄芪150g,潞党参150g,炒白术150g,云茯苓80g,熟地黄150g,赤芍药150g,全当归150g,大川芎80g,蜜炙甘草150g,大红枣200充,龙眼肉150g,制首乌150g,白扁豆150g,怀山药150g,莲子肉150g,薏苡仁200g,淮小麦250g,枸杞子150g,女贞子150g,墨旱莲200g,桑椹子150g,黑料豆200g,胡桃肉150g,酸枣仁150g,柏子仁150g,炙远志50g,鸡血藤200g,夜交藤200g,苦桔梗80g,广陈皮

90 g,广木香 90 g,佛手皮 90 g,合欢皮 90 g,川牛膝 150 g,淫羊藿 150 g,谷麦芽各 200 g,阿胶 300 g(烊)。

(二) 肝肾不足

证候:患者眩晕久发不已,视力减退,两目干涩,少寐健忘,心烦口干,耳鸣,神疲乏力,腰酸膝软,遗精,舌红苔薄,脉弦细。

治法:滋养肝肾,养阴填精。

主方:滋养肝肾止眩膏。

熟地黄 200 g,枸杞子 200 g,大麦冬 200 g,川杜仲 200 g,墨旱莲 200 g,芍药 200 g,全当归 200 g,金毛狗脊 200 g,南芡实 200 g,合欢花 90 g,云茯苓 200 g,福泽泻 200 g,灵磁石 400 g,怀山药 200 g,炙龟甲 250 g,菟丝子 200 g,北沙参 200 g,川石斛 200 g,五味子 120 g,桑椹子 200 g,紫河车 120 g,广陈皮 200 g,桃仁泥 200 g,夜交藤 200 g,肥知母 200 g,石菖蒲 200 g,山萸肉 150 g,炙鳖甲 250 g,川牛膝 200 g,女贞子 200 g,何首乌 200 g,酸枣仁 150 g,骨碎补 200 g,金樱子 200 g,佛手片 150 g,龙眼肉 200 g,甘菊花 120 g,川黄柏 200 g,阿胶 250 g(烊),鹿角胶 150 g(烊)。

(三) 阴虚风动

证候:患者眩晕耳鸣,头部胀闷,每因疲劳或烦恼而头晕头痛加剧,精神萎靡,少寐多梦,健忘,口苦,五心烦热,舌质红,脉弦细数。

治法:滋养肝肾,潜阳息风。

主方:平肝息风止眩膏。

生地 300 g,怀牛膝 300 g,代赭石 300 g(先煎),生龙骨 150 g(先煎),生牡蛎 150 g(先煎),灵磁石 200 g,白芍 150 g,玄参 150 g,石斛 250 g,黄芩 60 g,葛根 60 g,钩藤 100 g,天冬 150 g,川楝子 60 g,生麦芽 60 g,茵陈 60 g,甘草 45 g,龟甲胶 300 g(烊),鳖甲胶 200 g(烊),冰糖 250 g,黄酒 200 g。

(四) 痰浊中阻

证候:患者眩晕,头重如裹,视物旋转,胸闷作恶,呕吐痰涎,食少多寐,苔白腻,脉濡滑。

治法:燥湿祛痰,健脾和胃。

主方:健脾化痰止眩方(半夏白术天麻汤合四君子汤加减)。

半夏 90 g,白术 159 g,川芎 100 g,天麻 150 g,茯苓 150 g,陈皮 100 g,甘草 50 g,大枣 50 g,干姜 50 g,党参 100 g,藿香 60 g(后下),砂仁 50 g(后下),大腹皮 50 g,苍术 50 g,厚朴 50 g,苦杏仁 70 g,薏苡仁 70 g,蔻仁 70 g,黄柏 60 g,桂枝 80 g,泽泻 50 g。

上方共煎取浓汁,加阿胶 100 g、龟甲胶 100 g,烊化收膏。每晨一匙,开水冲服,连服 1 个月。

病案举隅

朱旭莹验案 金某,女性,38 岁。

初诊(2019 年 12 月 12 日)

病史:患者 1 年前因思虑过多,情志不畅出现头晕目眩、心慌胸闷、睡眠不佳等症状,头晕发作时测得血压 170/90 mmHg,后长期口服珍菊降压片降压,头晕症状未见明显好转,并逐渐出现头重如裹,身体困重,胃纳差。舌淡,苔白腻,脉滑。除高血压外,无其他基础疾病。拟:

制半夏 90 g,白术 120 g,茯苓 150 g,陈皮 90 g,厚朴 120 g,丹参 150 g,黄芪 300 g,太子参 120 g,天麻 150 g,苍术 120 g,夏枯草 150 g,焦山楂 150 g,焦神曲 150 g,川芎 120 g,郁金 120 g,枳壳 120 g,黄连 60 g,红花 60 g,紫河车 60 g,阿胶 100 g,龟甲胶 100 g,黄酒 100 g,冰糖、饴糖各 150 g。烊化收膏。每日早晚沸水冲服。

二诊(2020 年 12 月 5 日)

患者去年服药后,头晕未再发作。今年 9 月起,逐渐出现头晕,程度较去年轻。咽中似有异物感,咯之不出,咽之不下,晨起有黏痰。舌淡,苔白,脉细滑。除高血压外,无其他基础疾病。拟:

制半夏 90 g,白术 120 g,茯苓 150 g,陈皮 100 g,厚朴 90 g,丹参 200 g,黄芪 150 g,天麻 150 g,苍术 120 g,焦山楂 150 g,焦神曲 150 g,枳壳 120 g,川芎 120 g,郁金 120 g,黄连 60 g,红花 60 g,太子参 120 g,藿香 120 g,佩兰 120 g,石菖蒲 150 g,紫

河车 60 g,阿胶 100 g,龟甲胶 100 g,黄酒 100 g,冰糖、饴糖各 150 g。烊化收膏。每日早晚沸水冲服。

按:患者因忧思伤脾,以致脾失健运,聚湿生痰,痰浊中阻,故表现为头晕、头重、身体困重等诸症。根据中医四诊合参,当属痰浊中阻证,治疗上以健脾化痰止眩为主。方中天麻、夏枯草养肝息风;苍术、厚朴、茯苓芳香化湿;黄连、半夏辛开苦降,燥湿化痰;患者久病心脉瘀阻,心失所养,故见心慌胸闷,故加枳壳、郁金理气解郁,丹参、川芎活血化瘀,焦楂曲健脾燥湿祛痰;病久正虚,故加黄芪、太子参、白术健脾益气,以助生化之源,西红花化瘀不伤正,紫河车大补气血。另于收膏时加入龟甲胶益气滋阴,阿胶活血养血,消瘀散结。诸药合用,运脾燥湿,调和阴阳。由于药证相投,故收效尚佳。患者二诊时头晕未作,但出现梅核气症状,究其病理因素,仍是痰邪犯岁,故加用藿香、佩兰、石菖蒲等醒脾化湿开窍之品。

(朱旭莹)

—— 名医简介 ——

朱旭莹,主任医师,硕士生导师。上海中医药大学附属曙光医院神经内科副主任、曙光高级中医师。

第八节 · 血液疾病

贫 血

▇ 概述

贫血是一种症状,不是具体的疾病,可以发生于许多种疾病过程中。当红细胞或血红蛋白的破坏或丧失超过了生成,出现造血不平衡状态时,便表现出贫血。在临床上,通常以测得血液的浓度来决定贫血之有无和程度。凡循环血液单位体积中血红蛋白量、红细胞数或红细胞压积低于正常值时,称为贫血。中医学中对不同原因所致的贫血,又有其独特的名称,如黄病、虚损、虚劳、虚黄等,是指人体经髓内由于营血不足所发生的一类病证,与西医"贫血"的含义完全相同。

临床特点

(一) 西医认识

目前西医学按产生贫血的原因可将贫血分为:①铁、维生素 B_{12}、叶酸等生血原料的缺乏引起红细胞生成不足的营养不良性贫血。②骨髓造血功能衰竭,如原发性/继发性再生障碍性贫血。③慢性肝病、肾病、恶性肿瘤、慢性炎症等引起的继发性贫血。④失血性贫血,如急性失血引起血容量减少,慢性失血引起缺铁性贫血。⑤溶血性贫血,即血液中红细胞过度破坏超过其正常生长数的一类贫血,如先天性溶血性贫血、新生儿溶血性贫血等。

(二) 中医认识

血资生在脾,增殖赖于肝、肾。《灵枢·决气》有"中焦受气取汁,变化而赤,是谓血"之说,是言消化道吸收饮食中的精微,为化生血液的物质基础。《素问》有"肾生骨髓,髓生肝",以及"肝者……以生血气",是言营血之生化,与肝肾的关系密切,肝肾精气充足则血气亦充足,肝肾精气不充,则血气亦不充沛。此外,又有"心者……其华在面,其充在血脉","脉气流经,经气归于肺,肺朝百脉"之说,而心、肺同居膈上,有系相连。一旦营血不足,则心失所充,肺失所朝,故悸、喘相继出现。由此可见,贫血一证与五脏的关系密切。气血同源,互相依存,相互为用,故在病理情况下也互相影响,所以,贫血患者无不气虚,仅在程度上有所轻重。

贫血患者最为常见的是肝、肾证候,如头晕,乏力,耳鸣,眼花,注意力不集中,记忆力减退等,严重时可见眩晕,晕厥。心、肺证候亦很突出,如活动后出现心悸,气短,尤其是在上楼或奔走时更为明显,严重时可以发生心绞痛,心力衰竭。部分贫血病例有脾胃证候,如恶心,呕吐,纳呆,腹胀,便秘或腹泻等,少数患者有梅核气,舌绛破碎,口角皲裂等表现。总之,贫血,临床上可见五脏虚弱诸证,如心主血脉,其华在面,心血虚则心失所养,颜无华泽,心悸不宁,少寐多梦。肺朝百脉,与心系相连,肺血虚则呼吸短促,心跳加快,出现数脉。肝藏血,肝主筋,肝血虚则血不养肝,眩晕,目涩,筋惕,肢麻,甚至活动不自由。脾藏营,脾为后天之本,脾血虚则面黄,乏力,运化失司则饮食少进,气逆泛恶,或泄或秘。肾主骨,骨生髓,为造血之根本。肾为先天,水火之脏,肾阴不足,则相火妄动,口干咽燥,五心烦热,溲赤便艰;肾阳亏损则命火衰微,腰酸膝软,形寒神萎,夜尿增多。在临床上以阳虚易治,阴虚难治。

贫血常继发于其他疾患之后,除有贫血见证外,必有原发病之证候同时存在。故原发病为本,血虚为标。标本缓急轻重,在临床应分析辨明,治宜标本兼顾。

■ 膏方临证经验

虚者补之,以补血为主,当顾及脏腑、气血、阴阳、虚实及辨证辨病相结合进行调治。根据五脏血虚的特点,补血不但要调治脾肾,还要调气,调治阴阳,调气则生血,调阴阳则养精化血,温补阴阳。然而补阴、补阳、补血、补气离不开对脏腑的调治,可采取补心脾、肝肾、脾肾双调等治法,而其中调治脾肾为根本。

心血虚治以养心血为主,心脾同治,方用归脾汤加减,以补气生血为主,重用人参、黄芪、炙甘草、白术等补气药;心脾两虚常有气不摄血而致的出血,可加用仙鹤草、侧柏炭摄血止血以养心血之品。

肝血虚常见肝木失调,肝肾俱虚证。治以补养肝血,肝肾同治,方用四物汤加减,药用熟地、当归、白芍补肝血;墨旱莲、女贞子、山萸肉、枸杞子补肾精;鳖甲胶、龟甲胶滋阴养血生血。

脾虚血亏以脾虚气血生化乏源,运化失司,湿滞中阻为主,故治以健脾生血为主,佐以调气化湿,方用归芍六君子汤加减,药用生晒参、黄芪、白术补气;当归、白芍、阿胶补血;香附、陈皮、茯苓、青皮、苍术理气化湿等。

肾虚血亏,精不化血之证,由于肾藏精,主骨生髓之功能,均与命门之火、肾阴肾阳密切相关,而肾阴肾阳以所藏之精为其物质基础,故精亏血少之证治宜滋肾生血,方用左归丸加减,其中有补阴补血补精药,补精以化血,补阴以生精,鹿角胶则补精补血;山萸肉、菟丝子、女贞子、墨旱莲补肾阴以化生精血;怀山药补精调脾胃;白芍补其阴平其肝木,调达气血;龟甲胶、阿胶补阴;本方是从六味地黄汤衍化而来,属峻补精血之剂,而"六味是壮水以制火,左归是育阴以涵阳"。

对肾精亏虚,阴虚损阳而无明显内热、血热、火旺,且胃纳可者为宜。若因肾阳不足,命门火衰所致精血亏虚之证,可选用右归丸加减,药用熟地、枸杞子、杜仲、附子、肉桂、淫羊藿、鹿角胶、菟丝子、当归、补骨脂以凑温补肾阳,填充精血之功效,若因肾阳虚,脾失温煦而便溏气短,选加黄芪、人参、白术、干姜之类。

贫血常继发于其他疾患之后,治疗当标本兼顾,根据原发病的不同可采取不同的调治方法。如巨幼细胞性贫血当从补精养肝生血法施治,选用动物肝脏或佐入药丸,以肝补血并佐以木瓜、酸枣仁、甘草以酸甘化阴;再生障碍性贫血以肾精不足为本,肾阳亏虚为多,治疗以补肾助阳,填精益髓,方中可重用鹿角胶、菟丝子、补骨脂等补肾助阳之品,配合龟甲胶、生熟地等取其阴中求阳之效。急性白血病后期或化疗后精血亏虚,肝火伏热,邪毒内蕴则左归丸方中应去鹿角胶、菟丝子温养精血之味,宜选加生地、丹皮、黄柏、黄芩、半枝莲等清泄肝胆,解其伏热湿毒之品。实体肿瘤累及骨髓所致的肾血亏虚证,因有湿热瘀毒应配合南星、米仁、蜈蚣、蛇舌草、半枝莲、穿山甲等清化湿热,去瘀解毒。

辨证分型施膏

(一) 气血两虚

证候:颜色憔悴,缺少华泽,神疲乏力,心悸气短,头晕眼花,口唇、指甲色淡无荣,舌淡苔白,脉沉细小。

治法:健脾养心,补气生血。

主方:归脾补血膏。

党参150g,太子参120g,黄芪300g,白术150g,茯苓120g,炙甘草60g,当归150g,白芍120g,熟地黄150g,枸杞子120g,红枣90g,陈皮60g,赤芍120g,川芎

60 g,远志 60 g,木香 30 g,制半夏 60 g,龙眼肉 120 g,鹿角胶 90 g(烊),阿胶 90 g(烊)。

(二) 脾肾两虚

证候:精神萎靡不振,面白无华,口唇指甲,舌质均淡白,稍有虚浮,头晕,目眩,耳鸣,食少,便溏,腰酸腿软,肢冷畏寒,男子遗精阳痿,女子月事不调,脉沉细小。

治法:健脾补肾,温阳生血。

主方:温阳生血膏。

生晒参 150 g,白术 150 g,茯苓 120 g,炙甘草 60 g,当归 150 g,熟地黄 150 g,枸杞子 120 g,山茱萸 90 g,菟丝子 120 g,黄芪 150 g,补骨脂 90 g,杜仲 120 g,肉桂 60 g,黄精 120 g,紫苏梗 120 g,佛手 60 g,山楂炭 90 g,六神曲 90 g,鹿角胶 150 g(烊),附片 60 g,阿胶 90 g(烊),龟甲胶 90 g(烊)。

(三) 肝肾不足

证候:面无华泽,或者灰白,有时烘热,汗出形寒,眩晕,耳鸣,心烦气短,腰酸膝软,舌质多变,脉细数。当病情严重时容易感受客邪,火热进入,或者反复出血。此时虚证反见盛脉,成为逆证,变端百出。

治法:补益肝肾,滋阴养血。

主方:滋阴养血膏。

生地黄 150 g,熟地黄 150 g,山药 150 g,当归 150 g,白芍 90 g,山茱萸 90 g,枸杞子 120 g,墨旱莲 120 g,女贞子 120 g,杜仲 90 g,川断 90 g,知母 60 g,黄柏 60 g,郁金 90 g,茯苓 120 g,甘草 60 g,丹皮 90 g,泽泻 150 g,川石斛 300 g,西洋参 150 g,麦冬 120 g,鳖甲胶 90 g(烊),龟甲胶 90 g(烊)。

(四) 脾虚萎黄

证候:颜色萎黄,早期黄白相间,眼白始终不黄,或伴虚肿,头发枯黄,蓬松,指甲扁平,易裂,或反甲,心悸,气短,肢软,乏力,头昏,头痛,眼花,耳鸣,或者痞满少食,性欲减退,月经失调。脉象沉小或细数,舌质淡白,偶有尖绛破碎。

治法:抑肝扶脾,补虚生血。

主方:抑肝扶脾生血膏。

香附 90 g,苍术 90 g,青皮 90 g,陈皮 90 g,砂仁后下 30 g,厚朴 60 g,黄芪 150 g,

茯苓 150 g，当归 150 g，生晒参 150 g，白术 120 g，熟地 120 g，白芍 150 g，红枣 150 g，远志 60 g，薏苡仁 150 g，桑椹子 150 g，肉桂 60 g，甘草 120 g。

■ 病案举隅

王某，男性，14 岁。

初诊（2005 年 12 月 11 日）

病史：患者因"头晕乏力 4 月余"来院就诊。患者平素身体欠佳，稍有不慎即易外感，纳食一向不馨。2005 年 8 月初患者因头晕乏力明显，就诊时发现白细胞、血小板减少，于某医院查 BM 示增生低下骨髓象。至 2005 年 9 月出现贫血症状，于某儿科医院住院治疗，医院诊断为"慢性再生障碍性贫血"，予泼尼松治疗 1 月余，后加用十一酸睾酮、环孢素 A 治疗，症情未有明显好转。患者头晕乏力严重，时有鼻衄齿衄，活动后胸闷。体格检查：神清，气平，激素面容，面色少华，双肺（一），心率 95 次/分，律齐，腹（一），双下肢无肿，未见明显出血点。实验室检查：白细胞 4.6×10^9/L，血红蛋白 77.0 g/L，血小板 17×10^9/L。舌淡红，苔薄腻，脉细。证属脾肾亏虚，生血乏源，治拟补益脾肾，生化气血，拟：

太子参 120 g，白术芍各 90 g，茯苓 90 g，当归 150 g，山茱萸 90 g，鹿角胶 120 g，龟甲胶 120 g，生熟地各 90 g，黄连 30 g，吴茱萸 10 g，广陈皮 60 g，制半夏 90 g，黄芪 150 g，补骨脂 90 g，黄精 120 g，菟丝子 120 g，仙鹤草 150 g，茜草根 120 g，枸杞子 120 g，煅瓦楞子 120 g，焦楂曲各 90 g，甘草 90 g，阿胶 90 g(烊)，大枣 90 g。

服药后患者头晕乏力有好转，3 个月后复查血常规示白细胞 4.6×10^9/L，血红蛋白 98.0 g/L，血小板 59×10^9/L，患者症情明显好转。每年冬至续服，血象稳定。

按：本案患者年纪尚幼，先天不足，后天失养，遂生本病。肾为先天之本，脾为后天之本。肾不足则阳气无以温煦，故见形寒肢冷；脾不足，水谷运化失司，无以濡养周身，则见神疲乏力；脾肾不足，气血生化乏源，脑髓空虚，故见头晕，心失所养，则有胸闷；脾肾亏虚，血脉失养，营血无以固摄而行于脉外，则见齿衄、鼻衄。脾虚胃弱，纳食则不馨。脉细为不足，虚而无养；舌淡为血少，不荣于外。本证为该病慢性期，脾肾亏虚，气血不生，营血无以濡养五脏六腑，四肢百骸之所见。

治疗当以补益脾肾,益气生血。患者年幼,当以固本培元,故方用六君子汤。方中参、术、苓、草四味均药性平和,可助阳补气。太子参药性平和,补而不滞,患者长期脾胃虚弱,纳食不馨,故用太子参补脾益气,取清补之意。鹿角善通督脉而补阳,龟甲善通任脉而补阴,阳生于阴,阴生于阳,阴阳并补,此精之所生,故方中加用鹿角片、炙龟甲二味血肉有情之品,大补真气,峻补阴阳以生气血精髓,用生地、熟地、黄精、菟丝子、枸杞子、当归、补骨脂、黄芪以益气补肾滋阴补血。脾虚则易致水湿内停而生化湿痰,故用陈皮、半夏燥湿化痰。脾土虚弱,肝木易乘之,故用川连、吴茱萸以制肝火。小儿脾胃柔弱,加用煅瓦楞子、焦楂曲以护脾胃。患者有齿衄、鼻衄,加用仙鹤草、茜草根以凉血止血。本方以大枣、甘草调和,取大枣甘温,白芍、甘草调和营卫,补气养血。

原发免疫性血小板减少症

■ 概述

原发免疫性血小板减少症(ITP),既往亦称特发性血小板减少性紫癜,是一种获得性自身免疫性出血性疾病,约占出血性疾病总数的 1/3,成人发病率为 5/10 万～10/10 万,育龄期女性发病率高于男性,60 岁以上老年人是该病的高发群体。临床以皮肤黏膜出血为主,严重者可有内脏甚至颅内出血。出血风险随年龄增高而增加。部分患者仅有血小板减少,没有出血症状。患者可有明显的乏力症状。免疫性血小板减少症临床表现以各种出血症状为主,归属于中医学"血证""紫癜"范畴。

■ 临床特点

(一) 西医认识

原发免疫性血小板减少症主要的发病机制:①体液和细胞免疫介导的血小板

过度破坏。②体液和细胞免疫介导的巨核细胞数量和质量异常,导致血小板生成不足。西医学认为血小板计数大于$30.0×10^9$/L而无症状者,可予观察和随访,对于血小板计数小于$30.0×10^9$/L且有出血症状患者,多采用糖皮质激素、免疫抑制剂等治疗方法。

(二) 中医认识

中医认为"血证"是血液不循常道,错经妄行。临床可见血上干、血下泄、血外渗、血中瘀等证候,或上溢于鼻,或下泄于二阴,或外渗于肌肤,或内蓄于躯体。

血液之所以能正常循行于脉络而不外渗,是依赖气血和顺与脉络完善之故,一旦出现气血瘀滞,或血受热迫,或气虚不摄,或血虚而涩,均会导致血不循经而渗漏于脉外,发生出血。《景岳全书·血证》云:"血本阴精,不宜动,动则为病,血主营气,不宜损,损则为病。动多由于火,火盛则破血妄行,损者多由于气,气损则血无所藏。"说明出血的病因不外乎虚、实两途。该病多因外感和(或)内伤为病,病位主要在脉络、皮肤,与肝、脾、肾三脏密切相关。其主要病机为虚、热、瘀,以虚为本,火热、瘀血为标。

脾胃为先天之本,气血生化之源,脾主统血,脾气虚损则气不摄血以致血溢脉外;肾为先天之本,含真阴真阳,为精血之海,化精之根,主骨生髓,肝藏血,主疏泄;肝肾亏虚,加之反复出血后,阴血亏讯,精血既亏,相火必旺,火盛动血,灼伤脉络,热邪亢盛,迫血妄行,气有余便是火,气郁日久而化火。肝郁而横逆克土,致使脾胃虚弱,脾气虚弱而不能统血,血液外溢而出血。故ITP患者常见血热妄行,肝郁脾弱之证,治以凉血止血,疏肝健脾。

膏方临证经验

根据ITP的病机特点,治以凉血止血,疏肝健脾为主。常用药为大蓟、小蓟、侧柏叶、白茅根、黄芩、地榆、羊蹄根、藕节炭等凉血止血;枸杞子、菟丝子、女贞子、墨旱莲滋养肝肾,益精养阴,与仙鹤草、茜草、牛角腮合用,共奏凉血止血之功效;栀子、丹皮清肝郁之火,也可凉血止血;仙鹤草、炒茜草、棕榈炭等收敛止血而不留瘀;

柴胡、白芍、香附、当归、木香等疏肝行气,预防和治疗肝气郁而化火;党参、黄芪、茯苓、白术、炙甘草等补脾益气以统摄血液循行于脉中。以凉血止血与清热降火并用,收敛止血与活血化瘀兼顾,使得凉血止血而不留瘀,热清泻火而血自止,气血兼顾,疏补兼使,寒热共用,可使肝郁得舒,脾弱得补,肝脾肾同治。

■ 辨证分型施膏

(一) 阴虚火旺

证候:紫癜色泽鲜红,伴心悸,潮热,口渴,苔少,舌红,脉细数。

治法:滋阴清热,宁络止血。

主方:滋阴清热止血膏。

仙鹤草150g,丹皮150g,紫草90g,茯苓150g,泽泻150g,知母120g,黄柏120g,侧柏叶120g,蒲黄60g,墨旱莲150g,女贞子150g,牛角腮300g,茜草150g,黄芩60g,地骨皮120g,山药150g,山茱萸120g,天冬60g,麦冬60g,川石斛300g,龟甲胶150g(烊)。

(二) 脾不统血

证候:紫癜色泽较淡,反复发作,伴有精神倦怠,食欲不振或便溏等证,舌胖苔白,脉濡细。

治法:益气健脾,摄血止血。

主方:益气健脾止血膏。

黄芪150g,白术120g,茯苓150g,当归120g,白芍150g,熟地120g,龙眼肉150g,仙鹤草150g,蒲黄60g,墨旱莲150g,红枣150g,生晒参150g,远志60g,木香30g,槐花炭120g,鸡血藤120g,陈皮60g,制半夏60g,焦山楂120g,六神曲120g,白扁豆100g,莲子肉120g,牛角腮300g,阿胶300g(烊),龟甲胶300g(烊)。

■ 病案举隅

李某,女性,24岁。

初诊(2008 年 12 月 18 日)

病史:因"发现全身瘀斑瘀点 3 月余"就诊。患者 2008 年 9 月患者外感后出现全身皮肤散在瘀斑瘀点,至当地医院查血常规示血小板 $68×10^9$/L,入院行骨穿明确诊断为血小板减少性紫癜。近 1 个月,患者全身瘀斑瘀点散发,神疲乏力,易外感,无齿衄、鼻衄等活动性出血,平素月经量不多,食欲不振,寐浅,二便尚调。查血常规示白细胞 $5×10^9$/L,血红蛋白 119 g/L,血小板 $34×10^9$/L。体格检查:神清,气平,面色少华,心肺无殊,腹软,肝脾肋下未及,两下肢无肿。全身皮肤散在瘀斑瘀点,色淡紫。实验室检查:血常规示白细胞 $5×10^9$/L,血红蛋白 119 g/L,血小板 $34×10^9$/L。舌边尖红,苔薄白微腻,脉细。证属脾不统血,治拟益气健脾,养血止血。拟:

生晒参 150 g,生炙芪各 200 g,白术芍各 90 g,云茯苓 120 g,陈皮 60 g,制半夏 90 g,炒当归 60 g,仙鹤草 150 g,茜草根 150 g,牛角腮 300 g,女贞子 90 g,墨旱莲 120 g,枸杞子 90 g,菟丝子 200 g,蒲公英 150 g,防风 100 g,槐花炭 100 g,地榆炭 120 g,蒲黄 60 g,木香 30 g,龙眼肉 150 g,远志 60 g,酸枣仁 120 g,焦楂曲各 120 g,生甘草 120 g,大枣 90 g,龟甲胶 120 g,阿胶 150 g。

服药后,患者紫癜发作减少,神疲乏力、腰酸、食欲好转,血小板逐渐上升,予原发继用,约 3 个月后患者血小板恢复正常,每年冬至续用,症情稳定。

按:本案患者素体亏虚,脾虚不能统血,气虚不能摄血,血不循常道而走失不归,加之患者外感后外邪入里,更迫血妄行,故见全身散在瘀斑瘀点,血气互依,亡血伤气,因果不已,故紫癜反复发作。脾虚而表卫不固,则反复易感。脾主肌肉,脾虚运化失司,气血不生,肌肉失于气血濡养,则见神疲乏力,心窍失养,夜寐则浅。脾虚水湿内停,碍脾妨胃,则食欲不振。舌边尖红,则兼有外邪风热未清,苔薄腻则为脾运不健,湿浊内蕴,脉细为不足,虚而无养。治疗以益气健脾,养血止血为主。

基本方为归脾汤,该方始载于宋代严用和《济生方》,主治心脾两虚之健忘、怔忡。元代危亦林在《世医得效方》中对本方有所发挥,增补了治疗脾不统血而妄行之吐血下血。方用生晒参、黄芪、白术、甘草、大枣甘温补脾益气,当归、白芍、阿胶、女贞子养肝柔肝而生心血,茯苓、枣仁甘平养心安神,患者邪热未清,用防风、蒲公英疏风清热,透邪外出,枸杞子、菟丝子、女贞子、墨旱莲滋养肝肾,益精养阴,余仙鹤草、茜草、牛角腮、槐花、地榆、蒲黄合用，共奏凉血止血之功效，患者有脾虚湿浊内蕴之象，故加用陈皮、半夏、木香健脾燥湿，联合焦楂曲调和胃气，防止药物碍胃。

（陈珮）

—— 名医简介 ——

陈珮，主任医师，硕士生导师。上海中医药大学附属曙光医院血液科主任，师承全国名老中医吴翰香、黄振翘教授。全国第三批名老中医药继承班继承人，曙光名中医。

第九节 · 风湿疾病

干燥综合征

■ 概述

干燥综合征是一种以侵犯泪腺、唾液腺等外分泌腺体为主的慢性自身免疫性疾病。研究发现我国发病群体以女性为多，男女患病比例为1∶22.9。眼干和口干是干燥综合征最常见的症状。本病在古代中医文献中无相似病名记载，现代中医学者常称本病为"燥痹""燥病"等。

■ 临床特点

（一）西医认识

干燥综合征的病理机制主要是由于自身免疫异常，通过各种细胞因子和炎症介质造成外分泌腺体大量淋巴细胞、浆细胞和单核细胞浸润，使腺体细胞破坏、功能丧失。主要表现为干燥性角膜结膜炎、口腔干燥症或伴发类风湿关节炎等其他风湿疾病,并可通过炎性细胞和血管炎改变累及呼吸系统、消化系统、泌尿系统、血液系统、神经系统,以及肌肉、关节等造成多系统、多器官受损。

临床上干燥综合征可以通过检测抗 SSA、抗 SSB、抗胞衬蛋白、ANA、类风湿因子及抗瓜氨肽抗体阳性,还可通过唇腺活检见免疫浸润,或腮腺影像学辅助诊断。现代医学对本病的治疗,轻症以替代治疗为主;累及全身系统则予激素和免疫抑制药,但同时由于药物副作用往往亦有得不偿失之虞。

(二) 中医认识

《素问·阴阳应象大论》曰"燥胜则干";刘河间的病机十九条补充论述了"诸涩枯涸,干劲皴揭,皆属于燥";清代喻嘉言认为"燥之为病,内感外伤宜分",把内燥和外燥区别开来;叶天士、吴鞠通等指出内燥多指内伤津血干枯之证,燥邪有入上、中、下三焦之分,从温病三焦论治。虽然本病病因病机可分为外燥和内燥两种,但"干燥综合征"有别于一般"燥证"。《类证治裁》云"燥有外因、有内因……因于内者,精血夺而燥生",提示本病的发病和致病过程虽然错综复杂,究其本质是津液代谢失调,失去了滋润濡养之功,津血亏耗所致。叶天士云,本病"初病在经,久病在络","经主气……络主血"。初期表现为口眼干燥,口鼻皴揭,皮毛焦枯;久则邪毒蕴伏于五脏六腑,暗伤阴津,而致血行涩滞,瘀血内生,而见皮肤瘀斑;阴虚燥热,久则燥瘀搏结,继而燥胜成毒,燥、瘀、毒互结为患,阻于经络关节,则关节肿痛,甚或变形、僵硬。

本病虚实夹杂,缠绵难愈。尤以阴虚为本,燥热为标。津血亏虚是内燥的根本,口眼干燥是其表象。总由津液代谢失调所致,病变脏腑涉及肺、脾、肾和三焦。故各医家均以肺、脾、肝、肾四脏亏虚,三焦气化不利,兼与燥毒、血瘀相搏为辨治要点。肺居上焦,主宣发肃降,通调水道,为水之上源,具有调节津液代谢的作用。若肺失宣肃,可使津液生成、敷布障碍,出现一系列干燥之象,多见于疾病早期,一般系统性损害较轻。脾居中焦,主运化,为后天之本,气血生化之源,具有柔润九窍、四肢百骸之功。若脾失健运,水湿代谢障碍,湿邪阻碍气机,升降失常,脾失转输之职,可引起机体水液代谢与输布、饮食精微转输与利用的障碍,造成尽管有常量或超量饮食摄入体内,但不能正常利用而成本病。肝居中焦,藏血,主疏泄,调节控制着人体的阴阳平衡。肝的疏泄功能正常,肝气调达,气血平和,津液充足,且肝主藏血,体阴用阳,开窍于目。若肝阴不足,目失之濡润则眼干涩,泪少甚至无泪。又肝藏血,肾藏精,精血同源,互生互化。若肝肾功能异常则精血互化失职,精血不足,津液枯竭,则燥象由生。肾居下焦,《素问·逆调论》云"肾者水脏,主津液",肾气壮实则津液充足,肾气虚衰则全身津液也衰,因为五液的化生赖肾阴的涵养和肾阳的蒸腾气化。现代研究表明,干燥综合征与遗传因素相关,属先天禀赋不足,这与中医肾为先天之本理论相吻合。《素问·灵兰秘典论》曰:"三焦者,决渎之官,水道出焉。"三焦是水液的通路,有疏通水道,运行水液的功能。由于人体内津液的输布,是通过脾的运化,肺的宣发肃降,肾的蒸腾气化,以三焦为通道而布达全身。故若三焦"决渎"之职失常也可由此生本病。

■ 膏方临证经验

干燥综合征的治疗临床上分为早期、中期轻证、中期重证和晚期论治。

早期:以上焦内燥为主。病位在肺。肺阴不足,或肺失宣肃,津液生成、敷布障碍为发病主要机制,症见口干、眼干、鼻干;或有腮腺肿胀,伴发热,周身不爽。并可有干咳无痰或痰少黏稠,难以咳出,舌红苔干,脉浮数。此期影像学检查可有轻度肺间质病变。治宜养阴润肺,佐以健脾。方以桑杏汤或养血润肤汤加味。药用桑叶、杏仁、荆芥、板蓝根、桔梗、芦根、沙参、麦冬、天花粉、黄芪、白术、人参、五味子、升麻、茯苓、甘草、神曲、当归、生地、阿胶。

中期轻证:以中焦内燥为主。病位在脾胃。病机为脾胃阴虚,不能受纳水谷、化生气血,水湿运化失司。症见舌干口燥,干呕呃逆,饥不欲食,食必引饮,胃脘隐痛,大便干结,舌红少津,脉细稍数。此期可有萎缩性胃炎和贫血的表现。治宜健脾益胃,养阴生津。方以玉女煎合八珍汤加味。药用北沙参、太子参、麦冬、生地、玉竹、石膏、熟地黄、知母、牛膝、冰糖、甘草、冬桑叶、生扁豆、天花粉、地骨皮、梨皮、白芍、生山楂、木瓜、甘草、五味子、乌梅、火麻仁、郁李仁。

中期重证:以中焦燥毒为主。病位在肝。病机为肝阴不足,目失濡润。症见眼干涩,泪少甚至无泪,口干口苦,少食腹胀;肝主筋,肝血虚无以养筋,见关节肿痛、木旺克土,可有嗳气纳呆,少食腹胀;阴虚动风则可有偏瘫或抽搐。舌红苔少,脉沉弦或细数。此期可有肝功能受损。治宜养血柔肝,润燥解毒,佐以健脾。方以一贯煎或滋水清肝饮加味。药用生地黄、北沙参、太子参、麦冬、山药、山茱萸、枸杞子、女贞子、当归、川楝子、白芍、白术、土茯苓、白花蛇舌草、栀子、丹皮、蒲公英、泽兰、赤芍、桃仁、红花、蜈蚣、浙贝母、龙骨、牡蛎、瓜蒌、阿胶、鸡血藤等。

晚期:以下焦燥毒为主。病位在肾。病机为肝肾亏虚,精血不足,津液枯竭,燥象由生。症见耳鸣,五心烦热,腰膝酸软,骨蒸潮热,尿少而赤,舌红苔少或无,可伴裂纹,脉细数无力。此期可有肾小管酸中毒,肾功能损害征象。治宜补肾填精,润燥解毒,佐以健脾。方以六味地黄汤或三甲复脉汤加味。药用生地黄、熟地黄、百合、山药、山茱萸、丹皮、枸杞子、知母、生龟甲、生牡蛎、麦冬、火麻仁、生鳖甲、炙甘草、生白芍、阿胶、土茯苓、白花蛇舌草、败酱草、紫草、玄参、栀子、蒲公英、泽兰、赤芍、桃仁、红花、蜈蚣、水牛角、太子参、白术、当归、山药、石斛。

临床所见,干燥综合征往往不以单纯阴虚出现,常阴损及阳,病久兼阳气虚衰证,症见畏寒肢冷,纳少腹胀,关节酸痛,舌质淡胖,边有齿痕,或舌暗淡,苔少,脉沉细。此时治疗,应在大量补阴药物中加入少许补阳药,如鹿角胶、熟附片、淫羊藿、补骨脂等,使阳生阴长,共同起到生津润燥的作用。

治疗干燥综合征健脾不可忽视。本病以津血亏少,津液代谢失调为基本病机,病变脏腑虽定位肺、脾、肝、肾与三焦,但尤以脾土关系密切。因为脾为中焦枢纽,居三焦之要,具有受纳运化水谷精微,化生气血之功,是津液赖以生成的基础。从本病发病机制来看,虽与先天禀赋有密切关系,但先天之本有赖于后天之资养,所以调理后天脾胃可以弥补先天禀赋之不足。从疾病发展规律来看,由内燥转为燥毒,疾病由上焦经中焦传入下焦,中期轻证是疾病转归的关键阶段。早期在肺,子病可盗母气,此期佐以健脾,运用培土生金法,既能防病深入,又可治疗肺阴不足;病至中期重证,内燥化毒,燥毒入肝,肝阴不足,阴虚阳亢,木旺更易克伐脾土,故治当实脾,以使气血生化有源,肝阴得养,燥毒可清;病至晚期,病位病变虽主要及肾,但冀健脾养血以生精,可使病情转归。

干燥综合征中医辨证可以分虚实两大类,首先需分清虚实,确定其所属证型。阴虚燥热、气阴两亏、瘀血阻滞等型适宜膏方调补,而对于湿热郁滞型,一般不主张膏方调治,宜先服用中药汤剂清化湿热。本病膏方调补用药多为养阴滋腻之品,易阻碍气机,处方中应适当加入理气药如木香、枳实、陈皮、佛手之类。同时服用膏方还需重视情志调摄,做到思想放松,情绪稳定,心情舒畅;忌食辛辣食品,不吸烟,不饮酒。

■ 辨证分型施膏

(一) 阴虚燥热

证候:口燥咽干,双目干涩,五心烦热,腰膝酸软,大便秘结,舌红少苔,脉细数。

治法:养阴清热,滋水润燥。

主方:六味地黄丸合沙参麦冬汤加减。

生地黄 150 g,熟地黄 150 g,麦冬 150 g,女贞子 150 g,福泽泻 100 g,川石斛 150 g,肥玉竹 150 g,墨旱莲 150 g,北沙参 150 g,天花粉 150 g,芦苇根 300 g,川楝子 90 g,枸杞子 150 g,云茯苓 150 g,地骨皮 150 g,香青蒿 90 g,焦山栀 90 g,淡豆豉 30 g,炒白术 100 g,焦山楂 100 g,怀山药 150 g,广木香 30 g,西洋参 100 g,炙甘草 90 g。

上味共煎浓汁,去渣,文火熬糊,入龟甲胶 150 g、鳖甲胶 150 g 烊化,再加入饴糖 500 g 收膏。每服一匙。

(二) 气阴两亏

证候:口干眼干,神疲乏力,欲哭无泪,心悸气短,舌红少苔或有裂纹,脉细数无力。

治法:益气养阴,清热生津。

主方:增液汤合参苓白术散加减。

生地黄 150 g,麦冬 150 g,浙玄参 90 g,潞党参 100 g,太子参 150 g,云茯苓 150 g,枸杞子 150 g,怀山药 150 g,制黄精 150 g,白扁豆 120 g,川石斛 150 g,肥玉竹 100 g,香青蒿 100 g,银柴胡 100 g,炒白术 100 g,稽豆衣 60 g,五味子 60 g,白芍药 150 g,赤芍药 150 g,全当归 100 g,西洋参 100 g,炒枳壳 90 g,淡黄芩 45 g,炙甘草

90 g。

上味共煎浓汁,去渣,文火熬糊,入龟甲胶 150 g、鳖甲胶 150 g 烊化,再加入饴糖 500 g 收膏。每服一匙。

(三) 瘀血阻滞

证候:口干舌燥,双目干涩少泪,肌肤甲错,关节疼痛,妇女兼见月经量少或闭经,舌质紫黯,或见瘀斑瘀点,苔少或无苔,脉细涩。

治法:养阴润燥,活血化瘀。

主方:桃红四物汤加减。

粉丹参 100 g,全当归 120 g,赤芍药 150 g,白芍药 150 g,尖桃仁 90 g,牡丹皮 120 g,生地黄 150 g,参三七 90 g,鸡血藤 150 g,夜交藤 150 g,真川芎 100 g,南沙参 150 g,北沙参 150 g,金钱蛭 30 g,广地龙 30 g,草红花 90 g,黄菊花 60 g,谷精草 100 g,木贼草 100 g,广郁金 90 g,炒白术 100 g,忍冬藤 150 g,川楝子 150 g,炙甘草 90 g。

上味共煎浓汁,去渣,文火熬糊,入龟甲胶 150 g、鳖甲胶 150 g 烊化,再加入饴糖 500 g 收膏。每服一匙。

病案举隅

陈湘君验案[16]

初诊(2003 年 11 月 24 日)

病史:患者于 2001 年 8 月因口干、眼干在当地医院就诊。经检查确诊为干燥综合征;其后一直口服硫酸羟氯喹片(纷乐片)治疗,诸症控制尚可;6 周前自行停服,2 周后口干、眼干症状加重,重新服用纷乐片 4 周后诸症无明显改善。为求进一步治疗,遂求治。刻诊:口干、眼干、头晕、胸闷、胃脘嘈杂,食少,嗳气,泛酸,胁肋部胀痛,夜寐梦多,夜尿多,大便秘结,舌红、苔薄而干,脉细数。患者既往体健,否认有其他慢性病病史;48 岁绝经。证属肝胃阴虚,治以滋养肝胃之阴、清燥解毒。拟:

枫斗 100 g,南沙参 300 g,北沙参 300 g,天冬 150 g,麦冬 150 g,太子参 200 g,白芍药 120 g,蒲公英 300 g,陈香橼 120 g,八月札 120 g,象贝母 150 g,煅瓦楞 300 g,生白术 100 g,墨旱莲 300 g,明天麻 120 g,薏苡仁 120 g,枳壳 150 g,丹参 150 g,珍珠母 300 g,煅龙骨 300 g,煅牡蛎 300 g,酸枣仁 150 g,柴胡 90 g,莲子心 120 g,莲须 120 g,淡竹叶 150 g,参三七 60 g,莪术 90 g,菝葜 150 g,佛手片 120 g,绿萼梅 100 g,桑寄生 300 g,牛膝 150 g,沙苑子 120 g,白蒺藜 120 g,西洋参 100 g,阿胶 300 g(烊)。

上药煎 3 次,去枯渣,取浓汁收膏,再加冰糖 500 g,熬至滴水成珠为度。每日早晚各服 2 调羹,开水冲服。

二诊(2004 年 1 月 19 日)

进食膏方近 2 个月,口干、眼干、胁肋部胀痛好转,纳食增加,嗳气、泛酸基本消失,睡眠明显改善,大小便正常;舌淡红、苔薄白,脉细。膏方治疗有效。因天气变暖,遂将上方在药店加工成丸药后继续服用,以求进一步巩固疗效。

按:《证治准绳》载:"阴中伏火,日渐煎熬,血液衰耗,使燥热转为诸病,在外则皮肤皴裂,在上则咽鼻生干,在中则水液虚少而烦渴,在下则肠胃枯涸,津不润而便难,在手足则萎弱无力。"并且描述了眼干症状,即"此症视珠外神水干涩而不莹润,乃火郁蒸膏泽,故精液不清,而珠不莹润,汁将内竭"。陈湘君认为,干燥综合征属于中医学"燥痹"范畴,其病机关键在于"阴虚、燥毒"相互为患,致病症胶着反复,治疗当以滋阴、清燥、解毒为基本原则。

本例患者辨为肝胃阴虚证,病位在肝胃,病性属本虚标实,治疗当滋肝养胃、清燥解毒。处方中的枫斗味甘、性微寒,归胃经,具益胃生津、滋阴清热之功;白芍药味苦酸、性微寒,归肝脾经,具养血、滋养肝阴之功;二者共为君药,以滋阴、清燥生津。南沙参、北沙参、天冬、麦冬、太子参、西洋参、墨旱莲、桑寄生、牛膝、沙苑子、象贝母、生白术、薏苡仁、莲子心、莲须、淡竹叶俱具甘寒之性,入肝胃经,有养阴、清热、生津之功,能辅助君药加强滋养肝胃、清燥生津作用,故为臣药。枳壳、八月札、陈香橼、绿萼梅、佛手片、煅瓦楞、丹参、参三七、莪术、珍珠母、酸枣仁、柴胡、白蒺藜、明天麻、煅龙骨、煅牡蛎、菝葜、蒲公英归肝胃经,合奏滋养脾胃之阴、疏肝平肝、活血解毒之效,并协助君药和臣药加强养阴、清燥、活血解毒之功,故俱为佐药。阿胶、冰糖用以收炼成膏,故为使药。全方合具滋养肝胃、清燥活血解毒之功,恰合干燥综合征肝胃阴虚之病机,故取效良好。

(潘新、胥晓芳)

类风湿关节炎

■ 概述

类风湿关节炎(类风关)是一种累及周围关节为主的慢性系统性免疫炎性疾病,主要表现为小关节受累为主、常见对称性、进行性关节肿痛。多见于女性,在我国患病率为 0.32%～0.36%。其主要病理改变为滑膜炎及血管翳,主要病变部位为关节滑膜,也是最常见的炎性关节病。本病属中医"痹证"范畴,称之为"白虎历节""顽痹""痹"等,为疑难病之一。

■ 临床特点

(一) 西医认识

类风关的主要病理改变为滑膜炎及血管翳,主要病变部位为关节滑膜,也是最常见的炎性关节病,多为对称性,多关节免疫破坏,引起关节畸形及功能受损的致残性疾病,并可累及其他脏器,引起心肌炎、心包炎、胸膜炎、间质性肺炎、眼损害、血管炎、末梢神经损害等。该病若不能得到充分治疗和及时控制严重可危及生命。

尽管进行了大量研究,该病因仍然未能完全阐明,许多研究提示环境和遗传因素综合作用参与发病,两者均是必要条件,此外还离不开感染引发免疫等众多因素影响,单独一项均不足以造成疾病的发生。通过类风湿因子和抗瓜氨肽抗体检测可以在疾病加重前就确定异常免疫反应的发生。随着对该病研究的不断深入,使人们认识到免疫反应一旦不能得到及时控制,不仅关节软骨和骨会被不断破坏,甚至还可造成多系统损害,因此早期诊断,早期充分治疗对该病预后极其重要。

对于类风关的早期诊断目前已经不再停留在依赖抗体及影像学确诊阶段,更提前至根据关节症状积分联合炎性反应物的更早期诊断。但是由此带来的过度治疗和药物伤害同样不容忽视。

目前现代医学对于本病的治疗不仅有传统的激素、非甾体抗炎镇痛药和免疫抑制药,更有 20 世纪 90 年代后期开始使用的生物制剂和小分子靶向药更有后来居上的发展趋势,但以上诸类药物带来的毒副反应却给患者带来"投鼠忌器"的顾虑,一旦矫枉过正带来的二次损害则无异于雪上加霜。好在目前医者越来越意识到早期和适度的平衡治疗,个体化有效控制方案的提出为该病的合理治疗指明了方向。其中更值得赞赏的是植物类药物在免疫调节方面的作用也正日益得到现代医学的认可,如雷公藤、白芍总苷和青藤碱等。另外,一些非药物性治疗,包括针灸、理疗、太极、矫形、职业疗法和营养疗法,亦是补充和替代治疗的重要组成部分。

(二) 中医认识

对于痹证的病因《黄帝内经》中已有明确阐述。《灵枢·五变》就有"粗理肉不坚者,善病痹",指明了痹证的易感人群;《素问·痹论》又将痹证进一步分析,"风寒湿三气杂至,合而为痹也。其风气胜者为行痹;寒气胜者为痛痹;湿气胜者为著痹也"。《济生方·诸痹门》据此云:"皆因体虚,腠理空虚,受风寒湿气而成痹也。"而《华氏中藏经·卷中》在《黄帝内经》的基础上对痹证的病因的论述增加了暑热的因素,在辨证的类型方面最早提出了"热痹"的名称。可见中医认为痹证的发生与体质因素、气候条件、生活环境及饮食等有密切关系。正气偏虚,腠理不密,卫外不固是引起痹证的内在因素,风寒湿热等外邪侵袭是发病的外在条件。风寒湿热之邪乘虚而犯,袭于肌腠,壅于经络,痹阻气血经脉,滞留于关节筋骨,发为风湿热痹。顾松园《医镜》认为风湿热痹不仅可由感受湿热之邪而起,亦可由风寒湿邪内郁日久,风变为火,寒变为热,湿变为痰,发为热痹。总之,痹证病机根本为邪气痹阻经脉,即风、寒、湿、热、痰、瘀等邪气滞留于肢体筋脉、关节、肌肉、经脉,气血痹阻不通,不通则痛。素体阳气阴精不足为内因,风寒湿热之邪入侵为外因。痹证日久耗伤气血,损阴劫津致气血运行不畅,而致血停为瘀,湿凝为痰,痰瘀交结亦可同外邪相合,阻痹经络,深入骨骼,出现关节肿大,甚至强直畸形、屈伸不利等症状,同时有不同程度的气血亏虚的表现。痹证日久,还可由经络累及脏腑,出现相应的脏腑病变,即"五脏皆有合,病久而不去者,内舍于其合也",最终形成五脏痹,而成危重难治之证。

故综上所述,本病的总病机为"风寒湿三气杂至合而为痹",除以上病机外,更重要的还有以下的特点:①素体肾虚,寒湿邪盛,深侵入肾;②冬季寒盛,感受三邪,肾气应之,寒袭入肾;③病久不已,复感三邪,内舍肝肾。

■ 膏方临证经验

类风湿关节炎患者活动期以邪实为主,不适宜服用膏方,缓解期以虚实夹杂或虚证为多,可施膏方调治。

国家级名老中医颜乾麟教授,推崇从气血论治思路治疗类风湿关节炎,本病虽病因繁杂,但正气虚衰是发病的内在决定因素。

本病初期患者除了关节肿胀、活动不灵,关节游走性疼痛外,往往兼有面色苍白,身疲乏力等气虚症状,治疗须及时益气扶正。扶正既可以防未犯之邪内侵,又可助已犯之邪外出。本病一旦确诊,就应考虑运用扶正之法,而不宜受早期攻邪、中晚期扶正的局限。临床常用大剂量的黄芪益气固表,兼用山药、白术、党参等,配伍当归、白芍益气补血,活血通络化瘀。正气旺则外邪自除。只有气血充沛且循行输布流畅,才能濡养四肢百骸、脏腑筋骨。临床文献报道黄芪桂枝五物汤可用于治疗类风湿关节炎。

血有营养和滋润的生理功能。血盛则形盛,血衰则形萎,血败则形坏。血为全身各脏腑组织器官的功能活动提供营养。《难经·二十二难》将血的这一功能概括为"血主濡之"。《金匮要略·中风历节病》篇原文第4条指出"寸口脉沉而弱,沉即主骨,弱即主筋,沉即为肾,弱即为肝,汗出入水中,如水伤心,历节黄汗出,故曰历节",原文第6条"少阴脉浮而弱,弱则血不足,浮则为风,风血相搏,即疼痛如掣",揭示历节病的病位在骨在筋,其本在脏,为肝肾亏损,伴有气血虚弱。可见肝肾亏损是本病发生的重要内在因素。肝藏血,主筋,肾藏精,主骨。肝肾亏损,筋骨失去濡养,使筋骨脆弱,邪气又搏结于筋骨关节肌肉而发病。因为精血同源,故治疗时养血填精就可强筋健骨。治疗时常用生地黄、熟地黄、白芍、当归、阿胶、何首乌等益精养血,正是"治风先治血,血行风自灭"的实际应用。

另外,作为疑难之症,颜乾麟遵从家传,"怪病难病多从痰瘀论治"。类风湿关节炎大多为慢性进行过程,疾病既久,则病邪由表入里,由轻而重,导致脏腑的功能失调,而脏腑功能失调的结果之一就是产生痰浊与瘀血。例如,风寒袭肺,肺气郁闭,则肺津凝聚成痰;寒湿困脾,脾失运化,湿聚成痰;痹证日久,伤及肾阳,水道不通,水湿上泛,聚而为痰,若伤肾阴,虚火灼津变成痰浊;肝气郁滞,气郁化火,炼津为痰。加之风湿闭阻心气,血脉瘀滞,气滞血凝,痹病日久,五脏气机紊乱,升降无序,则气血痰浊交阻,痰瘀乃成。痰瘀在临床上是广泛存在的,其既是气血病理变化的结果,又可以作为致病因素反作用于气血,进一步加重气血失调。痰、瘀与气血病理变化互为因果,形成互助之势。可见从痰瘀成因而言,仍然不离气血。因此,从痰瘀论治类风湿关节炎的实质仍然是从气血论治。痰瘀既成,则胶着于筋骨,闭阻经络,遂致关节肿大、变形、疼痛加剧,皮下结节,肢体僵硬,麻木不仁,其症多顽固难已。

类风湿关节炎日久不愈,久病入络,久痹必瘀。临床表现为关节疼痛、压痛等痹证的特点外,兼有舌质紫暗,或舌有瘀点,脉涩。因为"不通则痛"故治疗时养血的同时要祛瘀通络,经脉通畅,气血调和,则疼痛自止,常用桃仁、丹参、当归、红花、牛膝等来养血活血。

辨证分型施膏

(一) 肝肾亏虚,瘀血内阻

证候:关节肿胀畸形,屈伸不利,麻木不仁,腰膝酸软,头晕耳鸣,形瘦骨立,舌红少苔,脉细数。

治法:滋补肝肾,养血活血通络。

主方:独活寄生汤合四物汤加减。

香独活 90 g,西秦艽 90 g,关防风 100 g,桑寄生 150 g,真川芎 150 g,全当归 150 g,嫩肉桂 30 g,熟地黄 150 g,杭白芍 300 g,潞党参 100 g,云茯苓 150 g,厚杜仲

100 g,茅苍术 90 g,炒白术 90 g,片姜黄 90 g,鸡血藤 150 g,怀牛膝 150 g,枸杞子 150 g,绵黄芪 300 g,生薏苡仁 150 g,明天麻 90 g,金狗脊 90 g,川续断各 90 g,麦冬 120 g,清远志 120 g,全蝎虫 24 g,生山楂 90 g,六神曲 150 g。

上味共煎浓汁,去渣,文火熬糊,入鹿角胶 60 g、龟甲胶 100 g、鳖甲胶 100 g 烊化,再加入饴糖 500 g 收膏。每服一匙。

(二) 气血不足,痰瘀阻络

证候:关节疼痛,时作时休,肿胀僵硬,麻木不仁,面色无华,心悸自汗,神疲乏力,舌质淡或伴瘀点瘀斑,苔白腻,脉细涩。

治法:补益气血,化痰祛瘀通络。

主方:八珍汤合二陈汤加减。

绵黄芪 300 g,全当归 200 g,大熟地 150 g,杭白芍 150 g,鸡血藤 150 g,潞党参 100 g,广陈皮 90 g,白芥子 100 g,紫丹参 100 g,制半夏 90 g,炒白术 100 g,云茯苓 150 g,关防风 100 g,川牛膝 150 g,怀牛膝 150 g,真川芎 100 g,枸杞子 150 g,茅苍术 90 g,清远志 120 g,酸枣仁 150 g,广地龙 45 g,苏方木 90 g,光桃仁 60 g,川红花 60 g,生薏苡仁 150 g,制附子 30 g,鸡血藤 150 g,川续断 100 g,厚杜仲 100 g,露蜂房 90 g,乌梢蛇 100 g,炙甘草 90 g。

上味共煎浓汁,去渣,文火熬糊,入鹿角胶 30 g、龟甲胶 150 g、鳖甲胶 150 g 烊化,再加入饴糖 300 g 收膏。每服一匙。

病案举隅

颜德馨验案[17]　蔡某,男性。

初诊(庚辰春)

病史:风寒湿三者合而为痹,类风关亦不外于此,多缘外感流注。滞着关节,郁而化热,久病入络,瘀血内潜,脉小数,舌红苔腻。缠绵二十春,正虚邪实,故拟活血化瘀,养血通络,参以灵虫搜剔,夫物之性有劲也,制而用之将使之无尽,物之用有穷,疏而通之将使之无穷,故而临床所见之法,能固本清源,每使顽疾点头,慢性病投以膏滋尤为相宜。拟：

黄芪300g,清炙草90g,紫丹参150g,当归120g,杏仁100g,蜈蚣24g,粉丹皮50g,赤白芍各90g,木瓜90g,炙乳没各45g,威灵仙120g,生熟地各200g,延胡索50g,鸡血藤150g,生薏苡仁300g,水牛角300g,生蒲黄90g(包煎),川芎90g,知柏各90g,红花90g,益母草150g,鬼箭羽120g,桃仁90g,川断仲各90g,蜂房90g,炙地鳖45g,制狗脊90g,蚂蚁120g(包煎),广地龙45g,怀牛膝90g,太子参150g,全蝎24g,桑寄生150g,油松节150g。

上味共煎浓汁,去渣,文火熬糊,入龟甲胶90g、鳖甲胶90g烊化,再加入白蜜750g收膏。每服一匙。

按:风为百病之长,每随四时八节,早晚晴雨的不同而兼夹寒湿燥热之邪。风木生于水之气,本性多带寒凉,又风木能生火热,故又常见转热之象。叶天士言"初病气结在经,久病血伤入络",创"久病入络"说,阐明病久由浅入深,由经到络,由气及血的演变,治疗大法为疏通经络,活血达邪,取虫蚁迅速飞走诸灵,俾飞者升而走而降,直达病根,与单纯用草木药者有间,后世称为"虫蚁搜剔法",引为治疗痼疾常法。固本清源,膏滋独擅胜场,殆以膏滋的功能并不局限于补养,亦能攻邪治病也。

(潘新、胥晓芳)

—— 名医简介 ——

颜德馨,全国首批"国医大师"之一,著名中医理论家,中医临床学家,国家级非物质文化遗产传统医药项目代表性传承人。1995年获首届"上海市名中医"称号。1999年荣获上海市第三届医学荣誉奖,2003年中华中医药学会特授予终身成就奖。

陈湘君,主任医师,教授,博士生导师。1962年毕业于上海中医学院医疗系本科,1995年被评为首届"上海市名中医",2002年被评为第三批全国名老中医学术经验继承人指导老师。

潘新,临床医学博士,硕士生老师。上海中医药大学附属曙光医院高级中医师,风湿病科主任医师。第四批全国名老中医学术经验继承人。

第十节 · 男科疾病

不育

概述

不育症指正常育龄夫妇婚后同居 1 年以上有正常性生活,未采取避孕措施,女方正常,因男方因素导致无法自然受孕。男性不育并非一种独立的疾病,而是由一种或多种疾病与因素共同造成的结果。随着各种环境污染及工作压力的增加,男性精子的数量和质量越来越差,男子不育的发病率也越来越高。在已婚育龄夫妇发生不孕不育中,男方不育者占 30%～50%。中医学早在《黄帝内经》中就有"肾主生殖"的记载,本病属于中医学"无子""艰嗣"等的范畴。

临床特点

(一) 西医认识

随着我国人口老龄化的不断加剧和生育率的下降,男性生育问题也逐渐得到了更大的关注。影响男性生育力的危险因素较多,包括年龄、不良嗜好(吸烟、饮酒)、肥胖、不良生活习惯(熬夜、缺乏运动)、病原体感染、精索静脉曲张及精神心理因素等。如果男性患有不育,会总是自己感觉身体不行,造成精神压力过大,使患者逐渐丧失信心,在心理上产生障碍恶性循环,使生活质量下降。此外,男性不育对家庭生活影响也很大,男性不育若得不到及时的治疗,从而使得夫妻性生活不和谐,夫妻双方的感情逐渐变得冷淡,容易导致家庭破裂。

从受孕能力而言,男性不育有绝对不育和相对不育之分。绝对不育是指完全没有生育能力者,如无精子症、睾丸切除等;相对不育是指有一定的生育能力,但总的生育条件低于受孕所需条件,如精子减少症等,婚后从未生育者称为原发性不育,婚后女方有过妊娠,之后从未受孕者,称为继发性不育。

男性不育症是一类相当复杂的病症，许多全身性和局部性疾病都可以影响到不育。世界卫生组织推荐男性不育病因诊断可分为 16 类。从各种原因综合分析可以看出，不育原因主要分为三大类：生殖器官异常（包括结构和功能）、性功能异常、精液异常。从病理变化的实质来看，各种致病因素最终都是通过影响精子发生、成熟、运输障碍而导致不育，或在精道中运行、排泄障碍，或活力和形态异常，或精液成分异常等。其中，性功能正常者依据精液生化分析结果可进一步分为无精子症、少精子症、弱精子症、精子无力症和精子数正常性不育等。

生殖器官异常是指先天性阴茎缺损、阴茎过小、男性假两性畸形、尿道上裂或下裂、阴茎硬结症或损伤、阴囊水肿、巨大睾丸鞘膜积液等影响性交的正常进行，从而导致不育，而部分由于整个勃起中没有射精或逆行射精亦会引起不育。性功能障碍是指阳痿、早泄等疾病造成精液不能正常送入女性阴道或子宫，无法和卵子结合而引起不育。但临床比较多见的是各种病理变化引起精子或精液异常如死精、弱精、无精、少精等，生殖道感染（如性病、包皮过长、包茎、前列腺疾病导致生殖器炎症）、甲状腺疾病、糖尿病、高泌乳素血症等引起精子生成异常，精液内环境的改变，从而使精液中精子的质量发生改变，而精索静脉曲张会导致阴囊内温度上升影响睾丸生精功能从而导致不育，外伤、炎症等引起的鞘膜积液可以压迫睾丸，抑制局部血液循环，可导致睾丸感染或萎缩，从而引起不育，此外，全身性因素如精神和环境因素生活环境突然改变导致长期精神紧张，进行高空、高温、超强度劳作，从事放射线工作，磁场、高热和外伤等理化因素，营养因素如严重的营养不良，维生素 A、维生素 E 缺乏症，微量元素如锌、锰缺乏，钙、磷代谢紊乱，汞砷、铅、乙醇、尼古丁、棉子油等毒性物质慢性中毒，化疗药物治疗等，皆可引起睾丸的生精障碍。

男性不育的治疗应尽可能寻找病因，并针对病因进行治疗，而对于病因不明者，应依据患者及配偶的情况，审慎选择经验性治疗。同时强调夫妇同治，综合其年龄、病情、治疗方法的有创性和卫生经济学等因素，制定个体化治疗方案。

(二) 中医认识

不育是一种全身性疾病的综合表现，其直接病因除了先天禀赋不足，肾气不充或生殖器官畸形缺损等先天因素外，还与房事不节、情志不畅、饮食失调、劳倦太过、外伤等后天因素有关。其中先天因素主要责之父母，父母体弱或早婚多育，或孕期劳倦，房事不节，或近亲婚配等生产得子，易于先天不足，或伴畸形，影响生育；而后天禀赋不足，素体虚弱，命门火衰导致举阳不坚，或因阳气衰微，射精无力，或因房劳过度，大病久病，恣情纵欲，少年早淫，劳伤肾气，久则阴血耗伤，精液耗竭，以致精少精薄；阳痿早泄，或因元阴不足，虚火伤精，遗精失精，精液不液化，精血不和等导致不育。亦有饮食不节，脾失健运，痰湿内生，郁而化火，湿热蕴结下焦；或因外伤、手术等以致局部气血瘀阻，残精败血，瘀滞精关，精道失养，发为不育。

不育最早见于《周易》，中医学对于男性不育症的认识主要有两个基本观点，一个是整体观，一个是肾精核心学说。整体观认为男性不育不是单纯生殖系统的问题，而是全身脏腑功能紊乱的一种表现。故在生理上，男性生育能力是人体脏腑、气血、经络功能相互协调平衡的综合表现；在病理上，不育又是脏腑、气血、经络功能失调的表现，如唐代孙思邈论及男性不育时就指出"凡人无子，当为夫妻俱有五劳七伤，虚劳百病所致，故有绝世之殃。"肾精核心主要强调肾精在男性生育中的重要作用，认为肾藏精，主生殖，肾精的盛衰决定着男子的生育能力。生理上，男性生育以肾精为本；病理上，肾精亏虚为男性不育的主要病因。

从五脏辨证来说，不育症主要责之于肾肝。生理上，男性生育能力是人体脏腑、气血、经络功能相互协调的综合表现；病理上，不育又是脏腑、气血、经络功能失调的表现，肾为先天之本，主生殖司二阴，生精血。肾气足则精液盈满，精子活泼；肾气亏虚则性功能障碍，精清，精冷，精少而难生育。肝肾同源，肝经络阴器，肝阴亏损则精少，肝经湿热则伤精而无子女。故男性不育病因离不开肾。

膏方临证经验

一个精子从生精细胞到成熟的精子需要大约 3 个月的时间，所以不育症的治疗是一个长周期的治疗，故比较适合使用膏方治疗。由于男性不育症是一类相当复杂的病证，许多全身性和局部性疾病都可以影响到不育，故治疗总以辨证施治为主，辨病施治为辅，不论从哪方面来说，辨证都应该首先辨清虚证实证。虚证常见的证型有肾阳不足、肾阴虚损、脾肾阳虚、气血两虚，实证常见肝经湿热、肝郁血瘀、痰湿内蕴。而临床数个证型并见比较多见,单纯一个证型比较少见。但本病总的治疗法则是温肾阳养肾阴,疏肝解郁,活血化瘀,清热祛湿。

肾阳不足者多伴有阳痿、早泄,畏寒喜温等,治以补肾壮阳,方取右归丸出入,常用药物有淫羊藿、仙茅、白术、党参、菟丝子、当归、川芎、枸杞子、杜仲、黄芪、首乌、狗脊等,严重者可加入龟甲、鳖甲、鹿茸、海马、紫河车等血肉有情之品。此外,膏方中阿胶、龟甲胶、鳖甲胶、鹿角胶等也具有填精之功效,而鹿角胶则偏重温补肾阳。肾阴虚损者多伴有五心烦热,盗汗口干等,治以滋阴降火,方以左归丸或大补阴丸出入,常用药物有龟甲、石斛、麦冬、天冬、墨旱莲、女贞子、熟地等。亦可以加入龟甲胶、阿胶等膏脂类药物。脾肾阳虚者常伴有纳谷不香,五更泄泻等,治疗以健脾补肾为主,方以参苓白术散出入,常用药物有党参、白芍、白术、山药、茯苓、北沙参、木香、莲子、扁豆衣、阳起石、干姜等。气血两虚者常伴有面色萎黄,便溏等,治以大补气血,选用十全大补汤,常用药物有当归、党参、白芍、白术、花生衣、鳖甲等。肝经湿热者可伴有睾丸肿痛,灼热或红肿,尿黄便秘等,治疗以疏肝利胆清热利湿为主,方以龙胆泻肝汤为主,常用药物有柴胡、赤芍、龙胆草、郁金、香附、车前子、黄芩、当归、熟地、泽泻、甘草等。肝郁血瘀可伴有胸闷,睾丸坠胀而痛等治疗以疏肝解郁,活血化瘀为主,常用方为逍遥丸和血府逐瘀汤,常用药物有柴胡、赤芍、郁金、香附、山栀、当归、白芍、桃仁、红花、王不留行子、路路通、合欢皮等。痰湿内蕴可伴有形体肥胖,神疲气短等。治以益气健脾利湿和营,常用药物有党参、北沙参、茯苓、山药、扁豆衣、木香、砂仁、合欢皮、灵芝等。

由于生育以肾精为本,而精是以气为主的生理特点,所以调气贯穿整个治疗过程。由于气是精微物质,又是功能表现,所以用药皆本于此。气虚、气郁、气火妄动等皆能影响到性功能和精子质量,导致不育。临床常用的治疗方法有补脾肾气法、填精益髓法、补心肝法、补脾肾气法等。

在辨证施治的同时,应该考虑到辨病施治,主要是根据患者的具体临床表现和生化检查如精液常规等用药。

如果患者精液常规检查提示酸碱度异常,则多与其体质有关,除了饮食调控外,偏酸者可以加入偏碱性的牡蛎、珍珠母、磁石等矿物质药物,偏碱性者可加入五味子、乌梅、女贞子、山楂等偏酸性药物以中和酸碱度。

如精液常规提示精液液化时间延长或不液化者,多与血瘀,痰湿等病理变化有关,这类患者处方时应该加大祛痰利湿、活血化瘀药物,取方桂枝茯苓丸合二陈汤,可以桃仁、桂枝等活血通脉行滞,丹皮、赤芍等凉血清热,茯苓淡渗利湿,地龙破血散瘀,化凝通窍,降低血黏度,夏枯草、蒲公英等清热解毒,散瘀结化浊痰,麦芽以助脾胃运化痰浊。陈皮、半夏健脾以化痰消瘀。如果因为前列腺炎等泌尿生殖道感染引起的精液不液化可以加入败酱草、车前子、马齿苋等清热利湿解毒活血之药,有抑制生殖道炎症,改善精液液化作用。

如果精液稀少,密度低下或死精子多或果糖含量降低,则总应属于肾气亏虚,治以大补气血,可以十全大补汤出入,若伴有前列腺炎等亦可加入败酱草、车前子、金钱草、鹿含草等清热利湿解毒活血之药,有抑制生殖道炎症作用。

如果精液常规提示精子活力低下,畸形偏高,则考虑为肾虚痰凝,可以加入桂枝、半夏、菟丝子、墨旱莲、女贞子、淫羊藿、仙茅、青礞石等。

如果伴有精索静脉曲张,会阴坠胀,属于气虚下陷,脉络瘀阻,可以补中益气汤、补阳还五汤出入以补中益气活血,常用药物有黄芪、党参、地龙、王不留行子、路路通、伸筋草、牛膝、桃仁、红花等。

此外,慢性前列腺炎引起的不育临床可以没有任何症状,治疗比较棘手,但如果深入询问病史及观察体征,肯定可以发现蛛丝马迹,一般临床归于肾气亏虚,湿浊瘀滞精道,蕴结精室,精液腐败,产生有害秽浊,难以排泄,久则精腐不育。治疗以补肾利湿,活血化瘀为主,方以《金匮》肾气丸合八正散出入,常用方药有黄芪、党参、石斛、麦冬等益气养阴补肾,肉桂、附子、干姜等温肾助阳,赤芍、丹皮、败酱草、蒲公英等活血清热消炎,车前子、金钱草、茵陈等清热利湿,若偏于阳虚,可加入杜仲、淫羊藿、仙茅,偏于阴虚加入枸杞子、女贞子、墨旱莲等。

▓ 辨证分型施膏

(一) 脾肾亏虚

证候:纳减便溏,面色萎黄或苍白,神疲乏力,腰膝酸软,精子数少,活力低下,舌体胖有齿痕,舌淡苔薄白,脉沉细。

治法:健脾益肾,滋肾助精。

主方:健脾补肾方。

熟地150g,山药150g,泽泻100g,淫羊藿150g,仙茅100g,川续断120g,巴戟天120g,何首乌150g,枸杞子150g,桑椹子150g,五味子60g,覆盆子100g,车前子150g,合欢皮150g,当归150g,菟丝子150g,杜仲150g,赤芍150g,墨旱莲150g,女贞子100g,黄精100g,灵芝150g,莲子肉150g,核桃肉100g,黑芝麻100g,鹿角胶250g(烊),龟甲胶250g(烊),冰糖500g。

(二) 肝肾两虚

证候:头晕易怒,烦躁,性欲减退,阳痿或举阳不坚,遗精,滑精,早泄,不射精。舌淡,苔薄白,脉弦。

治法:补益肝肾,滋阴填精。

主方:补肝益肾方。

知母100g,黄柏100g,熟地黄150g,牡丹皮100g,山萸肉100g,怀山药150g,茯苓150g,泽泻100g,墨旱莲150g,女贞子100g,桑椹子100g,首乌100g,赤芍150g,丹参150g,白术150g,陈皮50g,补骨脂150g,桑寄生150g,石斛150g,麦冬150g,北沙参150g,玄参100g,白芍150g,杜仲150g,莲子肉150g,核桃肉100g,黑芝麻100g,鹿角胶250g(烊),龟甲胶250g(烊),冰糖500g。

■ 病案举隅

徐兆东验案 曾某,男性,42岁。

初诊(2013年9月30日)

病史:结婚10年,初期因工作繁忙未想生育故长期避孕,5年前准备要生育,不曾避孕,但女方从未怀孕。经检查发现患者精液稀薄,精子数量低下,精子活力下降,精液中白细胞(＋＋＋),果糖含量降低,进一步检查明确诊断为前列腺炎,目前精神萎软,神疲乏力,排尿正常,无明显前列腺炎临床症状。舌红苔薄白腻,脉细。辨证属肾气亏虚,痰湿瘀滞证,治以补肾活血,化痰利湿。方以柴胡疏肝散合五子衍宗丸出入。

柴胡 120 g,白芍 150 g,赤芍 150 g,郁金 50 g,香附 50 g,丹皮 50 g,党参 150 g,石斛 150 g,麦冬 100 g,北沙参 150 g,墨旱莲 150 g,女贞子 100 g,菟丝子 150 g,车前子 150 g,金钱草 150 g,马齿苋 150 g,覆盆子 150 g,五味子 50 g,金钱草 150 g,枸杞子 100 g,佛手 50 g,枳壳 50 g,败酱草 150 g,王不留行子 150 g,路路通 100 g,合欢皮 50 g,桃仁 100 g,红花 50 g,败酱草 150 g,鹿含草 150 g,葛根 150 g,淫羊藿 150 g,仙茅 100 g,巴戟天 150 g,莲子肉 200 g,核桃肉 200 g,黑芝麻 200 g,鹿角胶 200 g(烊),龟甲胶 200 g(烊),冰糖 500 g。

二诊(2013 年 12 月 29 日)

药后复查精液常规质量明显上升,但未育,临床症状消失,无明显不适,舌红苔薄白腻,脉细。上方续服。

患者于 2014 年 3 月 5 日前来告知女方已经怀孕。

按:患者年龄偏大,精液质量欠佳,复因患前列腺炎导致精液出现异常,根据其临床特征辨证属于肾气亏虚,痰湿瘀阻,故以上方通补调理,补肾活血,化痰利湿。方中以党参、石斛、麦冬、淫羊藿、仙茅等补肾纳气,以车前子、金钱草、马齿苋、败酱草等清热利湿,解毒排瘀,而赤芍、丹参、王不留行子等活血和营,诸药配合共奏平衡阴阳、通补调理之功。其中由菟丝子、车前子、五味子、枸杞子、覆盆子等组成五子衍宗丸具有填精补髓,疏利肾气的功效,补而不腻,温而不燥,不论下焦虚实寒热,服之自能和平,有天下第一种子方美称。临床证明本方具有补肾阴益肾阳、改善生殖系统功能的作用,尤其加入壮阳药物淫羊藿、仙茅、巴戟天等对垂体的重量、前列腺、精囊等都有明显的影响,故治疗不育症疗效明显。二剂服后已达目的。

(徐兆东)

阳 痿

概述

阳痿是男科临床上最常见的性功能障碍之一,其主要特点是成年男性,有性要求但临房之时阴茎萎软，或举而不坚，不能进入阴道完成性交，病程在 3 个月以上。常与早泄、遗精、性欲低下或无性欲等兼见，临床又称为勃起功能障碍。据我国部分城市的流行病学调查发现，勃起功能障碍的总患病率为 26.1％，其中 40 岁以上的男性患病率为 40.2％。本病日久多会出现性欲下降或性冷淡、早泄等症状，同时部分患者会伴有性交恐惧症，甚至会出现自闭，严重者会影响夫妻感情，导致婚姻家庭破裂。

■ 临床特点

（一）西医认识

阳痿不是一种危及生命的疾病，但与患者的生活质量、性伴侣关系、家庭稳定等密切相关，更是许多疾病的早期预警信号。国外的流行病学资料表明，世界各地阳痿都呈现出较高的患病率和发病率。引起本病的危险因素主要包括：年龄，躯体疾病如心血管疾病、糖尿病、泌尿男性生殖系统疾病、肾功能不全、高血脂、肥胖等，精神心理因素，药物影响，不良生活方式，外伤、手术或其他医源性因素等。目前治疗阳痿有许多方法可供选择。

阴茎勃起是一种复杂的神经血管活动，由大脑、脊髓、海绵体神经、阴部神经、末梢神经、小动脉、小静脉及海绵体上的感受器等共同完成。阴茎勃起的基础是阴茎动脉扩张和阴茎海绵体小梁舒张，当动脉和小梁内平滑肌收缩时，阴茎处于松弛状态，反之则阴茎勃起。近年来的研究表明，性刺激过程中，阴茎海绵体内的神经元和血管内皮细胞内的一氧化氮释放，激活海绵体平滑肌细胞内的鸟苷酸环化酶，导致 5-三磷酸鸟苷转化为环磷酸鸟苷，环磷酸鸟苷激活蛋白酶 G 使钙离子内流减少，使得海绵体内平滑肌松弛，血液流入海绵窦而引起勃起。阴茎勃起的发生分为启动、充盈及维持三期。其中任何一个环节出现问题都会影响到勃起的正常进行。

目前根据勃起功能障碍的病因一般分为三类：器质性、心理性和混合性。根据国际通用的勃起功能国际问卷（IIEF-5）进行评分，可以判断阳痿不同程度的病情。一般情况下,评分＞21分诊断为正常(无勃起功能障碍),＜21分可以明确诊断,而其中12～21分为轻度,8～11分为中度,5～7分为重度。由于勃起受大脑皮层及脊髓中枢控制,受诸多外界因素影响,而一般认为精神或心理因素影响更大。许多能影响人的心理因素(如日常关系不协调、性刺激不适当或不充分、不良性经历、环境等)均可以导致本病发生,而各种疾病引起的性腺功能减低(如甲状腺疾病、雄激素减少或作用不全、生殖道感染等)、糖尿病神经病变及血管病变等因素都会引起勃起障碍。

现代医学运用基础治疗、心理治疗、药物及手术治疗等法,均有一定的适应范围和局限性。根据阳痿的特点,其中以功能性阳痿比较多见,所以心理治疗一般贯穿于整个治疗过程,而器质性病变尤其是严重病变者,一般药物治疗疗效不佳。

(二) 中医认识

中医学对本病早有认识,古代称之阴痿。在汉代马王堆医书中有不少治阴痿方法。《黄帝内经》记载了"阴器不用""宗筋弛纵"等类似病名,其病因病机有"气大衰而不起不用","热则筋弛纵不收,阳痿不用"。阴茎的勃起,依赖脏腑经络气血功能的活动协调。各种致病因素导致脏腑经络功能失调均会导致阳痿发生。从临床观察来看,本病有虚实两个方面。随着诊断技术的创新,对本病病因的认识不断深化。尽管本病病机比较复杂,但总体与肝肾心脾功能失调密切相关,年龄较小或体质强壮的患者其病多与心肝相关,是心神与情志之变,多属实证,年龄偏大或体质衰弱的患者多与脾肾相关,多属虚证,但其主要病因病机集中在火衰、阴亏、肝郁、瘀阻、湿热等几个方面。纵观目前临床阳痿病因,房劳伤并非主因,由于现代生活节奏的加快及各种社会因素环境因素影响心理,所以情志变化成为其发病学的基础。

火衰:先天禀赋不足,或寒邪外侵,肾阳被遏,或大病久病损及肾阳,手淫纵欲,阴损及阳,或误治过寒,凉泻太过,或年事已高,以致肾阳亏损,命门火衰,作强无能。

阴亏:素体阴虚,或邪热耗伤阴液,或久病损伤肾阴,或淫欲过度,过耗其精,宗筋失涵,或温补太过而伤阴。阴精竭于内,则外不能施化,故阴器痿而不用。

肝郁：肝经络阴器，肝主精之施泄，与肾主精之闭藏相调节。或因事务繁忙，精神压抑或夫妻不睦，房事失谐，或因房事受惊怕孕，或初婚同房失败，或交媾疼痛出血，或因手淫而思想背上包袱。肝气抑郁，失于条达，宗筋失用，而成阳痿。

瘀阻络脉：跌仆损伤，或负重过度，或强力行房，或金刃所伤，或肝脾久病入络，或老年气虚血涩。阻滞络脉，宗筋失于濡养，而成阳痿。

湿热下注：嗜好烟酒，恣啖肥甘，湿热内生，下注肝经，或包皮过长，积垢蕴蓄，或交合不洁，湿热乘袭，伤及宗筋，而成阳痿。

■ 膏方临证经验

由于本病以阳事不举，不能进行正常性生活为主症，所以补肾壮阳治疗是历代医家首选。但由于整个性交过程受人体大脑控制，其病机变化复杂。虽总与心肝肾关系密切，但其病理变化主要集中在肾虚、肝郁、血瘀，所以治疗主要以心肝肾为首，辨清虚实，从肝肾着手，兼及心脾。治疗以疏肝、补肾、活血为总则，切忌虚实不分盲目峻补而犯虚虚实实之错，在补肾的同时又要兼顾湿热、瘀血、肝郁等标邪，施以清化、逐瘀、疏利等法则，一则可兼祛邪实，一则可疏理气机，一则调补脾肾以平衡阴阳。在处方中，应注意年轻体壮多属于实质，以调和心肝为主，而年老体弱者偏向于虚证，或虚实夹杂，病位在脾肾，治以调理脾肾为先。由于当今社会生活节奏加快，工作压力增加，竞争意识强烈，以致精神紧张，情志变化过激，所以诸多心理因素均可诱发本病，而本病日久亦会出现心情抑郁、性交恐惧等情志病变，故有因郁致痿、因痿致郁的存在，所以不论何因致病，都可以加入疏肝解郁活血之药。而现代药理研究亦已证明疏肝与活血化瘀药同用，能增加阴茎动脉供血，有利于阴茎勃起。常用药方有柴胡疏肝散、逍遥散、半夏厚朴汤等。

实证患者一般年龄较小，体质强壮，病情较轻者，或因惊恐伤心，或因事务繁忙，精神压抑或夫妻不睦，房事失谐，或因房事受惊怕孕，或初婚同房失败，或交媾疼痛出血，或者因手淫等而思想背上包袱，最终导致肝气抑郁，因肝主精之施泄，与肾主精之闭藏相调节，肝失于调达，气机不畅，疏泄不利，阳气不升，宗筋失用，而成阳痿。故治当疏肝为先，补肾为次，兼顾心脾，以求早治早防。患者的临床表现除了阳痿,一般可伴有焦虑、抑郁等精神症状,轻者也可以没有任何其他临床表现。故处方以疏肝解郁,补肾填精之品为主,代表方药柴胡疏肝散、逍遥丸、左归丸、右归丸等,常用药物为柴胡、郁金、香附、合欢皮、熟地黄、山茱萸、何首乌、黄精、当归、枸杞子、杜仲、狗脊等。如果患者若出现胃脘不适,胃纳欠佳等脾虚胃弱症状,可加参苓白术散,常用药物为党参、北沙参、白术、山药、莲子、淫羊藿、茯苓、白蒺藜、枫斗等,如出现腰膝酸软、神疲乏力等肾虚表现,则可以加入《金匮》肾气丸以补肾纳气。

虚证患者一般年龄偏大,体质较弱,多由纵欲过度,久犯手淫,肾气损伤,命门火衰,宗筋失养所致,或因用脑过度,思虑过多,所愿不遂,导致心脾两虚,气血不旺,久则肾气亏虚,肾精不足,以致宗筋失养,痿废不用。治以补肾填精,佐以疏肝理气,代表方有《金匮》肾气丸、右归丸、振痿汤等,常用药物有附子、肉桂、熟地、山药、茯苓、丹皮、泽泻、蜈蚣、白芍、黄柏、淫羊藿、仙茅、枸杞子、墨旱莲、女贞子、石斛、麦冬、黄精等。而本病治疗中补肾药,尤其是补肾阳药物应用最广,除了因为继承了古人经验之外,更重要的是现代药理学研究证实了其相应的药理作用。现代研究表明,神经中枢与外周神经均能影响阴茎血流动力学变化,而许多补肾壮阳中药如淫羊藿、附子等对中枢神经具有双相调节作用,能直接与间接影响性功能、性激素,可以使性中枢维持一定的反应力,在适当刺激下出现性反应。补肾壮阳药大多具有性激素或促性腺素样作用,还能使睾丸、前列腺、提肛肌增重。而富含性激素的药物可以使性中枢维持一定的反应力,在适当刺激下出现性反应。血肉有情之品及马鞭、牛鞭等富含雄性激素的药物对于肾阳不足的阳痿治疗临床有很大价值。但临床滥用补肾壮阳药物危害极大,轻者导致虚火上炎,重者导致阳强不倒,亡精败血,危及性命。

而临床有一种阳痿是因为先天阳物细小,勃起后较小而不能完成性交。此为先天禀赋不足,肝气不足,而肾为肝之母,心为肝之子,补肝而不补肾,则肝气无所生,补肝不补心,则肝之气有耗,皆不能助肝以伸其筋,助筋以壮其势,故必经三补。方用夺天丹,填精益髓补心肝,常用药物有党参、白术、杜仲、鹿角、菟丝子、山药、熟地、黄芪、当归、补骨脂、柏子仁、砂仁、茯苓、地龙等;面色萎黄,可以加用补气生血法,方当归四逆汤出入,常用药物有当归、桂枝、通草、细辛等。

针对不同病证,临床常用的一些治疗方法有:

补脾肾气法:男子有交之时,妇人正在兴浓,而男子先萎,阳事不坚,精难射远,属于阳气大虚。阴器为筋之余,属宗筋之会,肝气旺而宗筋伸,肝气虚而宗筋缩,肝气寒则阴器缩,肝气热则阴器伸,所以阳物大小,全在肝经盛衰寒热之故,欲使其大者,非补肝不可,大补其真气。方以参桂理中丸或脾肾两助丸,常用药物有党参、黄芪、山药、肉桂、熟地、白芍、山茱萸、丹皮、茯苓、白术、鹿角、菟丝子、泽泻、覆盆子、菟丝子、金樱子、五味子、陈皮、莲子肉、牡蛎、枸杞子、补骨脂、牛膝、麦冬、附子、茴香、杜仲、当归。

温补肾阳法:肾阳亏虚,不能温煦宗筋,宗筋弛纵而痿者,临床表现为阳痿不举,腰膝酸冷,腰腹冷痛,喜闻喜按,肢体不温,夜尿频多,舌淡苔白脉细。应以温肾壮阳,方以右归丸加减。常用药物有当归、菟丝子、鹿角、覆盆子、乌药、车前子、墨旱莲、女贞子、肉桂、附子、淫羊藿、仙茅等。

交通心肾法:心肾不交临床多表现为阳事不举或举而不坚,或遗精,心悸腰酸,失眠多梦,头晕耳鸣,治疗以交通心肾,补肾养心安神,以交泰丸为主,多用刺五加、熟地、龙骨、柏子仁、枣仁、远志等。

健脾养心法:思虑过度,心脾两虚,气血不足宗筋失养而致阳痿,表现为阳痿不举,心悸健忘,失眠多梦,短气乏力,食少便溏,脉细弱无力。方以归脾丸出入,选用龟甲、枣仁、远志、龙骨、川芎、麦冬、莲子心、茯神、石菖蒲、生地、鳖甲等。

滋阴补肾法:肾阴不足证表现为阳事不举,潮热盗汗,失眠多梦,腰膝酸软舌红苔少,脉细数,治以补益肝肾,壮阳振痿,方用苁蓉补肾丸。肝肾不足多加用枸杞子、五味子、沙苑子、首乌、覆盆子等适用于肝肾阴血不足,滋补肝肾,养心安神;阳虚日久肾阳亏虚,气血随之亦虚,宗筋失与温养而致,可加入淫羊藿、仙茅、菟丝子等。

阴阳气血双补法:适用于肾阴阳俱虚,气血不足,临床表现为阳事不举,腰酸膝软,头晕耳鸣,少气懒言,自汗或盗汗,形体羸瘦,面色萎黄,脉细弱。治以十全大补汤,常用药物有淫羊藿、仙茅、党参、石斛、麦冬、枸杞子、当归、首乌、赤芍、白芍等。

活血化瘀法:适用于瘀血痹阻脉络不通所致。临床表现为阳痿不举,久治无效,或有阴部外伤史,少腹或阴部不适或胀痛舌质暗红或有瘀斑。方以血府逐瘀汤出入,常用药物有桃仁、红花、王不留行子、赤芍、刘寄奴、八月札、地龙等。

辨证分型施膏

(一)脾肾亏虚

证候:腰腹冷痛,久泻久痢,畏冷肢凉,纳差食少,面色淡白,性欲淡漠,大便溏薄,小便清长,舌淡胖或有齿痕,苔薄白,脉沉弱。

治法:健脾益肾,补气壮阳。

主方:脾肾两虚方。

淫羊藿 150 g,仙茅 50 g,杜仲 100 g,锁阳 100 g,续断 100 g,肉苁蓉 150 g,补骨脂 100 g,菟丝子 150 g,阳起石 150 g,山药 150 g,熟地 150 g,石斛 150 g,黄精 100 g,党参 150 g,白术 150 g,枸杞子 100 g,当归 100 g,蜈蚣 10 条,白芍 150 g,知母 50 g,佛手 50 g,合欢皮 100 g,牛鞭 1 副,核桃肉 250 g,鹿角胶 200 g(烊),龟甲胶 200 g(烊),冰糖 500 g。

(二)湿热瘀滞

证候:少腹灼热疼痛,阴囊潮湿瘙痒,阴囊坠胀,时时作痛,口苦咽干,小便灼热浑浊,大便干结,舌黯苔黄腻,脉滑数或弦数。

治法:清热利湿,活血化瘀。

主方:湿热瘀阻方。

党参 150 g,山药 150 g,白术 150 g,白芍 150 g,苍术 100 g,柴胡 50 g,枳实 50 g,黄柏 50 g,知母 50 g,王不留行子 100 g,蜈蚣 10 条,地鳖虫 50 g,枸杞子 100 g,合欢皮 50 g,郁金 100 g,丹参 150 g,当归 150 g,路路通 150 g,牛膝 150 g,白茅根 150 g,苡仁 150 g,灵芝 150 g,郁金 100 g,莲子肉 150 g,核桃肉 250 g,鹿角胶 200 g(烊),龟甲胶 200 g(烊),冰糖 500 g。

病案举隅

徐兆东验案 王某,男性,38岁。

初诊(2013 年 10 月 15 日)

病史:结婚 7 年,开始因避孕抑制性接触,逐渐发展为勃起不坚,性欲减退,夜尿频多,伴有四肢厥冷,腰膝酸软,精神萎靡不振。苔薄根腻,舌尖红,脉细数。辨证属于肝肾两亏,宗筋失润。治以益肾填精,健脾养肝。

熟地 150 g,党参 150 g,茯苓 150 g,葛根 150 g,山药 150 g,石斛 150 g,黄精 150 g,川断 100 g,狗脊 120 g,伸筋草 150 g,远志 60 g,覆盆子 150 g,桑螵蛸 100 g,知母 50 g,巴戟肉 150 g,阳起石 150 g,蛇床子 150 g,丹皮 100 g,合欢皮 50 g,蜈蚣 10 条,牛鞭 1 副,莲子肉 200 g,核桃肉 200 g,黑芝麻 200 g,鹿角胶 250 g(烊),龟甲胶 250 g(烊),冰糖 500 g。

二诊(2013 年 12 月 18 日)

患者自觉症情有好转,已有兴奋感,苔脉如前。前方加淫羊藿 120 g、墨旱莲 150 g、女贞子 100 g。

三诊(2014 年 2 月 14 日)

症情好转,已能正常交合,舌稍偏红。原方继续巩固治疗,去知母。

按:本病患者阳痿发病时间较长,伴有勃起不坚,性欲减退,夜尿频多等虚证表现,辨证属脾失健运,肾气亏虚。肾藏精,生髓,主生殖,而能作强,故用巴戟肉、蛇床子、覆盆子等以益肾强阳。胃为水谷之海,阳明主润宗筋而能束骨,利机关,故有痿证独取阳明,用阳明经药葛根及山药等以健脾和胃,运化水谷精华。但肝主筋,其脉络阴器,肝得血养,筋自得伸,故用熟地、伸筋草等养肝舒筋。本例据证处方,而得效较速。

(徐兆东)

── **名医简介** ──

徐兆东,副主任医师,硕士生导师,上海中医药大学附属曙光医院传统外科副主任。

第十一节 · 妇科疾病

不 孕 症

■ 概述

女性无避孕性生活至少12个月而未孕,称为不孕症,可分为原发性和继发性两大类。既往从未有过妊娠史,未避孕未孕者为原发不孕;既往有过妊娠史,而后无避孕连续12个月未孕者,称为继发不孕。在我国人口协会《中国不孕不育现状调研报告》中指出,我国近10年来不孕症患病率由3%～5%上升至15%～20%,呈现快速增长和年轻化趋势。育龄人群的生育力持续降低,已成为全社会面临的主要问题和严峻挑战。"不孕"之名首载于《周易·九五爻辞》,《备急千金要方》中称原发性不孕为"全不产",继发性不孕为"断绪"。

■ 临床特点

(一) 西医认识

引起女性不孕的病因有:①盆腔因素:约占病因的35%,包括输卵管因素、盆腔粘连、结核性盆腔炎、子宫内膜异位症、子宫内膜病变、子宫肌瘤、生殖器肿瘤、生殖道发育畸形等。②排卵障碍:占病因的25%～35%,包括持续性无排卵、多囊卵巢综合征、卵巢早衰和卵巢功能减退、先天性性腺发育不良、低促性腺激素性性腺功能不良、高泌乳素血症、黄素化卵泡不破裂综合征等。③不明原因:约占病因的10%～20%,是一种生育力低下的状态,可能包括免疫性因素、受精障碍、遗传缺陷等因素。另外,我国现阶段婚前性行为的发生率及未婚人群的流产率成明显的上升趋势,流产后所致的不孕症也逐渐引起重视。人工流产增加了宫腔操作,可引起生殖道感染,如慢性宫颈炎、子宫内膜炎、宫腔粘连、盆腔炎和输卵管肿胀、积水及阻塞等,引起继发性不孕症。

病因诊断是诊断不孕症的关键。需对不孕患者进行全面的病史采集,并完成相应检查:如妇科检查、子宫及双附件超声、性激素、甲状腺、肾上腺皮质功能、免疫因素筛查、宫腔镜检查、腹腔镜检查等。根据患者的不同病情予以其最恰当的治疗方案。

(二) 中医认识

《素问·上古天真论》中有云:"女子七岁,肾气盛,齿更发长,二七而天癸至,任脉通,太冲脉盛,月事以时下,故有子。"指出肾气充实,天癸成熟,冲任气血充足,才能生育。这段经典论述为后世研究女子不孕症的病因病机奠定了重要的理论基础。

1. 病因

(1) 先天生理缺陷:《格致余论·受胎论》提出:"男不可为父,女不可为母,与男妇兼行者……其类不一。以女函男有二:一则遇男为妻,遇女为夫,一则可妻而不可夫,其有女具男之全者。"意思是真两性或假两性阴阳人因生殖器异常是不能怀孕的。《广嗣纪要》对女性不孕的病因归纳为"五不女",即"螺、纹、鼓、角、脉"。"脉"指月经不调,其余指各种先天性生理缺陷或生殖器官畸形。

(2) 六淫致病:风、寒、暑、湿、燥、火六淫中,风寒湿三邪最易致不孕。①风寒致病:隋代巢元方在《诸病源候论·妇人杂病诸候》中指出:"子脏冷无子者,由将摄失宜,饮食不节,乘风取冷,或劳伤过度,致风冷之气乘其经血,结于子脏,故无子。"他认为女子不孕有内外两方面因素,内因是劳伤气血,正气亏虚,邪气入内;外因是风寒直中胞宫,导致宫寒,血得寒则凝,冲任、胞宫受阻,月水不利或不通,则难摄精成孕。②湿邪致病:湿邪可分为内湿和外湿。肥胖妇女,脾虚气弱,运化失职,水湿内停,脂膏壅积,聚湿成痰,导致痰湿不孕,此为内湿。《丹溪心法·子嗣》首先提出痰湿不孕:"若是肥盛妇人,察受甚厚,恣于酒食之人,经水不调,不能成胎,谓之躯脂满溢,闭塞子宫,宜行湿燥痰。"《诸病源候论·妇人杂病诸候》又云:"带下无子者,由劳伤于经血,经血受风邪则成带下……病在子脏,胞内受邪,故令无子也。"指出妇人劳伤气血,复为风寒湿邪所中,寒湿下注,客于胞宫,气血不行,胞脉受阻,故见带下而不孕,此为外湿。

(3)起居饮食失常:①房劳多产:女子房劳过度,孕产过多过频,可致肾气亏虚,气血耗伤,损伤冲任,导致不孕。隋代巢元方在《诸病源候论·妇人杂病诸候》中引《养生方》云:"月水未绝,以合阴阳,精气入内,令月水不节,内生积聚,令绝子,不复产乳。"指出了妇人不孕可因房事不节,余血未净,与邪相搏成瘀所致。南齐褚澄《褚氏遗书·求子论》云:"合男子多则沥枯虚人,产乳众则血枯杀人。"指出房事过多,产乳过多,胞宫精血亏虚而不孕。②饮食不节:过食寒凉生冷,或暴饮暴食,或嗜食肥甘厚味,均可导致脾胃受损,失其运化之功,不能充养冲任,或导致痰湿内生,阻滞胞脉而致不孕。

(4)七情内伤:《女科要旨·种子》云:"妇人无子,皆由内有七情之伤,外有六淫之感,或气血偏盛,阴阳相乘所致。"七情之中,暴怒和忧思对其影响最大。暴怒伤肝,情志不畅,则肝失疏泄,气机郁结,冲任不能相资,导致不孕。而忧思伤脾,脾失健运,痰湿内生,气机不畅,胞脉受阻,则难以摄精成孕。

(5)体质因素:胖人多痰湿,痰阻胞宫,故不能摄精成孕;瘦者多火,火热灼阴,血枯水少,阴精难聚,亦可致不孕。傅青主尤为重视不孕患者的体质因素,故有"妇人有瘦怯身躯,久不孕育……况瘦人多火,而又泄其精,则水益少而火亦炽……此等之妇,偏易动火……此阴虚火旺不能受孕。"这一理论为现今"不孕易感人群、不孕遗传倾向"等观点提供了依据。

2. 病机

(1)肾虚:肾主生殖,肾虚是女性不孕症的重要病机。先天禀赋不足,或房事不节,久病及肾,肾气不足,冲任受损,胞脉失养,不能摄精成孕;肾阳不足,命门火衰,冲任失于温煦,宫寒不孕。正如《圣济总录》云:"妇人所以无子者,冲任不足,肾气虚寒也。"而肾阴不足,精血亏虚,胞失所养,阴虚火旺,血海伏热,冲任失调可致不孕。如《傅青主女科·种子》云:"况瘦人多火……此阴虚火旺,不能受孕。"

(2)肝郁:女子以血为本,肝主藏血,为气血调节的枢纽。平素多抑郁或盼子心切,情志不畅,肝失调达,气血不和,冲任不能相资;甚至日久肝郁化火,火灼阴伤,冲任失养而不孕。《傅青主女科·种子》云:"其郁而不能成胎者,以肝木不舒,必下克脾土而致塞……带脉之气既塞,则胞胎之门必闭,精既到门,亦不得其门而入矣。"

（3）痰湿：女子素体肥胖，肥人多痰湿，或嗜食肥甘厚腻，脾胃受损，运化失常，痰湿内蕴，阻滞气机，冲任胞脉阻滞而不孕。如《丹溪心法·卷五·子嗣九十三》中："若是肥盛妇人，禀受甚厚，恣于酒食之人，经水不调，不能成胎……躯脂满溢，闭塞子宫，宜行湿燥痰。"

（4）血瘀：妇人经期、产后摄身不慎，或不禁房事，寒邪内侵，寒凝血瘀，或气虚推动无力，瘀血阻滞冲任胞宫，精血不能相会而致不孕。《张氏医通·妇人门》指出："因瘀积胞门，子宫不净，或经闭不通，成崩中不止，寒热体虚而不孕者。"

▌膏方临证经验

（一）补益肝肾、调经助孕为首要任务

种子之道，重在补肝肾，养精血。肾藏精，肝藏血，乙癸同源，肾阴癸水是精卵及妊娠的物质基础，肝主疏泄，一升一降气机调畅，络道通利，则天癸按时充盈胞宫，经卵排出顺利，有益于受胎。朱南孙也提出过："种子之道，贵在养精血，重在补肝肾。"《螽斯广育·原始要终论》曰："欲求子者必先审其妇人之月经调否……"因此，殷岫绮认为治疗不孕之肝肾精血不足者，可根据其月经的变化，胞宫冲任气血的衍变，采用中药周期疗法，补肾填精、调经助孕。在月经后期，此时血海已泄，阴血偏虚，胞宫需再次蓄积精血，治则当补肾调肝养血，促进血海充盈。基础方：当归、枸杞子、桑椹子、女贞子、生熟地、白芍、川断、菟丝子、桑寄生、麦冬等。在排卵期，经过经后期的不断补充，此时血海逐渐充足，阴极则阳生，是阴阳转换之机也是孕育之候，在补益肝肾的基础上，佐以温阳助孕之品如石楠叶、鹿角霜、紫石英、淫羊藿、蛇床子等。在经前期，此时阳气渐长，阴阳平衡，此时对于月经失调患者来说最宜适合着重调经，治法上阴阳双补，再加用香附、郁金、柴胡等疏解肝气之品。在行经期，此时胞宫、冲任气血充盈，血海蓄积而溢，此时，在补益肝肾的基础上加用活血行经药物，如桃仁、红花、川牛膝、枳壳、川芎、赤芍等。待到冬令时节，根据患者肝肾亏虚之病机，阴阳双补，以求阴阳平和。如《景岳全书》中说："善补阳者，必

阴中求阳,使阳得阴助而生化无穷;善补阴者,必于阳中求阴,使阴得阳升而泉源不竭。"膏方中常用黄精、制首乌、生熟地、枸杞子、女贞子、山萸肉等滋阴药与淫羊藿、巴戟天、仙茅等补阳药相并而出,阴平阳秘。临床不孕患者中,对于卵巢早衰、子宫内膜受损生长不良、低促性腺激素导致不孕、黄体功能不全等不孕患者,大多以补肝益肾为其主要大法。

(二)清热活血法治疗"炎性"不孕

所谓炎性不孕,这里指输卵管炎、输卵管阻塞、子宫内膜异位症、子宫腺肌病等引起的不孕。其病机多为瘀热交阻于内,胞脉阻塞,气行不畅,两精不能相搏而不孕。针对其病机,拟定清热活血为其治疗大法。临床上常选用丹参、丹皮、紫花地丁、蒲公英、连翘、金银花、红藤、败酱草、路路通、皂角刺等清热活血药物,并随证加减。在内服的同时,还可同时用外敷方,每日热敷下腹部,双管齐下,以减轻局部炎症反应,消散局部瘀滞,促进局部血流通畅,共求清热活血通络之效。需要注意的是,清热活血药大多损伤胃气,而冬季万物封藏,脾胃渐弱,在冬季服用膏方应不忘顾护脾胃。脾为后天之本,气血生化之源,只有脾胃健运,肾中之精才能旺盛,肝血才能充足,经血才能正常运行,才能"精气溢泻"而生儿育女。在方中通常加入白术、鸡内金、木香、白扁豆、山药、焦山楂等健脾和胃之品,使精有所源,血有所生。

(三)怡情易孕,不忘疏肝

女子以血为本,肝藏血,喜疏泄条达,恶抑郁,冲脉隶属于肝,为血海,是机体调节气机的枢纽。脏腑所化生之气血,除营养周身外,则储藏于肝,剩余部分,在女子则下注血海为月经。肝失条达,气机郁滞,疏泄失常,则气血失和,冲任不能相资而月事不调,排卵失常则难以受孕。加之肝郁日久化火,郁热内蕴,伏于冲任,煎熬津液,胞宫血海不宁,难于摄精成孕。目前不孕患者大多求子心切,日益焦急,《济阴纲目》有云:"人有隐情曲意,难以舒其衷者,则气郁而不畅,不畅则心气不一,脾气不化,水谷日少,不能变化气血以入二阳,血海无余,所以不月也。"正所谓"种子者,女贵平心定气"。所以在治疗不孕症时,要重视肝郁病机,不忘解肝郁、养肝阴。在膏方中往往加之疏肝柔肝之品,如当归、白芍、郁金、青陈皮、香附、佛手、柴胡、合欢皮等,若见乳房胀痛之症,可加用娑罗子、路路通、丝瓜络等药物,以疏肝理气,调经助孕。

■ 辨证分型施膏

（一）肝肾不足

证候：婚久不孕，月经先期或先后无定期，腰膝酸软，头晕耳鸣，口干，五心烦热，脉沉弱或细弱，舌质淡红，少苔。

治法：补益肝肾，养血生精。

主方：生晒参100g，西洋参100g，紫河车60g（上药另煎，收膏时兑入），生熟地各120g，山萸肉90g，制黄精90g，怀山药120g，肥知母60g，全当归200g，粉葛根150g，生甘草60g，女贞子120g，补骨脂120g，菟丝子120g，覆盆子120g，桑寄生90g，川杜仲120g，石楠叶90g，鸡血藤150g，佛手片60g。

另加：核桃肉150g，小红枣150g，龙眼肉100g，莲子肉100g，阿胶200g，龟甲胶100g，鳖甲胶100g，鹿角胶100g，蜂蜜300g，冰糖300g，陈酒500g。如法收膏。

（二）瘀热互结

证候：婚久不孕，月经后期，经行不畅，色紫黯有块，或经行淋漓不净，伴肛门坠胀，口苦，小腹隐痛。舌质紫暗，苔黄腻，脉细弦。

治法：清热化瘀，调经助孕。

主方：生晒参150g，西洋参100g（上药另煎，收膏时兑入），潞党参150g，紫丹参150g，全当归150g，杭白芍120g，生黄芪150g，大生地150g，枸杞子150g，女贞子150g，何首乌200g，川杜仲150g，金狗脊150g，桑寄生150g，威灵仙150g，紫红藤150g，地丁草150g，败酱草150g，石见穿150g，制香附120g，川楝子120g，王不留行子150g，柴延胡各60g，青陈皮各60g，菝白术各90g，路路通120g，菟丝子120g，怀山药120g，山萸肉120g，制黄精120g。

另加：陈阿胶120g，鳖甲胶250g，小红枣150g，莲子肉150g，核桃仁150g，龙眼肉120g，冰糖500g，黄酒500g。如法收膏。

病案举隅

殷岫绮验案 方某,女性,32岁。

初诊(2013年11月27日)

病史:患者断绪4年,卵巢囊肿手术史,气血胞宫受损,肝失疏泄,冲任不调,月经量多,有块,伴腹胀,口干,便秘,恶心,心烦易怒,经前乳胀,腰酸如折,面色无华,舌暗,苔薄白边齿印,质胖有瘀点,脉细弦。值此秋冬之季,以膏代方,补肾养肝,活血调冲,以冀来年喜得麒麟。

生晒参150g,西洋参100g(上药另煎,收膏时兑入),生地黄120g,山萸肉90g,女贞子120g,何首乌150g,枸杞子120g,川楝子120g,柴延胡各60g,广郁金90g,佛手片60g,合欢皮120g,莲子心60g,牡丹皮90g,青陈皮各6g,炙鸡内金90g,怀山药120g,生甘草60g,淮小麦300g,柏子仁120g,淡远志30g,潞党参200g,绵黄芪200g,赤白芍120g,紫丹参200g,棱莪各150g,桑寄生90g,川杜仲120g,桑椹子120g,川黄连30g,淡吴萸30g。

另加:莲子肉150g,核桃肉150g,小红枣150g,桂圆肉100g,阿胶200g,鳖甲胶150g,鹿角胶150g,冰糖300g,陈酒500g。如法收膏。

按:肝为刚脏,喜柔,不能一味疏泄,方中生地、山萸肉、女贞子、首乌、杞子、桑寄生、杜仲、桑椹子、白芍补肾养肝柔肝,用川楝子、柴胡、延胡索、郁金、青陈皮、合欢皮疏肝理气,气滞容易血瘀,方中用丹参、赤芍、三棱、莪术活血调经,甘麦大枣汤养心安神,柔肝缓急,参芪益气,左金丸中用黄连、吴茱萸清泻肝火,辛开苦降,降逆止呕,再加鸡内金、山药护胃,全方共奏补益肝肾、柔肝疏肝、活血调冲之效。

(殷岫绮、杨冰祎)

闭 经

概述

闭经是妇科的常见病症之一,影响近10%的育龄女性。闭经通常分为原发性闭经和继发性闭经。其中原发性闭经是指女性年逾 14 岁,而无月经及第二性征发育,或年逾 16 岁,虽有第二性征发育而尚未行经者,约占 5%;继发性闭经是指月经已来潮,但现停经时间超过 6 个月,或≥3 个原月经周期的时间,约占 95%。"闭经"的记载首见于《黄帝内经》,《素问·评热病论》谓"月事不来"。该书所载第一首妇科处方"四乌鲗骨一芦茹丸"即为"血枯经闭"而设。

■ 临床特点

(一) 西医认识

闭经是多种病因影响到生殖内分泌功能发生紊乱和卵泡发育障碍而出现的严重月经失调,按生殖轴病变部位分为下丘脑闭经、垂体性闭经、卵巢性闭经、子宫性闭经及下生殖道发育异常性闭经。该病属妇科疾病中的难治病,病因复杂,治疗时需明确病因,了解患者详细病史及进行体格检查,完善 B 超、内分泌、子宫内膜、肾上腺及甲状腺功能、垂体 MRI 等检查,同时需除外妊娠、哺乳、避孕药及器质性疾病所致的闭经。针对不同病因采用不同的治疗方法,给予相应的激素补充治疗以补充机体激素不足或拮抗其过多;对于有生育要求者,可采用促排治疗,若诱发排卵后未成功妊娠,或合并输卵管问题的患者,可采用辅助生殖技术;另外还有通过手术、放射治疗、化疗等手段。

(二) 中医认识

月经的产生是脏腑、天癸、气血、经络共同协调作用于胞宫的生理现象,任何一个环节的功能失调都可导致血海不能按时满溢而出现闭经。闭经的病因病机复杂,但究其根本,不外乎虚实两端。"血枯经闭、血隔经闭";虚者多为精血不足、血海空虚;实者为冲任胞脉不通,经血阻滞而经闭。

1. 肝肾不足 · 肾藏精、肝藏血,精血同源。女子先天禀赋不足,肾气未裕,精气未充,肝血不足,冲脉不盛,任脉不通则胞宫不能按时藏泻。或因多产多劳、堕胎等以致肾精耗损,或久病及肾,肝血同虚,精血不足,源断其流,血枯而经闭。《陈素庵妇科补解》认为室女年过二十而经闭,其原因之一是"先天父母精血不足,先天不足,则血气衰耗,津液枯竭,经血枯闭而不通也"。

2. **气血亏虚** · 脾胃素虚,或饮食不节,损伤脾胃,或思虑劳倦过度,耗损心脾,脾失健运,气虚血少,可致闭经。《女科撮要》曰:"其为患有因脾虚而不能生血者,有因脾郁伤而血耗损者,有因胃火而血消烁者,有因脾胃损而血少者。"或大病、久病、下血、堕胎等数脱于血,气随血脱,冲任大虚,血海空乏,无血可下,以致闭经。

3. **气滞血瘀** · 肝主疏泄,喜条达而恶抑郁,素多抑郁或暴怒伤肝,肝失条达,疏泄不及,肝气郁结,气血运行不畅,冲任阻滞而闭经,或因经行、生产之时,血室正开,感受风冷寒邪,或内伤寒冷,血遇寒则凝则瘀,或因肝郁化火,阴虚火旺,热邪煎熬阴液成瘀。气滞则血瘀,血瘀必气滞,两则相因而致。冲任胞脉不通,经行不得而成闭经。

4. **痰湿阻滞** · 肥胖之人,多痰多湿,痰湿阻滞冲任胞宫。或嗜食肥甘,脾阳受损,脾失健运,水湿停聚,成痰成饮,阻滞冲任,凝聚胞宫,导致闭经。《陈素庵妇科补解·经水不通有痰滞方论》云:"经水不通有属积痰者。大率脾气虚,土不能制水,水谷不化精,生痰不生血。痰久则下流胞门,闭塞不行,或积久成块,占住血海,经水闭绝。亦有妇人体肥脑满,积痰生热,热结则血不通。"

▌膏方临证经验

闭经之病机,不外乎虚实二类。虚者补而通之,实者泻而通之,虚实夹杂补中有通,泻中有养。肾气是促使月经产生及维持正常规律的原动力,肾阴是月经的物质基础,肾阳起温煦、推动之功,肾精亏虚,经血化生无源,肾阳虚弱,虚寒血滞,都可以导致闭经。女子以肝为先天,以血为用,肝藏血,肝血充足,气血充盈,冲任胞脉无阻,则血行通畅。故临证时注重补肝肾,临床常用:熟地、山萸肉、当归、白芍、桑椹子、菟丝子、鹿角霜等药,若闭经日久,精亏血少,加入一些血肉有情之品,可达事半功倍之效。再适时加入桃红四物、香附、郁金、益母草、泽兰等活血通经之品,因势利导,可达水到渠成之效,实现补中有通,而实者不能一味攻邪,行血破血,犯虚虚之戒,应佐之补益肝肾之品,使血有源而下。在冬季膏方的服用过程中,为防滋腻碍胃,往往运用健脾和胃之品,以助药物吸收。多囊卵巢综合征是目前临床引起闭经的常见病,患者多肥胖,认为其病机多属肾虚痰湿,病位在脾肾。治疗以补肾祛痰,活血通经为主。古时对肥胖所致的闭经论述较多,如《女科切要》云:"肥人经闭必是痰湿与脂膜壅塞之故。"肾为先天之本,司气化,主前后二阴,有调节水液的作用,肾阳虚弱,气化失常,水液停聚而成痰湿。或素体肥胖多脂,或嗜食生冷肥甘,内伤脾胃,使脾运失健,水液不化,聚而成湿,停而为痰。肾虚经血化生乏源,脾虚痰阻则冲任胞脉不通,血海不能定时满溢,不能顺经而下致闭经。临床上用药常选用鹿角霜、紫石英、巴戟天、刘寄奴、当归、苍术、茯苓、胆南星、枳壳、陈皮、半夏等药共奏补肾化痰,活血通经之功。

辨证分型施膏

(一)肝肾不足

证候:年逾 16 周岁未行经,或由月经后期、量少逐渐至经闭,素体虚弱,腰酸腿软,头晕耳鸣,舌淡红,苔少,脉沉弱或细涩。

治法:补益肝肾,养血调经。

主方:生晒参 150 g,西洋参 100 g(上药另煎,收膏时兑入),生熟地各 120 g,山萸肉 90 g,菟丝子 120 g,肉苁蓉 120 g,淫羊藿 120 g,怀山药 150 g,川抚芎 60 g,全当归 90 g,女贞子 120 g,枸杞子 120 g,何首乌 150 g,牡丹皮 90 g,太子参 200 g,炙黄芪 200 g,佛手片 60 g,广郁金 90 g,生山楂 150 g,鸡内金 90 g,生甘草 60 g,杭白芍 90 g。

另加:核桃仁 150 g,小红枣 150 g,莲子肉 90 g,阿胶 200 g,龟甲胶 100 g,鹿角胶 200 g,冰糖 300 g,蜂蜜 300 g,陈酒 500 g。如法收膏。

(二)痰湿阻滞

证候:月经停闭,形体肥胖,胸胁满闷,呕恶痰多,神疲倦怠,带下量多色白,舌淡苔腻,脉滑。

治法:化痰除湿,活血调经。

主方:生晒参 100 g,西洋参 100 g,西红花 10 g,紫河车 50 g(上药另煎,收膏时兑入),沥半夏 90 g,姜竹茹 60 g,怀山药 120 g,苍白术各 120 g,川厚朴 60 g,云茯苓

120 g,生熟米仁各 120 g,石菖蒲 90 g,青礞石 120 g,制胆星 120 g,广陈皮 6 g,炙鸡金 90 g,生山楂 150 g,潞党参 200 g,炙黄芪 300 g,福泽泻 120 g,紫丹参 300 g,淫羊藿 150 g,巴戟天 150 g,石楠叶 90 g,全当归 120 g,杭白芍 120 g,蚕砂仁 60 g(后下),川牛膝 120 g。

另加:核桃仁 120 g,小红枣 150 g,莲肉 150 g,阿胶 200 g,龟甲胶 150 g,鹿角胶 150 g,冰糖 300 g,蜂蜜 300 g。

(三) 气滞血瘀

证候:经闭不行,精神抑郁,烦躁易怒,胸胁胀满,少腹胀痛或拒按,舌紫暗,或有瘀点,脉沉弦或沉涩。

治法:理气活血,祛瘀通经。

主方:生晒参 150 g,西洋参 50 g,西红花 10 g(上药另煎,收膏时兑入),潞党参 200 g,绵黄芪 200 g,怀山药 120 g,川抚芎 60 g,全当归 150 g,北柴胡 60 g,广郁金 90 g,川楝子 120 g,佛手片 60 g,赤白芍各 120 g,淡远志 60 g,茯苓神各 120 g,紫丹参 200 g,棱莪术各 150 g,益母草 150 g,制香附 120 g,制首乌 120 g,潼白蒺藜各 120 g,生熟地各 120 g,山萸肉 90 g,女贞子 120 g,墨旱莲 150 g,川牛膝 120 g,桑寄生 90 g。

另加:核桃仁 150 g,黑芝麻 100 g,龙眼肉 150 g,小红枣 150 g,阿胶 200 g,鹿角胶 100 g,鳖甲胶 100 g,龟甲胶 100 g,冰糖 300 g,蜂蜜 300 g,陈酒 500 g。如法收膏。

(四) 气血亏虚

证候:月经后期,量少,色淡而质薄,继而经闭不行,头晕眼花或心悸气短,神疲肢倦,面色萎黄,毛发不泽,舌淡,苔少或薄白,脉沉缓或虚数。

治法:补肾益气,养血调经。

主方:生晒参 100 g,西洋参 50 g,紫河车 50 g(上药另煎,收膏时兑入),潞党参 200 g,炙黄芪 300 g,怀山药 120 g,白术芍各 120 g,川抚芎 60 g,全当归 200 g,熟地黄 120 g,山萸肉 90 g,制黄精 90 g,炙甘草 60 g,补骨脂 120 g,覆盆子 120 g,女贞子 120 g,枸杞子 120 g,泽泻 120 g,牡丹皮 90 g,紫丹参 200 g,鸡血藤 150 g,川续断 120 g,川牛膝 120 g,砂仁 60 g,炙鸡金 90 g,佛手片 60 g,姜竹茹 60 g。

另加:核桃仁 120 g,龙眼肉 150 g,小红枣 150 g,莲子肉 100 g,阿胶 200 g,鹿角胶 150 g,龟甲胶 150 g,蜂蜜 200 g,冰糖 200 g,陈酒 500 g。如法收膏。

■ 病案举隅

殷岫绮验案　郝某,女性,21 岁。

初诊(2012 年 1 月 5 日)

病史:患者先天禀赋不足,气血亏虚,冲任不充,月经稀发,3～4 月一行,量少,带下稀少,形寒肢冷,神疲乏力,易脱发,纳可便调。舌暗体胖,苔薄黄腻,脉沉细。值此隆冬封藏之季,以膏代方,补肾填精,益气养血,以求来年,任通冲盛,月事以时下。

大熟地 120 g,山萸肉 90 g,怀山药 120 g,川抚芎 60 g,全当归 120 g,潞党参 200 g,绵黄芪 200 g,白术芍各 120 g,紫丹参 200 g,制黄精 90 g,补骨脂 120 g,菟丝子 120 g,覆盆子 120 g,何首乌 150 g,淫羊藿 150 g,巴戟天 150 g,石菖蒲 90 g,石楠叶 90 g,益智仁 120 g,鸡血藤 150 g,女贞子 120 g,枸杞子 120 g,佛手片 60 g,川续断 120 g,川杜仲 120 g,蚕砂仁 60 g(后下),生晒参 200 g,紫河车 60 g(另煎,收膏时兑入)。

另加:核桃仁 150 g,黑芝麻 120 g,小红枣 120 g,莲肉 120 g,桂圆肉 90 g,阿胶 200 g,鹿角胶 150 g,龟甲胶 150 g,蜂蜜 300 g,冰糖 300 g,陈酒 500 g。如法收膏。

按:患者肝肾不足,冲任气血亏虚,血海不能如期满溢,月经稀发,量少,带下仍由肾精肝血转化而得,发为肾之余,肾虚易脱发,肾阳亏虚形寒肢冷,肾虚及脾,脾主四肢,见神疲乏力。方中以参芪、熟地、山萸肉、山药、黄精、补骨脂、淫羊藿、菟丝子、覆盆子等补益肝肾、益气养血为主,丹参、鸡血藤、川芎、当归活血通经,佛手行气,全方共奏补肾填精、益气养血、行气活血通经之效。

(殷岫绮、杨冰祎)

复发性流产

▉ 概述

妊娠 28 周之前连续发生 3 次或 3 次以上自然流产,称为复发性流产或习惯性流产。复发性流产的风险随着流产次数的增加和年龄的增长而上升。研究表明,有 3 次以上连续自然流产史的患者再次妊娠后胚胎丢失率可高达 40%。近年来随着社会不断进步,以及妇女各方面的压力不断增加,流产的发生率呈上升趋势。中医称为"滑胎",亦称"数堕胎""屡孕屡堕"。《诸病源候论·妇人妊娠诸候上》首载"妊娠数堕胎候"。

▉ 临床特点

(一) 西医认识

根据病因和发病机制,复发性流产可分为非免疫类复发性流产和免疫类复发性流产两种类型,具体分为六型。其中非免疫类复发性流产包括:①染色体异常型:指夫妻双方或一方或胚胎染色体异常所致流产。②生殖道解剖异常型:指子宫解剖异常所致流产,子宫解剖异常包括先天性发育异常和(或)后天性子宫疾病所致解剖异常。③内分泌异常型:主要指由于内分泌功能失调所致流产。④生殖道感染型:主要指弓形虫、巨细胞病毒、单纯疱疹病毒等感染所致的流产。免疫性复发性流产分为自身免疫型和同种免疫型,后者属于排除性诊断,即排除染色体、解剖、内分泌、感染及自身免疫等方面的病因,未能发现其他导致流产的原因,称之为同种免疫型,也可称为原因不明复发性流产。

一般内分泌因素导致的流产得到有效治疗,预后最好,妊娠成功率达 90% 以上。染色体异常所致的复发性流产尚无有效的治疗方法,仅能进行产前遗传学咨询与诊断,预后最差,再次妊娠成功率仅为 20%。其他因素所致复发性流产的预后则介于上述两者之间。

(二) 中医认识

本病主要机制是冲任损伤,胎元不固,或胎元不健,不能成形,故而屡孕屡堕。中医学认为"胞络者,系于肾"。冲任二脉皆起于胞中。胎儿居于胞宫之内,全赖母体肾气以系之,气血以养之,冲任以固之。若母体肾气充足,气血充实,冲任通调,则母安胎固;反之若母体先天禀赋不足,肾气未充,或因孕后房事不节,纵欲所伤,以致肾气亏虚,或素体虚弱,气血不足,或饮食、劳倦伤脾,气血化源不足,或大病久病,耗气伤血,致气血两虚,或宿有癥瘕疾患,致胎不成实,冲任不固,胎失所系,而至屡孕屡堕,遂为滑胎。

■ 膏方临证经验

滑胎以虚证居多,虚则补之,治病求本,故补肾健脾、益气养血安胎是本病的重要治疗原则,论治宜分孕前、孕后两阶段进行,处方给药应掌握"预防为主,防治结合"的措施。《景岳全书·妇人规》:"凡妊娠之数见堕胎者,必以气脉亏损而然……必当查此养胎之源,而欲培其损。"在未孕前宜以补肾健脾,益气养血,调固冲任为主,经不调者,当先调经,若因他病而致滑胎者,当先治他病。妊娠之后或怀疑有孕之后,即应保胎治疗,治疗时间应超过以往殒堕的最长孕周,且无胎漏、胎动不安征象时,方可停药观察之。而膏方的施治尤其重视"预培其损"的预防性治疗,强调孕前调理。先天禀赋不足,肾虚不固,胎失所系,则屡孕屡堕,伴见腰膝酸软、形寒肢冷等肾阳虚证可加菟丝子、巴戟天、杜仲等温补肾阳;伴见头晕耳鸣、手足心热者可加墨旱莲、女贞子等滋阴补肾;后天失养,脾化源不足,气血虚弱者多表现为神疲乏力、头晕目眩、心悸气短等,可合用四君子汤,加黄芪、党参、太子参等补气,或合用四物汤加阿胶等补血;情志所伤、肝郁脾虚者多表现为胸胁满闷、纳少便溏,可合用逍遥散加郁金、百合、香附等疏肝解郁;痰湿内蕴者多表现为体形偏胖、脘腹胀满、不思饮食、倦怠乏力等,可加竹茹、半夏等燥湿化痰;久病多瘀,瘀血不去,新血不生,可加益母草、川芎、泽兰、川牛膝等活血化瘀,气行则血行,可加延胡索、橘核等行气以活血。

■ 辨证分型施膏

(一) 肾气亏虚

证候:屡孕屡堕,神疲乏力,腰膝酸软,头晕耳鸣,性欲减退,夜寐欠安,夜尿频繁,月经量少,小腹隐痛,舌淡,苔薄体胖,脉细尺弱。

治法:补肾益气,养血固冲。

主方:别直参 100 g,紫河车 60 g,西红花 10 g(上药另煎,收膏时兑入),潞党参 200 g,炙绵芪 200 g,怀山药 120 g,补骨脂 120 g,菟丝子 120 g,覆盆子 120 g,川续断 150 g,川杜仲 120 g,桑寄生 120 g,桑螵蛸 150 g,生熟地各 120 g,山萸肉 90 g,制黄精 90 g,赤白芍各 120 g,苍白术各 120 g,紫丹参 200 g,全当归 200 g,川抚芎 60 g,合欢皮 120 g,茯苓神各 120 g,酸枣仁 120 g,北柴胡 60 g,广郁金 90 g,佛手片 60 g。

另加:核桃仁 120 g,龙眼肉 150 g,小红枣 150 g,莲肉 150 g,阿胶 200 g,鹿角胶 150 g,龟甲胶 150 g,蜂蜜 200 g,文冰 500 g,陈酒 500 g。如法收膏。

(二) 气血两虚

证候:屡孕屡堕,月经延期,量少色淡,头晕眼花,面色苍白,腰酸腿软,神疲倦怠,心悸失眠,舌淡,苔薄,脉细。

治法:补气养血,调固冲任。

主方:别直参 100 g(另煎,收膏时兑入),熟地黄 300 g,当归 100 g,鸡血藤 300 g,炒白术 120 g,云茯苓 150 g,杭白芍 200 g,炙甘草 60 g,蚕砂仁 60 g(后下),川抚芎 90 g,怀山药 250 g,菟丝子 150 g,川杜仲 150 g,桑寄生 150 g,巴戟天 180 g,制仙茅 200 g,淫羊藿 150 g,广木香 60 g,制香附 90 g,广陈皮 60 g,炙鸡金 150 g,焦楂曲各 150 g,炒麦芽 150 g,广肉桂 90 g,川黄连 30 g。

另加:核桃仁 120 g,龙眼肉 150 g,小红枣 150 g,莲子肉 150 g,阿胶 200 g,鹿角胶 150 g,龟甲胶 150 g,蜂蜜 200 g,文冰 500 g,陈酒 500 g。如法收膏。

■ 病案举隅

殷岫绮验案 张某,女性,36 岁。

初诊(2012 年 12 月 24 日)

病史:患者屡孕屡堕 4 次,月经先期,经行量少,色鲜,腰膝疫软,心烦易怒,经前乳胀,口腔溃疡,夜寐欠安,面部痤疮,纳可便调,舌淡红,苔薄黄腻少泽,边尖红,脉细弦数,尺弱。辨证当属肝肾阴虚,冲任亏损,胎元不固,值此隆冬封藏之季,以膏代方,清养肝肾,引火归原,以冀来年阴平阳秘,胎元得固。

生晒参 150 g,西洋参 100 g(上药另煎,收膏时兑入),生熟地各 120 g,山萸肉 90 g,怀山药 120 g,知柏各 90 g,牡丹皮 90 g,紫丹参 200 g,福泽泻 120 g,淡远志 60 g,北柴胡 60 g,川楝子 120 g,合欢皮 120 g,佛手片 60 g,莲子心 60 g,川黄连 30 g,补骨脂 120 g,何首乌 150 g,女贞子 120 g,枸杞子 120 g,赤小豆 120 g,黑穞豆 120 g,生甘草 60 g,淮小麦 300 g,赤白芍各 120 g,天麦冬各 120 g。

另加:核桃仁 120 g,莲子肉 150 g,龙眼肉 150 g,小红枣 150 g,龟甲胶 150 g,鹿角胶 150 g,阿胶 200 g,蜂蜜 200 g,文冰 300 g,陈酒 500 g。如法收膏。

按:患者年逾五七,阳明脉衰于上,屡孕屡堕损伤胞宫肾气、肾阴癸水缺乏,虚火上炎,故以知柏地黄加减出入,辅以清心安神之莲子心、远志和甘麦大枣汤,再用扁鹊三豆饮、麦冬、女贞子、枸杞养阴清热祛痘,全方共奏补肾滋阴之功。

(殷岫绮、杨冰祎)

更 年 期 综 合 征

▓ 概述

更年期综合征又称绝经期综合征,是指妇女在绝经前后,由于卵巢功能逐渐减退或丧失,以致机体内分泌改变所引起的以自主神经系统紊乱为主,伴有神经心理变化的一组症候群。目前我国更年期女性大约有 1.67 亿,约占全球总数的 25%,更年期综合征的发生率约为 68.1%。更年期综合征不仅仅会影响妇女的生活质量,严重者更威胁到妇女的身体健康,增加各种老年性疾病的发生率。古代医籍中并无对本病的专篇记载,散见于"年老血崩""脏躁""百合病"等病证。近代中医学称之为"经断前后诸证"或"绝经前后诸证"。

临床特点

(一) 西医认识

西医认为卵巢功能衰退、性激素下降是引起此病的主要原因。卵巢功能衰退导致下丘脑-垂体-卵巢轴的平衡失调,影响自主神经中枢及其支配下的各脏器功能,另外还包括免疫调节紊乱、自由基学说及血管舒张因子的影响。更年期综合征患者往往会首先出现月经不规律,包括月经周期、经期、经量的改变,最后绝经,并出现与雌激素下降有关的症状,常伴有潮热、情绪障碍、泌尿生殖系统萎缩症状、骨丢失引起的关节疼痛、骨质疏松等。妇科检查:可见外阴、阴道、子宫不同程度的萎缩,阴道分泌物减少。绝经过渡期早期见血清卵泡雌激素(FSH)水平升高及雌二醇(E2)水平正常或升高。绝经过渡期晚期见 E2 下降或始终处于早卵泡期,FSH、LH 升高。激素替代疗法(menopausal hormone therapy,MHT)是治疗绝经相关症状及预防相关疾病最有效的方法,通过外源性补充具有性激素活性的药物,以纠正性激素不足带来的相关健康问题。MHT 的使用应具备明确的适应证且无禁忌证,在患者同意的主观意愿前提下尽早开始。MHT 的最佳适应证是治疗血管舒缩症状、生殖泌尿道萎缩相关问题和预防绝经相关的低骨量及骨质疏松症。MHT 必须个体化,使用最小有效剂量,以达到最大获益和最小风险,根据临床治疗需求结合患者具体情况选择治疗方案,包括激素的种类、剂量、用药途径和使用时间等;有子宫的妇女在使用雌激素时,应加用足量、足疗程孕激素以保护子宫内膜,已切除子宫的妇女,通常不必加用孕激素。使用 MHT 妇女至少每年要进行 1 次全面风险和获益的评估,评估获益大于风险可继续使用。

(二) 中医认识

《素问·上古天真论》曰"女子……七七,任脉虚,太冲脉衰少,天癸竭,地道不通故形坏而无子也",此为妇女正常的生理变化。妇女七七之年,肾气由盛渐衰,天癸渐竭,冲任二脉逐渐亏虚。在此生理转折时期,受内、外环境的影响,如素体阴阳有所偏衰,素性抑郁,宿有痼疾,或家庭、社会等环境变化,易导致肾阴阳平衡失调而发病。肾为元气之根,藏精而主生殖和生长发育,肾中精气是构成人体的基本物质,也是维持人体生长发育及生殖功能的物质基础;肾为先天之本,"阴阳之宅",既藏真阴,且寓元阳;又"五脏相移,穷必及肾",故经断前后诸证的病机根本在于肾。肾为阴阳之根,若肾阴阳失调,即可导致其他脏腑的阴阳失调,从本病来说,尤以心、肝、脾为主,而心肝脾三脏的功能失调亦会导致肾阴阳失衡的进一步加重,致使本病证候复杂。如傅青主云:"倘心肝脾有一经之郁,则其气不能入于肾中,肾之气则郁而不宣矣。"

■ 膏方临证经验

本病以肾虚为本,病理变化以肾阴阳平衡失调为主,临床辨证关键在于辨阴阳属性。绝经前后诸证治疗在于平调肾中阴阳。清热不宜过于苦寒,祛寒于温燥。殷岫绮认为偏肾阴不足者,因阴血亏损,水不涵木,而致肝阳上亢,以及阴虚生内热,热迫冲任等证。治当滋养肾阴,清热平肝,方用知柏地黄汤加平肝清心药,如白蒺藜、白芍、珍珠母、莲子心等;若肝火旺盛,出现头目疼痛,可加龙胆草、栀子、生地。待病情稳定后,再用经验方蒺藜钩藤汤(白蒺藜、钩藤、珍珠母、生地、熟地、山萸肉、制首乌、菟丝子、女贞子、墨旱莲、茯苓、丹皮等)平肝补肾,以善其后。偏肾阳虚者,命门火衰,虚阳上越,出现上盛下虚或脾肾阳虚之证,方用二仙汤加益智仁、山药、紫石英、菟丝子、补骨脂等。阳虚甚者,加肉桂、附子引火归原。情志、精神症状偏重者,用甘麦大枣汤以养心气、缓肝急;若兼咽中如有物阻,吐之不出,咽之不下者,用半夏厚朴汤;面浮肢肿者,主因肝脾失和,气郁湿滞,重在疏肝理气,可常服逍遥丸。需加强心理疏导,对患者多加劝慰解释,以减除其思想顾虑,可收事半功倍之效。

■ 辨证论治施膏

(一) 肾阴虚

证候:经断前后,烘热汗出,面红,烦躁易怒,心悸失眠,头晕耳鸣,腰膝酸软,口干,大便干,舌偏红,苔少,脉细数。

治法:滋肾益阴,育阴潜阳。

主方:生晒参150 g,西洋参100 g,铁皮枫斗10 g,紫河车60 g(上药另煎,收膏时兑入),生地黄300 g,怀山药300 g,山茱萸150 g,枸杞子200 g,何首乌200 g,杭白芍150 g,云茯苓150 g,福泽泻100 g,牡丹皮100 g,紫丹参150 g,酸枣仁150 g,炙远志100 g,五味子100 g,菟丝子150 g,女贞子200 g,墨旱莲300 g,麦冬150 g,天冬120 g,川石斛150 g,川牛膝150 g,黑大豆300 g,广陈皮90 g,蚕砂仁60 g(后下)。

另加:莲子肉150 g,龙眼肉150 g,核桃仁150 g,黑芝麻100 g,小红枣150 g,龟甲胶200 g,鳖甲胶200 g,陈酒500 g,蜂蜜300 g。如法收膏。

(二) 肾阳虚

证候:年过半百,肾气已衰,冲任虚损,天癸已绝,烘热汗出,心悸,喜悲伤,失眠,头晕,畏寒肢冷,面色无华,神疲乏力,唇暗,舌暗红,苔薄黄腻,体胖少津,脉细弦。

治法:清养肝肾,养血宁心。

主方:生晒参150 g,西洋参100 g,紫河车60 g(上药另煎,收膏时兑入),生熟地各120 g,山萸肉90 g,怀山药120 g,川抚芎60 g,生甘草60 g,淮小麦300 g,赤灵芝200 g,煅龙牡各200 g,宣百合120 g,合欢皮120 g,淡远志300 g,沥半夏90 g,佛手片60 g,女贞子120 g,何首乌150 g,淫羊藿150 g,赤白芍各120 g,太子参200 g,绵黄芪300 g,关防风90 g,炒白术90 g,川桂枝90 g,蚕砂仁60 g(后下),紫丹参200 g。

另加:莲子肉150 g,龙眼肉150 g,核桃仁150 g,小红枣150 g,阿胶200 g,龟甲胶100 g,鹿角胶200 g,文冰500 g,陈酒500 g。如法收膏。

■ 病案举隅

殷岫绮验案 陈某,女性,55岁。

初诊(2015年11月23日)

病史:患者年过半百,精血衰半,天癸已绝两年,关节酸痛,足跟痛,腰背酸楚,双目干涩,失眠,尿频,烘热汗出,气短,胃脘不适。舌暗,苔薄少津,脉细弦。已经膏方调治2年,症状有所缓解,又至秋冬之季,再拟膏方滋补精血,健脾疏肝,以冀来年阴平阳秘,精神愉悦。

处方:生晒参100g,西洋参100g,紫河车100g,西红花10g(上药另煎收膏时兑入),太子参300g,绵黄芪300g,炒白术90g,关防风90g,淮小麦120g,柴延胡各60g,川抚芎60g,川楝子120g,佛手片60g,姜半夏90g,姜竹茹60g,川黄连30g,淡吴萸30g,苏叶梗各120g,茯苓神各120g,合欢皮120g,川桂枝90g,赤白芍各120g,紫丹参300g,五味子50g,生熟地各120g,山萸肉90g,补骨脂120g,金狗脊120g,石楠叶90g,金樱子120g,益智仁120g,桑螵蛸150g,淫羊藿150g,川杜仲120g,桑枝寄生各90g,全当归150g。

另加:莲肉150g,小红枣150g,龙眼肉150g,蜂蜜300g,冰糖200g,阿胶200g,鹿角胶150g,龟甲胶150g,明胶50g,黄酒500g。如法收膏。

按:患者年过半百,肾气渐衰,天癸已绝,肝肾阴虚,阳失潜藏,浮越于上,故见烘热汗出;肝火犯胃故见胃脘不适;"肝受血而能视",肝肾不足则双目干涩;肾虚则腰膝酸楚、足跟痛;心肾不交则失眠;冲任亏虚、气血失调则神疲乏力;阴损及阳,肾阳虚失于温煦,无力蒸腾,则尿频。年衰肾亏属自然规律,不必强补,强壮后天生化之源,补气摄血则"水到渠成",故治以滋补精血,健脾益气。方中太子参、黄芪、白术补气健脾,柴胡、延胡索、川楝子、佛手疏肝理气,熟地滋阴补血,山萸肉补益肝肾,补骨脂、益智仁、淫羊藿等补肾助阳,金樱子、桑螵蛸等固精缩泉,半夏、竹茹、黄连、吴茱萸等调和肝胃。

(殷岫绮、胡慧)

── 名医简介 ──

殷岫绮,主任医师,教授,硕士生导师。现任上海中医药大学附属曙光医院妇产科督教、中医妇科教学督导,被评为"2019—2020年度上海市三八红旗手",获"上海最美女医师""仁心医者"等荣誉,曙光名中医。

第十二节·儿科疾病

遗 尿

■ 概述

遗尿是指 5 岁以上小儿睡眠状态下不自主排尿≥2 次/周,持续 6 个月以上者,西医称为儿遗尿症。中国古代医籍中称之为"遗溺"或"尿床",《幼幼集成·小便不利证治》言,"睡中自出者,谓之尿床,此皆肾与膀胱虚寒也"。该病男孩多于女孩,常有家族史。6 岁时的发病率为 10%~15%,10 岁时的发病率为 5%,虽然每年以 15%的比例自然缓解,但仍然有 1%~2%的患儿持续到成人。本病的预后一般较好,若小儿遗尿反复发作,长期不愈,或重症病例白天也遗尿的,可造成患儿抑郁、自卑等心理问题,严重影响患儿的生长发育和身心健康。

■ 临床特点

(一) 西医认识

小儿遗尿症可分为原发性遗尿和继发性遗尿,单纯性遗尿和复杂性遗尿。原发性遗尿多从婴儿期延续而来,从未有过 6 个月以上不尿床;继发性遗尿为有过 6 个月以上不尿床期后又出现尿床。单纯性遗尿是指仅有夜间尿床,白天无症状,不伴有泌尿系统和神经系统解剖或功能异常;复杂性遗尿是指除夜间尿床外,白天伴有下泌尿系统症状,常继发于泌尿系统疾病或神经系统疾病。儿童最常见的仍为原发性单纯性遗尿,其他疾病如蛲虫病、尿道畸形、隐性脊柱裂、脊髓炎、脊髓损伤、癫痫、大脑发育不全、膀胱容积小、尿路感染等都可能导致遗尿。西医学目前对原发性单纯性遗尿的发病机制尚不完全清楚,文献报道与染色体异常(遗传因素)、睡眠觉醒障碍、膀胱功能紊乱、夜间抗利尿激素分泌缺陷等因素有关。

(二) 中医认识

遗尿的病因责之于先天禀赋不足,病后失调,湿热下注,情志失调。发病机制虽主要在膀胱失于约束,然与肺、脾、肾功能失调,以及三焦气化失司都有关系。其中以肾气不固,下元虚寒所致的遗尿最为多见。

小儿脏腑娇嫩,形气未充,"肾常虚",这易导致小儿肾气不足,固摄无权,膀胱气化功能失调不能约束水道,而为遗尿。正如《张氏医通·遗尿》曰:"膀胱者,州都之官,津液藏焉。卧则阳气内收,肾与膀胱之气虚寒,不能约制,入睡中遗尿。"先天不足、体质虚寒、隐性脊柱裂患儿多见之。

肺为肾之母脏,主敷布津液,为水之上源,具有上调水道、下输膀胱之职;脾主运化水湿,位居中焦,为水饮上达下输之枢机,肺脾二藏共同维持正常水液代谢。而小儿"肺常不足"、肺虚则治节不行,通调水道失职,三焦气化失司,令膀胱失约而溺出,正所谓"上虚不能制下";小儿又"脾常不足",脾虚则中气下陷,令水液无制而自遗。大病久病之后,失于调养,致使脾运失健,肺气虚弱,"上虚不能制下"而遗尿。反复呼吸道感染、哮喘频发或喂养不当,消瘦患儿多见之。

小儿"心常有余",心火上炎,伤及肾水,水不济火,心肾失交,可致夜梦纷纭,梦中遗尿。兴奋、急躁性格儿童,白天过度激烈游戏患儿多见之。

肝主疏泄,肝经循绕阴器,抵少腹。小儿"肝常有余",易化热化火,或夹湿下注,下迫膀胱,致膀胱失约而成遗尿。尿路感染患儿多见之。

此外,自幼家长疏于管理训练,3岁以后仍用尿不湿,任其自遗,久之也会养成习惯性遗尿。

总之,小儿遗尿的病机为三焦气化失司,膀胱约束不利。临床上虚寒者多,实热者少。病位主要在膀胱,然与五脏均相关。

■ 膏方临证经验

小儿遗尿采用八纲辨证,重在辨其寒热虚实,确为虚证的方可予膏方调理,实证则不可用。本病的膏方治疗当以温肾助阳、固涩膀胱为主,同时兼以宣肺健脾、疏通三焦,个别的需酌加清心安神之剂。对于肾气不足的患儿,宜温补肾阳,固涩膀胱,方用菟丝子散加减,常用菟丝子、肉苁蓉、巴戟天温补肾阳以暖膀胱;山茱萸、五味子、桑螵蛸滋肾敛阴以缩小便。对于肺脾气虚的患儿,宜予益气健脾,补肺升清,方用补中益气汤合缩泉丸加减。常用党参、黄芪、白术、甘草补气,陈皮理气,当归养血,升麻、柴胡提升中气,益智仁、乌药温脾。多汗者加煅龙骨、煅牡蛎固涩止汗。麻黄、银杏也被用于宣肺利水,达到虚则补其母的目的。银杏,又名白果,专入肺经,《本草纲目》有"白果熟食温肺益气,定喘嗽,缩小便,止白浊"的记载。银杏敛肺气、擅收涩,将麻黄、银杏两药相配,麻黄宣肺、银杏敛金,宣塞结合使膀胱开合有度、水道通畅。肺脾之气得补,膀胱之气得固,则遗尿可愈。如有夜卧不宁,夜梦纷扰,属心肾不交、水火不济,可加黄连、肉桂交泰心肾,连翘、茯神清心降火。

传承自海派徐氏儿科温阳理论,赵鋆治疗小儿遗尿多从温补肾阳着手,善用附子,对于寐深而尿出不醒者加用炙麻黄、石菖蒲以宣肺醒神。

▨ 辨证分型施膏

(一)下元虚寒

证候:睡中遗尿,醒后方觉,每晚 1 次以上,小便清长,面色㿠白,腰膝酸软,形寒肢冷,或有智力稍差,舌淡苔薄白或白滑,脉沉迟无力。

治法:温补肾阳,固涩止遗。

主方:桑螵蛸散合菟丝子丸加减。

菟丝子 100 g,补骨脂 100 g,枸杞子 200 g,韭菜子 100 g,覆盆子 100 g,五味子 100 g,金樱子 100 g,桑螵蛸 150 g,淡附片 50 g,巴戟天 50 g,山茱萸 100 g,肉苁蓉 50 g,淫羊藿 100 g,净升麻 30 g,广陈皮 50 g,炒芡实 100 g,炙甘草 50 g,大红枣 150 g,鹿角胶 100 g,龟甲胶 100 g,晶冰糖 200 g,陈黄酒 200 mL。

(二)肺脾气虚

证候:以夜间遗尿为主,小便清长,可伴有白天尿频,自汗、多动则多汗,面色少华或萎黄,神疲倦怠,少气懒言,纳呆,大便溏薄,舌质淡,或胖嫩,苔薄白,脉弱或细弱。

治法：补肺健脾，固摄止遗。

主方：补中益气汤合缩泉丸加减

生黄芪150g，太子参150g，炒白术15g，怀山药100g，台乌药100g，益智仁150g，桑螵蛸150g，菟丝子100g，赤石脂100g，石菖蒲50g，全当归100g，炒芡实100g，白茯苓100g，软柴胡50g，广陈皮50g，净升麻30g，香砂仁30g，炙甘草50g，大红枣150g，陈阿胶100g，龟甲胶100g，晶冰糖200g，陈黄酒200mL。

▓ 病案举隅

赵鋆验案　祁某，男性，5岁。

初诊（2013年12月10日）

病史：患儿系早产儿，现已5岁，仍睡中遗尿，每晚数行，尿出不醒，面色欠华，形体瘦小，身高明显落后于正常同龄儿，自汗畏风，夜间盗汗，胃纳不馨，大便尚调，夜寐尚安，舌质淡，苔薄白，脉细无力。证属下元虚寒，肺脾肾三脏不足，治拟温肾固涩，健脾益气。方取菟丝子散、补中益气汤化裁。

菟丝子150g，补骨脂100g，黄厚附片60g，潞党参100g，炒白术100g，云茯苓100g，台乌药100g，益智仁100g，生黄芪150g，怀山药100g，五味子100g，山茱萸100g，石菖蒲50g，炙麻黄30g，全当归50g，煨木香30g，香砂仁30g，青防风50g，广陈皮50g，炒米仁100g，炒谷芽100g，煅牡蛎150g，生龙齿100g，川桂枝50g，炙甘草30g。

另加：黑芝麻100g（炒），核桃肉100g（炒），大红枣100g，鹿角胶100g，陈阿胶100g，龟甲胶100g，饴糖200g。如法收膏。

二诊（2014年12月14日）

患儿经去冬一料膏方调理，夜间遗尿明显好转，每周2～3次，尿量偏多，醒后方觉，自汗盗汗症状基本消失，身高年增长速率超越平均值，但尚未追到正常同龄儿身高。胃纳欠馨，大便时溏，夜寐尚安，舌质淡，苔薄白，脉细无力。证属下元虚寒，脾阳不足。治拟温肾固涩，温补脾阳。方取五子止遗方、附子理中丸化裁。

菟丝子150g,补骨脂150g,桑椹子150g,覆盆子150g,沙苑子100g,金樱子150g,枸杞子150g,黄厚附片100g,炙麻黄50g,石菖蒲100g,潞党参100g,炒白术100g,云茯苓100g,新会皮50g,生牡蛎150g,生龙齿150g,香砂仁50g,炒谷芽150g,炮姜碳30g,炙甘草50g。

另加:黑芝麻200g(炒),核桃肉200g(炒),大红枣200g,鹿角胶100g,陈阿胶100g,龟甲胶100g,纯饴糖200g,黄酒一料。如法收膏。

按:肾为先天之本,患儿早产2个月,先天肾气不足,下元真阳不固,摄纳无权,膀胱失约而遗尿。《诸病源候论·小儿杂病诸候》指出:"膀胱为津液之府,既冷气衰弱,不能约水,故遗尿也。"加之患儿兼见肺脾气虚,胃纳不馨,自汗盗汗,证属肺、脾、肾三脏功能不足,三焦气化失司,遗尿频数。治疗上当温肾固涩为主,辅以健脾补肺。菟丝子散合补中益气汤,加黄厚附片温补肾阳,木香、香砂仁、炒谷芽健脾开胃,使脾运健旺,气旺则肾充,肾充则膀胱约束有力,遗尿向愈。二诊时遗尿频次明显减少,肺虚汗出症状消失,夜间遗尿,尿出不醒,大便溏薄。证属下元虚寒,脾阳不振。治拟温肾固涩,温补脾阳。方取五子止遗方合附子理中丸化裁。五子止遗方为海派徐氏儿科止遗尿的经验方,方中五子(菟丝子、桑椹子、覆盆子、沙苑子、金樱子)补肾固摄,合理中丸温振脾阳,补骨脂增强补肾阳之功,炮姜碳增强温脾阳之效,枸杞子调补肝肾,龙骨、牡蛎重镇潜阳,炒谷芽健脾开胃,炙麻黄、石菖蒲醒神开窍。方中重用附子,既可温补肾阳以固摄止遗,又可温振脾阳以健运止泻。针对尿出不醒症状,加用炙麻黄、石菖蒲促警醒,亦甚为妙哉。

汗 证

■ 概述

汗证是指小儿在安静状态下,正常环境中全身或局部出汗过多,甚至大汗淋漓的一种病证。2~6岁体质虚弱的儿童最为多见。不分寐寤、无故汗出者称自汗;睡中汗出,醒时汗止者称盗汗。小儿往往自汗、盗汗并见。本病一年四季均可发病。小儿汗证多属西医学自主神经功能紊乱。对于本病诊断,要寻找导致汗出过多的原因,排除因甲状腺功能亢进、风湿病、结核病、佝偻病、低血糖、虚脱、休克及某些传染病的发热期所导致的汗出过多。本节所论汗证,仅指在安静状态下较正常儿童汗出明显过多且伴有相关症状的病证。

■ 临床特点

(一) 西医认识

西医学认为,出汗过多是由于人体的汗腺分泌功能异常所致。汗腺是人体调节体温的重要结构之一。出汗可调节体温,也会丢失一定量的水分和钠、钾、氯等电解质及人体保持健康状态所必需的微量元素。新生儿时期由于汗腺尚未发育完善,尤其是未成熟儿,在出生后几周或数月之内,极少出汗。随着生长发育的日臻完善,加上小儿又处在生机蓬勃、活泼多动、代谢旺盛、腠理疏松的阶段,出汗常比成人多,尤其是头额部汗多。小儿入睡时,略有微汗而无其他症状者,乃正常汗出。若天气炎热,室温过高,穿衣盖被过多,或于快速进热食时,或食辛辣之物,或剧烈运动后,或逢恐惧惊恐,均可见到汗出过多,此皆外界因素所致多汗,不属于汗证。西医学中没有对应于小儿汗证的具体疾病名称,认为与自主神经功能紊乱有一定相关性。

(二) 中医认识

小儿形气未充,腠理疏薄,加之生机勃勃,因而比成人更易出汗。小儿长时间汗出过多,不仅耗伤阴液,影响机体新陈代谢和生长发育,还常因汗出未拭干,腠理开放,外邪易于乘袭而致反复呼吸道感染,甚则变生他病。正如张景岳所云:"若其他杂症,本非外感之介。而自汗盗汗者,乃非所宜,不容不治。"

小儿汗证多由体虚所致,主要病因不外乎先天禀赋不足、后天调护失宜。小儿肺常不足,易感外邪。肺主皮毛,主一身之表,肺气虚弱,腠理不密,开阖失司,则汗液外泄。又小儿脾常不足,脾气虚弱,脾气虚弱则运化失司,营卫之气生成乏源,或疾病之后正气未复,营卫不和,营阴不能内守,卫气不能御外,津液无以固敛而导致时时汗出,抚之不温,并且恶风乏力。若病后迁延难愈,或大病久病之后,导致气阴耗伤,尤其是心肺气阴不足,气虚不能敛阴,虚火迫津外泄而成汗证。或者素体气阴两虚者,皆可见盗汗日久,形体消瘦,并伴有虚热证象。另外,小儿脾胃功能发展尚未成熟,易积滞内生,郁而化热,并常内扰心肝,里热熏蒸则迫津液外泄而致汗出,此属实证。

膏方临证经验

小儿汗证以盗汗、自汗分阴阳之证论治,自汗多因气虚、阳虚,盗汗多因阴虚。小儿生理病理特点决定了在汗证的发病及证候表现上均有异于成人,故临床上除了辨别阴阳以外,还应考虑其他证候。膏方重点调理肺卫不固、营卫失调、气阴亏虚而致的出汗,属虚证者,至于湿热熏蒸及温热病、危重症亡阳大汗等均不在膏方调理范畴内。

汗证治疗以补虚为基本原则。肺卫不固者,以自汗为主,头颈、胸背部出汗多为特征,多见于平时体质虚弱,反复呼吸道感染的儿童。治宜益气固表、敛汗止汗,方选玉屏风散合牡蛎散加减。重用黄芪益气固表,配白术,党参、茯苓健脾益气,佐防风走表御风,煅牡蛎敛阴止汗,浮小麦养心敛汗,麻黄根收涩止汗。营卫不和者,以自汗为主、汗出不温而抚之不温为特征,多见于各种急慢性疾病后,邪去正未复时。治宜调和营卫,方选黄芪桂枝五物汤加味。黄芪益气固表,桂枝温振卫阳,白芍和营敛阴,炙甘草补益中气,生姜、大枣调和营卫,浮小麦、煅牡蛎敛阴止汗。气阴两虚者,以盗汗为主,兼见形体消瘦、阴虚内热征象为特征,多见于久病、重病后气阴耗伤,或素体气阴两虚者。治宜益气养阴,方选生脉散加减。人参益气生津,麦冬、地黄养阴清热,五味子、酸枣仁、碧桃干敛阴止汗,生黄芪益气固表。

另外应注意,临床上许多汗证小儿虽有食欲减退、精神不佳等“虚”象,但常伴性情急躁,口渴喜饮,咽干舌燥,小便短赤,大便秘结,舌红苔黄腻,证属阳热实证,用补虚敛汗之品常无显效,转而治从肝脾,疏肝运脾,使气机升降有序,水津输布正常,可达食纳增、汗自止之功,每获良效,此类汗证亦不在膏方调理之列。

■ 辨证分型施膏

（一）肺卫不固

证候：自汗为主，以头部及胸背部汗出多为特点，动则尤著，神疲乏力，少气懒言，面色少华，平素易感冒，舌质偏淡，苔薄白，脉细弱，指纹淡。

治法：益气固表。

主方：玉屏风散合牡蛎散。

生黄芪150g，太子参100g，炒白术100g，大白芍100g，云茯苓100g，淡子芩100g，青防风50g，姜半夏50g，新会皮50g，煅牡蛎150g，浮小麦100g，麻黄根50g，怀山药100g，香砂仁50g，炙甘草50g，大红枣150g，麦芽糖250g，龟甲胶150g（烊），东阿胶150g（烊）。

（二）营卫不和

证候：以自汗为主，遍身微微汗出、汗液不温，恶风，可伴盗汗，精神倦怠，四肢不暖，胃纳不振，舌淡红，苔薄白，脉细缓。

治法：调和营卫。

主方：黄芪桂枝五物汤加味。

生黄芪150g，川桂枝50g，大白芍100g，浮小麦100g，煅牡蛎150g，山药150g，太子参100g，焦山楂100g，淡子芩100g，肥知母100g，炙甘草50g，大红枣150g，麦芽糖250g，龟甲胶150g（烊），东阿胶150g（烊）。

（三）气阴两虚

证候：以盗汗为主，汗出明显，可伴自汗，遍身汗出，心烦少寐，夜卧不安，手足心灼热，神疲乏力，舌质淡红，苔少，脉细弱或细数，指纹淡。

治法：益气养阴。

主方：生脉散加减。

太子参100g，西洋参100g，生地黄100g，熟地黄150g，麦冬100g，生黄芪100g，炒白术100g，北五味100g，瘪桃干100g，肥知母100g，川黄柏100g，山萸肉100g，枸杞子100g，炙甘草30g，大红枣150g，麦芽糖250g，龟甲胶150g（烊），东阿胶

100 g(烊)。

病案举隅

程家正验案 王某,男性,4岁。

初诊(2012年12月26日)

病史:自汗、盗汗2年。每年反复上呼吸道感染10次以上,面色少华,神疲乏力,形体消瘦,手足心热,胃纳可,二便调。唇红舌红,苔花剥,脉细数。证属气阴两虚,治拟益气养阴,敛阴止汗。方取生脉散合当归六黄汤化裁。

生黄芪150 g,大麦冬100 g,北五味100 g,太子参100 g,炒白术100 g,生地黄100 g,熟地黄150 g,新会皮100 g,淡子芩100 g,肥知母100 g,川黄柏100 g,云茯苓100 g,炙甘草50 g,青防风50 g,全当归100 g,酸枣仁100 g,牡丹皮100 g,地骨皮100 g,生牡蛎200 g,赤白芍各100 g,浮小麦100 g,瘪桃干100 g,糯稻根100 g,菟丝子100 g,山萸肉100 g,枸杞子100 g,怀牛膝100 g,陈蒲葵100 g,大红枣150 g,麦芽糖250 g,龟甲胶150 g,陈阿胶150 g。共同收胶,冬至日起,每日服用。

按:小儿汗证主要由于肺气虚,不能司腠理之开闭,方中除了直接补益肺气,益气固表以外,还采用了培土生金与金水相生的方法。充分考虑到了子脏与母脏相及的病变,例如肺虚不能输布津液以滋肾,或肾阴不足,精气不能上滋于肺,两者互为因果。因此,此方采用养肺滋肾兼健脾益气的治疗方法来益气固表。方中牡蛎取生用,不仅取其敛汗,更有补阴作用。《本草纲目》谓牡蛎"补阴则生捣用,煅过则成灰,不能补阴"。方中蒲葵一味,能止血,《陆川本草》谓本品能止血。"汗血同源",此处取其收涩止汗之功,陈者效尤佳。

小 儿 厌 食

概述

小儿厌食是儿童时期常见的一种脾胃病,临床以较长时间厌恶进食,食量减少为特征。属中医学"恶食""不思食""不嗜食""不饥不纳"等范畴。西医的厌食症通常是指由于怕胖或心情低落而过分节食、拒食,造成体重下降、营养不良甚至拒绝维持最低体重的一种精神障碍类疾病,与本章节讨论的厌食完全不同。西医学没有本病相对应的具体疾病,认为厌食多属于消化功能紊乱症。近年来小儿厌食的发病率有增高趋势,占儿科就诊人数的 5%～7%。多见于 1～6 岁小儿,城市儿童尤为多见。夏季暑湿当令之时发病率更高。若本病长期不愈,可使气血化生乏源,导致小儿体重不增,生长缓慢,继发疳证、贫血、营养不良、佝偻病等疾病。

■ 临床特点

(一) 西医认识

厌食是消化功能紊乱症的一个症状。较长时间的食欲减退或消失,主要有两种病理生理因素:一种因局部或全身性疾病影响消化功能,使胃肠平滑肌张力低下,消化液分泌减少,消化酶活力降低;另一种是因中枢神经系统受内外环境的影响,对消化功能的调节失去平衡。

(二) 中医认识

中医认为厌食的病因多与乳食不节、他病伤脾、先天不足、情志失调等因素有关,其中以乳食不节,喂养不当最为多见。明代《幼科发挥·卷之三·调理脾胃》:"小儿之病,多过于饱也,或母有气实形壮者,其乳必多,求儿不哭,纵乳饮之,定乃伤子乳也。母之气弱形瘦者,其乳少,恐子之哭,必取谷肉粑果之类,嚼而哺之,不饱不止,定乃伤于食也。故小儿之病,胃最多也。"本病的病变脏腑在脾胃,《素问·风论》曰:"脾风之状,多汗恶风,身体怠惰,四肢不欲动,色薄微黄,不嗜食,诊在鼻上,其色黄。"

本病的病机关键在脾胃失健,纳化失和。脏腑娇嫩,形气未充是小儿的生理特点,"脾常不足"是小儿的病理特点,这两者为小儿厌食的发病基础。小儿智识未开,乳食不节,挑食偏食;或家长喂养不当,乱投杂食,甚至滥用补品,饮食失于节律,均可损伤脾胃,产生厌食。脾为阴土,喜燥而恶湿,长夏主湿,夏令养护不当,暑湿困脾，脾阳被遏，运化失司，由此致使脾失健运，日久则累及胃，导致脾胃俱虚，运化无力，受纳无权。小儿若先天不足，或后天失养，或久病伤及脾胃，又或过用苦寒损伤脾阳，或过用温燥耗伤胃阴，均使受纳运化失常，日久导致脾胃虚弱而不思饮食，甚或拒食。正如巢元方《诸病源候论·脾胃诸病》载："脾者脏也，胃者腑也，脾胃二气相为表里。胃为水谷之海，主受盛饮食者也。脾气磨而消之，则能食。今脾胃二气俱虚弱，故不能饮食也……胃受谷而脾磨之，二气皆平调，则谷化而能食。若虚实不等，水谷不消，故令腹内虚胀，或泻，不能饮食。所以谓之脾胃气不和不能饮食也。"另外，小儿神气怯弱，易受惊吓，若失于调护，猝受打骂、惊吓。或所欲不遂，或思念压抑，均可致情志抑郁，肝失条达，气机不畅，乘脾犯胃，形成厌食。

▦ 膏方临证经验

"脾健不在补，贵在运"，运脾开胃是本病的基本治则。处方中应以芳香之剂解脾胃之困，拨清灵脏气以恢复运转之机，待脾胃调和，脾运复健，则胃纳自开。运脾之法，有燥湿助运、消食助运、理气助运、温运脾阳等，可灵活运用。需要注意的是，消导不宜过峻，燥湿不宜过热，补益不宜呆滞，养阴不宜滋腻，以防损伤脾胃，影响纳化。脾失健运者为厌食的初期表现，食欲不振，厌恶进食，舌淡苔薄白。治宜调和脾胃，运脾开胃，方取不换金正气散加减：苍术、佩兰燥湿助运；陈皮、枳实、藿香醒脾助运；焦山楂、焦六曲、炒麦芽消食助运。脾胃气虚者，多见于脾胃素虚，或脾失健运日久失治者。以不思乳食，面色少华，四肢乏力，少气懒言、形体偏瘦为特点。治宜健脾益气，佐以助运。方取异功散加味：党参、白术、茯苓、甘草健脾益气；陈皮、砂仁醒脾助运；神曲、鸡内金消食助运。脾胃阴虚者见于素体阴虚，或者温热病后，或嗜食辛辣伤阴者，以食少饮多，大便偏干，舌红少苔为特征。治宜滋养脾胃，佐以助运。方取养胃增液汤加减：沙参、石斛、麦冬、玉竹养胃生津；乌梅、白芍酸甘化阴，清而不滋；焦山楂、炒麦芽开胃助运。对小儿厌食的膏方调理，一定须待湿滞化，舌苔净方能运用。另外，小儿厌食的膏方需用素膏，即用饴糖或蜂蜜收膏，避免使用过于滋腻的阿胶、黄明胶，以防碍胃，加重厌食。

■ 辨证分型施膏

（一）脾失健运

证候：食欲不振，食而乏味，食量减少，或伴脘腹胀满，或伴有嗳气泛恶，胸闷脘痞，大便不调，形体正常，精神如常，舌质淡红，苔薄白或腻，脉濡缓或滑数，指纹淡。

治法：调脾助运。

主方：不换金正气散加减。

香苍术 100 g，新会皮 100 g，广藿香 100 g，香佩兰 100 g，炒白术 100 g，姜半夏 100 g，枳实 100 g，鸡内金 50 g，焦神曲 100 g，炒谷芽 100 g，炒麦芽 100 g，香砂仁 50 g，广木香 50 g，莱菔子 100 g，炙甘草 50 g，大红枣 200 g，纯饴糖 200 g，白冰糖 200 g。

（二）脾胃气虚

证候：不思进食，食量减少，食而不化，面色萎黄，形体偏瘦，肢倦乏力，大便溏薄，夹不消化食物，舌体胖嫩，舌质淡，苔薄白，脉缓无力，指纹淡。

治法：健脾益气。

主方：异功散加减。

孩儿参 100 g，潞党参 100 g，白茯苓 100 g，炒白术 100 g，青陈皮 50 g，怀山药 100 g，白扁豆 100 g，香砂仁 50 g，焦神曲 100 g，焦山楂 100 g，炒谷芽 100 g，炒麦芽 100 g，炙甘草 50 g，大红枣 200 g，蜂蜜 200 g，白冰糖 200 g。

（三）脾胃阴虚

证候：不思进食，食少饮多，形体偏瘦，大便偏干，小便短黄，甚或烦躁少寐，手足心热，舌红少津，苔少或花剥，脉沉细，指纹紫。

治法：养阴和胃。

主方：养胃增液汤加减。

南北沙参各 100 g，太子参 100 g，川石斛 100 g，麦冬 100 g，生地黄 150 g，香橼皮 50 g，全瓜蒌 50 g，炒玉竹 100 g，大白芍 100 g，焦山楂 100 g，炒麦芽 100 g，大乌梅

100 g,炙甘草 50 g,黑芝麻 100 g,大红枣 200 g,纯饴糖 200 g,白冰糖 200 g。

病案举隅

朱盛国验案 马某,男性,7 岁。

初诊(2013 年 11 月 29 日)

病史:患儿 3 岁之际,肺脏娇嫩,脾常不足,冬令寒邪当令,从皮毛入,犯于太阴,手太阴肺经受邪,导致恶寒发热,咳嗽流涕连连,足太阴脾经受邪,则吐泻交作,食不下。肺脾两虚,气血生化乏源,年复一年,气血不足,至今 7 岁,身高体重滞长。脾为后天之本,当以健脾补肺,培土生金。然时下患儿口中有酸臭,苔白腻,乃有湿阻食滞之标实,当以平胃保和汤加减,开路消导。方拟:

苍白术各 9 g,枳壳 9 g,姜半夏 9 g,青陈皮各 6 g,香连翘 6 g,白茯苓 12 g,生山楂 15 g,六神曲 15 g,莱菔子 15 g,香砂仁 3 g,淡子芩 9 g,紫苏梗 9 g,马齿苋 15 g,薏苡仁 30 g,生甘草 3 g。14 剂。

二诊(2013 年 12 月 13 日)

前予平胃保和之开路方 2 周,白腻苔已化,口臭好转,胃纳有增,大便每日一行,精神有所好转,遂以参苓白术散加味,健脾开胃,补肺固表。方拟:

潞党参 150 g,太子参 150 g,炒白术 150 g,云茯苓 150 g,怀山药 150 g,白扁豆 150 g,香砂仁 30 g,莲子肉 150 g,薏苡仁 150 g,香桔梗 60 g,炙黄芪 150 g,青防风 30 g,广陈皮 60 g,姜半夏 90 g,煨木香 30 g,煨葛根 90 g,淡子芩 60 g,紫苏梗 90 g,马齿苋 150 g,生山楂 150 g,六神曲 150 g,香谷芽 150 g,生麦芽 150 g,麻黄根 150 g,大白芍 150 g,枸杞子 150 g,淮小麦 150 g,炙甘草 60 g,大红枣 200 g。

上药共煎,去渣浓缩,加入纯饴糖 200 g、白冰糖 200 g,收膏。

按:厌食病位在脾胃,小儿又脾常不足,方中以参苓白术散为基础方,主运脾化湿,除此之外,还考虑到该小儿"肺常不足",虚则补其母,采用培土生金的方法,补肺固表,以御外邪,防止外邪由皮毛入邪客中焦,避免影响脾胃功能。

泄泻

■ 概述

泄泻是以大便次数增多,粪质稀薄或如水样为主症的一种小儿常见的脾系疾病。《内经》称之为"飧泄""濡泄""洞泄""滑泄"等。西医学称为腹泻病,发于婴幼儿者又称婴幼儿腹泻。本病在儿科发病率高,一年四季均可见,尤以夏秋季发病率为最高,6个月到2岁婴幼儿发病率最高。小儿腹泻病的全球年发病例数和年致死例数分别达17亿和52.5万,是5岁以下儿童死亡的第二大原因及营养不良的主要原因。小儿泄泻较成人更容易出现变证,如治疗不及时或治疗不当,可造成气脱阴竭,阴阳两伤,甚至危及生命;如病情迁延不愈,又可致营养不良而成疳症。

■ 临床特点

(一) 西医认识

小儿腹泻分为感染性腹泻和非感染性腹泻两种。感染性腹泻多由病毒(如轮状病毒、柯萨奇病毒)、细菌(如致腹泻的大肠埃希菌、空肠弯曲杆菌)及原虫等引起的;非感染性腹泻常由饮食不当,加重胃肠道负担,致肠道功能紊乱引起。导致腹泻的机制有:肠腔内存在大量不能吸收的具有渗透活性的物质(渗透性腹泻)、肠腔内电解质分泌过多(分泌性腹泻)、炎症所致的液体大量渗出(渗出性腹泻)、肠道运动功能异常(肠道功能异常性腹泻)。临床上腹泻常常不是某种单一机制引起,而是多种机制共同作用下发生的。

(二) 中医认识

小儿泄泻的病因分外因与内因。外因为感受湿邪,或兼风、寒、暑、热,合而为病,其中以湿热最为多见;内因为伤于乳食或脾胃虚弱。《幼幼集成·泄泻证治》:"夫泄泻之本,无不由于脾胃,盖胃为水谷之海,而脾主运化,脾胃受伤,乃至泄泻。"故本病病变脏腑在脾胃,病机关键为脾胃受损,升降失司,水谷不分,混杂而下。

小儿"脾常不足",易为外邪侵袭而发病,外邪中又最易受湿邪所困,致运化失健,微精不布,升降失职,清浊不分,合为下流,而成泄泻。长夏多湿,故外感泄泻以夏秋多见。小儿脾虚,运化力弱,若调护失宜,饮食失节,过食生冷或不洁之品,皆能损伤脾胃,发生伤食泻。即《素问·痹论》曰"饮食自倍,肠胃乃伤"。小儿素体脾虚,或暴泻实证失治误治,迁延不愈,损伤脾胃,致运化失职,水反为湿,谷反为滞,合污而下,则成脾虚泻。脾虚泄泻,久病及肾,肾阳不足,脾失温煦,阴寒内生,水谷不化,并走肠间,澄澈清冷,即为脾肾阳虚泻。

■ 膏方临证经验

小儿泄泻分为常证与变证,其中的常证按起病缓急、病程长短又分暴泻、久泻,暴泻多属实证,久泻多为虚证或虚实夹杂证。膏方调理适用于久泻虚证患儿,即脾胃气虚泻、脾肾阳虚泻者,对于急性腹泻则不宜使用膏方调理。治疗以运脾化湿为基本原则,膏方处方中还须根据辨证予以健脾助运,温阳脾肾,从根本论治。脾胃气虚泻者以食后作泻,大便色淡不臭,兼见形体消瘦,面色萎黄,神疲倦怠,舌质淡,苔薄白,脉缓而弱为特征,多见于暴泻失治迁延而成,或素体脾虚患儿。治宜健脾益气,助运止泻。方取参苓白术散加减:党参、白术、茯苓、甘草补益脾气;山药、莲子、扁豆、薏苡仁健脾化湿;砂仁、桔梗理气和胃。若本证进一步发展,易累及肾,导致脾肾阳虚泻,以病程迁延不愈,大便澄澈清冷,完谷不化,形寒肢冷为特征。治宜温补脾肾,固涩止泻。方取附子理中汤合四神丸加减:党参、白术、茯苓、甘草补益脾气;炮姜、吴茱萸温中散寒;附子、补骨脂温肾暖脾,固涩止泻;滑脱不禁者酌加石榴皮、赤石脂收涩止泻。

■ 辨证分型施膏

(一) 脾胃气虚

证候:病程迁延,时轻时重或时发时止,大便稀溏,色淡不臭,夹未消化之乳食,每于食后即泻,多食则脘痞、便多,食欲不振,面色萎黄,神疲倦怠,形体消瘦,舌质淡,苔薄白,脉缓弱,指纹淡。

治法:健脾益气,助运化湿。

主方:参苓白术散加减。

潞党参150 g,怀山药150 g,炒白术100 g,云茯苓100 g,莲子肉50 g,炒薏苡仁100 g,香砂仁50 g,煨木香50 g,肉豆蔻50 g,炒扁豆100 g,新会皮50 g,焦山楂100 g,六神曲100 g,炒谷麦芽各150 g,炙甘草50 g,大红枣150 g,饴糖250 g,晶冰糖100 g。

(二) 脾肾阳虚

证候:久泻不止,缠绵不愈,粪质清稀,澄澈清冷,下利清谷,或有五更作泻,食欲不振,腹软喜暖,形寒肢冷,面白无华,精神委顿,甚则寐时露睛,舌质淡,苔薄白,脉细弱,指纹淡。

治法:温补脾肾,固涩止泻。

主方:附子理中汤合四神丸加减。

高良姜100 g,吴茱萸50 g,炒党参150 g,炒白术100 g,淡附片50 g,怀山药150 g,补骨脂100 g,肉豆蔻50 g,五味子100 g,台乌药50 g,六神曲100 g,炒谷麦芽各150 g,煨木香50 g,上肉桂50 g,净升麻50 g,炙甘草50 g,伏龙肝100 g,大红枣150 g,晶冰糖100 g,纯饴糖150 g,鹿角胶150 g(烊),陈黄酒200 mL。

■ 病案举隅

程家正验案 秦某,男性,3岁。

初诊(2012年12月20日)

病史:患儿素体脾虚,伤于乳食,1周岁起反复泄泻,延至今岁已然二载。形体消瘦,身高滞长,大便澄澈清冷,完谷不化,一日数行,形寒肢冷,神疲乏力,盗汗淋漓,寐时露睛,舌淡苔花剥,脉软无力。证属脾肾两伤,治宜温补脾肾,固涩止泻。方拟:

熟附片60g,上肉桂30g,云茯苓90g,怀山药150g,煨肉果60g,破故纸60g,灵磁石150g,益智仁90g,炙黄芪150g,炒党参150g,炒白术90g,台乌药60g,五味子60g,煅牡蛎150g,白龙齿150g,麻黄根90g,碧桃干90g,高良姜60g,炒谷麦芽各120g,香砂仁60g,炒米仁150g,白扁豆90g,六神曲90g,新会皮60g,炙甘草30g,大红枣150g,乌梅炭60g。

上药共煎,去渣浓缩,加入鹿角胶100g、饴糖150g,收膏。

按:患儿久泻,脾肾两伤,阳虚之征毕露,故除用健脾温肾之品外,更需附、桂温补命火。龙骨、牡蛎煅用收涩,汗出量多淋漓可予之,酌加麻黄根、碧桃干敛汗止汗,乌梅酸收生津。

(赵鋆)

── **名医简介** ──

赵鋆,医学博士,主任医师,教授,海派徐氏儿科第五代传人。上海中医药大学附属曙光医院儿科主任,中医儿科教研室主任,上海市中医药领军人才。世界中医药联合会儿科专业委员会常务理事,中华中医药学会儿科专业委员会常务委员,全国中医儿科医师共同体副会长。

程家正,教授,上海市名中医。上海中医药大学附属曙光医院终身教授,海派徐氏儿科第三代代表性传人,孟河学派传人。

朱盛国,主任医师,教授,硕士生导师。上海中医药大学附属曙光医院中医儿科督导,海派徐氏儿科第四代传人。全国中医师药高等教育儿科分会常务理事。

第十三节 · 骨伤科疾病

骨 质 疏 松 症

■ 概述

　　骨质疏松症是一种以单位体积骨含量减少,骨密度降低,骨强度减弱导致骨脆性增加,引发骨折的全身性骨骼疾病。以疼痛、骨折和畸形为临床主要表现。包括原发性骨质疏松症和继发性骨质疏松症。原发性骨质疏松症又分为Ⅰ型(绝经后骨质疏松症)和Ⅱ型(老年性骨质疏松症)。前者主要与雌激素缺乏有关,后者主要与老年化有关。中医依据本病的临床表现骨质疏松症将其归属于"骨痹""骨痿""腰痛"等范畴,其发生、发展与肾密切相关。

■ 临床特点

(一) 西医认识

　　疼痛是骨质疏松症最常见的症状,以腰背痛多见,占疼痛患者中的 70％～80％。疼痛沿脊柱向两侧扩散,仰卧或坐位时疼痛减轻,直立时后伸或久立、久坐时疼痛加剧,弯腰、咳嗽、大便用力时加重。一般骨量丢失 12％ 以上时即可出现骨痛。老年人出现骨质疏松症时,椎体压缩变形,脊柱前屈,肌肉疲劳甚至痉挛,产生疼痛。同时相应部位的脊柱棘突可有强烈压痛及叩击痛。若压迫相应的脊神经可产生四肢放射痛、双下肢感觉运动障碍、肋间神经痛、胸骨后疼痛类似心绞痛;若压迫脊髓、马尾神经还影响膀胱、直肠功能。同时脊椎前倾,形成驼背畸形,随着骨质疏松加重,驼背曲度会逐渐加大,严重者胸廓出现畸形,使肺活量和最大换气量显著减少,出现胸闷、气短、呼吸困难等症状。随着骨质疏松发展,多个脊柱椎体压缩变形,使身高平均下降 2 cm。并可以因为轻微外伤而造成骨折。骨折的部位以脊柱、股骨粗隆间和尺、桡骨远端为多见。

（二）中医认识

中医学认为本病多以肝肾亏虚，精少髓亏为主，兼见肝脾功能失调，精血亏损等而致骨失所养。肾主骨生髓，肾精充足，骨髓生化有源，故骨骼坚固有力，若肾气不足，肾精虚少，骨髓化源不足，骨髓失充，致骨脆不坚，发为骨痿。或因久病失调，或情志内伤，或房劳太过等致肝肾阴精亏耗；或年高肾衰，肾精不足，致筋脉失养，髓枯筋痿而发病。或长期饮食不节，损伤脾胃，日久脾胃功能下降，气血生化之源不足，内不能调和五脏六腑，外不能布散于营卫经脉；加之年高体虚，阴阳俱虚，先天之本肾精亏虚。天癸枯竭，不能生髓养骨；后天之本脾失健运，不能运化水谷精微以养骨，而致骨失所养，导致本病。或外伤患者长期固定，绝对卧床，更易气滞血瘀，血行不畅，骨骼失养而为痛；或外伤后感受寒湿，寒性收引，经脉阻滞，湿性重浊，停留于经络关节，与瘀血相搏，瘀阻不通。一方面血瘀导致新血不生，血不化精，肾精不充，骨失所养；另一方面血瘀日久成湿化热，而致经络不通，骨失所养。另外，由于年老体虚，气血衰败，脏腑功能减退，日久致血虚血瘀、骨骼失于濡养而出现骨质疏松症。

■ 膏方临诊经验

骨质疏松症患者的膏方处方原则在于根据辨证分析的结果，确定病机、病位及虚损的程度进行滋补，既要利于滋补药物的运化，又要防止滋腻碍胃。

肝肾亏虚，精少髓亏是本病的主要病机。无论虚损程度如何，均存在精亏的病理本质，故处方中均应加入补肾填精之品。常用代表方药如六味地黄丸、左归丸、右归丸、河车大造丸等。常用药物为熟地黄、淫羊藿、山茱萸、何首乌、黄精、当归、枸杞子、巴戟天、补骨脂、菟丝子、仙茅、肉苁蓉、杜仲、狗脊、龟甲、鳖甲、鹿茸、海马、紫河车、坎炁等。其中鹿茸、海马、紫河车、坎炁等皆为血肉有情之品，填精之力尤胜。此外膏方中阿胶、龟甲胶、鳖甲胶、鹿角胶等也具有填精之功效，阿胶兼可养血，龟甲胶、鳖甲胶偏于养阴；鹿角胶则偏重温阳。现代研究表明，温阳药物能够促进成骨细胞的增殖,快速提升患者的骨密度,而滋阴药能够抑制破骨细胞,虽然提升骨密度的作用不及温阳药,但作用更为持久。

对于脾肾气虚的患者,当以补气为主。代表方有四君子汤、补中益气汤等。临床最常用的补气药物为党参、黄芪、白术等,而膏方还可加入白参、山参、西洋参、红参等。其中白参作用较平缓,生晒参则更胜一筹,野山参则药力最为雄峻,西洋参兼顾气阴,红参则可温阳补气,均为补气之佳品。若进而出现阳虚者,可加入桂枝、肉桂、附子等温督通阳的药物。

偏于血瘀者,则以桃红四物汤为主,酌情加入三七、丹参、川芎等药物,以及全蝎、蜈蚣、地鳖虫等药物通络化瘀,搜筋剔络,尤为风扫残云,光照阴霾,从而取得令人满意的治疗效果。

■ 辨证分型施膏

(一) 肝肾亏虚

主方:熟地黄200 g,山茱萸150 g,淫羊藿150 g,菟丝子150 g,枸杞子150 g,怀牛膝150 g,炒杜仲150 g,丹参150 g,千年健150 g,骨碎补150 g,制首乌100 g,当归100 g,桑寄生100 g,补骨脂100 g,白术100 g,川芎100 g,怀山药100 g,黄精100 g,陈皮100 g,附片60 g,核桃肉50 g。加入龟甲胶150 g、鹿角胶150 g、阿胶100 g。

(二) 脾胃气虚

主方:生晒参150 g,黄芪150 g,白术100 g,薏苡仁100 g,怀山药100 g,白扁豆100 g,当归100 g,陈皮100 g,丹参100 g,炒杜仲100 g,桑寄生100 g,怀牛膝100 g,生地黄100 g,茯苓100 g,桔梗60 g,莲子肉60 g。加入龟甲胶100 g、鹿角胶100 g。

(三) 气血两亏

主方:生晒参200 g,黄芪200 g,当归150 g,白芍150 g,丹参150 g,陈皮100 g,制首乌100 g,生地黄100 g,熟地黄100 g,枸杞子100 g,茯苓100 g,桑寄生100 g,龙眼肉60 g,香附60 g,木香30 g,红枣30 g。加入龟甲胶100 g或鹿角胶100 g、阿胶100 g。

病案举隅

石瑛验案 王某,女性,76 岁。

初诊(2018 年 12 月 6 日)

病史:左腰背部疼痛,天气变化和劳累后症状加重,查体压痛较多,腰部活动好,踝反射存在。骨密度:腰椎 L2~4 为 −2.7SD,股骨颈为 −2.3SD,WARDS 为 −2.6SD。另有高血压仍尚未控制,纳好,二便尚调,平素较易出汗,而又畏冷恶热,苔薄脉稍弱。予豁痰通络与滋益肝肾同用。拟方:

熟地 200 g,淫羊藿 100 g,骨碎补 100 g,鸡血藤 100 g,鹿衔草 100 g,黄芪 200 g,当归 100 g,金雀根 100 g,制南星 100 g,制苍术 100 g,丹参 150 g,杜仲 150 g,桃仁 150 g,西红花 20 g,赤芍 100 g,白芍 100 g,木瓜 60 g,川牛膝 100 g,怀牛膝 100 g,秦艽 60 g,羌活 60 g,白芷 60 g,柴胡 60 g,香附 60 g,桔梗 60 g,半夏 100 g,陈皮 100 g,乌贼骨 150 g(先煎),煅瓦楞子 150 g(先煎),蒲公英 100 g,佛手 60 g,桂枝 60 g,山楂 60 g,炒莱菔子 30 g,砂仁 30 g。鹿角胶 100 g、龟甲胶 100 g、阿胶 200 g 以陈酒烊化后冲入,再入木糖醇 200 g,文火收膏。

二诊(2019 年 11 月 28 日)

去年下肢痹痛服膏方后改善,且无畏冷感,血压稍高,血脂亦稍高,现膝酸楚午后尤觉乏力,脉数苔薄,年及耄耋,肝肾精元不足,宜调和增益。处方:

生晒参 150 g,熟地 200 g,黄芪 100 g,茯苓 100 g,茯神 100 g,生牡蛎 150 g(先煎),生龙骨 150 g(先煎),丹参 150 g,淫羊藿 100 g,骨碎补 100 g,杜仲 150 g,土茯苓 150 g,苁蓉 100 g,鸡血藤 100 g,鹿衔草 150 g,黄芩 100 g,半夏 100 g,川芎 100 g,柴胡 80 g,金雀根 100 g,西红花 20 g,川牛膝 100 g,怀牛膝 100 g,白芍 100 g,防风 30 g,白术 50 g,鸡内金 50 g,羌活 80 g,秦艽 80 g,肉桂 30 g,桂枝 30 g,黄连 30 g,蒲公英 100 g,佛手 60 g,乌贼骨 150 g(先煎),煅瓦楞子 150 g(先煎),大枣 50 g,炮姜 80 g,炒莱菔子 50 g,砂仁 30 g,炙甘草 80 g,山楂 80 g。鹿角胶 100 g、龟甲胶 100 g、阿胶 100 g 以陈酒烊化后冲入,再入木糖醇 200 g,文火收膏。

按:腰背痛其压痛局限者多因瘀结,压痛不显者常因气滞;压痛浅表、广泛、敏锐者多属瘀热阻遏，多有热证的症状或舌脉表现。患者年逾七旬，肝肾已亏，又兼杂多种病证，膏方以调和兼顾，用上中下痛风通用方合骨质增生丸随证加减。次年痹痛见减，以柴胡龙骨牡蛎汤合上中下痛风通用方，更添调和之意。

骨关节炎

■ 概述

　　骨关节炎是一种可动关节的慢性非炎症性的退行性病变，又称增生性骨关节炎、肥大性骨关节炎、老年性骨关节炎等，好发于负重大、活动多的关节，如脊柱、膝、髋等处。其病理特点主要表现为关节软骨的退行性变，关节边缘和软骨下骨质硬化、囊性变，继发关节表面及边缘骨赘，并由此引起关节肿胀疼痛、僵直畸形、活动障碍。本病发生的确切病因及病理机制仍未最终明确，一般认为是多种致病因素造成软骨破坏所致，其中增龄被认为是最强的危险因素，其他因素包括外伤、体力劳动、运动、肥胖、生化、遗传等因素。膝关节骨关节炎是最常见的骨关节炎。骨关节炎在中医学属"骨痹"范畴。

■ 临床特点

（一）西医认识

　　膝骨关节炎的主要症状表现为受累关节的疼痛或伴有或不伴有晨僵和活动受限。持续时间一般为数分钟，极少超过半小时，活动后缓解。疼痛和晨僵在潮湿、阴冷和下雨天加重。活动受限早期常较轻微，仅在晨起或久坐后感觉关节活动不灵便，活动后可恢复。随着病情进展，症状逐渐加重，受累关节活动范围减小以至固定于某一姿势。其主要体征表现为受累关节的压痛、肿胀、功能障碍，可伴有活动时的骨擦音、关节积液，偶尔有关节半脱位。后期可在关节周围触及骨赘，骨性膨大很常见，并可引起关节间隙变窄。在 X 线检查早期可无明显异常。中晚期可见关节边缘锐利或呈唇样变,或呈骨赘凸起,并可相连形成骨桥,关节面有骨质致密硬化现象,关节软骨密度增高。或可有关节半脱位或关节内游离体影。CT 检查可见病变关节间隙狭窄,关节面骨质毛糙、不规则缺损,边缘硬化密度增高和骨赘形成。

(二) 中医认识

中医学又称本病为"骨痹""膝痹""鹤膝风"等。往往因年老肝肾不足,筋脉失养,或长期劳损,筋骨受累,或外感风寒湿邪,血瘀气滞,不通则痛,不荣亦痛,形成本病。一般认为骨关节炎当为本痿标痹。认为骨关节炎属本痿,原因有四:其一,从本质上看,骨关节炎符合痿证病机。即骨关节炎多由肝肾不足而发病。其二,骨关节炎发病符合痿证特点。本病多发中老年以后,女子六七,男子六八,肝气衰,筋不能动,进而肾脏衰,形体皆极,临床所见,呈筋急而挛,膝关节髌骨软化等,逐渐由筋痿发展为骨痿。其三,从疾病的发展阶段上看,骨关节炎至后期有痿的临床表现。其四,在临床治疗上,从痿治骨关节炎也多能取效。认为骨关节炎属标痹,原因有二:①骨关节炎开始表现为痹的临床症状。②骨关节炎的病机特点是先痹后痿。风寒湿三气杂合而为痹,积久不愈,肝肾亏而筋骨失养,骨突筋缩,最防涉痿。称其为痹,是以痛为主症,痹是痹阻不通,不通则痛,而本病的痹与通常概念的"风寒湿三气杂至,合而为痹"的痹不同,风寒湿所致是外因为痹,本病则是肝肾不足、气运乏力而血脉痹阻的内因为痹。其四,骨关节炎也与"筋"的关系密切。"筋","肉之力也。从肉,从力,从竹"。涵盖了现代解剖学所称的软骨和肌肉、肌腱、韧带、筋膜等组织器官。《黄帝内经》云"诸筋者,皆属于节";"宗筋主束骨而利机关也",说明中国古代医家已经认识到"筋"与关节功能结构的相关性。"膝为筋之府",筋与关节尤其是膝关节的生理病理实有莫大干系。现代研究认为膝关节炎以关节软骨退变主要病理特点,同病变可累及包括关节软骨、肌肉、关节滑膜、关节囊、半月板及软骨下骨等关节的全部组织。除外软骨下骨,其他组织都归属于中医学"筋"的范畴。因此,膝关节骨性关节炎的病机与"筋骨"密切相关,病程是由"筋痿"而至"骨痿"。

■ 膏方临诊经验

　　骨关节炎疾病患者的膏方处方原则在于根据辨证分析的结果,确定病机、病位及虚损的程度进行滋补,既要利于滋补药物的运化,又要防止滋腻碍胃。从总体上讲,骨关节炎为本痿标痹、痹痿并存、先痹后痿。其病在筋骨,在内则与肝肾密切相关。在这一思想指导下常用的治法有养血软坚法、养筋柔肝法。叶天士在《临证指南医案》指出:"肝为刚脏,非柔润不能调和。"林佩琴著《类证治裁》云:"肝为刚脏,职司疏泄,用药不宜刚而宜柔,不宜伐而宜和。"故在膝关节骨性关节炎的治疗上,益肾更需柔肝,活血还需养血。常用代表方药如左归丸、右归丸、河车大造丸等。常用药物为熟地黄、淫羊藿、山茱萸、何首乌、黄精、秦艽、牡蛎、坎炁等。另外可加入鹿茸、海马、紫河车、坎炁等血肉有情之品,填精之力更胜。此外,膏方中阿胶、龟甲胶、鳖甲胶、鹿角胶等具有填精之功效,阿胶可养血,龟甲胶、鳖甲胶偏于养阴,鹿角胶则偏重温阳。

　　对于气血虚的患者,当以补气养血为主。代表方有八珍汤、十全汤等。临床最常用的补气药物为党参、黄芪、白术等,而膏方还可加入白参、山参、西洋参、红参等。其中白参作用较平缓,生晒参则更胜一筹,野山参则药力最为雄峻,西洋参兼顾气阴,红参则可温阳补气,均为补气之佳品。若进而出现阳虚者,可加入桂枝、肉桂、附子、鹿茸、海马等温督通阳的药物。活血养血则可加入西红花、丹参、白芍、赤芍等。偏于瘀阻者,可酌情加入三七、丹参、川芎、全蝎、蜈蚣、地鳖虫等药物活血通络化瘀,以及牛蒡子、南星、僵蚕等祛风化痰药物,兼见风寒湿之邪者,可酌情加入桂枝、麻黄、白芷、附子、防风、羌活、独活、桑寄生等,诸药合用,共奏奇功。

■ 辨证分型施膏

(一) 肝肾亏虚

　　主方:熟地黄 200 g,山茱萸 150 g,淫羊藿 150 g,菟丝子 150 g,枸杞子 150 g,怀牛膝 150 g,炒杜仲 150 g,丹参 150 g,骨碎补 150 g,秦艽 100 g,当归 100 g,桑寄生 100 g,补骨脂 100 g,白芍 100 g,独活 100 g,川芎 100 g,陈皮 100 g,桂枝 90 g,附片 90 g,肉桂 60 g。加入龟甲胶 150 g、鹿角胶 150 g、阿胶 100 g。

（二）气血两亏

主方：生晒参 200 g,黄芪 200 g,白芍 150 g,丹参 150 g,陈皮 100 g,熟地黄 100 g,枸杞子 100 g,茯苓 100 g,秦艽 100 g,当归 100 g,桑寄生 100 g,独活 100 g,川芎 100 g,桂枝 90 g,附片 90 g,肉桂 60 g,龙眼肉 60 g,红枣 30 g。加入龟甲胶 100 g 或鹿角胶 100 g、阿胶 100 g。

病案举隅

石瑛验案 钱某,女性,66 岁。

初诊（2020 年 12 月 3 日）

病史：膝痛于产后而始,怀孕时保胎较多卧床,履地即有不适感,随后有改善,但反复出现膝关节疼痛,查关节不肿,活动无障碍,髌尖轻压痛,饮较多,大解似有完谷,脉细,苔薄。筋骨失养,予扶正。拟方：

黄芪 200 g,生晒参 150 g,苍术 100 g,白术 100 g,茯苓 100 g,半夏 100 g,陈皮 80 g,木香 30 g,砂仁 30 g,川牛膝 100 g,怀牛膝 100 g,白芍 100 g,秦艽 100 g,生牡蛎 200 g,熟地 150 g,桂枝 100 g,丹参 150 g,景天三七 100 g,淫羊藿 100 g,骨碎补 100 g,南星 60 g,鸡血藤 100 g,鹿衔草 100 g,山药 100 g,山萸肉 100 g,当归 100 g,黄柏 100 g,枸杞子 100 g,川断 100 g,狗脊 100 g,炙甘草 60 g,山楂 60 g,六曲 60 g。鹿角胶 100 g、龟甲胶 100 g、阿胶 100 g 以陈酒烊化后冲入,再入白冰糖 300 g,文火收膏。

按：患者产后气血不足,筋脉失养。血虚则不能营养筋骨,宗筋纵而不能束筋骨、利关节。因而在治疗时应用香砂六君补益后天之本,秦艽、白芍、甘草、牡蛎等药物养肝柔筋。尤其是芍药和甘草相配运用,具有养血柔肝舒筋,缓急止痛解痉,疏通经络筋脉,增加关节活动的作用。合用活血破瘀,搜筋剔络之品,在益气血、健脾肾的基础上予以通剥,从而解痛强筋两顾。

(石瑛)

── 名医简介 ──

石瑛,医学硕士,石氏伤科第五代传人。上海中医药大学附属曙光医院骨伤科主任医师,硕士生导师,全国中医药优秀临床人才,上海市中医药领军人才,全国第四批名老中医学术经验继承班学员。

第十四节 · 五官科疾病

耳 鸣

■ 概述

耳鸣是指患者自觉耳中或头颅鸣响而周围环境中并无相应的声源,可以是耳部或全身多种疾病的症状之一,也可单独成病,与患者的心理、精神因素及体质条件有一定的关联。耳鸣很常见,但只有引起身心不适而造成患者看病时才可称病"耳鸣"。耳鸣的人群患病率较高,有过耳鸣体验的占人群总数的40%～50%,持续5分钟以上的耳鸣约占人群总数的20%,在老年人中约占30%。男女发病相似,发病年龄以50～70岁为最多,左耳发生率高于右耳。

■ 临床特点

(一) 西医认识

由于临床上观察到耳蜗病变患者常发生耳鸣,所以传统的耳鸣机制研究主要围绕在耳蜗的功能方面。但许多实验研究和临床观察发现,即使切断听神经仍不能完全消除耳鸣。现在一般认为,耳鸣的产生与神经的异常兴奋性有关,产生耳鸣的机制归于听神经纤维及各级中枢神经元自发性放电节律失常,高级听觉中枢错误地将听觉通路这种异常神经活动感知为声音。1990 年,Jastreboff 提出,耳鸣产生于皮质下听觉中枢对末梢微弱的神经活动的信号处理过程,最后被大脑颞叶皮质觉察而表现为耳鸣。在听觉传导通路各级皮质下中枢对该信号进行处理的过程中,焦虑、恐惧等因素可通过边缘系统增强自主神经系统对耳鸣觉察的反应,通过正反馈而加重耳鸣。目前耳鸣的机制尚未完全阐明,给诊断和治疗带来了困难。大部分患者由于对耳鸣现象的不理解而产生恐惧、焦虑、抑郁等心理症结,存在不同程度的心理问题,极少数的患者因无法摆脱耳鸣的困扰而产生自杀的念头。因此对耳鸣情况的详细咨询了解,以及合适的心理疏导显得尤为重要。

对于感音神经性耳鸣的辨别须注意几个问题:①应与幻听区别。耳鸣为单调的鸣响声,如果患者表述为复杂的有意义的声音,如语言、音乐或者唱歌的声音,则为幻听。②应与生理性耳鸣区别。数秒钟或者 1~2 分钟的一过性耳鸣多属于生理性耳鸣,具有医学意义的耳鸣通常持续时间超过 5 分钟。③应与症状性耳鸣区别。耵聍栓塞、中耳炎、暴聋、耳源性眩晕等疾病都可引起耳鸣,此时耳鸣只是这些疾病的症状之一。④应与客观性耳鸣区别。耳鸣通常指的是别人无法听到的主观性耳鸣,而血管搏动、肌肉颤动等有客观声源的鸣声既能被患者自己听到,也能被别人听到,属于"客观性耳鸣"。

上述耳鸣都能找到原因,治疗较为容易,但临床上大约有 40% 的耳鸣患者找不到原始病因,临床疗效不尽如人意,中医综合疗法治疗耳鸣具有一定的优势。

(二) 中医认识

耳鸣有虚实之分,一般来说,年老、体虚、耳鸣缓起、鸣声小者多属虚证;年轻、体壮、耳鸣急起、鸣声大者多为实证。实证耳鸣多因外邪或脏腑实火上扰耳窍,抑或瘀血、痰饮蒙蔽清窍所致。虚证耳鸣多为脏腑虚损、清窍失养所致。肺经之结穴在耳中,寒暖失调,外感风热,或风寒化热,肺失宣降,致外邪循经上犯,蒙蔽耳窍,失去"清能感音,空可纳音"的功能而致耳鸣。若外邪不解,入里侵犯少阳;或情志抑郁、暴怒伤肝,致肝失调达,气郁化火,均可导致肝胆火热循经上扰耳窍,引发耳鸣。若饮食不节,过食肥甘厚腻,使脾胃受伤,或思虑过度,伤及脾胃,致清阳不升,气血生化不足,气血亏虚,不能上奉于耳,耳窍经脉空虚,以致耳鸣。若脾虚水湿不运,聚而生痰,久则痰郁化火,痰火上升,郁于耳中,壅闭清窍,导致耳鸣。若患者情志抑郁不遂,致肝气郁结,气机不畅,气滞血瘀;或因跌仆暴震、陡闻巨响等伤及气血,致瘀血内停;抑或久病及血,均可造成耳窍经脉壅阻,清窍闭塞,发生耳鸣。肾开窍于耳,又若先天肾精不足,或后天病后失养,恣情纵欲,伤及肾精,或年老肾精渐亏等,均可导致肾精亏损。肾阴不足,虚火内生,上扰耳窍;肾阳不足,则耳窍失于温煦,二者均可引起耳鸣。

■ 膏方临证经验

耳鸣证有虚实,实证者一般不宜服膏方,虚证者可服用膏方。

古人发现,用手按耳,耳鸣消除或减轻的多属虚证;用手按耳,耳鸣加重的多为实证。虚证耳鸣以气血亏虚证和肾精亏损证为主,又以肾精亏虚证为最多见。两证之间又有不可分割的联系,气不耗归于肝为血,血不耗归于肾为精,精不耗归于脑为髓,脑为髓之海。气能生血,血能生精,精能化气。

气血亏虚证耳鸣时轻时重,劳累后或突然起立时耳鸣可加重,当以补气养血为主,补益元气药常用黄芪、党参、白术、茯苓、炙甘草、怀山药、白扁豆、莲子肉、五味子等,四君子汤常作为基础方。膏方还可根据患者元气亏虚的程度选加各种大补元气的人参,如药力较为平缓的生晒参,药力雄峻的生晒山参,以及补气药力至尊的野山参,阴盛阳虚明显者可用红参温阳补气。养血补血药常用熟地黄、赤芍药、何首乌、枸杞子、淮小麦、大红枣、全当归、川芎等,血虚严重者,可用有补血止血、滋阴润燥作用的阿胶,这些药物相互配伍,具有活血、养血、和血的作用。耳鸣初起虽可因于心、肺、肝、脾,但及其甚也,则四脏相移,必归脾肾。所以对气血亏虚证耳鸣,在补气养血的同时,尚需注意调理脾肾。宜酌情选加砂仁、香附、陈皮、鸡内金、炒谷芽、炒麦芽、神曲、木香等健脾醒脾药,以及淫羊藿、巴戟天、补骨脂、菟丝子、仙茅、肉苁蓉等补益肾气药。脾虚耳鸣,多为中气下陷、清阳不升所致,在健脾益气的同时,须注意升阳通窍药的运用,如升麻、柴胡、葛根、蔓荆子等,忌用磁石、龙骨、牡蛎、珍珠母等重坠潜阳之品。人年四十而阴气自半,肾气渐衰,肾精亏虚。肾虚之证均分阴阳,耳鸣肾阴虚者"耳中哄哄然",取左归丸、六味地黄丸之类,常用药物为熟地、枸杞子、山茱萸、鳖甲、龟甲、白芍、狗脊、黄精等。肾阳虚者"耳中潮声蝉声无休止时,妨害听闻",用右归丸、《金匮》肾气丸之属。常用药物为附子、肉桂、杜仲、肉苁蓉、巴戟天、淫羊藿、续断、补骨脂、益智仁、菟丝子、仙茅等。肾精亏虚较甚者,可选用鹿茸、海马、紫河车、坎炁等填精之力较强的血肉有情之品。肾虚耳鸣以肾阴虚为多见,由于阴虚阳亢、虚火上炎所致,治疗时在滋阴补肾的同时,须结合运用重坠潜阳之品,如磁石、龙骨、牡蛎、珍珠母等。

耳鸣虚证常常伴随气滞血瘀病机,在辨证施治的基础上可酌情加入丹参、川芎、桃仁、红花等活血化瘀之品。耳鸣常影响患者睡眠,而睡眠不足又可加重耳鸣,因此辨证时尚需辨别患者是否存在"心肾不交"病机。《济生方·耳门》说:"肾气通于耳,心寄窍于耳,心气不平,上逆于耳,亦致聋聩耳鸣。"对于肾阴不足、心火上炎以致心肾不交之耳鸣,治法宜"泄南方之火,补北方之水",可选加"两归汤",药用熟地、麦冬等以补肾水,黄连、茯神等以泄心火,使心肾之气交,上通于耳而耳鸣得止,还可选加酸枣仁、远志、夜交藤、合欢皮等宁心安神药。耳为清窍,喜清喜空喜通。石菖蒲气味芳香,具有通窍的作用,对耳鸣有特殊的治疗作用,各型耳鸣中均可应用。

辨证分型施膏

(一) 肝肾阴虚

证候:耳鸣,五心烦热,失眠多梦,健忘,腰膝酸软,舌红少苔,脉细数。

治法:滋阴补肾,补血养肝。

主方:滋养肝肾方。

熟地黄200g,怀山药150g,山萸肉150g,枸杞子200g,女贞子150g,墨旱莲150g,制首乌150g,白芍药150g,五味子100g,菟丝子150g,川牛膝150g,川杜仲

200 g,牡蛎 300 g,酸枣仁 150 g,全当归 150 g,桑椹子 200 g,炒麦芽 150 g,金毛狗脊 150 g,芡实 200 g,广陈皮 100 g,茯神 150 g,合欢花 100 g,桃仁 150 g,红花 100 g,泽泻 100 g,厚朴 100 g,灵磁石 300 g,石菖蒲 150 g,炙甘草 100 g,生晒参 100 g,鳖甲胶 300 g(烊),饴糖 300 g。

(二) 肾阳亏损

证候:耳鸣,腰膝酸软,头晕眼花,畏寒肢冷,舌质淡胖,苔白,脉沉细弱。

治法:补肾填精,温阳化气。

主方:温阳益肾方。

熟附子 100 g,肉桂 60 g,熟地黄 200 g,怀山药 200 g,山萸肉 150 g,杜仲 150 g,巴戟天 150 g,续断 150 g,补骨脂 150 g,益智仁 150 g,枸杞子 200 g,菟丝子 150 g,川牛膝 150 g,沙苑子 200 g,制首乌 200 g,白芍药 200 g,五味子 150 g,全当归 200 g,紫河车 120 g,广陈皮 100 g,龙骨 300 g,牡蛎 300 g,桃仁 150 g,云茯苓 200 g,夜交藤 200 g,甘菊花 120 g,泽泻 200 g,石菖蒲 100 g,炙甘草 100 g,生晒参 100 g,鹿角胶 300 g(烊),冰糖 400 g。

(三) 气血亏虚

证候:耳鸣,倦怠乏力,少气懒言,面色无华,舌质淡红,苔薄白,脉弱。

治法:益气健脾养血。

主方:补养气血方。

潞党参 150 g,炙黄芪 150 g,炒白术 100 g,云茯苓 150 g,全当归 150 g,赤芍药 150 g,川芎 100 g,熟地黄 150 g,龙眼肉 150 g,制首乌 150 g,怀山药 150 g,莲子肉 150 g,五味子 150 g,柴胡 100 g,炙甘草 150 g,大红枣 150 g,砂仁 60 g,广陈皮 100 g,广木香 100 g,升麻 100 g,淫羊藿 150 g,枸杞子 150 g,鸡血藤 200 g,夜交藤 300 g,合欢皮 100 g,神曲 150 g,生晒参 100 g,阿胶 300 g(烊),饴糖 300 g。

■ 病案举隅

忻耀杰验案 王某,男性,57 岁。

初诊(2012年11月23日)

病史:患者左耳鸣半年,夜间为甚,伴听力下降,平素常感觉神疲气短,头昏眼花,心烦失眠,腰酸腿软,手足心热,夜尿3~4次,电测听检查示双耳轻度感音神经性耳聋,舌质偏红,脉沉细数。拟:

党参200g,黄芪300g,熟地黄300g,山萸肉300g,茯神150g,泽泻100g,丹皮100g,山药300g,红花100g,川杜仲200g,制首乌300g,枸杞子150g,肉苁蓉150g,菟丝子150g,川牛膝150g,锁阳150g,女贞子200g,墨旱莲200g,白芍150g,当归100g,川芎100g,麦冬150g,黄连60g,灵磁石300g,石菖蒲200g,神曲100g,五味子100g,夜交藤300g,陈皮100g,枳壳100g,龙骨300g,牡蛎300g,生晒参100g。

另加:龟甲胶250g(烊),鳖甲胶250g(烊),冰糖400g,收膏。

二诊(2013年12月2日)

耳鸣明显减轻,夜间时现时止,听力下降如旧,精神明显改善,睡眠香甜,夜尿偶起,舌质淡红,脉沉细。拟:

党参200g,黄芪300g,熟地黄300g,山萸肉300g,茯苓150g,泽泻100g,丹皮100g,山药300g,红花100g,川杜仲200g,制首乌300g,枸杞子150g,肉苁蓉150g,菟丝子150g,川牛膝150g,锁阳150g,女贞子200g,墨旱莲200g,白芍150g,当归100g,川芎100g,黄连60g,灵磁石300g,石菖蒲200g,神曲100g,五味子100g,陈皮100g,枳壳100g,龙骨300g,牡蛎300g,黄精150g,生晒参100g。

另加:龟甲胶250g(烊),鳖甲胶250g(烊),冰糖400g,收膏。

随访至今,耳鸣基本消失,但劳累和熬夜后仍会出现耳鸣,神疲气短、头昏眼花、心烦失眠、腰酸腿软、手足心热、夜尿等症基本消失。

按:本案属于肝肾阴精亏虚型耳鸣,中医有气能生血,血能生精,"精血同源"之说。因此在用药组方时既要直接滋补肝肾之精,又要通过培补气血,以增后天之精。膏方以滋养阴精药物为主,如生熟地黄、山药、山萸肉、女贞子、墨旱莲等,这一组药物具有较强的滋补肝肾之阴的作用,互相配合后效果更佳,因肝肾之阴是全身阴液精津的根本,及时补足肝肾阴精,是服用本方的重要环节;但是肝肾阴精的充足又需要气血的不断化生,方中首乌、女贞子、当归等补精血的药物有协同补肝肾之精的效果；党参、黄芪补益中气，消除神疲气短之症；辅以锁阳、菟丝子、肉苁蓉等群阳之药，意在遵先贤"善补阴者，必于阳中求阴"之训，以冀阳中求阴；灵磁石、龙骨、牡蛎石重能达下，性主下吸，又能制肝木之上吸，以为降摄相火，重坠潜阳；熟地、麦冬补肾水，黄连、茯神泄心火，使心肾之气交，以臻寐安；更用五味子、山茱萸之酸以收之，令阴气自旺于本宫，不上触于阳窍，菖蒲芳香，通灵耳窍，诸药协同，共奏良效。二诊时，诸症得减，减宁心安神之力，增补益肾气之势，以巩固疗效。耳鸣以肾精亏损为多，尤其是年老体弱者，方药以滋阴为主，但要随用补气温阳药物，以使补中有散，不至于太过滋腻。

过 敏 性 鼻 炎

■ 概述

过敏性鼻炎，又称变态反应性鼻炎，是机体对某些变应原敏感性增高而发生在鼻腔黏膜的 I 型变态反应性疾病，也是呼吸道变态反应常见的表现形式，有时与支气管哮喘同时存在。

■ 临床特点

（一）西医认识

过敏性鼻炎以鼻痒、打喷嚏、流清涕、鼻塞为主要表现，其特点是呈阵发性、反复性发作，起病急，恢复快，早晚容易发作。局部检查可见鼻腔黏膜苍白或灰白、水肿，鼻分泌物涂片可见嗜酸粒细胞增高。该病是耳鼻喉科的常见病、多发病，占全部鼻病的 40% 左右，可发生于任何年龄，但多见于青少年。一年四季均可随时发病，以秋冬气候改变时为多见，或在气候突变和异味刺激时发作。发病率近 20 年显著增加，国外统计发病率在 10%～20%，我国发病率为 37.74%，虽然发病率在性别上无显著差异，但雌性激素可加重变态反应。可能与大气污染、空气中 SO_2

浓度增高、饮食结构的改变及"过度清洁"的生活方式有关。

过敏性鼻炎本身虽不是严重疾病,但可显著影响患者的生活质量。如可影响睡眠、导致工作效率下降、影响学童记忆力,给社交、娱乐带来麻烦。变应性鼻炎还与结膜炎、分泌性中耳炎、鼻窦炎和鼻息肉的发病关系密切。尤为值得注意的是,本病还是诱发支气管哮喘的重要危险因素之一,即"一个呼吸道,一种疾病"。

(二)中医认识

过敏性鼻炎属于中医学"鼻鼽"范畴。虽病在鼻部,却与肺、脾、肾三脏虚损关系密切。肺气虚寒,卫表不固,则腠理疏松,外邪乘虚而入,邪聚鼻窍,邪正相搏,肺气不宣,津液停聚,遂致喷嚏、流清涕、鼻塞等,发为鼻鼽。大多为感受寒邪,发为肺气虚寒证,少数为感受热邪,发为肺经伏热证。脾气虚弱,气血化生不足,鼻窍失养,外邪、异气易从口鼻侵袭,停聚鼻窍而发为鼻鼽。肾阳不足,则摄纳无权,气不归元,温煦失职,腠理、鼻窍失于温煦,则外邪、异气易侵,而发为鼻鼽。

膏方临证经验

过敏性鼻炎临床以虚寒证为多见,少数可表现为肺经郁热证。临诊应详辨虚实寒热。虚,主要为肺、脾、肾三脏的气虚和阳虚;寒,主要是指易感寒邪;热,主要是指热邪侵犯。感受寒、热外邪后容易出现鼻部的标实症状,但其病机则基于肺气虚弱,所以本病的发作属于虚实夹杂之证,气虚、阳虚为本,寒、热之邪为标。脾为肺之母,肺为肾之母,子能令母实,盛冬时节正是(肾)水旺之时,水旺则(肺)金旺,金旺则(脾)土亦旺。因此,辨清肺脾肾何脏虚损,冬令服用膏方调补,可以缓解过敏性鼻炎的症状,减少发作次数,甚至予以根治。过敏性鼻炎患者常在早晨和夜晚容易发作,其机制是肺开窍于鼻,外合皮毛,皮毛之阳,元本虚弱,加上晨暮之时阴气较盛,阳气未张,故患者容易打喷嚏,流清涕。肺气虚,卫表不固,患者常自汗出、遇风冷则发病或症状加重,治当温肺散寒,益气固表。常用药物如人参、甘草、诃子、细辛、荆芥、桔梗等。脾主升清,上输水谷精微以养肺,肺气虚者往往兼见脾气虚,所以常伴有大便稀软,劳累后加重,治当益气健脾,升阳通窍。常用药物如黄芪、党参、白术、陈皮、防风、升麻、当归、柴胡、炙甘草等。肾阳为一身阳气之本,肾阳衰而阴寒内生,不能收束津液,则鼻流清涕量多不止,故常伴有神疲、四肢不温、怕冷等症,治当温补肾阳,固肾纳气。常用药物如干地黄、山药、山茱萸、茯苓、牡丹皮、泽泻、菟丝子、枸杞子、桂枝、附子等。本病肺经郁热证容易在遇热蒸汽或在闷热天气时流清涕,可伴有口干,治当清宣肺气,通利鼻窍。常用药物如黄芩、栀子、石膏、知母、桑白皮、辛夷花、枇杷叶、升麻、百合、麦冬等。由于本病以气虚、阳虚为本,所以治疗宜益气温阳为主,即便是肺经郁热证,用药也不可过于苦寒,因为郁热只是暂时现象,可在清热方中适量加入黄芪、党参之类以固护阳气。一旦热象不明显,旋即法以益气温阳治其本。总之,过敏性鼻炎的治疗以益气温阳为主,临诊可随证加减。

诃子、五味子、乌梅、石榴皮等药具有酸敛止涕的作用,清涕较多者,膏方可酌情选加;地龙、蝉蜕、徐长卿、豨莶草、紫草、茜草、墨旱莲、柴胡、银柴胡等药能较好地控制鼻痒、打喷嚏,膏方应根据药物的性味辨证选加;对于虚寒明显者,应当加强温阳散寒之力,可选加干姜、高良姜、附子、肉桂、桂枝、淫羊藿、鹿角等,但处方用量要适度,避免因过量而致口干、咽燥、大便秘结,甚至鼻衄等副作用,在温补膏方中宜配伍几味药性偏凉的药物以监制温药,不致温热太过。气能行血,阳气虚衰则血行艰涩,膏方中宜配伍几味养血活血药,如当归、赤芍、桃仁、红花之类。通窍法是治疗耳鼻咽喉疾病常配合使用的治法。膏方应根据病因病机,按通窍药的特长分别选择配用。如芳香通窍的常用药为苍耳子、辛夷花、白芷、石菖蒲、川芎、细辛、薄荷等;化浊通窍的常用药为藿香、佩兰、厚朴、砂仁、陈皮、白豆蔻、草豆蔻等;升阳通窍的常用药为柴胡、升麻、葛根等。

辨证分型施膏

(一) 肺气虚寒

证候:鼻痒,喷嚏频频,清涕如水,畏风怕冷,自汗,气短懒言,舌质淡,舌苔薄白,脉虚弱。

治法:温肺散寒,益气固表。

主方:益肺固表方。

炙黄芪200 g,炒白术100 g,生晒参100 g,茯苓150 g,甘草60 g,大枣100 g,荆芥100 g,防风100 g,桂枝60 g,川芎100 g,细辛30 g,苍耳子60 g,辛夷100 g,黄芩100 g,乌梅150 g,白芷100 g,诃子100 g,桔梗60 g,干姜90 g,花椒60 g,枳壳100 g,厚朴100 g,蝉蜕60 g,半夏60 g,柴胡100 g,赤芍100 g,红花60 g,紫河车100 g,鹿角胶200 g(烊),冰糖400 g。

(二) 脾气虚弱

证候:鼻痒,喷嚏突发,清涕连连,鼻塞,面色萎黄无华,食少纳呆,腹胀便溏,倦怠乏力,少气懒言,舌淡胖,边有齿痕,苔薄白,脉弱。

治法:益气健脾,升阳通窍。

主方:补脾祛敏方。

炙黄芪200 g,炒白术120 g,生晒参100 g,党参150 g,当归100 g,半夏60 g,陈皮100 g,茯苓200 g,砂仁60 g,香附100 g,炙甘草100 g,高良姜100 g,辛夷60 g,黄芩100 g,苍耳子60 g,细辛30 g,花椒60 g,地龙100 g,麻黄50 g,柴胡100 g,桂枝100 g,六神曲100 g,升麻100 g,山药300 g,厚朴100 g,红花60 g,三七60 g,灵芝草200 g,肉桂60 g,紫河车100 g,鹿角胶200 g(烊),饴糖300 g。

(三) 肾阳不足

证候:清涕长流,鼻痒,喷嚏频频,鼻塞,面色苍白,形寒肢冷,腰膝酸软,舌质淡,苔白,脉沉细。

治法:温补肾阳,化气行水。

主方:温阳止鼽方。

熟附子100 g,干姜100 g,熟地黄200 g,山药200 g,泽泻100 g,山茱萸150 g,茯苓200 g,黄芪150 g,白术100 g,防风100 g,辛夷150 g,黄芩100 g,炙甘草60 g,地龙100 g,花椒60 g,桂枝100 g,女贞子150 g,沙苑子200 g,知母100 g,五味子120 g,厚朴100 g,枳壳100 g,陈皮100 g,龙眼肉100 g,红花60 g,三七60 g,紫河车100 g,黄精100 g,红参100 g,海马60 g,巴戟天100 g,淫羊藿100 g,鹿角胶150 g

(烊),龟甲胶 150 g(烊),冰糖 400 g。

病案举隅

张某,男性,16 岁。

初诊(2012 年 12 月 15 日)

病史:鼻痒、鼻塞、流清涕、喷嚏反复发作 8 年。平素畏寒,神疲倦怠,耳鸣,久立长行则足跟疼痛,纳可寐安,二便调。舌质淡体胖,舌苔薄腻,脉细无力。局部检查可见鼻黏膜淡红,下鼻甲肿大光滑,鼻道有水样分泌物。拟:

党参 150 g,炒白术 150 g,茯苓 150 g,陈皮 100 g,熟附子 60 g,肉桂 45 g,熟地黄 200 g,山茱萸 150 g,黄芪 300 g,黄芩 100 g,诃子 150 g,乌梅 150 g,防风 100 g,辛夷 100 g,细辛 30 g,蝉蜕 100 g,枳壳 150 g,砂仁 60 g(后下),益智仁 120 g,花椒 100 g,五味子 100 g,柴胡 100 g,当归 120 g,紫草 150 g,茜草 150 g,桑椹子 150 g,巴戟天 120 g,女贞子 150 g,墨旱莲 150 g,狗脊 150 g,牛膝 150 g,红花 100 g,六神曲 120 g,生甘草 60 g,生晒参 150 g,紫河车 100 g,龙眼肉 100 g,黑芝麻 200 g。

另加:鹿角胶 200 g(烊),鳖甲胶 200 g(烊),冰糖 400 g,收膏。

二诊(2013 年 11 月 7 日)

各种症状明显改善,精神振奋,要求再服一膏进取,顽疾受制,力求巩固,原方再服。

随访至今,仅秋冬变换时偶有喷嚏,少量清涕,余症悉除。

按:患者畏寒、神疲倦怠,舌质淡体胖,舌苔薄腻,脉细无力 8 年,皆因阳气虚弱,温煦无力所致,而耳鸣,久立长行则足跟疼痛是为肾气亏虚,肾精不足之象。膏方治疗当以益气温阳填精为法。用益气之药以补肺、脾、肾三脏之气不足,填精之品以充肾脏精库之匮乏,更以温阳药物推之助之,化阴为阳,化精为气。由于患者尚处于青少年生长时期,生气勃勃,适当的治疗即易使阴阳调和,诸恙告退,达阴平阳秘之境。

慢 性 咽 炎

▦ 概述

慢性咽炎为咽部黏膜、黏膜下及其淋巴组织的慢性炎症,常为上呼吸道慢性炎症的一部分,病程较长。引起慢性咽炎的病因多种多样,常见的局部因素包括急性咽炎反复发作,上呼吸道慢性炎症的刺激,长期烟酒过度,或受粉尘、有害气体的刺激等;职业因素(教师、歌唱者等)及体质因素也是引起本病的病因之一;多种慢性病,如贫血、消化不良、胃食管反流性疾病、心血管疾病、慢性下呼吸道炎症、肝肾疾病等都可引发本病。另外,内分泌紊乱、自主神经失调、维生素缺乏及免疫功能紊乱等均与本病有关。慢性咽炎属于中医学"喉痹"范畴。

▦ 临床特点

(一) 西医认识

慢性咽炎表现为咽部可有异物感、灼热感、干燥感、痒感、刺激感等各种不适感和轻微的疼痛。由于咽后壁常附有较黏稠分泌物的刺激,晨起易出现较频繁的刺激性咳嗽,严重时可引起作呕,咳嗽时常无分泌物咳出。上述症状因人而异,轻重不一,往往在用嗓过度、受凉或疲劳时加重。

(二) 中医认识

本病与肺、肝、脾胃、肾及心关系密切,其病机涉及气血阴阳的失调,临床上有气虚喉痹、阴虚喉痹、阳虚喉痹及痰瘀喉痹等。究其原因,肺肾阴虚证多因温热病后,或劳伤过度,耗伤肺肾阴液,使咽喉失于滋养,加之阴虚虚火上炎,灼于咽喉所致。脾胃气虚证则可由思虑过度,劳伤脾胃,或饮食不节,或久病伤脾,致脾胃受损,水谷精微生化不足,津不上承,咽喉失养所致。阳虚喉痹证多因房劳过度,或操劳过甚,或久病误治,或过用寒凉之品,以致脾肾阳虚,肾阳虚则虚阳浮越,上扰咽喉;或因脾肾阳虚,温运固摄失职,寒邪凝闭,阳气无以上布于咽所致。痰瘀喉痹证多因脾胃运化失常,水湿停聚为痰,凝结咽喉,或喉痹反复发作,余邪滞留于咽,久则经脉瘀滞,咽喉气血壅滞而为病。以往以肺肾阴虚证最为多见,近年来,随着生存环境的改变,喉痹脾气虚弱证日益增多。

■ 膏方临证经验

本病大多为虚证,或肺肾阴虚,或脾胃气虚,或脾肾阳虚;也有虚实夹杂证,如痰瘀喉痹证。膏方治疗以补虚为大法,宜滋养温煦,清宣调理为主,适当配合活血行气。但是滋养须防滋腻伤脾,温煦宜防温燥损阴。至于夹痰夹瘀者,因其本乃虚中夹实,宜补虚兼攻实,不可一味攻伐,伤其正气。

肺肾阴虚者多见咽干、咽部焮热感,午后较重,咽部黏膜干燥、暗红色。肺阴虚为主者,膏方以养阴清肺汤为基础方,常用药物如生地、玄参、南北沙参、天冬、麦冬、玉竹、石斛、川贝、白芍、丹皮、甘草、桔梗、天花粉、芦根、太子参等;肾阴虚为主者,膏方以六味地黄丸为基础方,常用药物如熟地、生地、山茱萸、山药、丹皮、泽泻、茯苓、沙参、麦冬、沙苑子、制首乌、桑椹子、枸杞子、女贞子、墨旱莲、锁阳等。喉底颗粒增多者,可酌加桔梗、佛手、郁金、山慈菇等以行气活血、解郁散结;若咽喉干燥焮热较重、大便秘结,酌加瓜蒌仁、郁李仁、火麻仁、桑椹子等养阴润肠通便。脾肾阳虚者多见咽部异物感,痰涎多而稀白等表现,咽部黏膜淡红色。膏方以《金匮》肾气丸为基础方,常用药物如附子、肉桂、熟地、山茱萸、山药、丹皮、泽泻、茯苓、肉苁蓉、巴戟天、仙茅、淫羊藿、佛手等。若咽部脉络郁血,咽黏膜肥厚者,可加红花、川芎、郁金以活血行气利咽;痰黏者可加桔梗、贝母、春砂花、枳壳以理气化痰、散结利咽;咽干较甚、苔干少津者,可加玄参、麦冬、沙参、百合等以利咽生津;易恶心呕吐、呃逆者,可加法夏、厚朴、佛手等以和胃降逆;若纳差、腹胀便溏、苔腻者,可加砂仁、炒白术、茯苓、木香、乌药等以健脾化湿、理气降浊。脾胃气虚者多见咽部痰黏着感、易恶心、口干而不欲饮等表现,午前较重,咽部黏膜淡红。膏方以六君子汤为基础方,常用药物如半夏、白术、党参、茯苓、陈皮、扁豆、山药、甘草等。脘腹胀满者可酌加春砂壳、春砂花、佛手片以理气宽中消胀;咽干较甚,苔腻湿滑者,可加砂仁、木香、苡仁、乌药、厚朴花等醒脾除湿；易恶心呕吐、呃逆者，可加法夏、厚朴、佛手等以和胃降逆；若纳差、腹胀便溏、苔腻者，可加焦白术、砂仁、厚朴、生苡仁等以健脾利湿、降浊利咽。痰瘀喉痹者多见咽部异物感，痰黏难咯，喉底颗粒突起，咽侧索肥厚。膏方以贝母瓜蒌散为基础方，常用药物如贝母、瓜蒌、橘红、桔梗、茯苓、赤芍、丹皮、桃仁、红花、生地、柴胡、枳壳、玄参、甘草等。痰瘀喉痹证属于虚实夹杂之证，一般病程较长，多有气血失和，应酌情加入黄芪、党参、川芎、当归等益气和血之品以扶正气；同时可选加佛手花、绿萼梅、郁金等芳香轻宣理气之品，使补中寓通。

辨证分型施膏

（一）肺阴虚

证候：咽部干燥，灼热疼痛不适，干咳痰少而稠，舌红少苔，脉细。

治法：养阴清肺。

主方：养阴清肺方。

西洋参100g，麦冬150g，石斛150g，玄参150g，南北沙参各120g，玉竹120g，天花粉120g，白芍150g，生地黄120g，枳壳100g，浙贝母120g，甘草30g，太子参300g，党参120g，炒白术120g，茯苓120g，桑白皮100g，百合200g，龟甲胶150g（烊），鳖甲胶150g（烊），冰糖400g。

（二）阴虚火旺

证候：咽中不适，微痛、干痒、灼热感、异物感，潮热盗汗，颧红，手足心热，舌红少苔，脉细数。

治法：滋养阴液，降火利咽。

主方：滋阴降火方。

熟地黄200g，怀山药200g，山萸肉150g，枸杞子200g，大麦冬150g，菟丝子150g，川牛膝150g，北沙参150g，石斛150g，女贞子200g，墨旱莲200g，制首乌300g，白芍药200g，五味子150g，全当归200g，桑椹子200g，金樱子200g，芡实200g，广陈皮100g，桃仁150g，茯苓200g，泽泻150g，肥知母150g，川黄柏100g，西洋参100 g,龟甲胶150 g(烊),鳖甲胶150 g(烊),冰糖400 g。

(三) 脾气虚弱

证候:咽喉哽哽不利或痰黏着感,口干而不欲饮或喜热饮,易恶心,时有呃逆反酸,倦怠乏力,少气懒言,胃纳欠佳,或腹胀,大便溏薄。舌质淡红,边有齿印,苔白,脉细弱。

治法:益气健脾,升清降浊。

主方:益气健脾方。

生晒参100 g,党参150 g,白术100 g,茯苓200 g,半夏60 g,陈皮100 g,扁豆200 g,山药200 g,桔梗60 g,炙甘草100 g,佛手150 g,砂仁60 g,炒苡仁200 g,厚朴花60 g,枳壳100 g,香附100 g,天花粉120 g,柴胡100 g,升麻100 g,黄芪200 g,当归120 g,锁阳150 g,六神曲100 g,紫河车100 g,鹿角胶150 g(烊),阿胶200 g(烊),饴糖300 g。

病案举隅

杨某,女性,35 岁。

初诊(2012 年 12 月 27 日)

病史:咽部异物感2 年,伴有咽隐痛,咽喉干燥,痰少而黏稠,易呃逆,反胃酸冷,精神疲乏,胃纳尚可,腹胀,肛门有下坠感,大便较软,舌质淡红,舌边有齿印,苔薄白,脉细弱。检查见咽黏膜干燥、淡红色、增厚,咽后壁淋巴滤泡增生,有白色黏稠分泌物附着。拟:

生晒参100 g,党参150 g,黄芪200 g,当归120 g,炒白术100 g,茯苓200 g,陈皮100 g,扁豆200 g,山药200 g,桔梗60 g,炙甘草100 g,麦冬150 g,南沙参120 g,北沙参120 g,佛手150 g,炒薏苡仁200 g,厚朴花60 g,枳壳100 g,香附100 g,木香100 g,肉桂60 g,吴茱萸45 g,高良姜100 g,天花粉120 g,柴胡100 g,升麻100 g,锁阳150 g,制黄精120 g,六神曲100 g,紫河车100 g。

另加:鹿角胶200 g(烊),鳖甲胶200 g(烊),饴糖300 g,收膏。

用药后,咽部异物感明显缓解,咽部干燥明显缓解,自觉精神好转,无明显乏力。

按:本案为气阴两虚证,以气虚为主。脾胃气虚,运化水湿乏力,清阳不升,浊阴不降,津液不能上承于咽喉,聚而生痰。治当补益脾气兼滋养阴液。膏方治疗以健脾益气为主,培土生金,稍添几味温阳燥湿扶土之药,调气和中,使清阳得升,水津自运,则咽干得润;浊阴得降,痰湿消散,则诸恙自然告退。

慢 性 喉 炎

■ 概述

慢性喉炎是指喉部黏膜的非特异性病菌感染所引起的慢性炎症。本病是最常见的喉科疾病之一,主要表现为双侧声带黏膜炎性病变。近年随着人们沟通和语言交流的增多等因素,发病率有增加趋势。慢性喉炎属于中医学"喉喑"范畴,又称"久喑"。

■ 临床特点

(一) 西医认识

慢性喉炎临床上以声音嘶哑为主要症状,初起为间歇性,逐渐变为永久性,但失声较少见,患者常感喉部微痛不适及干燥感、异物感等,常喜干咳以缓解喉部不适。喉镜检查可见喉黏膜弥漫性充血,声带失去原有的珠白色而呈浅红色或深红色,声带表面或见舒张的小血管。喉黏膜表面可见有稠厚黏液,常在声门间悬挂连成黏丝,或见声带边缘圆厚,表面粗糙不平,呈结节状或息肉样突起,室带亦常肥厚或掩蔽声带。该病多因急性喉炎反复发作或迁延不愈所导致。用声过度,发声不当,某些刺激性致病因子,鼻、鼻窦、咽部、肺、气管及支气管感染等也是诱因。

(二) 中医认识

本病的发生与肺、脾、肾脏腑功能失调关系密切,临床上有气虚喉喑、阴虚喉喑及痰瘀喉喑等。肺肾阴虚证多因素体虚弱,燥热伤肺,过劳伤肾,或久病失养,以致肺肾阴亏,肺津无以上布,不能润泽咽喉,又因阴虚生内热,虚火上炎,熏灼喉窍,致声户开合不利所致。肺脾气虚证则可因过度用嗓,气耗太甚,加之久病失调,或劳倦太过,肺脾气虚,喉窍失养,气虚无力鼓动声户所致。血瘀痰凝证多因病后余邪未清,结聚于喉,或发音不当,耗气伤阴,均可致局部脉络受损,气滞血瘀痰凝,致使声带肿胀,甚至形成小结或息肉而为喑。慢性喉炎向下蔓延可引起气管、支气管炎,病理性嗓音迁延不愈者,还有可能导致喉癌。

■ 膏方临证经验

喉属肺系,声音嘶哑与肺的功能失调关系密切。喉喑有虚实之分,实证喉喑的病机是"金实不鸣",而虚证喉喑的病机则为"金破不鸣"。慢性喉炎多为虚证,以肺、脾之虚为多,亦可兼有肾虚。金破者,非气虚即精虚也。所以虚证喉喑包括肺肾阴虚证和肺脾气虚证。膏方治疗以辨证补虚为主,同时应注意灵活运用开音法。肺肾阴虚虚火灼喉者,宜滋阴养肺以润音,肺脾气虚无力鼓动者,当益气敛肺以悦音。血瘀痰凝证为虚实夹杂证,不一定属于"金实不鸣、金破不鸣"范畴。"久喑"多与发声不当有关,患者大多性子比较急,治疗还应兼顾疏肝柔肝。

肺肾阴虚者多见声嘶,喉干痛,喉痒干咳日久,声带微红肿胀,声带边缘肥厚,或喉黏膜及声带干燥、变薄,声门闭合不全;兼有头晕耳鸣、颧红唇赤、虚烦少寐、腰膝酸软、手足心热,舌红少津,脉细数。治以滋养肺肾,降火利喉开音。膏方以百合固金汤为基础方,常用药物如百合、生地黄、熟地黄、麦冬、玄参、当归、白芍、桔梗、甘草、贝母等。可选加凤凰衣、鲜梨汁、干冬菜、鸡子白等养阴润音;喉窍干涩不利者,可选加北沙参、百合、天冬、麦冬、玉竹等以清润利喉;若虚火旺者,加黄柏、知母以降火坚阴。肺脾气虚者多见声嘶,劳则加重,语音低沉,高音费力;声带松弛无力,声门闭合不全;可兼有倦怠乏力、少气懒言、纳呆便溏、面色萎黄等,舌体胖有齿痕,苔白,脉细弱。治以补益肺脾,益气开音。膏方以补中益气汤为基础方补益肺脾之气,养喉宏声,常用药物如人参、黄芪、白术、炙甘草、陈皮、当归、升麻、柴胡等。可选用诃子、人参叶、人参须等敛气益气以悦音;痰浊滞喉者,可选用半夏、茯苓、扁豆、桔梗、僵蚕、竹沥、皂角、天竺黄、石菖蒲等化痰祛浊以启音。血瘀痰凝者多见声嘶日久,讲话费力,喉内异物感或痰黏着感,常需清嗓,胸闷不舒;检查见声带边缘有小结及息肉状组织突起,常有黏液附其上;舌质暗红或有瘀点,苔薄白或薄黄,脉细涩。治以行气活血,化痰开音。膏方以会厌逐瘀汤为基础方,常用药物如当归、赤芍、红花、桃仁、生地、枳壳、柴胡、桔梗、甘草、玄参等。若痰多者,可加贝母、瓜蒌仁、浮海石以化痰散结。

上述各证可酌情选用白芍、枸杞子、绿萼梅、制首乌、桑椹子等药以柔肝;并选用柴胡、佛手花、制香附、郁金、炒枳壳、陈香橼皮、玫瑰花、野蔷薇花等芳香轻宣理气之品以疏肝,协同主方开音利喉。

辨证分型施膏

(一) 肺肾阴虚

证候:声音嘶哑日久,咽喉干涩微痛,干咳,痰少而黏,时时清嗓,或兼颧红唇赤、头晕、虚烦少寐、腰膝酸软、手足心热等症状。舌红少津,脉细数。

治法:滋阴降火,润喉开音。

主方:滋养肺肾方。

百合150g,生熟地各200g,玄参150g,麦冬150g,石斛200g,南北沙参各120g,玉竹120g,牡丹皮120g,浙贝母120g,怀山药200g,山萸肉150g,枸杞子200g,女贞子200g,墨旱莲200g,制首乌200g,知母120g,桔梗100g,千层纸60g,当归100g,诃子100g,锁阳60g,生甘草60g,枳壳100g,党参120g,炒白术120g,茯苓120g,西洋参100g,龟甲胶200g(烊),鳖甲胶200g(烊),冰糖400g。

(二) 肺脾气虚

证候:声嘶日久,语音低沉,高音费力,不能持久,劳则加重,少气懒言,倦怠乏力,纳呆便溏,面色萎黄。舌淡胖,边有齿痕,苔白,脉细弱。

治法:补益肺脾,益气开音。

主方:益气养喉方。

黄芪300g,白参100g,党参200g,炒白术150g,茯苓150g,白扁豆150g,薏苡仁200g,炙甘草100g,当归100g,龙眼肉250g,川芎100g,苦桔梗100g,橘皮120g,广木香100g,佛手皮100g,升麻100g,柴胡100g,诃子100g,石菖蒲100g,制半夏100g,砂仁60g,苏梗100g,藿香梗100g,厚朴花60g,紫河车100g,枸杞子200g,干姜60g,肉苁蓉60g,鹿角胶200g(烊),龟甲胶200g(烊),饴糖400g。

病案举隅

陈某,女性,28岁。

初诊(2012年12月23日)

病史:声嘶4年。患者从事接线员工作,近4年来,声嘶时轻时重,语音低沉,高音费力,不能持久,劳则加重,咽干;兼有畏寒、少气懒言、倦怠乏力、纳呆便溏、面色萎黄等症,舌体胖有齿痕,苔白,脉细弱。检查见声带肥厚肿胀,声门闭合不全。拟:

党参150g,炙黄芪200g,焦白术150g,当归150g,柴胡100g,升麻100g,炙甘草100g,麦冬100g,南沙参100g,天花粉100g,百合100g,桔梗60g,诃子100g,石菖蒲100g,茯苓150g,白扁豆150g,薏苡仁200g,熟附片100g,肉桂60g,熟地150g,枸杞子200g,杜红花100g,炒枳壳100g,陈香橼皮100g,生晒参100g,紫河车100g。

另加:鹿角胶200g(烊),龟甲胶200g(烊),饴糖400g。收膏。

患者用药后,发音明显改善,但多言时仍会出现讲话疲劳,余症悉减轻。

按:声音嘶哑多为用嗓不当,或用嗓过度所致,但其根本原因在于脏腑虚损。《景岳全书》说:"声音出于脏气,凡脏实则声宏,脏虚则声怯。"本例患者畏寒,少气懒言、倦怠乏力、纳呆便溏、面色萎黄提示阳气不足,加上工作原因长期用嗓过度,消耗元气,使中气不足,气不上达,而语音低沉,高音费力,不能持久,宜扶助正气,并减少发音耗气,方用补中益气汤补益肺脾之气,以养喉宏声;声哑四载,元气大伤,气病及阴,肺肾俱损,尚需滋补肾水,养肺润燥,故用麦冬、沙参、天花粉养阴生津以滋喉润音,以熟地、龟甲滋补肾水;"心为声音之主,肺为声音之门,肾为声音之根"，肾气不足则音声缺少根底支持，遵"气虚者宜补阳"之训，佐以附子、肉桂等温补肾气；另加诃子收敛肺气、利喉开音；石菖蒲通窍开音。"久病失音，必是气虚挟痰之故"，患者声带肥厚肿胀，有痰湿内停，故加茯苓、扁豆去湿除痰，消肿开音。

复发性口疮

■ 概述

复发性口疮是口腔黏膜病中最常见的疾病。主要表现为口腔黏膜反复出现孤立的、圆形或椭圆形的溃疡，溃疡表浅，呈淡黄色或白色，边缘整齐，周围绕以红晕，可单发或多发，有明显的灼痛，有自限性，一般在 10 日左右自愈，容易反复发作，中间有间隙期。在普通感冒、消化不良、精神紧张、郁闷不乐等情况下均可发生。因其反复发作，故称复发性口疮或复发性阿弗他溃疡、复发性阿弗他口炎、复发性口腔溃疡。其发病不受年龄限制，起病年龄在 10～20 岁。本病好发于青壮年，女性较多，一年四季均能发生，冬春季较多。本病归属于中医学"口疮"范畴。

■ 临床特点

（一）西医认识

复发性阿弗他溃疡首先与免疫有着很密切的关系。有的患者表现为免疫缺陷，有的患者则表现为自身免疫反应。其次是与遗传有关系，在临床中，复发性阿弗他溃疡的发病，有明显的家族遗传倾向，父母一方或多方若患有复发性阿弗他溃疡，他们的子女就比一般人更容易患病。另外，复发性阿弗他溃疡的发作，还与一些疾病或症状有关，比如消化系统疾病胃溃疡、十二指肠溃疡、慢性或迁延性肝炎、结肠炎等，另外偏食、消化不良、发热、睡眠不足、过度疲劳、工作压力大、月经周期的改变等。随着一种或多种因素的活跃、交替出现机体免疫力下降，致使复发性阿弗他溃疡的频繁发作。临床可以分为轻型阿弗他溃疡、重型阿弗他溃疡和疱疹样阿弗他溃疡,症状稍有区别。

1. **轻型阿弗他溃疡** · 主要症状为溃疡初起为局灶性黏膜充血水肿,呈粟粒状红点,灼痛明显,继而形成浅表的溃疡,圆形或者椭圆形,直径在 5～10 mm,5 日左右溃疡开始愈合。此时溃疡无肉芽组织形成、创面缩小、红肿消退、疼痛减轻,10～14 日溃疡愈合,不留瘢痕。

2. **重型阿弗他溃疡** · 主要症状为溃疡大而深,似弹坑状,可深达黏膜下层腺体及腺周组织,直径可大于 1 cm,周围组织红肿微隆起,基底微硬,表面有灰黄色假膜或灰白色坏死的组织,溃疡持续时间较长,可达 1 个月或更长。并且患者可以伴有全身的症状,如低热、乏力或者局限性的淋巴结肿痛。

3. **疱疹样阿弗他溃疡** · 主要症状为溃疡数目较多、散在分布,表现为满天星状,相邻的溃疡可以融合成片,黏膜充血发红,疼痛明显,唾液分泌增加,可伴有头痛、低热或全身发热及淋巴结肿大等症状。

(二) 中医认识

口疮的发病与心、脾、肾三脏关系密切。明代薛己《口齿类要·口疮》说:"口疮,上焦实热,中焦虚寒,下焦阴火,各经传变所致,当分别而治之。"上焦实热多为心脾积热,中焦虚寒则是脾肾阳虚,下焦阴火乃属肾亏阴虚火旺。心脾积热证多由操心劳神过度,情志之火内发,心火妄动,或过食辛辣厚味,损伤脾胃,致脾胃积热,循经上炎于口,热腐黏膜,发为口疮。阴虚火旺证多因素体阴虚,加之病后或劳伤过度,或思虑太过,亏耗真阴,伤及心肾,心肾不交则火失其制,虚火上炎,灼于口舌肌膜而生疮。脾肾阳虚证多是素体阳虚,或久病阴损及阳,或贪凉饮冷,或伤寒误治,损伤脾肾之阳,清阳不升,浊阴上干,寒湿困口发为口疮。

■ 膏方临证经验

口疮用膏须辨清脏腑病位及虚实寒热。外感邪毒,脏腑郁热所致的实火口疮,治疗以清热解毒泻火为主,不适宜服食膏方,但治疗切不可过用苦寒,以免损伤正气,转化为虚证口疮。虚证口疮主要包括阴虚火旺证和脾肾阳虚证。阴虚火旺者,口疮疼痛较轻,午后加重,口疮此愈彼起,绵延不止;可兼有手足心热,失眠多梦,口舌干燥不欲饮,舌红少苔,脉细数;检查见溃疡面积小,个数少,疮面灰白,周边红肿不甚。治以滋阴降火敛疮,膏方以知柏地黄汤为基础方,常用药物如知母、黄柏、熟地黄、山茱萸、怀山药、茯苓、泽泻、牡丹皮等。可酌加当归、川芎、赤芍、生地等以助养血;或加玄参、麦冬以助养阴清热。若虚火甚,少加肉桂反佐,引火归原;若心阴不足明显,心烦不寐,舌质龟裂,可加黄连、阿胶、枸杞子、酸枣仁、柏子仁以滋阴养血,清火安神。脾肾阳虚者,口疮疼痛较轻,难以愈合;可兼有倦怠乏力,面色㿠白,四肢厥冷,厌恶寒冷饮食,腰膝或少腹以下冷痛,小便清,舌淡苔白,脉沉迟;检查见口疮疮面色白或暗,周边淡红或不红。治以温肾健脾敛疮,膏方以附子理中汤为基础方,常用药物如人参、白术、干姜、甘草、黑附子等。若阳虚水泛,口疮白浊者,可加肉桂温通经脉,加苍术、五倍子健脾燥湿;若见形寒肢冷,夜尿频多,可加熟地、山茱萸、当归、肉桂、山药、枸杞子、菟丝子、杜仲、芡实、鹿角等;病久者,应酌加桃仁、红花、赤芍、当归、三七等药活血祛瘀。

《黄帝内经》说:"诸痛痒疮,皆属于心。"心主火,开窍于舌,黄连泻火,又专入心经,张景岳称黄连"味大苦,气大寒。味厚气薄,沉也,降也,降中微升,阴中微阳。专治诸火",张洁古又专门强调"诸疮必用黄连"。所以,各种证型的口疮病可酌情适量加入黄连,以助疗疮。

口疮一病虽有虚实之分,但并无绝对。临床上实证口疮和虚证口疮可相互演变,若实火口疮热毒未清,阴液损伤明显,此时虚火口疮变得显著;若虚火口疮又复感邪热,那么实火口疮尤为突出;若实火口疮或虚火口疮,误用苦寒清泻太过,削伐阳气,就可能转变为阳虚口疮。临诊当辨清寒热虚实孰轻孰重,择机施膏。

辨证分型施膏

(一)阴虚火旺

证候:口腔此愈彼起,绵延不止,手足心热,失眠多梦,舌红少苔,脉细数。

治法:滋阴补肾,降火敛疮。

主方:口疮补阴方。

生熟地各200 g,山茱萸150 g,牡丹皮100 g,茯苓150 g,知母100 g,黄柏100 g,党参100 g,西洋参100 g,浙贝母200 g,麦冬100 g,天冬100 g,当归150 g,赤芍150 g,紫草150 g,地骨皮150 g,生甘草60 g,玄参100 g,黄芩60 g,黄连100 g,锁阳100 g,枸杞子100 g,鳖甲胶200 g(烊),阿胶200 g(烊),冰糖500 g。

(二) 脾肾阳虚

证候:口疮久难愈合,倦怠乏力,面色苍白,腰膝或少腹以下冷痛,小便清长,纳呆便溏,舌淡苔白,脉沉迟。

治法:温肾健脾,化湿敛疮。

主方:口疮温阳方。

生晒参100 g,党参150 g,黄芪200 g,当归120 g,炒白术100 g,熟附子60 g,干姜100 g,砂仁60 g,陈皮90 g,升麻60 g,柴胡100 g,枳壳120 g,厚朴100 g,乌梅150 g,肉桂60 g,枸杞子50 g,菟丝子100 g,女贞子150 g,五味子120 g,黄连60 g,桃仁150 g,红花100 g,炙甘草100 g,芡实150 g,鹿角胶200 g(烊),龟甲胶200 g(烊),冰糖400 g。

■ 病案举隅

钱某,男性,44岁。

初诊(2013年1月12日)

病史:患者平时工作压力较大,经常熬夜,近2年来口腔溃疡发作反复,始终有2～3个溃疡此起彼伏,迁延难愈,疼痛但尚无碍于饮食、言语;伴有神疲乏力,四肢厥冷,大便细软,腰膝酸软无力,后背发冷,小便清,舌淡苔白,脉细。检查口疮疮面色白,周边稍红。拟:

熟附子60 g,肉桂60 g,生地120 g,熟地200 g,山茱萸150 g,茯苓150 g,白术100 g,干姜30 g,锁阳100 g,菟丝子150 g,女贞子200 g,墨旱莲200 g,枸杞子200 g,续断150 g,杜仲150 g,党参120 g,黄芪150 g,当归120 g,赤芍150 g,白芍200 g,桃

仁60g,红花60g,路路通200g,黄连60g,炙甘草60g,陈皮100g,枳壳150g,谷芽150g,麦芽150g,生晒参100g,西洋参100g。

另加:电板胶200g(烊),鹿角胶200g(烊),冰糖400g。收膏。

患者用药后,偶尔发作1个口腔溃疡,一般1周内随即愈合。

按:本案病由中焦虚寒,命门火衰。脾肾阳虚,阴寒内盛,流注经络,气血凝滞,日久则发为疮疡。其病虽在上,其源则在下。寒毒致瘀为其标,脾肾气虚是其本。张景岳说:命门元阳有生发之功,"阳盛则精血盛,生气盛,阳衰则精血衰,生气衰",对虚寒型口疮,应以温阳益气为法。鉴于"阴不可以无阳,非气无以生形,阳不可以无阴,非形无以载之",膏方用附子、干姜、锁阳、肉苁蓉等温肾助阳,暖其窟宅,同气相求,招之引之,益其少火;配以熟地、女贞子、墨旱莲等填补真阴,养阴涵阳,使阴复而阳有所附,如此阳得阴助,阴得阳彰。感染和血循环障碍是创伤修复的不利因素,生地、当归、赤芍等不仅有活血化瘀改善微循环功能,而且对不同种类细菌也有不同程度的抑制作用;复发性口腔溃疡可能属于自身免疫性疾病,当归、桃仁活血化瘀,具有抑制抗体,提高巨噬细胞功能作用;复发性口腔溃疡患者往往表现为细胞免疫功能紊乱,黄芪、生地、赤芍则有增强T细胞免疫作用。阳虚之病,病势多缓,病程较长,治之当遵"用补之法,贵乎先轻后重"的原则,不能大剂峻补,以免"壮火食气"。久病必瘀,但活血化瘀药,若无瘀象药量应少,促进经络通利,血液流畅即可,盖多用则破,少用则活。因此,方中附子、肉桂、桃仁、红花用量较小,而填补真阴的熟地、女贞子、墨旱莲、枸杞子等用量较大。口疮之患常虚实兼夹,寒热并存。本案患者局部疼痛,溃疡周围黏膜充血,提示脏腑蕴有火热,故用黄连清之。佐以陈皮、枳壳理气,使补中寓通。全方熔温阳填精化瘀诸法为一炉,使阳气得补,真阴得充,运血有力,血行通畅,寒毒消散,循环改善,则瘀血自化,诸证得解。

(忻耀杰、滕磊)

—— 名医简介 ——

忻耀杰,主任医师,教授,硕士生导师。上海中医药大学附属曙光医院耳鼻喉科原教研室主任。中华中医药学会耳鼻咽喉科分会常委。

第十五节 · 皮肤科疾病

黄褐斑

■ 概述

黄褐斑是一种常见于面部的、对称性褐色色素沉着性皮肤病。临床以面颊部出现大小不定、形状不规则、边界清楚的淡褐色或黄褐色斑为特征。亚洲育龄期女性发病率高达 30%，易复发，难治愈。本病属于中医学"面尘""黧黑斑""肝斑"范畴。

■ 临床特点

（一）西医认识

黄褐斑对称发生于颜面，尤其以颧部、两颊多见，可累及额部、鼻、唇等处，但不累及眼睑。皮损为黄褐色至深褐色，色素斑的深浅常随季节变化而改变，夏季加深，冬季减轻；大小不等，形状各异，孤立散在或融合成片，边缘较明显，一般多呈蝴蝶状；压之不退，表面与皮肤相平，无渗水及脱屑。患者无自觉症状，日晒后加重。病程慢性。如发生于孕妇，分娩后可逐渐消失，也有不消退者。

男女均可发生黄褐斑，以中年女性多见。常发生于孕妇或经血不调的妇女，部分患者可与长期服用某些药物有关。化妆品使用不当，日光的照射，精神压力亦可诱发本病。

（二）中医认识

《医宗金鉴》记载："黧黑黯黜：此症一名黧黑斑，初起色如尘垢，日久黑似煤形，枯暗不泽，大小不一，小者如粟粒、赤豆、大者如莲子、芡实，或长或斜或圆，与皮肤相平，有思虑抑郁，血弱不华，火燥结滞而生面上，妇女多有之。"

本病病因病机多与肝、脾、肾三脏功能失调，气血不能上荣于面有关。黄褐斑多为中年女性，由于生理、心理及社会等因素的影响，精神长期处于紧张状态，加之经带胎产伤及于血,阴血不足,心肝失养,气郁血虚,故肝郁气滞是黄褐斑患者临床最多见的病因病机之一。肝郁而气滞,滞而血瘀。情志不畅,肝郁气滞,郁而化热,熏蒸于面,灼伤阴血,致使颜面气血失和,燥结瘀滞而生斑。肝肾不足,水火不济,虚火上炎,燥结成斑。饮食不节,忧思过度,损伤脾胃,脾失健运,痰瘀内生,清阳不升,浊阴不降,浊气上犯,蕴结肌肤,均易形成黄褐斑。冲任失调,如妇科病患者,由于久病成瘀,气血运行不畅,脉络瘀阻,气滞血瘀,面失所养而生斑。

■ 膏方临证经验

本病多因肝郁气滞,气血失和,甚或肝肾不足,致使颜面气血燥结瘀滞而发病。也有因脾虚失运,痰湿秽浊之气上熏于面而成者。治疗应多从肝、脾、肾三脏及气血失和进行论治,尤以疏肝理气、活血化瘀、补益肝肾为目前治疗黄褐斑的常用方法。

肝气郁滞证患者常面生深褐色斑,弥漫分布;伴有情绪抑郁,爱生闷气,或急躁易怒,胸胁胀满,口苦咽干,女子月经不调,经前乳房胀痛;舌质红,苔薄,脉弦细。治宜疏肝理气,清泄内热。方选丹栀逍遥散加减。月经不调者,可加女贞子、香附、当归;斑色深褐而面色晦黯者加桃仁、红花、益母草。脾虚湿热证者斑色灰褐或污黄,如尘面附着;伴纳呆、便秘、乏力;舌质红,脉滑数。治宜健脾化浊,清热利湿。方选参苓白术散加减。湿甚者,加苍术、黄柏、白扁豆。气滞血瘀证者,面色黧黑,斑色灰褐;或伴有慢性肝病,两胁胀痛;或月经色黯有血块,或痛经;舌紫或有瘀斑,苔薄,脉弦细。治宜理气活血,化瘀消斑。方选桃红四物汤加减。两胁胀痛者,加郁金、柴胡、白芍;面色黧黑者,加白菊花、白蒺藜;痛经者,加香附、益母草。

■ 辨证分型施膏

(一) 肝气郁滞

证候:面生深褐色斑,弥漫分布,伴有情绪抑郁,爱生闷气,或急躁易怒,胸胁胀满,口苦咽干,女子月经不调,经前乳房胀痛,舌质红,苔薄,脉弦细。

治法：疏肝解郁，清泄内热。

主方：疏肝美白祛斑膏。

柴胡90g，白芍120g，川芎90g，枳壳90g，香附90g，积雪草150g，甘草90g，当归150g，茯苓150g，白术100g，丹皮120g，栀子炭90g，合欢皮150g，冬瓜子100g，橘皮120g，桃仁90g，益母草120g，莲须90g，杏仁90g，莲子肉100g，核桃仁250g，大枣150g，黑芝麻250g，饴糖300g，阿胶250g(烊)，鳖甲胶150g(烊)，龟甲胶150g(烊)，明胶50g(烊)。

(二) 脾虚湿热

证候：斑色灰褐或污黄，如尘面附着，伴纳呆、便秘、乏力，舌质红，脉滑数。

治法：健脾化浊，清热利湿。

主方：健脾美白祛斑膏。

茯苓90g，白术90g，党参120g，黄芪120g，白扁豆100g，陈皮60g，甘草90g，薏苡仁120g，积雪草150g，杏仁90g，莲子肉200g，莲须90g，桃仁100g，益母草100g，怀山药120g，砂仁30g，佛手100g，郁金100g，香附100g，核桃仁250g，大枣150g，黑芝麻250g，饴糖300g，阿胶250g，鳖甲胶150g，明胶50g。

(三) 气滞血瘀

证候：面色黧黑，斑色灰褐，或伴有慢性肝病，两胁胀痛，或月经色黯有血块，或痛经，舌紫或有瘀斑，苔薄，脉弦细。

治法：治宜理气活血，化瘀消斑。

主方：活血美白祛斑膏。

桃仁100g，红花30g，川芎100g，地黄120g，当归120g，丹参100g，白芍100g，益母草100g，积雪草150g，杏仁90g，莲子肉200g，莲须90g，枳壳100g，冬瓜子100g，陈皮60g，青皮60g，核桃仁250g，大枣150g，黑芝麻250g，饴糖300g，阿胶250g(烊)，鹿角胶150g(烊)，明胶50g(烊)。

■ 病案举隅

张慧敏验案 王某，女性，42岁。

病史:患者因面部色斑 10 年,近一年加重就诊。患者 10 年前两侧颧部对称发生指甲大小的淡褐色的斑片,日晒后加重,休息及充足睡眠后略有减轻。色斑夏季加深,冬季减轻,外用市售美白化妆品后有所减轻,但停用后色斑依旧,随着年龄的增长,色斑缓慢增大。近一年来,色斑累及到面颊部较大范围和额部,尝试过多种市售的美白化妆品,以及口服维生素 C 等保健产品效果均不明显。半年前曾做激光治疗,一度效果明显,但近期色斑又有复发。要求中医调理治疗。自诉平素工作繁忙,睡眠梦多,伴有情绪抑郁,急躁易怒,月经正常,经前时有乳房胀痛。症见两颊、颧部、额部有黄褐色至深褐色的色素斑,呈蝴蝶状,大小犹如半个掌面。边缘较明显,压之不退。苔薄白,舌尖红,脉弦细。

中医辨证属肝郁气滞。治宜疏肝理气,清泄内热。选用疏肝美白祛斑膏加减治疗。

柴胡 90 g,白芍 120 g,川芎 90 g,枳壳 90 g,香附 90 g,积雪草 150 g,甘草 90 g,当归 150 g,茯苓 150 g,白术 100 g,丹皮 120 g,栀子炭 90 g,合欢皮 150 g,郁金 100 g,冬瓜子 100 g,青皮 60 g,酸枣仁 60 g,桃仁 90 g,益母草 120 g,莲须 90 g,杏仁 90 g,莲子肉 100 g。

另加:核桃仁 250 g,大枣 150 g,饴糖 300 g,阿胶 250 g,鳖甲胶 150 g,龟甲胶 150 g,明胶 50 g。收膏。

同时嘱患者外出时使用防晒霜。

1 个月后随访:患者自述服膏方后,急躁情绪明显改善,睡眠亦转佳,最近一次月经的经前乳房胀痛减轻,大便也有规律;服膏方两个月后,周围朋友询问使用了何种化妆品,脸色看上去很好,面色红润,有光泽,原有的黄褐斑颜色淡了许多。刻下症见,与初诊时的照片相比,黄褐斑颜色变浅,尤其是颧部黄褐斑范围缩小,大小约为初诊时的一半。嘱继续服用膏方治疗。

按:该患者是中年女性,因同时身负家庭和事业的重任,工作紧张,导致肝疏泄失常,肝气郁结,气滞血瘀,由此引发黄褐斑。故从肝论治黄褐斑,经过丹栀逍遥散化裁而成的膏方治疗,可起到疏肝理气,活血化斑的作用。

(张慧敏、李星子)

脂溢性脱发

■ 概述

脂溢性脱发即雄激素性脱发，是一种非瘢痕性脱发，通常发病于青春期，表现为进行性头发直径的变细、头发密度的降低和脱发，直至出现不同程度的秃发，通常伴有头皮油脂分泌增多的症状。男女均可罹患。在我国，男性患病率约为21.3%，女性患病率约为6.0%。本病属于中医学"发蛀脱发""蛀发癣"范畴。

■ 临床特点

（一）西医认识

脂溢性脱发是一种具有遗传倾向的多基因隐性遗传疾病。患者以20～40岁的男性青壮年为主，女性较少，多有家族史。其脱发常从前两侧发际开始，逐渐向头顶部扩展，前头与头顶部头发逐渐变得稀疏、纤细，终而大部分脱落。新生长的头发越来越细，柔软无力，失去光泽，脱发区皮肤光滑或仅遗留少许毳毛，前发线从两侧后退，因而前额变高，形成俗称的"高额"。也有部分患者从头顶部开始脱发，脱发区皮肤光滑或呈一片均匀、稀疏、细软的头发，最终头顶部毛发大部或全部脱落，但枕后及头部两侧毛发基本保持正常。女性症状较轻，头顶毛发稀疏，但不会完全脱落。伴头皮油腻或头屑多。可有不同程度瘙痒。病程大多缓慢，脱发的速度与程度因人而异，可在数年内达到老年脱发程度，多为永久性脱发。但其仅发生头部脱发而胡须及其他处毛发不受侵犯。

（二）中医认识

脂溢性脱发一般病程较长，多为虚实夹杂或本虚标实。本虚多为肾精亏虚，精不化血，血不养发，发无生长之源而脱落。正如中医所说的"发为肾之候""发为血之余"，头发的生长多需要精和血。标实多为风、湿、热、瘀。

平素血热之体,复感风邪,或过食辛辣,或五志化火,耗血伤阴、化燥,致使阴血不能上奉巅顶,荣养毛发,毛根干涸,故发焦脱落。饮食失节,过食肥甘厚味,损伤脾胃,导致体内湿热内蕴,脾胃运化失职,水湿内聚化热,致使湿热上蒸巅顶,侵蚀发根,堵塞毛孔,精血难以荣养毛发而脱落。过度思虑用脑,耗阴伤血,久之劳伤肝肾,肝肾精血不足,不能荣养毛发,毛根失养,头发脱落致秃。

膏方临证经验

本病初期以肝郁气滞,脾胃湿热为主,后期可出现气滞血瘀、肝肾不足之证。治疗以疏肝理气、健脾化湿、补肾活血生发为主。需辨明虚实,切忌见脱发就补肾。现代生活节奏紧张,压力较大,操劳、思虑过度,往往在青壮年男性中易出现脱发。初期从前两侧发际开始,逐渐向头顶部扩展,常常伴有精神抑郁,脾气暴躁,急躁易怒,善太息,舌质红,脉弦紧,证属肝郁气滞。治宜疏肝理气活血,方选柴胡疏肝散加减。睡眠不佳者,加远志、合欢皮、夜交藤。王清任提出血瘀阻塞血络,长期脱发,兼有舌质暗有瘀斑者,可适当加入活血化瘀药物,促进头部气血运行,可促进头发生长。如平素饮酒过多,暴饮暴食,嗜食油腻,或者过度减肥节食,损伤脾胃,见头发稀疏,油亮,状如涂油,有淡黄色的鳞屑固着难脱,自觉头皮瘙痒,舌质红,苔黄腻,脉细数,证属脾胃湿热。治宜健脾清热除湿,方选草薢渗湿汤加减。油腻甚者,加苍术、白术、茯苓、皂荚。如病程较长,头发焦枯发蓬,缺乏光泽或灰白色鳞屑飞扬,伴头昏,耳鸣,眼花,腰膝酸软,舌质淡红,苔厚腻,脉沉细,证属肝肾不足,脾虚湿盛。治宜补肾健脾,方选七宝美髯丹合二陈汤加减。腰膝酸软,头昏耳鸣加桑寄生、杜仲、续断;头发油腻明显者,加泽泻、薏苡仁。

辨证分型施膏

(一)肝郁气滞

证候:脱发从前两侧发际开始,逐渐向头顶部扩展,常常伴有精神抑郁,脾气暴躁,急躁易怒,善太息,舌质红,脉弦紧。

治法:疏肝理气活血。

主方:疏肝活血生发膏。

柴胡 100 g,青皮 60 g,陈皮 60 g,川芎 100 g,枳壳 60 g,香附 100 g,赤芍 120 g,佛手 100 g,郁金 100 g,当归 120 g,丹参 120 g,桃仁 100 g,红花 60 g,侧柏叶 100 g,鸡血藤 100 g,枸杞子 60 g,黑芝麻 250 g,核桃仁 100 g,莲子肉 200 g,大枣 90 g,五味子 60 g,远志 100 g,阿胶 150 g(烊),龟甲胶 150 g(烊),鳖甲胶 150 g(烊)。

(二) 脾胃湿热

证候:头发稀疏,油亮,状如涂油,有淡黄色的鳞屑固着难脱,自觉头皮瘙痒,舌质红,苔黄腻,脉细数。

治法:健脾清热除湿。

主方:清热除湿生发膏。

白花蛇舌草 100 g,公丁香 60 g,知母 90 g,连翘 90 g,鸡内金 60 g,泽泻 100 g,茯苓 100 g,白术 100 g,焦山栀 60 g,山楂 100 g,神曲 60 g,黄芩 90 g,当归 100 g,川芎 100 g,甘草 60 g,莲子肉 200 g,核桃仁 100 g,大枣 90 g,黑芝麻 100 g,饴糖 300 g,阿胶 250 g(烊)。

(三) 肝肾不足,脾虚湿盛

证候:头发焦枯发蓬,缺乏光泽或灰白色鳞屑飞扬,伴头昏,耳鸣,眼花,腰膝酸软,舌质淡红,苔厚腻,脉沉细。

治法:补肾健脾。

主方:补肾健脾生发膏。

女贞子 100 g,墨旱莲 100 g,丹参 100 g,当归 100 g,生熟地各 150 g,仙鹤草 100 g,山楂 60 g,黄柏 60 g,薏苡仁 150 g,泽泻 100 g,白芷 60 g,灵芝 60 g,黑芝麻 250 g,核桃仁 100 g,莲子肉 200 g,大枣 90 g,酸枣仁 60 g,合欢皮 100 g,阿胶 150 g(烊),龟甲胶 150 g(烊),鳖甲胶 150 g(烊)。

■ 病案举隅

张慧敏验案 陈某,男性,39 岁。

病史：患者因头顶部脱发 2 年，近一月加重就诊。患者两年前发现两侧发际开始掉落头发，逐渐向头顶部扩展，其头发密度进行性减少。近一月洗头发现头发脱落甚多，每天掉发不下百根，两天不洗头，头发就出现油腻。曾使用生发水一年多，未见头发增多，生发效果不佳。要求中医调理治疗。自述从事销售工作，为完成销售指标，精神压力巨大。在工作期间，经常陪客人喝酒，饮食油腻，同时睡眠不规则，精神抑郁，烦躁易怒。症见前额部头发稍稀，拔发试验阳性，头发油亮，头皮见淡黄色的鳞屑，固着难脱。舌红，苔黄腻，脉弦数。

中医辨证属肝郁气滞、脾胃湿热。治宜疏肝活血，健脾化湿。辨证施膏如下：

柴胡 100 g，青皮 60 g，川芎 100 g，枳壳 60 g，香附 100 g，赤芍 120 g，当归 120 g，丹参 120 g，桃仁 100 g，红花 60 g，侧柏叶 100 g，鸡血藤 100 g，枸杞子 60 g，远志 100 g，白花蛇舌草 100 g，克丁香 60 g，知母 90 g，连翘 90 g，皂荚 90 g，泽泻 100 g，茯苓 100 g，白术 100 g，焦山栀 60 g，黄芩 90 g，甘草 60 g。

另加：核桃仁 100 g，黑芝麻 250 g，饴糖 300 g，阿胶 250 g，收膏。

1 个月后复诊：患者自述服膏方后，睡眠改善，烦躁易怒减轻。头屑减少，原本因头发黏腻需每天洗发，现两三天洗一次即可。梳头时头发不太轻易脱落。

按：本病患者是中年男性，应酬较多，工作繁忙，由于情绪的焦虑、紧张，使肾上腺素分泌增加，刺激雄激素过多生成，故头发油脂过多，堵塞毛孔。加上患者长期在应酬中，经常饮酒，饮食油腻，导致脾胃湿热，加重脱发。通过疏肝活血，使得气行则血行，改善头皮血液循环，刺激毛发生长。同时兼以健脾清热除湿，降低皮脂分泌，从而达到减少脱发的效果。

（张慧敏、李星子）

须发早白

■ 概述

须发早白，俗称"少白头"。患者出现白发或白发增多，发于两鬓部或者分散存在,亦有部分是成束变白。其见于青少年或中年,除头发变白外,并无其他症状。流行病学显示,在正常衰老中,白种人、非裔美国人和亚洲人开始白发的年龄分别为(34.0±9.6)岁、(43.9±10.3)岁和(37.5±2.5)岁。

■ 临床特点

(一) 西医认识

发病初只有少数白发,以后逐渐增多,也有少数在很短时间内头发变白者。部分患者有家族史。

现代医学认为,白发症主要是毛发黑色素减少,由黑素细胞形成黑色素的功能减退,酪氨酸酶的活动减低所致。

(二) 中医认识

中医临床将白发分为先天禀赋不足和后天脏腑失调两类。中医认为白发与精血亏虚,气滞血郁有关。肾主骨生髓,其华在发,当肝肾不足,精血亏虚,则发失所养而变为灰白。久病则气滞血瘀,精血不能循经滋养毛发,毛发失养而变白。此外,"肝藏血"而"发为血之余",气血亏虚;多愁善感,思虑伤脾;引起气血匮乏,头发失去濡养而变白。

■ 膏方临证经验

气血两虚证者,白发增多,伴毛发异常,毛发的异常多从末端开始,如毛发稀疏,粗糙而分叉,干燥易折;伴见倦怠乏力,面色苍白;舌淡苔薄白,脉细无力。治宜补气养血。方选八珍汤,佐以墨旱莲、桑椹子、黑豆、女贞子。肝肾不足证者,白发过早出现或白发明显增多,多从头顶、两鬓开始;伴毛发枯萎无光,毛发异常,多从根部开始,无断发现象;伴腰膝酸软,心烦失眠,遗精,或妇女月经不调、月经量少而后期;舌淡红,苔薄白微黄,脉细弦。治宜滋补肝肾,养血黑发。方选二至丸合七宝美髯丹,佐以桑寄生、仙茅、淫羊藿。气滞血瘀证者,白发伴头痛或头皮刺痛,久则可见头发稀疏脱落;舌质暗或有瘀斑,脉沉或涩。治宜活血化瘀。方选桃红四物汤合六味地黄丸。

辨证分型施膏

肝肾不足

证候:发过早出现或白发明显增多,多从头顶、两鬓开始;伴毛发枯萎无光,毛发异常,多从根部开始,无断发现象;伴腰膝酸软,心烦失眠,遗精,或妇女月经不调、月经量少而后期;舌淡红,苔薄白微黄,脉细弦。

治法:滋补肝肾,养血黑发。

主方:灵芝乌发膏。

灵芝 100 g,黄芪 150 g,当归 150 g,淫羊藿 150 g,仙茅 100 g,肉苁蓉 100 g,菟丝子 100 g,女贞子 100 g,枸杞子 250 g,生地黄 150 g,白术 150 g,茯苓 100 g,山楂 150 g,薏苡仁 100 g,陈皮 60 g,莲子肉 200 g,核桃仁 100 g,大枣 90 g,黑芝麻 100 g,阿胶 250 g(烊)。

病案举隅

张慧敏验案 唐某,男性,17 岁。

病史:患者因头部须发早白就诊。患者一年前发现枕后部位有数根白发,以后白发逐渐增多。由于有白发,心理负担很重。平素畏寒,肢冷,冬天容易生冻疮。体检两鬓及枕后发际,见有较多的白发。舌质淡,脉细。个人有哮喘史;家族中有过敏体质史,父亲 30 岁左右也出现白发。

中医辨证属先天禀赋不足,血虚毛发失养。治宜补益肝肾,养血黑发。辨证施膏如下:

灵芝 100 g,黄芪 150 g,当归 150 g,淫羊藿 100 g,仙茅 100 g,肉苁蓉 100 g,菟丝子 100 g,女贞子 100 g,枸杞子 250 g,生地黄 150 g,白术 150 g,茯苓 100 g,山楂

150 g,薏苡仁 100 g,陈皮 60 g,莲子肉 200 g,丹参 100 g,桑椹子 100 g。

另加:核桃仁 100 g,大枣 90 g,黑芝麻 100 g,阿胶 250 g。收膏。

1 个月后复诊:患者自述服膏方后,畏寒、肢冷情况好转。嘱继续服用膏方。

按:患者为青少年,有白发的家族史,有哮喘史。说明原本先天禀赋不足,故本方以补益肝肾,养血黑发为主。治疗后,患者阳虚的畏寒、肢冷症状改善,因白发的治疗效果慢,嘱继续服用。

(张慧敏、李星子)

湿疹

■ 概述

湿疹是指是由多种内外因素引起的具有明显渗出倾向的皮肤炎症性反应。皮疹呈多形性,瘙痒明显,常对称分布,易复发,慢性期皮损局限而具有浸润和肥厚的特征。该病是皮肤科常见病,我国一般人群患病率约为 7.5%。随着全球工业化发展及环境气候的改变,其发病率正在全球范围内持续增长。湿疹相当于中医学"湿疮""浸淫疮"等范畴。

■ 临床特点

(一)西医认识

湿疹根据病程和临床特点一般分为急性、亚急性、慢性湿疹。急性湿疹表现为在红斑、水肿基础上出现粟粒大丘疹、丘疱疹、水疱、糜烂及渗出,病变中心往往较重,而逐渐向周围蔓延,外围又有散在丘疹、丘疱疹,故境界不清。治疗不当可转变成亚急性或慢性湿疹;亚急性湿疹红肿和渗出减轻,糜烂面结痂,可有少许鳞屑及轻度浸润,自觉有剧烈瘙痒。如经久不愈,则可发展为慢性湿疹;慢性湿疹表现为患部皮肤浸润性暗红斑,粗糙肥厚、苔藓样变,可伴有色素改变,明显瘙痒,延续数月或更久。

(二) 中医认识

湿疹的中医名称较多。例如泛发全身,浸淫遍体,渗水极多者名"浸淫疮";周身遍起红粟,瘙痒极甚为"粟疮";抓之出血者名"血风疮";若局限于一处,称为"湿毒疮"。由于发病部位不同,又有不同名称,如发于耳郭者称"旋耳疮"等。其他还有"湿癣""四弯风"等名称。

该病的病因是由于禀赋不耐,饮食失节,或过食辛辣刺激荤腥动风之物,脾胃受损,失其健运,湿热内生,又兼外受风邪,内外两邪相搏,风湿热邪浸淫肌肤所致。湿邪为外邪中之最,同样也是湿疮的基本病理因素,急性者以湿热为主;亚急性者多与脾虚湿恋有关;慢性者则多病久耗伤阴血,血虚风燥,乃至肌肤甲错。《医宗金鉴·血风疮》指出:"此证由肝、脾二经湿热,外受风邪,郁于肺经,致遍身生疮。形如粟米,瘙痒无度,抓破时,津脂水浸淫成片,令人烦躁、口渴、瘙痒,日轻夜甚。"《素问·至真要大论》中指出"诸痛痒疮,皆属于心""诸湿肿满,皆属于脾",故皮损的发生与内在脏腑病变存在着密切的联系。赵炳南认为,其发病原因十分复杂,一句话概之即内在之湿热与外在之感受热湿之邪相互搏结而致。综上,本病与风、湿、热邪以致心、肝、脾、肺等脏腑受累有关。

膏方临证经验

本病治则以标本兼顾,内外并治,整体与局部相结合为基本原则。以控制症状,减少和预防复发,提高患者生活质量为基本目的。湿疹早期当驱邪为主,后期则以扶正祛邪为主。湿邪易与他邪合而致病,且黏滞缠绵,故健运除湿应贯穿治疗的始终。

湿疹初期,以疏风清热除湿为主。临床用药如车前草、土茯苓、茯苓皮、泽泻等,药味甘淡利湿而不伤阴,可用于阴伤与湿邪并见之证;黄芩、黄柏、苦参、槐花、蒲公英、白鲜皮苦寒燥湿;苍术、厚朴、薏苡仁、藿香芳香化湿;附子、吴茱萸、干姜、小茴香可以温化寒湿;金银花、连翘、羌活、防风、徐长卿可祛风利湿止痒;陈皮、半夏、枳壳、山楂、山药、甘草运脾和胃,符合"脾主运化"的特点;湿邪积聚日久成瘀,可用山棱、莪术、川芎、丹参活血化瘀。如肝火盛,可用龙胆草、栀子、柴胡、枳壳疏肝清肝之品;如肺热明显,可用桑白皮、地骨皮以泻肺热。

湿疹后期,体虚血弱,阴阳失调或儿童因脏腑娇嫩,形气未充,当选用党参、黄芪益气健脾,补肺生津;当归及熟地黄补血生气,养血祛风;玄参、南北沙参、麦冬、石斛养阴润肤。此外,为避免膏方过于滋腻妨碍脾胃运化,可配理气之品如半夏、陈皮、佛手及砂仁等。

■ 辨证分型施膏

(一)阴虚内热

证候:皮损潮红或暗红,遇热则痒,夜间为甚,瘙痒剧烈,抓破后少量渗液,部分皮疹增厚苔藓化,全身皮肤干燥,伴心烦口渴,身热不扬,大便干,小便短赤,舌红,苔薄白或黄,脉滑或数。

治法:滋阴清热,润肤止痒。

主方:养阴润肤膏。

知母90g,黄柏90g,车前草90g,木贼90g,当归120g,防风90g,菊花60g,桑白皮150g,焦栀子120g,地黄120g,白芍120g,陈皮90g,牡丹皮120g,丹参120g,玉竹90g,南沙参150g,北沙参150g,石斛120g,麦冬90g,茯苓150g,炒白术100g,薏苡仁200g,山药200g,地肤子100g,冬瓜子100g,白鲜皮100g,红枣150g,冰糖300g,明胶50g(烊),鳖甲胶250g(烊),核桃肉250g,龟甲胶150g(烊)。

(二)脾虚湿蕴

证候:皮损潮红,有丘疹,丘疱疹,瘙痒,抓后糜烂渗出,伴纳少,腹胀便溏,易食物过敏,易疲乏;舌淡胖,苔白腻,脉濡缓。

治法:理气健脾,化湿止痒。

主方:健脾润肤膏。

党参120g,焦白术120g,陈皮100g,鸡内金60g,枳壳100g,山楂炭100g,金银花 100 g,黄芩 100 g,土茯苓 150 g,茯苓皮 150 g,桑白皮 100 g,白鲜皮 100 g,厚朴 100 g,苍术 100 g,徐长卿 100 g,薏苡仁 150 g,山药 200 g,甘草 60 g,北沙参 120 g,明胶 50 g(烊),黑芝麻 250 g,阿胶 200 g(烊),冰糖 100 g。

(三) 气滞血瘀

证候:皮肤色暗或色素沉着,皮肤粗糙肥厚,苔藓化,干燥脱屑,散发结节性痒疹,剧痒难忍,伴有口干不欲饮,纳差,舌暗,苔少,脉弦细。

治法:行气活血,化瘀止痒。

主方:活血润肤膏。

桃仁 100 g,红花 30 g,牡丹皮 120 g,川芎 100 g,地黄 120 g,当归 120 g,丹参 100 g,白芍 100 g,益母草 100 g,枳壳 100 g,陈皮 60 g,青皮 60 g,地肤子 100 g,白鲜皮 100 g,麦冬 100 g,石斛 60 g,茯苓皮 150 g,桑白皮 100 g,核桃仁 250 g,大枣 150 g,阿胶 250 g(烊),龟甲胶 150 g(烊),明胶 50 g(烊)。

■ 病案举隅

张慧敏验案 张某,男性,41 岁。

病史:患者 3 年前因聚会饮酒,暴饮暴食后,发生呕吐腹泻,同时全身发出红疹,剧痒。当时诊断为"急性胃肠炎",经过治疗以后,呕吐腹泻好转,但皮疹仍迁延不愈。外院曾做过敏原检查,显示对鱼虾、鸡蛋等数种食物过敏。3 年来患者进行了较严格的忌食,同时进行抗过敏药物的内服及外用皮质激素等多种疗法治疗,皮疹仍反复发作。故要求中医调理治疗。检查:全身散在大小不等的红色斑片、有斑丘疹、少量小水疱,红斑周围边界不清,部分呈轻度的浸润,伴有少量脱屑。颈部、肘部皮疹肥厚苔藓化,背部皮肤干燥,见有较多抓痕。舌苔厚腻,舌质红,脉濡细。拟:

党参 120 g,焦白术 120 g,陈皮 100 g,制半夏 100 g,枳壳 100 g,山楂炭 100 g,金银花 100 g,黄芩 100 g,土茯苓 150 g,茯苓皮 150 g,桑白皮 100 g,白鲜皮 100 g,厚朴 100 g,苍术 100 g,徐长卿 100 g,薏苡仁 150 g,山药 200 g,甘草 60 g,北沙参 120 g,明

胶 50 g(烊),黑芝麻 250 g,阿胶 200 g(烊),冰糖 100 g。共制成膏。

1 个月后随访:自诉服用 3 周后,皮疹逐渐减退,瘙痒减轻。患者曾尝试进食少量鱼虾、鸡蛋,皮损未见加重。刻下体检:原有的红斑、丘疹数量减少,苔藓化明显减轻,部分皮疹色素沉着。嘱继续服用。

按:湿疹是一种皮损形态多样、伴有剧烈瘙痒的急性、亚急性和慢性过敏性炎症性皮肤疾患。部分患者伴有食物过敏的现象。本病患者起因于暴饮暴食,饮酒伤胃,脾失健运,湿热内生,泛发肌肤而成。由于胃肠道的炎症,消化功能减弱,使得食物蛋白不能够完全消化成小分子的氨基酸。食物中的大分子蛋白经过炎症的胃肠道黏膜直接进入血液中,形成抗体导致过敏的发生。本病虽表现在皮肤,但实质在脾胃,脾主升清,胃主降浊,脾胃失和则湿热蕴结,外泛肌肤。中医辨证属脾虚湿盛,治宜运脾清肺化湿。本方以参苓白术散健脾益气,党参、地黄滋养肺阴,二陈汤化痰祛湿,再加山药、山楂炭等和胃气、助消化之药,组方全面,效果明显。

(张慧敏、陈梦娇)

老年性皮肤瘙痒症

■ 概述

老年性皮肤瘙痒症是以全身皮肤瘙痒为主要症状而无原发性皮损的皮肤病,以老年人为多见。主要表现为皮肤干燥、伴剧烈瘙痒,搔抓后可引起抓痕、血痂、皮肤肥厚和苔藓样变等皮损。该病好发于秋冬季节,少数也有夏季发病。本病属中医学"风痒""血风疮""痒风"等。

■ 临床特点

(一) 西医认识

皮肤瘙痒是皮肤或黏膜的一种引起搔抓欲望的不愉快感觉。许多活性物质

（主要包括组胺、蛋白酶、前列腺素 E、神经肽类物质等）可为瘙痒的化学介质。全身性瘙痒往往表现为痒无定处，瘙痒程度不尽相同，常为阵发性且夜间加重；局限性瘙痒症表现为局部阵发性剧痒，好发于女阴、阴囊、肛周、小腿、头皮等部位。现代医学认为，老年性瘙痒症是由于老人皮脂腺萎缩，分泌减少表皮角质层中所含水分减少，痒阈降低导致，躯干多见。女性患者可能是绝经后综合征的一种表现。

（二）中医认识

《诸病源候论》一书中记载："风瘙痒者，是乃体虚受风、风如腠理，与气血相搏，往来于皮肤之间，邪气微，无法冲击为痛，进而瘙痒。"表明老年性皮肤瘙痒症的发病原因主要由血虚风燥、肌肤失养，又受风邪而致。清代《外科证治全书·痒风》中形容该病临床表现为"遍身瘙痒，并无疮疥，搔之不止"。

老年性皮肤瘙痒症的发病与机体营卫气血、经络脏腑息息相关。肌肤腠理受邪，必渐趋于内；脏腑有病，亦可形之诸于外。老年人气血日衰，久至气血不足，或久病耗伤阴血，皆可致血虚，生风化燥，肌肤失养。风从内生，风胜则燥，风燥又伤血，故血虚皮肤失润，肤燥发痒。此外，饮食不节，过食辛辣、油腻，或饮酒，损伤脾胃，湿热内生，化热生风，内不得舒泄，外不得透达，郁于皮肤腠理亦可发病。该病特点为皮肤阵发性瘙痒，搔抓后常出现抓痕、血痂、色素沉着和苔藓样变等继发性损害。患者常因瘙痒剧烈而影响睡眠，伴有头晕、精神忧郁及食欲不振等临床症状。

■ 膏方临证经验

本病主要以养血润肤，祛风止痒治疗。若并发内部疾病时，应及时寻找原因，采用标本兼顾、内外兼治的方法治疗。

久病易致气血虚弱，而气能生血，故可重用黄芪、党参以补脾益气；若瘙痒日久不愈者，加全蝎、乌梢蛇、地骨皮以通经络；若阴虚口干甚者加芦根、天花粉、麦冬以滋内阴；若舌红剥苔者，可重用生地、白茅根清热滋阴；若口干兼大便干结者加知母、黄柏滋阴通便。若伴失眠多梦者加枣仁、合欢皮、柏子仁等养心安神。老年性皮肤瘙痒症若因搔抓过度继发湿疹样皮疹或皮肤感染者,此为血虚阴亏基础之上,复感风湿热之邪,可加金银花、黄连、蒲公英、徐长卿等祛风清热,除湿解毒之品。皮损苔藓化表现明显者,可加阿胶、丹参以活血补血。

■ 辨证分型施膏

该病以血虚风燥型为主。

证候:皮肤干燥,抓破后可有少量脱屑,抓痕累累。

治法:养血润肤,祛风止痒。

主方:补血润肤止痒膏。

当归150 g,川芎90 g,地黄150 g,炒白芍100 g,白蒺藜90 g,防风90 g,荆芥90 g,黄芪150 g,蜜炙甘草90 g,丹参120 g,山药150 g,茯苓150 g,炒白术100 g,桃仁90 g,桑椹子90 g,酸枣仁90 g,仙鹤草90 g,陈皮60 g,玉竹90 g,麦冬90 g,南沙参150 g,北沙参150 g,生山楂150 g,红枣150 g,冰糖300 g,陈阿胶250 g(烊),黑芝麻250 g,鳖甲胶250 g(烊),龟甲胶150 g(烊)。

■ 病案举隅

张慧敏验案 李某,男性,70岁。

病史:患者5年前开始皮肤瘙痒、干燥,秋冬季加重,夏季减轻,初期使用润肤乳,尿素霜外用后瘙痒可减轻。近来,皮肤干燥明显,虽经各种润肤治疗,仍瘙痒不能改善,影响睡眠。外院给予抗组胺药服用,效果不明显。患者伴冠心病,夜眠不安。皮肤科检查:躯干四肢皮肤干燥、脱屑。肩背部、手臂及大腿伸侧见有较多的抓痕,散在血痂。肘部、颈部见有苔藓化斑片伴有糜烂,少量渗出。舌质淡红苔少,脉细。辨治:气血两虚,血虚生风,肌肤失养。治则:养血润肤,祛风止痒。选用补血润肤止痒膏加减治疗。

当归150 g,川芎90 g,地黄150 g,炒白芍100 g,白蒺藜90 g,防风90 g,荆芥90 g,黄芪150 g,蜜炙甘草90 g,佛耳草100 g,海桐皮100 g,丹参120 g,山药150 g,

茯苓 150 g,炒白术 100 g,桃仁 90 g,酸枣仁 90 g,仙鹤草 90 g,陈皮 60 g,玉竹 90 g,麦冬 90 g,南沙参 150 g,北沙参 150 g,生山楂 150 g,冰糖 300 g,陈阿胶 250 g(烊),鳖甲胶 250 g(烊),龟甲胶 150 g(烊)。共制成膏。

1 个月后随访:述服用膏方后瘙痒逐渐减轻,睡眠也随之好转。体检:躯干部、四肢部抓痕、血痂、脱屑明显减少。嘱继续服用膏方。

按:患者 70 岁,年老体弱,气血两虚,血虚则燥自内生,久之则血虚阴亏,肌肤失于濡养,复感风湿热之邪,虚实夹杂,治疗应以"治风先治血,血行风自灭"为原则,进行养血润燥、祛风止痒治疗。本例用药以当归饮子加减为主,其中当归、川芎、白芍、生地为四物汤组成,滋阴养血以治营血不足。海桐皮、佛耳草加强清热除湿之力,防风、荆芥疏风止痒;白蒺藜平肝疏风止痒;黄芪益气实卫固表;甘草益气和中,调和诸药。膏滋药物本就以滋养膏用为其长,用之治疗血虚风燥的顽疾,正合其用。此外,嘱患者适当涂抹油脂类护肤膏,以免皮肤干燥。

(张慧敏、陈梦娇)

--- **名医简介** ---

张慧敏,主任医师,教授,博士生导师。上海中医药大学附属曙光医院皮肤科主任、中西医结合外科研究所副所长。上海市"浦江人才",上海市市级非物质文化遗产"夏氏外科皮肤科疗法"项目负责人,海军军医大学特聘教授。

主要参考文献

［1］北京中医学院.内经选读[M].上海:上海科学技术出版社,1978:155-156.

［2］葛洪.肘后备急方[M].明万历刊本影印本.北京:人民卫生出版社,1956:147-149.

［3］陈可冀.慈禧光绪医方选议[M].北京:中华书局,1981:10,15,17,2,60,74,75,84.

［4］李其忠.丁甘仁医学全集[M].北京:人民卫生出版社,2018:10.

［5］龚鹏,朱抗美,余小萍,等.海派膏方兴盛成因与思考[J].中医药导报,2016,22(20):5-8.

［6］王琦.9种基本中医体质类型的分类及其诊断表述依据[J].北京中医药大学学报,2005(04):1-8.

［7］王琦,朱燕波.中国一般人群中医体质流行病学调查——基于全国9省市21948例流行病学调查数据[J].中华中医药杂志,2009,24(01):7-12.

［8］中医体质分类与判定(ZYYXH/T157-2009)[J].世界中西医结合杂志,2009,4(04):303-304.

［9］庞国明.膏方临床应用指南[M].北京:中国医药科技出版社,2012:21.

［10］中华中医药学会中医养生保健技术操作规范:ZYYXH/T172-2010[S].

［11］陈树和.中药膏方的制备工艺与质量控制[C]//湖北省第二届中医药膏方交流会,2014:71-78.

［12］Collison Adam M, Li Junyao, de Siqueira Ana Pereira, et al. TRAIL signals through the ubiquitin ligase MID1 to promote pulmonary fibrosis [J]. BMC Pulm Med, 2019,19(2):31.

［13］高艳荣,刘琪,张炜.扶正通络方治疗特发性肺纤维化肺肾气虚证临床研究[J].辽宁中医药大学学报,2020,22(07):172-176.

［14］非酒精性脂肪性肝病防治指南(2018年更新版)[J].实用肝脏病杂志,2018,21(02):177-186.

［15］肝纤维化中西医结合诊疗指南(2019年版)[J/OL].中国中西医结合杂志:1-10[2022-06-24].

［16］胡建国,陈湘君.陈湘君运用膏方治疗风湿病验案2则[J].上海中医药杂志,2010,44(11):7-8.

［17］颜德馨.颜德馨膏方真迹[M].上海:上海科学技术出版社,2001.